Jonathan Kaplan
Notversorgung

Jonathan Kaplan

# Notversorgung

Als Chirurg in den Krisengebieten dieser Welt

Aus dem Englischen von Elvira Willems

ARGON

Die englische Originalausgabe erschien 2001 unter dem Titel
»The Dressing Station. A Surgeon's Odyssey«
im Verlag Picador, London
© 2001 Jonathan Kaplan

Für die deutsche Ausgabe:
© 2003 Argon Verlag GmbH, Berlin
Gesetzt aus der Janson
Satz: Pinkuin Satz und Datentechnik, Berlin
Druck und Bindung: Clausen & Bosse, Leck
Printed in Germany
ISBN 3-87024-558-1

# Inhalt

Dieses Buch ist meinen Eltern, Dr. Cyril Kaplan und Dr. Sylvia Kisner, gewidmet sowie Kollegen, Lehrern, Freunden und Kameraden, lebenden wie toten. Sie haben mir all das offenbart, was ich gelernt habe, innerhalb der medizinischen Praxis und außerhalb davon.

# Prolog

Ich bin Chirurg, hin und wieder jedenfalls. In bestimmten klinischen Situationen – bei penetrierenden Wunden oder starken Blutungen – ist das Messer die einzige Behandlungsmethode. Ich hatte gelegentlich das Glück, Patienten das Leben zu retten, die sich an der Schwelle zum Tod befanden, als sie zu mir kamen. Ein Großteil meiner Arbeit hat mit Trauma zu tun – Menschen, die in einem Augenblick noch unversehrt sind und im nächsten verletzt, voller Angst, plötzlich sterben zu müssen. Ich habe unter extremen Bedingungen gearbeitet – und oft mit rudimentären Mitteln –, umgeben von Erschütterung und Verzweiflung. Ich habe Menschen sterben sehen, an Wunden, Krankheiten und Mangelerscheinungen, und war nicht in der Lage, ihnen zu helfen.

Alle Ärzte haben ihre Gespenster. Manchmal schubsen sie mich: diejenigen, die ich nicht retten konnte, diejenigen, die ich umgebracht habe. Jeder von uns – selbst der Hingebungsvollste und Erfahrenste – hat seine Toten, infolge von Entscheidungen, die durch Erschöpfung oder Hybris oder sinnloses Pech bestimmt wurden. Dann sind da noch die unerbittlichen Opfer des Systems, denn die Medizin ist nicht immer gütig oder gerecht und handelt nicht immer zum Besten der Leidenden. Jeder Verlust würdigt uns herab, aber wir machen weiter, mit kühler Gleichgültigkeit – und mit Hochgefühl, Angst und Fatalismus –, stets in der Hoffnung auf Wiedergutmachung.

Ich habe auf verschiedenen Feldern als Arzt gearbeitet: als Chirurg im Krankenhaus, als fliegender Arzt, als Schiffsarzt. Ich habe Verwundete operiert, die direkt vom Schlachtfeld kamen, Menschen behandelt, in deren Blutbahnen tropische Krankheiten tobten, und versucht, denen zu helfen, die aufgrund von Industriegiften oder Stress am Arbeitsplatz unter Berufskrankheiten litten. Ich habe von Industriegiganten finanzierte Forschungsprogramme durchgeführt – die eher den Bedürfnissen der Aktionäre entgegenkamen als dem Wohle der Patienten –, und ich habe mich um durch Krankheiten, Hunger und Krieg ausgezehrte Kinder gekümmert. Wie die meisten Ärzte habe ich erfahren, dass meine Künste benutzt und missbraucht wurden; ich war ein Teil ihres Erfolges und Zeuge ihres Versagens. Wir kämpfen auf dieser unversöhnlichen Bühne darum, zu bestimmen, wer wir sind.

Kein Arzt kann objektiv über diese Arbeit sprechen: Die Interaktion zwischen Arzt und Patient ist wechselseitig und vertraut und läuft am Ende auf etwas hinaus, was zerbrechlich ist, so zerbrechlich wie das Leben. Alles, was wir tun können, ist, in dem Kampf gegen Tod und Verzweiflung, auch gegen unsere eigene, unser Bestes zu geben. Denn im Grunde ist die Medizin eine Aufeinanderfolge von Frontabschnitten, und jeder Sieg ist nur ein vorübergehender Aufschub. Vielleicht fragen Sie sich, wie es ist, an einer solchen äußersten Schnittstelle zu stehen. Vielleicht glauben Sie an die Existenz einer verborgenen Moral, an ein metaphysisches Bewusstsein, das durch den Kontakt mit dem Leiden und der Aura des Schmerzes entsteht. Ich garantiere für nichts; Sie werden es selbst herausfinden müssen. Kommen Sie und schauen Sie.

# 1

## Südafrika

Ich wuchs in der Erwartung auf, dass ich dienen würde. Ein Bruder meiner Mutter nahm als Regimentsarzt der King's African Rifles am Somalia-Feldzug teil und wurde wegen Tapferkeit ausgezeichnet. Der andere war technischer Offizier gewesen und hatte unter Beschuss in der Libyschen Wüste deutsche Minenfelder geräumt. Mein Vater verbrachte fünf Jahre in Uniform, in Afrika und Europa, und behandelte Verwundete in Feldlazaretten. Seine Kollegen – Freunde der Familie – waren auch dort gewesen. Sein Anästhesist bekam eine Auszeichnung, weil er vom Deck eines Krankenhausschiffes in die Straße von Mosambik gesprungen war, in der es vor Haien nur so wimmelte, um einen afrikanischen Soldaten zu retten, der sich, durch eine Kopfwunde um den Verstand gebracht, über Bord gestürzt hatte. Sogar mein Zahnarzt war berühmt aus der Zeit, in der er in einem Armeekrankenhaus in Nordafrika gearbeitet hatte, wo die Abzeichen an seiner Uniform durch goldene ersetzt worden waren (»Füllungen, ausschließlich für Offiziere«), die sich während hemmungsloser Wochenenden in den Bordellen und Bars von Kairo leicht zu Bargeld machen ließen.

Wir waren eine Familie von Ärzten: mein Vater orthopädischer Chirurg, sein Bruder Virologe, meine Mutter Pathologin, ihr Bruder Urologe. Wenn wir in Durban am Strand entlangspazierten, begegnete man uns mit Respekt. Menschen traten auf meinen Vater zu und erwarteten, dass er sich augenblicklich daran erinnerte, welche Schmerzen sie gelitten und wie sie überlebt hatten. Er griff auf den Trick zurück (den auch ich mir zu Eigen gemacht habe), sich ihre Narben zeigen zu lassen. Die Spur des Messers rief ihm zuerst die Operation, dann das Problem und am Ende oft auch ihren Namen in Erinnerung. Diese ehemaligen Patienten und die

Krankenschwestern und Ärzte, denen ich begegnete, wenn ich meinem Vater auf seiner Runde durch die Stationen folgte, gingen selbstverständlich von einem aus: dass auch ich Arzt werden und dienen würde. Welche Form dieser Dienst genau haben würde, war nicht klar: Da politische Veränderungen in Südafrika nicht in Sicht waren, schien es keinen großen, drohenden Konflikt zu geben, in dem ich mich beweisen musste.

Ich wurde an der Medizinischen Fakultät der Universität von Kapstadt angenommen und stieß unterhalb des bedrohlich aufragenden Tafelbergs auf eine neue Bürde der Tradition. In der Universitätsbibliothek standen die gleichen ledergebundenen Bände von Wells und Kipling, die auch mein Vater gelesen hatte. In den chemischen Ausdünstungen des Anatomiesaals studierte ich dieselben komplizierten anatomischen Texte und lachte über die alten Streiche, bei denen in der Lunchbox eines Ahnungslosen auch schon einmal ein abgetrennter Finger auftauchte. Der leitende Anatom – ein älterer Lebemann, der einen Leinenanzug trug und mit dem Panamahut, dem weißen Spitzbart und dem Schnurrbart protzte, die später durch eine Brathähnchen-Marke berühmt werden sollten – war schon seit vier Jahrzehnten dort und sprach wehmütig von den »Gentlemen«, die er vor dem Krieg ausgebildet hatte. In seinem Büro veranstaltete er Teegesellschaften für eine Gruppe älterer Damen, bei denen er sie dazu zu überreden versuchte, ihre Körper der Wissenschaft zu überlassen. Anschließend führte er sie auf eine Tour durch die Sektionssäle und warnte uns vorher, uns anständig zu benehmen.

»Stellen Sie sich vor, meine Damen, Sie ruhen hier«, sagte er dann und tätschelte eine emaillierte Tischplatte, »in den Händen dieser jungen Männer«, worauf die Damen kicherten und nach Luft schnappten und vermutlich verführt waren.

Diese ersten Studienjahre bestanden größtenteils aus Blut und Knochen: Anatomie, Physiologie, Pathologie, Bakteriologie und Pharmakologie. Einige nahmen ihr Studium ernst, hörten jede Vorlesung und saßen bis spät in die Nacht über den Lehrbüchern, aber für mich und meine Freunde gab es zu viele Ablenkungen, um mehr als das zu lernen, was wir unbedingt für die Prüfungen brauchten. Die Sonne schien neun Monate im Jahr, und wir waren von weißen Stränden umgeben, auf der einen Seite von den grünen Brechern des Indischen Ozeans und auf der anderen von der kalten Dünung des Atlantiks. Surfen, Tauchen, Kinobesuche, Partys, Flippern und die von Prostituierten und betrunkenen Seeleuten frequentierten Clubs in der Nähe des Hafens, die die ganze Nacht offen hatten. Am Wochenende verließen wir die Stadt und wohnten auf Farmen in den Weinanbaugebieten oder in Strandhäusern an der eindrucksvollen Küste. Seltsam, wie leichtsinnig wir lebten: im Studentenparadies. Kapstadt war ein von den ersten europäischen Siedlern geschaffener kosmopolitischer Außenposten am Zipfel des Kontinents. Afrika fing erst hinter der Stadt an, in der kahlen Sandebene, die als Cape Flats bekannt war. Dort lagen die nach Rassen unterteilten Townships, aus denen die Arbeiter für die Fabriken kamen und die Dienstboten, die die Häuser der Weißen so ordentlich hielten, dass Besucher aus dem Ausland sie darum beneideten. Abgesehen von Polizisten und Beamten wagten sich nur wenige weiße Südafrikaner in die Townships, wo Müll auf den Straßen brannte und die Silhouette des Tafelbergs in der sommerlichen Hitze flirrte.

Nicht dass wir gefühllos oder blind gegenüber den Ungerechtigkeiten eines politischen Systems waren, das den meisten Bewohnern des Landes ihre grundlegenden Freiheiten verweigerte. Es bestimmte die Identität unserer Kommilitonen: Die Regierung limitierte den Zugang »nicht-weißer« Studenten zur Universität auf zehn Prozent. Nur wenige von ihnen konnten die Unzulänglichkeiten ihrer isolierten Schulbildung überwinden, um die Zugangsvoraussetzungen für das Medizinstudium überhaupt zu erfüllen. Es gab auf dem Campus Gruppen, die versuchten, politisches Bewusstsein zu schaffen, die sich mit schwarzen Untergrundgewerkschaftern trafen und revolutionäre Theorien diskutierten, aber solche Aktivitäten schienen angesichts des alles beherrschenden staatlichen Systems sinnlos zu sein.

Als mein Vater Student war, war die Politik ein wichtiges Thema gewesen. 1937 hatten er und ein Freund beschlossen, als Freiwillige zu den Internationalen Brigaden nach Spanien zu gehen, um für die Republik zu kämpfen. Sie gingen zu einem hoch geachteten Professor, um ihm von ihrem Entschluss zu erzählen. Der Mann hatte im Ersten Weltkrieg gedient und kannte sich aus mit der Ungeduld der Jugend. Auch er hatte die Entwicklung in Europa verfolgt. »Das ist erst die erste Runde im Krieg gegen den Faschismus«, erklärte er ihnen. »Es wird noch jahrelang so weitergehen, in der ganzen Welt. Sie möchten dem spanischen Volk also helfen. Als Soldaten [er besaß die Freundlichkeit, sie nicht Kanonenfutter zu nennen] töten Sie vielleicht ein paar Feinde oder werden getötet. Aber wenn Sie wirklich helfen wollen, können Sie als ausgebildete Ärzte sehr viel mehr erreichen. Es wird viele Kranke und Verwundete geben, die Ihre Hilfe brauchen.« Das hatte sie überzeugt, und so hatten sie ihr Studium fortgesetzt, es Ende 1940 abgeschlossen und danach direkt die Uniform angezogen.

Hätten wir etwas Ähnliches tun wollen, hätten wir wohl das Land verlassen und wären im Exil dem ANC beigetreten, aber nur wenige von uns besaßen das dazu nötige Engagement. Ich glaube nicht, dass wir einen Begriff davon hatten, dass wir hätten nützlich sein können; wir hatten bislang nicht einmal einen Patienten zu Gesicht bekommen, das würde erst der Fall sein, wenn ein Jahr später der klinische Teil unserer Ausbildung begann. Als ich das erste Mal Blut an den Händen hatte, hatte das also wenig mit meinem Studium zu tun. Es begann, so unwahrscheinlich das klingt, mitten in einer langweiligen Vorlesung.

Am Morgen war eine kleine Gruppe Studenten mit Transparenten, auf denen sie das Ende der Apartheid forderten, durch das Zentrum von Kapstadt marschiert. Um die Mittagszeit standen sie in einer Reihe auf der Treppe der anglikanischen Kathedrale in der Nähe des Parlamentsgebäudes und hielten die Transparente hoch. Die Polizei stieß dazu, und es kam zu einer verfahrenen Situation, bei der Autofahrer im warmen Sonnenschein vorsichtig die Straße zwischen den beiden gegnerischen Gruppen entlangfuhren. Obwohl die Polizei sich unsicher zu sein schien, ob sie an so einem öffentlichen Ort gegen die Studenten vorgehen sollte, sammelten sich in den Seitenstraßen Einsatzkommandos als Verstärkung, und Studenten wurden auf den Campus geschickt, um Hilfe zu holen.

Ich döste über meinen Vorlesungsnotizen, als draußen im Flur Unruhe ausbrach und eilige Schritte zu hören waren. Die Tür zum

Hörsaal flog krachend auf. Der Student wandte sich an uns, ohne den Mann vorne auf dem Podium zu beachten.

»An der St.-Georges-Kathedrale wird's Ärger geben; Hunderte von Polizisten und jede Menge Einsatzfahrzeuge. Wir brauchen so viele Leute dort, dass sie gar nicht alle verhaften können.«

»Junger Mann!«, rief der Dozent, aber der Bote war schon weitergeeilt, um seine Nachricht zu verbreiten. Ein paar Freunde von mir standen auf, und ich schloss mich ihnen an. Vielleicht zehn von hundert gingen zur Tür. Einige Kommilitonen zischten uns aus. Der Dozent sah uns finster nach, und ein katholisches Mädchen bekreuzigte sich. Draußen stellte sich heraus, dass aus den aufgeschlosseneren geisteswissenschaftlichen Fakultäten sehr viel mehr Leute dem Aufruf gefolgt waren, überall auf dem Campus strömten Studenten aus den Gebäuden und drängelten sich um eine Mitfahrgelegenheit, stiegen in Autos, Pick-ups und VW-Busse und dröhnten den Highway hinunter, der in die Stadt führte.

Wir näherten uns von hinten der Kathedrale, durch öffentliche Parks, in denen sich, anders als sonst, keine Straßenkehrer, Gärtner und Kindermädchen mit den ihnen anvertrauten Kindern aufhielten. Von vorne drangen schwache Sprechchöre und ein hämmerndes Geräusch, das ich nicht identifizieren konnte, zu uns herüber. Als wir um das Gebäude herumgingen, kamen wir dahin, wo die Front gezogen worden war. Unzählige Studenten, Männer wie Frauen, standen auf den Stufen zur Kathedrale und auf dem Pflaster davor. Auf der anderen Straßenseite hatte sich eine Phalanx von Bereitschaftspolizei in festen Reihen aufgebaut. Gleichmäßig wie ein Herzschlag schlugen sie mit ihren Schlagstöcken auf ihre Plexiglasschilde. Die Menge fuhr bei jedem hallenden Schlag zusammen, zog sich weiter auf die Treppe zur Kathedrale zurück. Dann trat ein Polizeioberst vor die Reihen, das Sonnenlicht blinkte auf der Litze an seiner Mütze. In einer Hand hielt er ein gelbes Megaphon.

»Dies ist eine verbotene Versammlung.« Die metallisch verzerrte Stimme durchschnitt die plötzliche Stille. »Sie haben dreißig Sekunden, um sich aufzulösen.«

Er stand da in seiner dunklen Uniform und hielt sich den strahlend gelben Kegel vor den Mund.

»Das ist Daffy Duck!«, rief ein Spaßvogel in der Menge, und dröhnendes Gelächter übertönte die nächsten Worte des Oberst. Er drehte sich zu den Polizeireihen um und hob einen Arm. Ein Knall, und Tränengasdosen flogen, feinen Nebel hinter sich herziehend, gen Himmel. Sie schlugen auf der Straße auf, und Rauch quoll aus ihnen hervor, als sie auf uns zurollten. Ein Student hob eine auf und warf sie in die Reihen der Polizei zurück, wo sie zwischen ihren Füßen rauchte. Würgend und fluchend taumelten die Bereitschaftspolizisten, dann stürmten sie mit hoch erhobenen Schlagstöcken geschlossen vor. Die Studenten mit den Transparenten in der ersten Reihe gingen unter einem Sturm von Schlägen zu Boden und wurden über die Straße zu den wartenden LKWs geschleift. Wir Übrigen flohen die Stufen zur Kathedrale hoch, während die Gaskartuschen unter unseren Füßen immer noch weiße Wolken ausstießen. Wir traten sie von den oberen Stufen hinunter und starrten entsetzt auf das Handgemenge unter uns. Menschen schrien und würgten in dem aufsteigenden Qualm, und kleine Gruppen von Studenten kauerten sich unter wild dreschenden Knüppeln zusammen.

Männer und Frauen sprangen die Treppe hoch und streckten die Arme nach uns aus, während rotgesichtige Polizisten an ihren Kleidern rissen, sie zu Boden schleuderten und im Fallen noch nach ihnen traten. Direkt vor mir ergab sich ein grässlicher Kampf, als wir an den Händen eines Mädchens zogen, während ein Polizist nicht müde wurde, auf ihren Rücken und ihre Beine einzuschlagen. Ein Befehl wurde gerufen, und sie fiel schluchzend in unsere Arme. Die Polizeilinie zog sich Stufe um Stufe zurück, ein Ödland von blutbefleckten Steinen und verloren gegangenen Schuhen zurücklassend. Wir standen auf der obersten Stufe zwischen den offenen Kirchentüren. Meine Augen tränten, und das Gas brannte mir auf den Lippen und schmerzte, wo es sich auf meinem verschwitzten Gesicht mit Feuchtigkeit verband. Menschen würgten und husteten. Einige halfen, unsere Verletzten nach hinten zu schaffen und sie ins Mittelschiff zu tragen. Andere schrien der Polizei Beschimpfungen zu, nannten sie Schleim und Dreck und Buren-Affen.

Eine Brise wirbelte die Papierfetzen in der Straße auf und verdünnte den Tränengasnebel. Die Geräusche der Stadt kehrten wieder, ich hörte die Stimmen von Büroarbeitern, die uns aus den Fenstern des gegenüberliegenden Gebäudes beobachteten. Dann schepperte die Stimme des Obersts wieder durch das Megaphon. »Sie sind alle festgenommen!« Von unserer Stufe kamen raues Gelächter und herausfordernde Rufe. »Kommt doch und holt uns, ihr Scheißkerle!«, schrie ein Mädchen in einem zerrissenen Mantel, dann war sie still. Frische Polizeikräfte schoben sich auf der Straße in Position, und Gefängniswagen stauten sich mit offenen Drahtgittertüren. Der Oberst winkte mit seinem Offiziersstöckchen, die Polizisten stürmten vor, und die Studenten wichen zurück. Wer konnte, flüchtete in die Kirche. Ich wurde mitgerissen. Über den Köpfen sah ich Polizeiknüppel niedersausen und hörte sie krachend aufschlagen. Eine Tränengasdose wurde durch die Türöffnung geworfen, bevor sich die Türen krachend schlossen und das Sonnenlicht aussperrten. Einige Studenten liefen durch die Seitenschiffe, um durch die Querschiffe zu entkommen, aber auch diese Türen wurden zugeschlagen, bevor sie dort waren. Wir waren eingesperrt. Von der Straße drangen Schreie und Knüppelschläge herein.

Das düstere Mittelschiff schien voller Menschen zu sein. Einige schluchzten oder taumelten verzweifelt und keuchend herum. Andere schwankten, da wo sie standen, die Haare von blutenden Kopfwunden verfilzt. Der Schock der Konfrontation hatte uns offenbart, was wir wirklich waren: ein Haufen selbst ernannter Rebellen ohne Zusammenhalt. Jemand hatte einen Putzeimer über die Tränengasdose gestülpt, trotzdem quoll weiter Rauch darunter hervor. Es war nicht nur das Gas, das unsere Augen tränen ließ. Ich brach in einer Kirchenbank zusammen und zündete mir mit zitternden Händen eine Zigarette an.

»Kein wählerischer Kirchgänger, wie ich sehe«, sagte eine Stimme neben mir. Ich schaute auf und erkannte einen Medizinstudenten aus dem Studienjahr über mir. Stefan betrachtete den besiegten Mob und schüttelte den Kopf. »Sieht aus wie ein Unfall am Samstagabend«, sagte er. »Rauch auf, dann tun wir was Sinnvolles.«

Für mich war es die erste Kostprobe des Umgangs mit Verletzten, aber Stefan schien zu wissen, was zu tun war. Er stand auf einer Kirchenbank und sprach zu den Flüchtlingen, seine Stimme schnitt durch das Stöhnen und Wimmern.

»Lasst uns nach den Verletzten sehen«, sagte er. »Hat jemand sauberen Stoff?«

Ein Mädchen zog eine Bluse aus ihrer Tasche und hielt sie hoch. Jemand anders holte einen weißen Laborkittel hervor, und ein paar Handtücher wurden nach vorne gereicht.

»Bringt alle Verletzten nach vorne«, sagte Stefan und machte sich daran, mithilfe eines Taschenmessers den Stoff in Streifen zu reißen. Ein Zug von Verletzten wurde aus dem Schatten geführt; hinkend, ohne Schuhe, mit blutigen Gesichtern und Risswunden am Kopf. Ich sah die gezackten Wundränder und dachte, ich würde ohnmächtig werden. Nervös machte ich mich an die Arbeit, faltete den Stoff zu Kompressen zusammen und drückte diese auf klaffende Kopfwunden, um die Blutung zu stillen. Weitere Freiwillige gesellten sich zu uns. Stefan kam zu mir.

»Red ihnen gut zu«, sagte er leise. »Sag ihnen, dass Kopfwunden immer stark bluten, aber bald aufhören. Sag ihnen, es wird alles wieder gut.«

Die schlimmsten Tränengasopfer hatte Stefan ganz vorne versammelt. Einige, deren Gesichter vom Reizgas verbrannt waren, konnten aus ihren geschwollenen Lidern kaum etwas sehen. Er sprach freundlich zu ihnen, während er ihre blasige Haut benetzte. »Mach dir keine Sorgen, es brennt zuerst, wenn das Wasser mit den Chemikalien reagiert. Nach ein paar Sekunden hört es auf.« Seine Stimme war wie ein Beruhigungsmittel, und ich begriff ein wenig von dem, was Heilen bedeutet.

Ich hatte meine ersten, wenn auch nur leicht verletzten Unfallopfer behandelt und zum ersten Mal eine Sache zu meiner eigenen gemacht. »Die Belagerung von St. Georges« nannten sie es am nächsten Morgen in den Zeitungen, und diejenigen von uns, die dabei gewesen waren, gewannen kurzfristig Berühmtheit. Ein paar machten sich auch weiterhin einen Namen als politische Aktivisten, unter ihnen mein Freund Stefan. Eine Weile bewohnte ich eine Studentenbude mit ihm, Neil und Nils, den Marxisten-Leninisten, die den albanischen Kommunismus bewunderten und die Überzeugung teilten, dass Fleisch, Obst oder andere Nahrungsmittel – außer den Grundnahrungsmitteln – bourgeoise Weichheit und Verrat an den unterdrückten Massen bedeuteten. Sie teilten ihre spartanischen Mahlzeiten mit ein paar farbigen Kindern, die auf dem Friedhof hinter dem Haus schliefen, und lachten, wenn unsere Besitztümer von den Kühnsten unter ihnen ständig gestohlen – umverteilt – wurden. Mir machte das Fehlen von Luxusartikeln eigentlich nichts aus. Ich hatte wenig Geld und stockte meinen Lebensunterhalt auf, indem ich als Automechaniker arbeitete und die Motoren der VW-Busse und Käfer reparierte, die die meisten Studenten fuhren. Und mein gesellschaftliches Leben war besser geworden. Unsere Küche war stets voller Menschen, die die ganze Nacht über Sozialismus redeten. Einige von ihnen waren junge Frauen, angezogen von der Aura revolutionärer Männlichkeit, die das Haus umgab. Ein paar Gallonen proletarischer Wein, und diese Versammlungen wurden zu Partys. Obwohl ich nicht vorgab, ein Aktivist zu sein, versuchten einige Mädchen, mein politisches Bewusstsein mit schlüpfrigem Sex und jeder Menge Marihuana zu erweitern.

Ich wurde mir der politischen Aspekte des Medizinstudiums in Südafrika bewusst, denn ich gehörte zu der erlesenen Minderheit, die ihren Abschluss schaffte. Die Ironie dieses Privilegs wurde augenscheinlich, als wir mit dem klinischen Teil unserer Ausbildung anfingen. Unsere Professoren hielten an den anspruchsvollen Standards der englischen Medizinischen Fakultäten fest, an denen die meisten von ihnen ausgebildet worden waren. Das Groote Schuur Hospital der Universität Kapstadt hatte sie angelockt, weil es ein Zentrum mit internationalem Renommee war. 1967 wurde hier die weltweit erste Herztransplantation durchgeführt, und ausländische Ärzte betrachteten es als Ehre, in der Kardiochirurgie oder anderen Spezialabteilungen zu arbeiten. Eines Tages würden auch wir der auserwählten Gemeinschaft der Heilenden angehören und der Menschheit dienen. Unsere medizinische Ausbildung war streng und umfassend, denn was uns reichlich zur Verfügung stand, war »klinisches Material«: die Entrechteten und Unterdrückten aus den Townships und den öden ländlichen Homelands. Wir bekamen pathologische Befunde zu sehen, die es im entwickelten Westen längst nicht mehr gab. TB-Patienten husteten blutiges Sputum, während ihr wogender Brustkorb durch die Höhlen, die die Krankheit in ihre Lungen gefressen hatte, wie ein Resonanzkörper war. Auf der neurologischen Station taumelte ein Patient, der gebeten worden war, aufrecht zu stehen, wenn er die Augen schloss, und bewegte sich mit stampfenden, unsicheren Schritten. »Also«, sagte unser Tutor, »haben wir hier einen Fall von Beriberi oder progressive Paralyse der Irren?« Und wir bemühten unsere diagnostischen Fähigkeiten, um vitaminmangelbedingte Demenz von Größenwahn zu unterscheiden und die geistlose Miene und die uneinheitlichen Pupillen bei fortgeschrittener Syphilis zu erkennen. Schizophrene mit florider Katatonie wurden auf die psychiatrische Station überwiesen, wo sie stundenlang in der Position verharrten, in die ihre biegsamen Glieder verrenkt waren. Wenn Krebspatienten aus ländlichen Gegenden zu uns kamen, waren ihre Tumore groß und schwärend und jenseits aller Hoffnung: anschauliche Gelegenheiten für die Chirurgen, uns zu zeigen, wie gut sie schnippeln konnten.

Wir hatten auch mit akuteren chirurgischen Krisen zu tun. Gewalt schien das Hauptexportgut der Townships in den Cape Flats zu sein. Wer wollte, konnte nachts in der Notaufnahme arbeiten und Arterien und Stichwunden klammern. Angesichts dieses stetigen Stroms durchlöcherter Körper wurden wir alle – Krankenschwestern, Sanitäter, Studenten und Einstufungsarzt – von einer nervösen Kameradschaft umfasst, während wir uns gemeinsam bemühten, die Blutungen zu stillen und die Vitalfunktionen zu stabilisieren. Allmählich gewann ich ein wenig mehr Vertrauen in meine Fähigkeiten und mein Urteil, hatte aber einen gewaltigen Respekt vor den Krankenhausärzten und Fachärzten, die in dieser Werkstatt des Schmerzes zuverlässig ihren Mann standen und lebensrettende Entscheidungen trafen. Es war beängstigend, mir vorzustellen, ich würde je solche Verantwortung tragen müssen.

Andere Erfahrungen beschworen ein Schwindel erregendes Bewusstsein der eigenen Sterblichkeit herauf. Wir sahen Patienten im Endzustand einer Krankheit und folgten dem Herzstillstand-Team des Krankenhauses, um erfolglosen Wiederbelebungsversuchen beizuwohnen. Wir lernten klinische Pathologie, indem wir uns um den Sektionstisch drängten, um das Antlitz siegreicher Krankheiten zu sehen. Wahrscheinlich wurde mir da zum ersten Mal bewusst, dass ich eines Tages sterben würde. Es war bestürzend einfach, mir mich selbst auf dem Tisch vorzustellen, aufgeschnitten und ausgenommen: Der Pathologe öffnete mit einer Kreissäge meinen Brustkorb, und sein Assistent saugte die Blutgerinnsel ab. Äußerst anschaulich waren die Blicke in das Leichenschauhaus der Polizei, wo wir während unseres Studiums der forensischen Medizin alle nur denkbaren Formen nicht natürlicher Tode zu sehen bekamen.

Weiße Leichen waren im Allgemeinen sauberer. Es gab einen regelmäßigen Verschleiß an jungen Männern aus dieser Gesellschaftsschicht, die Sporttauchen oder Drachenfliegen machten, auf Berge kletterten oder zu schnell auf kurvenreichen Bergstraßen fuhren. Einige wenige, niedergedrückt von Einsamkeit oder Versagensängsten, erhängten sich oder nahmen eine tödliche Überdosis. In der Leichenhalle der »Nicht-Weißen« (auch hier war das Prinzip der Rassentrennung allgegenwärtig) waren die Leichen weniger unversehrt, sie waren an Speerstößen, Schusswunden oder Axthieben gestorben. Die Leichen waren aufgeschlitzt, aus vielfachen Stichwunden ausgeblutet oder gekrümmt und verkohlt vom Feuer. Sie kamen von einem Ort jenseits der Grenzen unserer Welt, wo auch im Tod andere Regeln zu herrschen schienen.

Was wir für diesen Ort empfanden, war eine Art Grauen. Dort schlachteten Menschen einander in feindseliger Raserei ab. Eines Tages lag die Leiche einer jungen Frau auf dem Obduktionstisch. Sie war außerordentlich schön. Selbst die grobe Linie der Stiche des Leichenbestatters, die vom Hals zwischen den Brüsten hindurch zum Schamhaar reichte, konnte ihrer Vollkommenheit nichts anhaben. Sie war verblutet. Nach einer Gruppenvergewaltigung hatte man ihr eine Flasche in die Vagina getreten, die zerbrochen war und die Arterien in ihrem Becken verletzt hatte. Daran war sie gestorben. Sozialwissenschaftler würden solch einen Vorfall als Ergebnis ökonomischer Verzweiflung oder Wut über die Machtlosigkeit, in die die Apartheid die Entrechteten gestürzt hatte, erklären. Mir war schwindlig, der Gedanke an solch eine verächtliche Zerstörung entsetzte mich. Die einzige Möglichkeit, mit dieser Angst umzugehen, war, sie mir durch klinische Distanz, klinisches Studium vom Leibe zu halten.

Also lagen wir am Strand und studierten, schliefen und studierten, verliebten uns und studierten. Einige meiner Kommilitonen taten sich paarweise zusammen, heirateten und gründeten medizinische Partnerschaften für die Zukunft. Andere hatten vor, sich zu spezialisieren, träumten von der sicheren Zukunft einer Privatpraxis und sozialem Ansehen. Wenn ich Durban besuchte, lächelten die Freunde meiner Eltern mir zu und nickten anerkennend.

»Du wirst Orthopäde, wie dein Vater«, meinten sie. »Du kannst in seine Praxis einsteigen. Eines Tages braucht er jemanden, der seine Arbeit fortführt.«

Das kam mir unmöglich vor. Der Charme der Straßen der Stadt mit ihren Jakarandabäumen, der höfliche Respekt, mit dem die Patienten meinem Vater begegneten, selbst seine verdienstvolle Arbeit im schwarzen Leprakrankenhaus an der Küste wirkten belanglos und vergänglich. Etwas Apokalyptisches bahnte sich seinen Weg.

1975 fiel die südafrikanische Armee in Angola ein. Im Jahr zuvor hatte in Portugal ein von jüngeren Offizieren gegen eine senile Militärregierung geführter Putsch stattgefunden. Die Offiziere protestierten gegen die Tötung der vielen jungen Wehrpflichtigen in den portugiesischen Kolonien Angola und Mosambik, die dort einen nicht zu gewinnenden Krieg gegen schwarze Unabhängigkeitsbewegungen führten. Der erste Schritt zur Machtübernahme war, Portugals überseeische Besitzungen zu entlassen. Plötzlich waren die Kolonialbehörden verschwunden, und mit ihnen die vielen weißen Siedler. Einheiten der größten angolanischen Befreiungsbewegung, der MPLA (Movimento Popular de Libertação de

Angola), drangen in die Hauptstadt ein. Kurz darauf kam es zu schweren Kämpfen im Süden der Stadt, als Kolonnen von Panzern und Truppen hinzustießen – Weiße, die Afrikaans sprachen. Die südafrikanische Armee operierte zum ersten Mal seit dem Zweiten Weltkrieg außerhalb ihrer Staatsgrenzen.

Ich ging wie alle Männer in Südafrika davon aus, dass ich Wehrdienst leisten musste. Die Einberufung kam direkt, nachdem man mit sechzehn oder siebzehn die Schule abgeschlossen hatte, und dann musste man ein Jahr in trostlosen Garnisonsstädten im Karoo oder im Highveld verbringen, wo man von Feldwebeln gedrillt und schikaniert wurde. Kindern vom Land bot dies die Chance, die subtilen Wonnen von Konservennahrung und dem täglichen Wechseln der Strümpfe kennen zu lernen. Jungen aus der Stadt wollten zur Marine, wo sie vielleicht die Gelegenheit bekamen, in Kapstadt oder Durban ihre Surftechnik zu verbessern. Man konnte um Zurückstellung bitten, um zur Universität zu gehen, danach aber wurde man auf jeden Fall eingezogen, um sich auf mysteriöse Weise seiner tertiären Bildung zu widmen: Buchhalter mussten Panzerwagen reparieren, Ingenieure wurden zum militärischen Geheimdienst geschickt, Linguisten mussten den Quartiermeister unterstützen. Für die meisten jungen Männer bedeutete der Dienst bei den Südafrikanischen Verteidigungsstreitkräften (der South African Defence Force, SADF) die Aussicht auf eine lange Periode der Langeweile, belebt nur durch die Gelegenheit, Besitztum der Regierung grundlos zu zerstören, etwa indem man einen Bedford-Lastwagen fuhr. Bei der Armee kam es zu einer stattlichen Zahl schwerer Autounfälle. Nur werdende Ärzte konnten dem etwas abgewinnen; sobald man sein Pflichtassistenzjahr im Krankenhaus absolviert hatte, wurde man ins Sanitätskorps abkommandiert, wo man außer der Behandlung der Füße von Wehrdienst leistenden Sportlern auch traumatisierte Unfallopfer zu sehen bekommen konnte.

Jetzt war das alles anders. Die Invasion nach Angola war von kubanischen Truppen zurückgeschlagen worden, die über eine Luftbrücke herbeigeschafft worden waren, um die MPLA zu unterstützen. Nach Südwestafrika zurückgetrieben, verschanzte sich die Armee entlang der angolanischen Grenze. Das »Einsatzgebiet«

erstreckte sich von der Atlantikküste im Westen bis nach Rhodesien, wo die Regierung von Ian Smith ihren eigenen Krieg gegen schwarze Guerilla-Verbände verlor. Jetzt tat man im »Einsatzgebiet« Dienst, und dieser war auf zwei Jahre ausgedehnt worden. Vom Grenzbezirk Ovamboland richtete die Armee regelmäßig Angriffe auf Angola. Sogar Ovamboland war feindliches Gebiet: Die breite Masse unterstützte die Südwestafrikanische Volksunion (die South West African People's Organization, SWAPO), deren militärischer Flügel seinen eigenen Krieg gegen die südafrikanischen Besatzer führte.

Im Jahr darauf wurden die Dinge noch schlimmer. 1976 beschloss die Regierung in Pretoria, alle schwarzen Schulkinder in Südafrika sollten in Afrikaans unterrichtet werden. Es gab sehr viel Widerstand gegen diesen Erlass. Man wies darauf hin, dass nur wenige Kinder und Lehrer die Sprache beherrschten. Petitionen wurden eingereicht und Delegationen von Schulen zur Regierung geschickt. Ohne Ergebnis. Die Kinder strömten aus ihren Schulen in die Straßen von Soweto und schwenkten selbst gemalte Plakate. Die Polizei eröffnete das Feuer, tötete einige Kinder und verletzte viele andere. Der angestaute Druck von fast dreißig Jahren Apartheid war nicht mehr zu bändigen. Schüler, Eltern und Arbeiter marschierten vor den Symbolen des verhassten Systems auf – Schulen, Verwaltungsbüros, staatliche Bierhallen – und brannten sie nieder. Straßenblockaden aus lodernden Reifen wurden errichtet. Zwei Tage gelang es der Polizei nicht, Soweto zu betreten, bis sie mit gepanzerten Fahrzeugen vorrückte. Sie brauchte Monate, um die Aufstände in den Townships um Johannesburg niederzuwerfen, doch bis dahin hatten sie sich im ganzen Land ausgebreitet.

Viele hundert Schwarze starben und ein paar Weiße, getötet vom Mob, weil sie zu nah an die Townships heranfuhren und von der Feuersbrunst erfasst wurden. Plötzlich schienen alle atavistischen Ängste vor beutegierigen schwarzen Horden Wirklichkeit zu werden. Als die Unruhen endemisch wurden, erklärten die Taktiker der Apartheid, dass uns der totale kommunistische Angriff (der »Total Onslaught«) bevorstehe und eine »totale Strategie« notwendig sei, um ihm zu begegnen. Die Armee, die bereits an den

Grenzen engagiert war, würde jetzt auch in den Townships Dienst tun. Der Krieg war überall, aber er hatte mich noch nicht direkt berührt. In der vorübergehenden Stille im Herzen des Sturms konzentrierte ich mich darauf, meine Kunst zu erlernen.

Operieren verschafft einem ein einzigartig prickelndes Gefühl. Zum Beispiel einen Bauch zu öffnen und zu wissen, wie die Lagen der Abdominalwand sich unter dem Messer zerteilen werden. Die vom sterilisierenden Jod bronzierte Haut muss in einer einzigen schwungvollen Bewegung durchtrennt werden, denn ihre elastische Spannung zieht die Wundränder auseinander, und spätere Verlängerungen des Schnitts machen diesen eselsohrig und fransig. Unter der Haut liegt Fett, je nach Körpertyp und Ernährung sahnig oder eher gelblich. Wenn es sich teilt, treten an der Schnittfläche die ersten roten Tropfen aus. Die winzigen Gefäße werden mithilfe einer Kauterisationszange sofort verschlossen, ein Fetzen blauer Rauch steigt auf, und unter den Lampen des Operationssaals hängt kurz der Geruch nach Gegrilltem in der Luft.

Dann kommt die Muskelschicht, die am leichtesten entlang ihrer faserigen Verbindung in der Körpermedianlinie zu trennen ist. Diese muss vorsichtig geteilt werden, denn unmittelbar darunter liegen empfindliche Strukturen: die Abdominalhöhle und der zarte Film des Bauchfells, das diese auskleidet. Mit einer Schere wird ein winziges Loch gemacht. Der Schnitt klafft auf wie ein Knopfloch. Man schiebt seine Finger hinter die Muskelscheide – der erste intime Kontakt mit dem Patienten –, und die Schere rückt vor und schneidet die Fasern durch, die zwischen den Stahlklingen leise knirschen.

Als Nächstes wird das Bauchfell selbst durchtrennt, seine milchigblaue Membran zieht sich zurück wie eine Anemone. Retraktoren werden in die Wundränder gehakt und die Wundränder auseinander gezogen, ein Wunderland ist freigelegt. Die ordentlich geschichteten Darmschlingen pulsieren in langsamen Wellen wie Wind über einem Kornfeld. Die Kante der Leber, dunkelbraun, bildet eine eingekerbte Linie unter dem Brustkorb, und Fettklumpen schimmern zwischen den zarten Gefäßen, die sich zwischen den durchscheinenden Lagen des Mesenteriums auffächern. Von dem bloßgelegten Gewebe steigt ein leichter Geruch auf, frisch und doch ein wenig säuerlich. Nicht jedes Abdomen sieht innen so aus. Manchmal wurde die ausgeklügelte Architektur gesprengt und zerrissen. Solche Bäuche tragen zuweilen ein Warnsignal: das blaue Loch einer Schusswunde oder den aufgeworfenen Rand einer Stichverletzung. Manchmal findet sich nur ein düsterer halbmondförmiger blauer Fleck unter den Rippen, der von einem Schlag zeugt, fest genug, um die zarten Organe darin zu zerreißen. Was häufig auftritt, sind harte Bauchmuskeln – »bretthart«, wie es im Lehrbuch heißt –, fixiert in einem unwillkürlichen Krampf, der bei Bewegung vor Schmerz schützen soll. Der Patient steht womöglich unter Schock, rasender Puls und fallender Blutdruck, dann hat, ihn in den Operationssaal zu schaffen, Vorrang vor allem anderen. Sobald er stabil genug ist, ihn den Risiken einer Anästhesie auszusetzen – und manchmal auch vorher, während die Reanimation noch im Gange ist –, wird das Abdomen geöffnet.

Das Erste, was Ihnen auffällt, ist der Geruch, es stinkt wie in einem Schlachthaus. Eine Brühe aus Blut, Bilis und Fäkalien verbirgt die sauberen Strukturen und deutet auf zerrissene Eingeweide und verletzte Gefäße hin. Der Darm kann eine Weile warten, bis er geflickt wird, Blutungen können es nicht, und während der Anästhesist Transfusionen in eine Hals- oder Armvene pumpt, sieht der Chirurg nach, wo es leckt, und schwitzt dabei. Selbst erfahrene Operateure mit sicheren Händen spüren die Angst, wenn dort, wo die großen Gefäße liegen, dunkles Blut aufwallt. Manchmal träume ich von diesem Gefühl der Hilflosigkeit, wenn mein Wissen nutzlos scheint gegen den unerbittlich nahenden Tod. Es fing an, als ich meinen ersten Patienten aufschnitt, in einem Krankenhaus am Stadtrand von Kapstadt.

Das Conradie Krankenhaus, ein ehemaliges Militärkrankenhaus, wurde inzwischen zivil genutzt. Es hatte eine Abteilung für Wirbelsäulenschäden, allgemeinmedizinische und chirurgische Stationen, eine Pädiatrie und eine kleine neurochirurgische Abteilung. Lange Kasernengebäude mit breiten Veranden, in denen die Stationen untergebracht waren, lagen in einem Netzwerk aus Pfaden, auf denen die Paraplegiker mit ihren Rollstühlen herumfuhren. In Khaki gekleidete Strafgefangene aus einem örtlichen Gefängnis mähten das Gras und bepflanzten die militärisch ausgerichteten Blumenbeete, während Strafvollzugsbeamte die Arbeit aus dem Schatten beaufsichtigten und mit ihren Thermosflaschen hierhin und dahin zeigten. Das Bezirkskrankenhaus war bekannt dafür, dass es dort nicht allzu zart zuging, und keiner von den akademischen Senkrechtstartern, die die Atmosphäre des universitären Lehrkrankenhauses bevorzugten, wollte dorthin. Hier übernahm ich gleich nach Abschluss des Studiums den Posten des chirurgischen Medizinalassistenten.

Das Conradie Krankenhaus lag an einer ungewöhnlichen Stelle. Auf der einen Seite erstreckten sich die ausgedehnten Straßen und Bungalows von Pinelands, einem weißen Vorort, wo Rasenflächen gewässert wurden und Staatsbeamte sich zur Ruhe setzten, um ihre Dienstboten zu piesacken. Auf der anderen Seite begannen die Cape Flats, ein Mosaik aus würfelförmigen Betonhäusern und schlaglöcherigen Straßen, die den grauen Sand in die so genannten »Townships« teilten – Michtell's Plain für »Farbige«, Nyanga, Langa und Gugulethu für Schwarze, dazwischen ein Dschungel aus verkümmertem Buschwerk, in dem sich die Pfade und Hütten der von Zuwanderern aus dem Hinterland errichteten illegalen Siedlungen versteckten. Das Krankenhaus behandelte, mehr schlecht als recht, Menschen aller Hautfarben, die Patienten wurden in nach Rassen unterschiedenen Krankenwagen zu ihren getrennten Unfallstationen gebracht.

Es ging oft hoch her. Die seltsam gediegenen Bewohner von Pinelands mit Diabetes oder Asthmaanfällen kamen in die »weiße« Ambulanz und erwarteten, sofort durch den einzigen Dienst habenden Arzt der Nachtschicht behandelt zu werden. Auf der anderen Seite der Halle, auf der »schwarzen« Seite, tauchten im Laufe des Abends die Opfer von Überfällen und Verkehrsunfällen und Frauen mit unvollständigen Fehlgeburten auf und füllten die Bänke des Wartezimmers. Ab und an wütete ein Revierkampf zwischen farbigen Gangs, dann war der Korridor mit Fahrtragen gesäumt, von denen die Gypsy Jokers und Manhattans mit ihren Stichwunden und ihren blutverschmierten Gefängnistätowierungen sich gegenseitig Drohungen zuriefen, während die Verletzten, die noch laufen konnten, im Empfangsbereich miteinander rangen und dabei auf dem blutverschmierten Boden ausrutschten. Diejenigen, die zu kampfbereit waren, um ihre Verletzungen behandeln zu lassen, trennte die Polizei grausam, aber unparteiisch und schob die Opfer zurück in die Reihe. »Hört auf den Arzt«, befahlen sie. »Ihr Arschlöcher könnt euch draußen umbringen, wenn er fertig ist.« In meiner zweiten Nacht im Dienst zeigte mir ein dickbäuchiger Wachtmeister, einen Becher Tee in Reichweite, wie man einem Verletzten mit einer Stichwunde und kollabierter Lunge eine Dränage in den Brustkorb legt. Er hing gerne in der Abteilung rum und machte sich an die Krankenschwestern ran, und manchmal packte er mit an und flickte ausgefranste Machete-Wunden mit großen, raschen Stichen zusammen.

In Südafrika war dies das normale Krankenhausleben. Sein regelmäßiger Tenor würde bald aufgeschreckt werden. In den schwarzen Townships um Kapstadt brodelten Unruhen, und die Behörden hatten beschlossen, energischer dagegen vorzugehen. Eines Morgens fuhr ich auf dem Weg zur Arbeit an Konvois von Polizeifahrzeugen unterwegs nach Langa, Nyanga und Gugulethu vorbei, die Windschutzscheiben mit Drahtgittern geschützt. Angeführt wurden sie von einer Reihe Casspirs: gepanzerten Fahrzeugen, hoch und lang und fast schnittig, wie Rennsärge, mit ihren riesigen Reifen erhoben sie die Insassen hoch über deren Umgebung. Die Fahrerkabinen hatten dicke Scheiben aus kugelsicherem Glas, in denen oberhalb einer Reihe von Schießscharten an allen Seiten auch Schlitze waren. Sie sahen aus, als könnten sie problemlos über die Hütten in den Townships hinwegrollen, aber die Konfrontation, auf die sie hindeuteten, schien im Laufe dieses heißen, windstillen Tages im Sande verlaufen zu sein. Ein Kontingent Bereitschaftspolizei, das an den Krankenhaustoren herumstand, verkündete, die »Unruhestifter« seien zerstreut worden, ein paar auch verhaftet. Dennoch blieb das Krankenhauspersonal nervös, und gegen vier Uhr am Nachmittag waren alle, die konnten, gefahren, um sicherzugehen,»dass zu Hause alles in Ordnung war«. Ich blieb, weil ich an diesem Abend Dienst hatte.

Bei Sonnenuntergang füllte sich die Unfallstation normalerweise allmählich mit der abendlichen Ausbeute. Es blieb ruhig. Ich stand draußen in der Dämmerung und spürte, dass die überhitzte Stille des Tages von einem Wind abgelöst wurde, der stetig aus Osten blies. Er trug den Geruch nach Holzrauch und das Rattern von Schüssen mit sich, das an- und abschwoll wie ein herannahendes Buschfeuer. Ein Hubschrauber knatterte über mich hinweg in Richtung Township, dann ein zweiter. Vor dem sich verdunkelnden Himmel stieg eine Rauchsäule auf. Aus der Ferne ertönten Sirenen. Ich rief mir die Geschichten über den Kriegsdienst in Erinnerung, die ich gehört hatte, seit ich ein Kind war.

Der erste Krankenwagen fuhr auf dem geteerten Platz vor der Unfallstation vor. Ein zweiter direkt dahinter, und dann noch einer, und eine Schlange aufblitzender Lichter, die sich bis zur Straße erstreckte. Plötzlich war klar, dass weder diese Geschichten noch meine Ausbildung mich auf einen Einsatz dieses Ausmaßes vorbereitet hatten. Ich floh in das Gebäude, aus dem erschreckte Krankenschwestern mit Fahrtragen auftauchten.

»Rufen Sie die Telefonzentrale an!«, schrie ich der Frau am Empfang zu.»Sie sollen alle erreichbaren Ärzte anpiepen. Wir haben eine Invasion!«

Das Personal der Ambulanz machte bereits mobil. Sanitäter rissen Kisten mit intravenöser Lösung auf, Flaschen wurden in klirrenden Bündeln an Infusionsständer gehängt. Hastig zusammengestellte Stapel von Verbandspäckchen und Interkostaldrains fielen zu Boden. Draußen unter den Bogenlampen luden die Krankenwagen ihre Last aus sechs oder acht Verletzten mit verhedderten Gliedmaßen direkt auf den Boden. Wir sortierten sie auseinander, trennten die Toten von den Lebenden und hoben diejenigen, die noch atmeten, auf die Fahrtragen. Dann liefen wir mit unserer schlaffen Fracht in die Behandlungsräume.

Die Körper waren durchlöchert. Dunkles Blut quoll aus durchbohrter Haut oder spritzte hellrot aus offenen Arterien. Ich hetzte mit einem Tablett voller Instrumente von einer Wunde zur nächsten und klammerte blutende Wunden, während die Oberschwester den Patienten, die eine benötigten, eine Infusion in den Arm legte. Eine Gruppe von Jungen in Fußballtrikots war von oben niedergeschossen worden. (Später hörte ich, dass ein Polizeihubschrauber über ihrem Platz gekreist war und Schnellfeuer auf sie hatte herunterregnen lassen.) Bis auf einen hatten wir alle draußen bei den Toten gelassen; von meinen forensischen Studien her kannte ich die Folgen von Schnellfeuergeschossen, die in Muskeln und Knochen explodierten und Hohlräume in dem zerstörten Gewebe hinterließen. Der einzige Überlebende wurde in den Unfall-OP geschoben. Er war bewusstlos, und aus einer Eintrittswunde am Halsansatz sprudelte und schmatzte es. Ich nähte sie hastig zu, dann steckte ich ihm eine Dränage in den Brustkorb. Blut strömte durch den Schlauch und füllte die Dränageflasche, als er gurgelnd seinen letzten Atemzug tat.

Viele Opfer waren mit Schrotflinten verfolgt worden und hatten am Rücken und an den Beinen Unmengen von Schrotkugeln unter der Haut. Sie konnten warten. Einigen waren durch die Detonationen große Stücke Gewebe weggerissen worden. Wir verpackten ihre Wunden mit Verbandsmaterial und eilten weiter. Andere waren von Pistolenkugeln getroffen worden – das sah ich an den ordentlichen, blauen Löchern –, und einige dieser Wunden wiesen die versengten Ränder von Schüssen aus nächster Nähe auf. Ein Krankenwagenfahrer erklärte mir, warum.

»Die Polizisten fahren durch und schießen von den Casspirs aus. Wenn sie am Ende der Straße jemanden entdecken, schießen sie drauflos, weil sie Angst haben, die Kinder kriegen sie mit Benzinbomben, falls sie sie zu nah ranlassen. Dann rufen sie uns herbei, um die Verletzten und Toten einzusammeln. Wenn wir bei den Verletzten ankommen, versuchen ihre Freunde manchmal, sie wegzuzerren oder uns anzugreifen, und wir müssen uns verteidigen.« Der Krankenwagenfahrer klopfte sich auf die Hüfte, wo ein Revolver hing. »Die meisten von uns haben eine Waffe. Die, die wir anschießen, werfen wir hinten rein und bringen sie mit den anderen zusammen her.«

Inzwischen waren, von ihren Piepern herbeigerufen, ein paar Ärzte gekommen und übernahmen die Behandlung und Reanimation. Auch ein Anästhesist war erschienen, und zusammen sahen wir uns die Patienten an, die dringend operiert werden mussten.

Sobald ich in der Notaufnahme nicht mehr gebraucht wurde, bestand mein Job als Dienst habender Arzt darin, den dringendsten Fall in den Operationssaal zu bringen und ihn für die Operation vorzubereiten, während der Krankenhauschirurg noch unterwegs war. Mit dem Gemetzel in der Notaufnahme war ich fast mechanisch umgegangen, aber als ich jetzt versuchte, eine klinische Entscheidung zu treffen, wurde mir meine mangelnde Erfahrung eindringlich bewusst. Ich zeigte unsicher auf einen jungen Mann auf einer Fahrtrage in der Nähe. Obwohl wir Flüssigkeit in seine Venen gepumpt hatten, war sein Blutdruck kaum noch zu ertasten. Zwei Löcher im Abdomen zeigten, welchen Weg die Kugeln, die ihn niedergestreckt hatten, genommen hatten.

»Es sind sechs Blutkonserven für ihn unterwegs hierher«, erklärte ich dem Anästhesisten. »Sieht aus, als wäre der obere Rand der Leber verletzt. Er hat auch eine Austrittswunde am Rücken, in der Nähe der linken Niere. Ich würde sagen, sein Zustand ist der kritischste.«

»Ich glaube, Sie haben Recht«, sagte der Narkosemann. »Er ist sonst der Erste, der draufgeht.«

Wir schoben die Fahrtrage durch die Türen des Operationssaals. Als ich mich umgezogen und eine Haube und eine Maske gefunden hatte, hatten die Sanitäter den Patienten bereits auf den OP-Tisch gelegt und ihm die Kleider aufgeschnitten. Der Anästhesist hatte sich an die Arbeit gemacht. Ich schrubbte mir die Hände und Unterarme und sah durch das Fenster zum OP zu, wie er dem bewusstlosen Jungen einen Tubus in den Hals schob. Der Ventilator fing sein permanentes Seufzen an. Mit Kittel und Handschuhen versehen, wischte ich den gespannten Bauch mit Jod ab und deckte ihn bis auf ein Viereck mit grünen Tüchern ab. Der Anästhesist warf einen leeren Transfusionsbeutel auf den Boden und schloss einen frischen an, dann pumpte er die Blutdruckmanschette auf, um das Blut so schnell wie möglich in den Körper des Jungen zu bringen. Er wandte sich mir zu.

»Er gleitet uns weg. Sie können ihn vielleicht retten, wenn Sie ihn schnell aufkriegen.«

»Aber der Chirurg ist noch nicht hier.«

Die OP-Schwester schaute mich über die sterilen Tücher hinweg an. »Wenn Sie noch länger warten, ist es zu spät«, sagte sie. »Sie können genauso gut tun, was Sie können.«

Ich nahm ihr das Skalpell ab und hielt es unsicher in der Hand. Ich hatte schon ein paar kleine Einschnitte gemacht und kleine Hauttumore entfernt. Ich hatte auch Chirurgen bei Operationen assistiert, aber ich hatte noch nie einen Bauch geöffnet. Ich atmete tief durch, legte zwei Finger ans untere Ende des Sternums des Patienten und setzte direkt darunter die Klinge an. Dann zog ich das Skalpell vorsichtig bis zum Bauchnabel hinunter. Eine dünne Linie, zart wie der Kratzer einer Katze, zeigte mein Versagen.

»Fester«, sagte die Schwester, »als wollten Sie ein Steak durchschneiden.«

Ich schnitt noch einmal, fester, und die Haut öffnete sich zögernd, sie wehrte sich gegen die Klinge. An dem hageren Körper des Jungen war fast kein Fett, und ich fand meinen Weg durch die schlanke Muskelschicht. Das blasse, durchscheinende Bauchfell wurde durch einen darunter liegenden schwarzblauen Schatten verdunkelt.

»Blut«, sagte die Schwester. »Sein Bauchraum ist voller Blut. Ich bereite das Absaugen vor.«

Ich hob zwischen zwei Gefäßklemmen eine Falte der Membran an und schnitt die hochgehobene Ecke ab. Die Schwester steckte die Saugvorrichtung in das Loch, und diese saugte schlürfend Flüssigkeit und dunkle Gerinnsel an, die durch den Plastikschlauch abliefen.

»Schnell«, rief der Anästhesist, der sich über das aufregte, was seine Geräte anzeigten, »machen Sie ihn auf und suchen Sie die Blutung.«

Ich warf einen Blick durch das Fenster in den Vorraum, verzweifelt hoffend, den OP-Arzt zu erblicken. Ich dachte, ich würde in Ohnmacht fallen. Zitternd öffnete ich das Bauchfell und klappte es zur Seite. Blut schwappte über die Wundränder und floss auf den Fußboden, während das Saugrohr sich würgend leerte. Einen Augenblick sah ich ein Loch voll zerrissener Leber und leckender Galle. Dann quoll aus einer tiefen Ausbuchtung der Wunde wieder

Blut hervor. Spuren gelber Exkremente schwammen in dem Durcheinander. Ich fühlte mich völlig allein. Gemessen an dem schnellen Pulsieren des Blutes, das zu Boden tropfte, schien die Zeit nur so vorbeizurauschen. Ich musste die Flut eindämmen, damit ich nachdenken konnte.

»Geben Sie mir den größten Tupfer, nein, gleich drei davon.« Ich drückte die große Mullkompresse zusammen und schob sie tief neben den Rand der Leber. Eine weitere wickelte ich um ein Stück durchstochenen Darm und spülte den Bauchraum mit frischer Salzlösung aus. Allmählich wurde das nekrotische Gewebe sauberer, die Saugleitung tat ihre Arbeit, und ich konnte einen Teil der Anatomie erkennen.

Eine Kugel war neben dem Nabel eingedrungen und hatte ein paar kleinere Därme durchschlagen, bevor sie in der Nähe der linken Niere am Rücken wieder ausgetreten war. Ich schaute unter den Tüchern nach dem Katheterbeutel, der am OP-Tisch festgehakt war. Der Urin war blass und klar, die Niere war also unverletzt. Die andere Kugel hatte weit größere Zerstörung angerichtet, sie war in die Leber eingedrungen, hatte Teile davon zerschmettert und am Ende das Gallengangsystem zerrissen. Dann war sie in unbekannte tödliche Regionen vorgedrungen, wo die Pfortader und die Lebervene in die Leber mündeten und die große Hohlvene die untere Körperhälfte dränierte, indem sie das Blut zum Herzen weitertransportierte. Der Gazebausch, den ich dort hineingesteckt hatte, war blutdurchtränkt, es troff schon daraus hervor. Ich wollte ihn nicht entfernen, aber ich musste.

Die Gallenblase fand ich unter der Leber. Sie war perforiert worden, und ich klammerte das Loch mit einem Forzeps, um zu verhindern, dass noch mehr Gallenflüssigkeit austrat. Dann verfolgte ich, indem ich die Klemme leicht anhob, den Gallengang in das Durcheinander darunter. Er schien unverletzt zu sein, und zum ersten Mal begann ich zu hoffen; vielleicht kam die Gallenflüssigkeit aus dem Loch in der Gallenblase, und die empfindlichen Gallenwege waren nicht betroffen. Ich schälte die durchtränkte Kompresse Schicht für Schicht ab. Blut sickerte aus einer sternförmigen Fissur in der Unterseite der Leber. Es strömte dick aus einer Ecke des Kraters, wo es so aussah, als sei die Verzweigung einer Vene abgerissen. Ich versuchte, sie abzuklemmen, aber die gallertartige Leber zerfiel unter den Stahlklammern. Ich hoffte, dass ich das Richtige tat, und nähte das Gebiet mit ein paar großen Katgutstichen, wobei ich den Knoten sehr vorsichtig zog, damit er das Gewebe nicht zerstörte. Die Blutung ließ nach, als es an der Oberfläche der Lazeration anfing zu gerinnen. Ich richtete mich auf und merkte, dass meine Füße in den OP-Stiefel patschten vor Schweiß. Ich schaute zu dem Anästhesisten hinüber, der den Daumen hob und nickte. Auch ich nickte heftig, weil ich sah, dass hinter ihm der OP-Arzt durch die Türen des Operationssaals trat und seine Handschuhe anzog.

Wir brauchten noch fast eine Stunde, um alle blutenden Stellen zu finden und die Spuren der Kugeln zu sondieren. Wir hoben jeden Zentimeter Darm an und suchten nach Löchern. Einige kleine Punktionen konnten mit ein paar Stichen verschlossen werden, aber andere Regionen sahen gequetscht und zerrissen aus. Därme heilen schlecht, wenn die Blutversorgung beeinträchtigt ist, und wir schnitten diese Gebiete zwischen Klemmen weg und fügten die Enden mit engen, ordentlichen Stichen wieder zusammen. Zum Glück schien der Dickdarm intakt zu sein, denn eine Verletzung dort hätte einer Kolostomie bedurft, um das zerstörte Gebiet ruhig zu stellen, während es heilte. Am Ende spülten wir die Bauchhöhle aus und wuschen Gerinnsel und Fetzen vom Darminhalt zwischen ihren Falten auf. Ein paar Abflusskanülen wurden platziert – hinter der Leber und unter dem reparierten Darm, wo es zu Auslaufen und zu Infektionen kommen konnte –, und ich verband sorgfältig die Schichten des Abdomens. Eine letzte Reihe Stiche schloss die Haut. Ich hob die Tücher hoch und betrachtete dieses kleine Schlachtfeld. Die Naht lief wie ein Reißverschluss mitten über den Bauch. Rote Schlauchdrains ragten rechts und links heraus, und ordentliche ovale Wunden markierten die vernähten Einschusslöcher. Innerhalb dieses Gebietes war ich verloren gewesen und hatte dann wieder zu mir gefunden. Ich hatte gelernt, dass ich damit fertig werden konnte.

Es schien, als sei die Chirurgie das Richtige für mich. Ich wollte diesen Ansturm von Zuversicht spüren, wenn meine Hände die kniffligen Anforderungen des Operierens bewältigten. Wenn ich in Südafrika blieb, konnte ich davon ausgehen, dass ich noch sehr viele solcher Verletzten würde behandeln müssen. Am Abend würde ich das Krankenhaus verlassen und das steile Constantia Valley hinauffahren, um auf einem Feldweg unter den Eichen zu parken. Ein kurze Kletterei einen zerfurchten Pfad hinauf würde mich zum Haus bringen, einem von blühenden Kletterpflanzen überwucherten Bungalow, das über die Cape Flats bis zu den vom Sonnenuntergang beleuchteten zackigen Ketten der Hottentots-Holland-Berge blickte. Am Morgen würde ich diesen ruhigen entzückenden Ort wieder verlassen und in das Krankenhausleben eintauchen: herausfordernd und erhebend. So lebte ich damals, und es schien unwahrscheinlich, dass ich ein anderes Land wie dieses finden würde.

Aber sobald ich mein Pflichtassistenzjahr absolviert hatte, lauerte die Armee darauf, mich mit kurz geschorenem Haar zum Wehrdienst einzuziehen. Trotz der Aussicht auf zwei Jahre in Uniform und drei Monate jährlich danach, je nach Laune der Armee, war es hart, über Exil nachzudenken. Ich konnte nach England arbeiten gehen, wo meine Ausbildung anerkannt wurde, oder zu meiner Familie in die USA, wo mein Vater an der Medizinischen Fakultät in New York eine Professur angenommen hatte. Aber in Wahrheit wollte ich bleiben.

Wir jungen Ärzte diskutierten ausführlich über das Thema. Meine radikalen Freunde meinten, Veränderungen seien unvermeidlich, selbst wenn sie durch einen blutigen Umsturz herbeigeführt werden müssten, und sie wollten dabei sein. Dafür mussten sie in Südafrika bleiben, was bedeutete, in die Armee zu gehen. Andere nahmen einen ethischen Standpunkt ein: Ein Arzt war ein Arzt, ob in Uniform oder nicht, und Wehrdienst zu leisten hieß immer noch, Menschen zu heilen. Mein Freund Stefan war ein entschiedener Vertreter dieser Position. Er war einige Monate zuvor einberufen worden und war jetzt irgendwo an der angolanischen Grenze stationiert. Bis dato hatte ich noch nichts von ihm gehört, aber ich wusste, dass er zum Jahresende Urlaub bekommen würde. Ich freute mich darauf, ihn zu sehen, über seinen Haarschnitt zu lachen und herauszufinden, ob es ihm gelang, die Armee zu überleben und seinen Prinzipien treu zu bleiben.

Eines Tages bekam ich die Nachricht, Stefan sei in Kapstadt und wünsche mich zu sehen. Ich war überrascht, dass er mich nicht selbst angerufen hatte, um mir zu erzählen, dass er da sei. Aber am Abend fuhr ich zu der mir angegebenen Adresse, einer Wohnung in der Nähe der Uferpromenade, wo er, wie man mir gesagt hatte, wohnte. Der Mann, der mir die Tür aufmachte, musterte mich argwöhnisch, aber eine Stimme von drinnen – hoch und fremd – sagte ihm, er solle mich reinlassen. Stefan saß im Wohnzimmer. Sein Gesicht war leer, als sei etwas Lebenswichtiges herausgequetscht worden. Er umarmte mich flüchtig.

»Wie war die Grundausbildung?«, wollte ich wissen. »Und an der Grenze? Wie hast du es geschafft, so schnell Urlaub zu bekommen? Ich habe dich erst in ein paar Monaten erwartet.«

»Nimm dir was zu trinken«, antwortete er und schenkte mir ein randvolles Glas Wodka ein. Er trank einen Schluck aus seinem Glas, dann schenkte er sich nach und stellte die Flasche neben das Stuhlbein.

»Lass dir von mir erzählen, wie es ist«, sagte er und zündete sich eine Zigarette an. Ich hatte ihn noch nie rauchen sehen.

Stefan war zuerst nach Oshakati im Norden Südwestafrikas geschickt worden, fünfundsechzig Kilometer vor der angolanischen Grenze. Eine Stadt mit etwa zehntausend weißen Zivilisten mit Schutzräumen vor ihren Haustüren und einem riesigen Heerlager. Er sollte im Hauptkrankenhaus arbeiten. Es ging rund. Einheiten der Südafrikanischen Armee waren in Angola, und dann und wann wurde eine Patrouille aus dem Hinterhalt überfallen und per Hubschrauber gebracht. »Wir bekamen auch schwarze Zivilisten«, sagte Stefan. »Manchmal eine ganze Busladung, die auf eine Mine gefahren war, und wir kümmerten uns um sie, versuchten, ihre Herzen und Köpfe zu retten, selbst wenn sie Arme und Beine verloren hatten. Das waren die erschütterndsten Fälle.« Die Minen waren von ihren eigenen Leuten gelegt worden – SWAPO-Guerillas –, um die Besatzer zu töten, die Südafrikaner. »Wenn wir nicht dort gewesen wären, hätte es auch keine Minen gegeben. Alles, was diese Menschen von uns wollten, war, dass wir gingen, aber da war ich, ein Militärarzt, und versuchte, ihnen zu helfen. Das Ergebnis war ein unbegreifliches Durcheinander, für sie wie für mich.«

Dann war er weitergeschickt worden, auf einen Stützpunkt in Oshikango, um einen Militärarzt zu entlasten, der mit Malaria daniederlag. Der Posten befand sich direkt an der Grenze und war von Minenfeldern umgeben: Zelte und Bunker aus Sandsäcken und ein Aussichtsturm auf einem von einer Planierraupe zusammengeschobenen Wall aus roter Erde. Als Stefan ungefähr einen Monat dort war, wurde er eines Nachts spät geweckt und gebeten, sich im Krankenhauszelt zu melden. Eine Gruppe Männer in Tarnuniformen stand um eine Krankentrage herum, auf der ein Schwarzer mit durchschossenem Oberschenkel lag und vor Schmerzen japste.

»Ich habe ihn untersucht. Ich habe ihm eine Infusion gelegt und ein paar Antibiotika vorbereitet. Der Dienst habende Captain sah sich die Ampullen an. Er hatte einen Vollbart und sah aus wie ein Pirat.«

»Ich möchte nicht, dass Sie ihm irgendwelche Schmerzmittel geben«, befahl er. »Er ist ein verdammter Terrorist. Er muss reden.«

Stefan wandte ein, dass der Oberschenkelknochen des Mannes gebrochen war: Er musste stabilisiert werden, sonst würde der Mann sterben.

»Machen Sie, was Sie wollen, Doc. Schienen Sie das Bein«, sagte der Captain. »Sie können ihn wiederhaben, wenn wir mit ihm fertig sind.«

Stefan beschrieb, wie der verletzte Mann ihn beobachtet hatte, als er dessen Bein an die Schiene band. Er erhob noch einmal Einwände, dass der Mann ordentlich behandelt werden musste, aber der Captain ignorierte ihn. Vier schwarze Polizisten nahmen die Trage und brachten ihn weg.

»Ich glaubte, über dem Brummen des Generators Schreie zu hören«, fuhr Stefan fort, »also ging ich den höheren Offizier vom Dienst suchen und erklärte ihm, dass sie einen Gefangenen befragten und ihm ordentliche medizinische Behandlung verweigerten. Er sagte, er könne nichts tun, die anderen seien eine Anti-Rebellen-Einheit der Polizei, die nicht der Kontrolle der Armee unterstehe, ich solle mich wieder schlafen legen. Ich konnte nicht. Ich saß in der Lazarettapotheke und versuchte zu lesen. Die Schreie hörten nicht auf, manchmal wurden sie vom Dröhnen eines LKW-Motors übertönt. Ich hielt mir die Ohren zu.«

Dann kam ein Polizist reingestürzt und bat Stefan, seine Tasche zu bringen. Er lief zu ihrem Lager hinüber. Zwischen einigen Casspier-Panzerfahrzeugen hing eine Bogenlampe, darunter standen Männer um eine Gestalt auf dem Boden herum.

»Er ist umgekippt, Doc, gerade, als wir so weit waren«, sagte der Officer. »Sie müssen ihn wieder zu sich bringen.«

Ein grauenhafter Gestank nach verbranntem Fleisch lag in der Luft. An den Beinen und am Rücken des Mannes war die Haut versengt und hing in langen Fetzen herunter. Er war bewusstlos. Die Schiene war verschwunden, und das Ende des gebrochenen Oberschenkelknochens stach durch die Haut. Stefan fragte, was passiert war, wie er sich so verbrannt hatte. Der bärtige Polizist lachte. »Wir haben gegrillt. Wir haben ihn auf das heiße Auspuffrohr des Casspirs gelegt und ihn brutzeln lassen. Das funktioniert immer. Außerdem haben wir sein Bein ein bisschen gedreht, damit er sich besser konzentrieren kann.«

Stefan sagte, der Mann müsse ins Krankenhaus, sonst würde er sterben.

»Er stirbt sowieso«, sagte der Captain. »Wir nehmen keine Gefangenen. Geben Sie ihm nur eine Injektion oder irgendwas, um ihn wieder zu sich zu bringen, bevor er abnibbelt.«

Stefan fummelte in seinem Arztkoffer herum. Er holte sein Stethoskop heraus und horchte das Herz des Mannes ab. Es schlug schnell und heftig. Er holte eine Ampulle Kaliumlösung heraus und knackte sie auf.

»Keine Schmerzmittel, Doc«, warnte ihn der Officer.

»Keine Schmerzmittel«, sagte Stefan und injizierte ihm Kalium in die Braunüle. »Er steht unter Schock. Ich versuche, sein Herz ein bisschen auf Trab zu bringen, damit er wieder zu sich kommt.«

Der Mann schlug die Augen auf und atmete tief und quälend ein. Die Polizisten zogen ihn hoch. Er machte den Mund auf, dann bog er den Rücken konvulsivisch durch und brach zusammen.

»Mist«, sagte der Captain, »er fing gerade an zu reden. Ich nehme an, er war schon zu sehr hinüber, was, Doc?«

»Zu sehr hinüber«, hatte Stefan ihm zugestimmt.

»Ich bin zu meinem Feldbett zurückgegangen«, fuhr er fort, »und hab mich hingelegt, aber plötzlich überkam mich der ganze Horror dessen, was ich getan hatte. Alles war weggefegt, die ganzen Prinzipien, die mein Leben geleitet hatten. Ich hatte gerade jemanden umgebracht. Ich hab mich an die Bettkante geklammert und vor Angst gezittert.«

Dann hatte er seine Arzttasche aufgemacht und das Pethidin herausgeholt, das er dem Verletzten nicht hatte geben dürfen. Er hatte es aufgezogen und sich in den Arm injiziert.

Stefan sank in seinen Stuhl und umklammerte mit seinen schmalen Händen zitternd die Armlehnen.

»Drei Wochen habe ich noch durchgehalten, habe Pethidin aus der Apotheke gestohlen und mir jede Nacht gespritzt. Wenn ich versucht habe zu schlafen, konnte ich die Einsamkeit nicht ertragen. Dann bin ich an Malaria erkrankt und wurde nach Oshakati zurückgeschickt. Dort kannte ich einen der Ärzte, und er ließ mich in das Militärkrankenhaus hier in Kapstadt verlegen. Vor zehn Tagen habe ich einen Pfleger bestochen, mir zwanzig Ampullen zu besorgen. Dann bin ich da abgehauen und hierher gekommen.«

Er zog den Ärmel hoch, und ich sah, dass sein Arm voller blauer Flecken war. Stefan erklärte, dass Michael, der Besitzer der Wohnung, in der wir uns unterhielten, Psychiater war und versuchte, ihm zu helfen. »Inzwischen versuche ich hiermit, von den Drogen loszukommen.« Stefan nahm einen kräftigen Schluck Wodka. Er würgte, dann nahm er noch einen Schluck. »Du wirst mich eine Weile nicht zu sehen kriegen. Morgen werde ich hier weggebracht, an einen sichereren Ort. Michael plant, mich aus dem Land zu bringen.«

»Was ist mit deiner Familie? Deinen Freunden?«

Stefan schüttelte den Kopf.

»Sie hören von mir, sobald ich im Ausland bin. Sag niemandem, dass du mich gesehen hast. Und glaub bloß nicht den Scheiß, den ich dir erzählt habe, dass man als Arzt seine Menschlichkeit bewahren könnte. Es stimmt nicht. Es gibt Situationen, da hat man diese Option einfach nicht.«

# 2

## England

Sechs Tage bevor ich mich zum Dienst bei der Südafrikanischen Armee melden sollte, bestieg ich überstürzt ein Flugzeug und verließ das Land. Es war auch Feigheit, die mich zu der Entscheidung führte, meine medizinische Karriere woanders zu verfolgen, wo die moralischen Alternativen nicht so extrem waren. England sollte der erste Ort meines Exils sein. Dort hatte mein Vater einen Neuanfang gewagt, nachdem er nach Kriegsende aus dem Dienst entlassen worden war. Nahrungsmittel waren noch rationiert, und breite Schneisen der Londoner Innenstadt waren nur ausgebombte Ruinen. Er hatte eine Stelle in einem Krankenhaus gefunden, sich den dicksten Mantel gekauft, den er finden konnte, und sich dem Studium für das Fellowship-Examen am *Royal College of Surgeons* gewidmet. Das Victory-Bier hatte scheußlich geschmeckt, und der erste Friedenswinter war einer der kältesten gewesen, die je gemessen wurden. Als ich fünfunddreißig Jahre später auf der Flucht vor dem Wehrdienst war, tat England atmosphärisch sein Bestes, um diese Kombination historischer Unannehmlichkeiten für mich zu wiederholen.

Das East-End-Krankenhaus ist inzwischen geschlossen worden, und nur Geister wandeln noch durch die gotische Kapelle oder schaukeln an den Lampen in der alten psychiatrischen Notaufnahme. Als ich dort arbeitete, bot es in diesem schmutzigen Randbezirk Londons, wo Backsteinmauern den Horizont begrenzten und ein niedriger grauer Himmel auf gestuften Dächern hockte, jedoch alle medizinischen Dienste. Das Krankenhaus war früher einmal ein viktorianisches Armenhaus gewesen, eine Baracke für die Bedürftigen, und zwischen seinen Wänden hing immer noch ein Hauch von Entbehrung. Blocks mit Stationen umschlossen Höfe,

in die nie ein Sonnenstrahl fiel und in denen bis zum Ende des
Frühlings grauer Schnee lag. Das ganze Jahr hindurch liefen die
Heizöfen, strahlten eine trockene Hitze ab, die die Linoleumbö-
den zerbröseln ließ, und doch war es immer kalt. Allnächtlich läu-
tete in dem Gang mit den Unterkünften der Ärzte eine defekte
Feuerglocke, bis der Klöppel mit Handtüchern verkeilt wurde.

Das Essen in der Krankenhauskantine war steif, eine gefrorene
Landschaft von Roastbeef-Ebenen und unverwüstlichen Kartoffel-
Klippen, die mit dem Inhalt kleiner Soßenpäckchen – rot, gelb und
braun – dekoriert werden mussten, um ihre absolute Farblosigkeit
zu kontrapunktieren. Der Lohn lag in der Arbeit.

Ich arbeitete dort als Einstufungsarzt. Die ganze Nacht kamen
Betrunkene, Außenseiter und gewalttätige Männer durch die Tür
der Notaufnahme, zusammen mit ihren Opfern. Natürlich war die
Gewalt relativ – es gab weder Schusswunden noch Brandbomben-
verletzungen, und ein schwerer Krawall bedeutete nur, dass in einer wilden Kneipenschlägerei Bierkrüge durch die Luft geflogen
waren –, aber in dieser Zeit betrachteten diejenigen, die dort arbeiteten, das Krankenhaus als ziemlich raues Revier. Manchmal gab es
eine Schreierei auf der Unfallstation und ein paar flaue Hiebe, aber
die eiserne Oberschwester bezwang die Trunkenbolde mit vernich-
tenden Worten. Die ernsten Verletzungen waren Ergebnis des
Drogenkriegs, der ab und an in den Straßen zum Ausbruch kam.
Die jungen schwarzen Bandenmitglieder nahmen Schmerz ernst;
sie verletzten andere mit der gleichen Sorgfalt, mit der sie ihre eigenen Verletzungen ertrugen. Mit zusammengebissenen Zähnen
lehnten sie eine lokale Betäubung ab, während ihre Wunden genäht wurden.

»Wissen Sie, wer das war?«, fragte ich, während ich eine Stichverletzung nähte.

»Klar.«

»Sie sollten zur Polizei gehen.«

Dann saugten sie an den Zähnen, um ihre Empörung kundzu-
tun.

»Kümmern Sie sich einfach nur um die Wunde, Doc. Der Rest
ist meine Angelegenheit.«

Eines Mittags wurde einer der örtlichen Kriegsherren von sei-

nen Handlangern hereingebracht. In sein kurzes Haar waren Blitz-
strahlen rasiert, sein Körper war sehr muskulös, und er hatte sich
die Arterien an den Handgelenken aufgeschnitten, weil seine Frau
ihn verlassen hatte. Seine dunkle Haut verdeckte seine Blässe, aber
sein Zahnfleisch war blassblau. Er lehnte jede Behandlung ab.

»Sie brauchen sofort eine Transfusion«, warnte ich ihn, während ich ihm den Blutdruck maß. »Sie haben sehr viel Blut verloren.«

Er versteckte seine blutenden Arme hinter dem Rücken, sodass
ich keine Infusionsnadel legen konnte.

»Dieses Miststück«, sagte er und fing an zu zucken, als sein
Herz stillstand. Ein paar Minuten später starb er, während er sich
immer noch gegen das Wiederbelebungs-Team wehrte.

Diese harten Fälle waren, bei aller hoffnungslosen Tragik, nur
ein schwaches Echo von Kapstadt, wo das Krankenhaus für die
meisten Patienten erst die letzte Zuflucht war. Allzu oft bot die
Ambulanz hier einfach ein Obdach für die Verzweifelten und Hoffnungslosen, um die sich sonst niemand kümmerte. In den frühen
Morgenstunden beherbergte sie die jungen Mädchen mit ver-
schmierter Wimperntusche, die zu viel Wodka und zehn von Mut-
ters Valium intus hatten; ein Winseln um Hilfe. Wir kümmerten
uns zumindest ordentlich um sie, wenn sie schluchzten und kotz-
ten, nachdem wir ihnen den dicken Magenschlauch eingeführt hatten. Trotz der Demütigung kamen einige immer wieder, sitzen gelassen von einer Reihe böser Buben aus den Wohnsiedlungen.
Anschließend saßen sie, an einer Zigarette saugend, mit denen, die
noch schlechter dran waren, den ganz Verrückten, auf den Bänken.

Einer, der regelmäßig kam, war Bernard. Seine Akte von Verletzungen war dick wie ein Backstein, verziert mit roten »Rückfälli-
ger«-Aufklebern und mit Heftklammern beschlagen wie ein Stam-
mesfetisch. Seine Idiosynkrasie bestand darin, wie mich die
Schwester informierte, Schmuck zu essen; nichts Kostbares, nur
das wertlose Zeug, mit dem die Armen in diesem Teil der Stadt sich
schmückten. Er war einmal operiert worden, nachdem auf einem
Röntgenbild seiner Eingeweide ein Knäuel aus Metall sichtbar geworden war. Der Chirurg entfernte einen großen Knoten aus billigen Goldkettchen. Seither war Bernard Fan des Krankenhauses.

Die Psychiater hatten entschieden, dass seine Beschwerden – nach örtlichem Standard – ziemlich leicht waren, und weigerten sich, ihn zu empfangen. Bernard war das egal. Er lag mit zufriedener Miene auf der Behandlungsliege und gestand mir schüchtern, er habe »wieder etwas gemacht«. Ein Abtasten seines Bauchs ergab nichts, aber auf dem Röntgenbild war in seinem Magen der gespenstische Umriss einer Schweizer Plastikuhr zu erkennen. Dazu einige metallene Manschettenknöpfe weiter unten in seinem Abdomen. Mit Bernards verdutzter Einwilligung zog ich einen Handschuh über und steckte ihm einen Finger in den Hintern. Ich legte meinen Fund, ein mit Scheiße verkrustetes Armband, in eine Nierenschale und hielt sie ihm hin, damit er sich den Fund anschaute. »Ah«, sagte er, und sein Stirnrunzeln entspannte sich, »hab mich schon gefragt, wo das abgeblieben ist.« Dann nahm er es aus der Schale und schluckte es runter.

Auch Patienten, denen Allgemeinärzte arg zugesetzt hatten, wurden dort angespült. Sie lehnten unglücklich auf ihren Fahrtragen, während sie auf ein Bett auf der Station warteten. Die kleinen alten Damen, zerbrechlich und zitternd, plapperten wie Stare.

»Sind Sie aus Neuseeland?«, fragten sie mich. »Unsere Maisie ist nämlich mit einem Jungen aus Auckland ausgegangen, er war bei der Luftwaffe. Ein netter Bursche.«

»Es tut mir wirklich Leid wegen der Verzögerung«, sagte ich und steckte ihnen eine (von vernarrten Töchtern mittleren Alters von zu Hause mitgebrachte) Häkeldecke unterm Kinn fest. »Wir haben gleich ein Bett für Sie.«

»Oh, Doktor«, stammelten sie, »macht uns nichts aus zu warten. Im Blitzkrieg war es viel schlimmer.«

Genau aus diesem Überlebensgeist war der *National Health Service* (NHS) entstanden. Der Regierungsvorschlag für einen nationalen Gesundheitsdienst war 1944 verfasst worden, während deutsche Bomber über die Dächer von London brummten und alles, von Zahnbürsten bis Zeit, im Dienste der Kriegsanstrengungen rationiert war. Der Dienst, in dem ich jetzt arbeitete, war nicht ge-

rade der »für die Helden taugliche Gesundheitsdienst«, den man
sich ursprünglich als Belohnung für den Sieg und die von der Nation erbrachten Opfer vorgestellt hatte. Er trug den Stempel seiner
behelfsmäßigen Wurzeln aus der Kriegszeit; eine Mischung aus
Improvisation und von oben verordneter Bürokratie. Aber auf seine manchmal etwas schwerfällige Art erfüllte der NHS die Ziele,
für die er geschaffen worden war: die Bedürfnisse der Menschen zu
befriedigen, worin diese auch lagen. In seinen vielen Nischen fand
sich sogar ein Platz für einen Flüchtigen wie mich, der an seine so-
zialistischen Grundsätze von kostenloser medizinischer Versorgung und gleicher Behandlung für alle glaubte.

Was das System funktionieren ließ, war die Kameradschaft unter dem Personal. Krankenschwestern, Sanitäter, Ärzte und Reine-
machefrauen, alle schienen das Gefühl zu haben, dass ihre Arbeit
geschätzt wurde. Die Fachärzte waren hingebungsvolle Individuen, wenn es unter ihnen auch Überflieger, Opportunisten und
Inkompetente gab, die uns Medizinalassistenten das Leben ganz
schön schwer machen konnten. Einige von uns waren Hochschul-
absolventen aus dem Commonwealth – Neuseeländer, Australier,
Südafrikaner –, wo das medizinische System immer noch nach traditionellen britischen Standards ausgebildete Absolventen hervor-
brachte. Oft brachten wir ein wenig mehr klinische Erfahrung mit
und hatten mehr Verantwortung tragen müssen als unsere englischen Kollegen, und wir neckten sie mit unserer »überlegenen«
Ausbildung. Ein Australier scherzte einmal in der Arztmesse, er
und seine Landsleute seien nach England gekommen wegen eines
Häppchens P. O. P.: Practice on the Poms. Aber sein Engagement
war echt – ich glaube, die meisten von uns waren ziemlich pflicht-
bewusst –, denn das Leben als Assistenzarzt im *National Health Ser-*
*vice* bot ausgesprochen wenig Annehmlichkeiten. Ein paar Belohnungen gab es allerdings.

Eine meiner Belohnungen war die Tatsache, dass ich für einen
äußerst unterhaltsamen Facharzt arbeitete. Ich beschloss, nach
meinem Job auf der Unfallstation noch sechs Monate in dem
Krankenhaus zu bleiben, um Erfahrungen in der Orthopädie zu
sammeln. Mein Chef war ein guter Esser, ein dickbäuchiger Ge-
nussmensch mit geschickten Händen und dem Humor eines

Chirurgen. Orthopäden müssen stark sein – beträchtliche körperliche Kraft ist notwendig, um ein arthritisches Hüftgelenk aus seiner Pfanne zu renken, damit es abgesägt und ein Ersatz angepasst werden kann – und an Blut gewöhnt – die Bohrer schleudern rosafarbenen Knochenschaum auf die Gesichtsmasken derer, die um den Operationstisch stehen –, aber er trug stets einen leichten Widerwillen gegen die Barbarei seines Gewerbes zur Schau. »Was soll das ganze Blut hier?«, fragte er, wenn er Muskeln durchtrennte und die Wunde sich rot färbte. »Wie soll ich bei dem ganzen Blut denn operieren.«

»Es hört auf, wenn der Patient ein wenig mehr verloren hat und der Blutdruck abfällt«, murmelte der Anästhesist und lachte hinter seiner Maske in sich hinein. Der leitende Krankenhausarzt, ein würdevoller Asiat mit schwermütigen Augen, machte sich mit der Kauterisationszange an die Arbeit, während ich das Operationsgebiet abtupfte und überlegte, ob ich so viel Weitblick hätte besitzen müssen, eine Kreuzprobe einiger zusätzlicher Blutkonserven zu machen. Gewebestrukturen wurden wieder sichtbar. Mein Chef war noch nicht besänftigt.

»Herrgott«, schimpfte er, »was macht diese ganze Anatomie hier? Die Orthopädie soll einfach sein, deshalb habe ich sie gewählt. Ich verirre mich noch in diesem ganzen komplizierten Durcheinander. Sie versuchen, mich vor Gericht zu bringen.«

Sein rauer Charme hatte ihm eine florierende Privatpraxis eingebracht, die ihn abends und an den Wochenenden auf Trab hielt. Eines Tages nahm ich in den frühen Morgenstunden eine Frau mit einem zertrümmerten Ellenbogen auf. Sie setzte mich in Kenntnis, dass sie »privat behandelt« werden wollte, und ich wies sie hilfsbereit darauf hin, dass das nicht sinnvoll sei. Sie würde früher drankommen und von dem gleichen Spezialisten behandelt werden, wenn sie Patientin des *National Health Service* blieb. Sie wurde ordnungsgemäß auf die vormittägliche OP-Liste meines Facharztes gesetzt und operiert und brachte am nächsten Tag bei der Stationsvisite ihren Dank zum Ausdruck.

»Wissen Sie, Herr Doktor«, sagte sie, »wenn dieser junge Mann nicht gewesen wäre, hätte ich wahrscheinlich ein Vermögen für eine Behandlung als Privatpatientin ausgegeben. Er hat mich stattdessen überzeugt, mich vom NHS behandeln zu lassen, und es war einfach großartig.«

»Gut, gut, freut mich zu hören«, sagte mein Vorgesetzter. »Würden Sie uns einen Augenblick entschuldigen?« Er führte mich vom Bett weg zum anderen Ende der Station. »Sie haben noch viel zu lernen«, sagte er ernst, obwohl ich bemerkte, dass er lächelte. »Sie sind ein guter Medizinalassistent, sehr gewissenhaft. Aber ein wesentliches Prinzip der Chirurgie haben Sie noch nicht kapiert.«

Doch das war der Grund, warum ich hier war. Nicht um zu lernen, wie man eine Privatpraxis aufbaute, sondern um die Fertigkeiten selbst zu lernen. Ich sah einer strengen Lehrzeit entgegen. Der erste Schritt war die erste Prüfung am *Royal College of Surgeons*. Während drei Monaten Vorlesungen in düsteren Hörsälen musste ich mich durch die Einzelheiten der menschlichen Anatomie und Physiologie kämpfen, und zwar auf einem sehr viel detaillierteren Niveau, als ich es von der Medizinischen Fakultät kannte. Hinzu kam die praktische Erfahrung, die eine umständliche Reihe von Medizinalassistenten-Stellen erforderte. Meine Unfall- und Orthopädie-Stellen waren nur der Anfang einer Reihe dieser Sechs-Monats-Jobs, und kaum hatte ich dort jeweils angefangen, durchsuchte ich schon die Stellenangebote im *British Medical Journal* nach der nächsten Gelegenheit und besuchte andere chirurgische Abteilungen, wo ich versuchte, den Blick und die Aufmerksamkeit eines potenziellen neuen Chefs auf mich zu ziehen.

Das britische System der chirurgischen Ausbildung war abhängig von einer Art feudaler Schirmherrschaft. Die erprobte und bewährte Idee dahinter war, Unterstützung durch einen mächtigen Mann zu finden. (Weniger als eine von zwanzig chirurgischen Facharztstellen in Großbritannien wurde von einer Frau besetzt; die Chirurgie war ein männliches Reservat.) Hatte er sein väterliches Auge auf einen gerichtet, konnte er einem durch seinen Einfluss auf die Kommission des Vorstellungsgesprächs den Weg die Leiter hinauf zu den begehrenswerten Stellen erleichtern. Hatte man einflussreiche Verwandte, war der lebenswichtige erste Posten schon fast vor der Geburt durch familiäre Gefälligkeiten arrangiert; in einigen Medizinischen Fakultäten waren siebzig Prozent der Studenten Kinder ehemaliger Studenten, deren genealogische Verbindungen ein wechselseitiges Unterstützungsnetzwerk bildeten. Wenn man jedoch ein Außenseiter war, musste man seine Karriere selbst planen und versuchen, einen Förderer auf sich aufmerksam zu machen, indem man eine Stelle in einem Londoner Lehrkrankenhaus annahm.

Lehrkrankenhäuser waren hierarchische Irrgärten, in denen junge Ärzte Tränen vergossen. Ich diente eine Zeit lang in einem von ihnen, einem viktorianischen Gebäudekomplex, der neben einem äußerst berüchtigten Gefängnis Ihrer Majestät lag. Die Abteilungsleiter waren pflichtbewusste Akademiker, die meist damit beschäftigt waren, Reiche aus Prestige oder Geld aufzubauen. Mein neuer Chef war Professor. Er steigerte sich jeden Dienstag in einen bleichgesichtigen Wutanfall, wenn einer aus seinem Gefolge – chirurgische Fachärzte, Krankenhausärzte, Medizinalassistenten und allerlei Oberschwestern, Schwestern, Physiotherapeuten und Diätetiker – nicht bei seiner »großen Runde« dabei war, um ihm zuzuhören, wie er vor einer Reihe von Gastprofessoren über seinen Erfolg deklamierte. Offensichtlich ohne Familie und häusliches Leben, tauchte er in den frühen Morgenstunden auf den Stationen auf und bestand darauf, dass seine Medizinalassistenten ihn bei seiner ausführlichen Runde begleiteten. Diese stolperten, aus allzu kurzem Schlaf gerissen, hinter ihm her von einem Bett zum nächsten und hofften, nicht zum Ziel seines Spotts zu werden. Dies war fast unmöglich: Er fragte nach einer Reihe unbedeutender Blutergebnisse und wollte wissen, ob diese Ergebnisse sich von vorhergehenden unterschieden, und Jammer war das Los des Arztes, der diese Zahlen nicht für jeden Patienten im Kopf hatte. Seine mächtigste Waffe war die – nicht auf die leichte Schulter zu nehmende – Drohung, einem jungen Arzt ein Zeugnis zu verweigern, der sich daraufhin womöglich vergeblich bemühen würde, eine neue Stelle zu finden.

Ich wurde ein Kenner der Architektur und der Atmosphäre der Krankenhäuser in und um London. Es gab Jugendstilgebäude mit

runden Linien und von ungeheuren Ausmaßen; der Hauptgang
von einem – mit dem Spitznamen »The Burma Road« – war ein-
tausendzweihundert Meter lang. Unter den älteren Anstalten verlief ein Netzwerk aus Tunneln, in denen aus asbestisolierten Rohren Wasser tropfte und vergitterte Lampen ein trübes, rotes Licht
auf die Wände warfen, wie im Innern eines Kriegsschiffes. Ein
Haus war berühmt für seine Leichenhalle drei Etagen unter der
Erde, die nur über einen quietschenden Lastenaufzug zu erreichen
war. Es ging die Geschichte, der Aufzug sei einmal kaputtgegangen
und der Leichenhallentechniker sei gezwungen gewesen, durch ein
Versorgungsrohr zu krabbeln, um zu entkommen, nachdem er
nach acht Stunden Einkerkerung überzeugt war, hinter den Türen
zum Kühlraum Stimmen zu hören.

Es gab kalte Betonsilos mit allem technischen Schnickschnack,
mit automatischen Türen, die immer wieder stecken blieben, und
»intelligenten« Aufzügen, die ewig brauchten, bis sie kamen, und
einen dann auf irgendeiner Etage absetzten, wo es ihnen gerade
passte. Ich diente in ländlichen, kleinen Krankenhäusern mit Ro-
senbeeten und Krocketrasen und eleganten Tabletts mit Sandwiches ohne Kruste zur Teezeit. Ein Krankenhaus, in dem ich arbeitete, ähnelte einem bayerischen Schloss: reich verziert mit
heraldischen Symbolen und steilen Dächern um einen kopfstein-
gepflasterten Hof, die Dachböden waren der perfekte Ort für ein
erotisches Stelldichein. Wie sehr sich die einzelnen Krankenhäuser
auch voneinander unterschieden, die Atmosphäre auf den Stationen war stets dieselbe; ein Nachklang von Desinfektionsmitteln
und ein Miasma von dampferhitztem Essen hingen noch in der
Luft, und das alles beherrschende Klappern von Infusionsständern,
Putzeimern und Bestecken bildete einen Kontrapunkt zum Dröhnen der Fernseher. Nachts gab es in dem Licht, das aus dem
Schwesternzimmer drang, hektische Aktivitäten, unruhige Patienten stöhnten. Krankenhäuser schlafen nie.

Auch ich gewöhnte mich an die Müdigkeit. Ich konnte beim ersten Ton meines Piepers aufwachen, nach dem Telefon greifen und
rationale Entscheidungen über klinische Abläufe fällen. Ich konnte
um vier Uhr morgens in eine durch Schock kollabierte oder zu einer Kordel vernarbte Vene eine Infusion legen und mit einer eines

Taschenspielers würdigen schnellen Drehung des Handgelenks einen Katheter in eine durch ein Gerinnsel verstopfte Blase einführen. Ich hatte als Allgemeinchirurg, orthopädischer Chirurg, Urologe, Gefäßchirurg und Hals-Nasen-Ohren-Arzt gearbeitet. Begierig, so viel wie möglich zu lernen – und innerhalb der für einen angehenden Facharzt gesetzten Grenzen tatsächlich zu operieren –, hatte ich die chirurgischen Krumen von den OP-Tischen großzügiger, erfahrener Ärzte gepickt. Ich konnte Brüche richten, Krampfadern ziehen, Mandeln aus kleinen Hälsen entfernen und einen entzündeten Blinddarm in sechzehn Minuten herausnehmen, vom ersten Schnitt bis zum letzten Stich. Nach drei Jahren als Medizinalassistent war ich bereit, Krankenhausarzt zu werden und mich dem nächsten Schritt meiner Ausbildung zu widmen.

Die eigentliche Qualität der chirurgischen Ausbildung konnte eine recht willkürliche Sache sein. Sie hing im Wesentlichen von dem Facharzt ab, in dessen »Firma« man arbeitete, und dessen Aufmerksamkeit konnte von aktivem Interesse an deiner Karriere bis zu einer scheinbaren Unfähigkeit, sich deinen Namen zu merken, reichen. Ein guter Chef unterrichtete, während er operierte, zeigte den besten Weg auf, sich einem Problem zu nähern, und legte sicher und geschickt den Nerv oder das Gefäß frei, das nur darauf wartete, von einem Unvorsichtigen durchtrennt zu werden. Ein schlechter Chef brachte die Operation eilig hinter sich, setzte seinen Krankenhausarzt zum Halten der Wundhaken ein und beschränkte seine Kommunikation auf Anweisungen wie »gehen Sie aus dem Weg« oder »die Lampe hierhin«.

Oft war der beste chirurgische Lehrer ein Kollege, ein Krankenhausarzt, der auf der Leiter eine Sprosse weiter oben stand und einem ein paar Tricks beim Verknoten zeigte oder wie man Zugang zu einer schwierigen Ecke des Abdomens bekam. Er erklärte einem auch die Existenz von Regeln, die so grundlegend waren, dass sie niemals laut ausgesprochen wurden – »durchtrenne keine Tubulusstruktur, bevor du nicht weißt, wohin sie führt«, »schließe nie die Schere, wenn du ihre Spitzen nicht sehen kannst« –, und zeigte einem geduldig, wie man am besten eine Darmanastomose durchführte, indem man nämlich den Darm in zwei Schichten miteinander verband, sodass er nicht leckte. In den frühen Morgenstunden entstanden mit diesen engagierten Kameraden oft starke Bindungen, oder auch mit einem Medizinalassistenten, dessen Vertrauen in seinen Krankenhausarzt einen durch eine schwierige Notoperation trug, bei der er die Seiten des chirurgischen Lehrbuches umblätterte und anatomische Schautafeln ins OP-Licht hielt.

Am Ende ist Chirurgie Instinkt und hat sehr viel mit einem angeborenen Gefühl für den Umgang mit Gewebe zu tun. Wer die Gabe besitzt, weiß intuitiv, wie Strukturen sich mit der geringstmöglichen Beschädigung teilen, wie man sie mit leichtem Druck der Dissektionsschere entlang von Gewebeflächen auseinander streichen muss, selbst in Regionen des Körpers, die man zum ersten Mal erforscht. Einige lernen dieses Feingefühl nie, hacken stattdessen quer über natürliche Segmentlinien hinweg, zerstören die Anatomie und verwüsten ihre feinen Strukturen. Aber wenn man gut ist, wird der Widerstand von Muskeln, Darm und Gefäßen durch die Hände mit einem sprechen. Von diesen elementaren Instinkten geleitet, kann man tun, was immer von einem verlangt wird. Nachdem man einer Operation zum ersten Mal zugesehen hat, kann man sie beim nächsten Mal normalerweise selbst durchführen. Und wenn man es einmal gemacht hat, kann man einem Kollegen zeigen, wie es geht. Dieser Dreischritt wird in dem Sprichwort »eine gesehen, eine gemacht, eine gelehrt« zusammengefasst. So wird die Kunst der Chirurgie weitergereicht.

Und während ich lernte, arbeitete ich. Die Morgenvisite fing vor acht Uhr an, um die Patienten auf der Station zu beurteilen und bei Problemen einzugreifen, bevor um halb neun der Facharzt hereinschaute. Dann stand die OP-Liste für den Vormittag oder die Behandlung ambulanter Patienten an, und schnell noch einmal auf den Stationen vorbeischauen, bevor man einen Happen zu Mittag aß. Nach einem weiteren Pensum ambulanter Patienten unterrichtete man die letzte Stunde am Nachmittag vielleicht Medizinstudenten, trug die Entlassungszahlen der vergangenen Monate zusammen oder sah sich wegen der OP-Liste für den nächsten Tag die Neueinweisungen an. Zweimal die Woche wurde den ganzen Tag operiert, von neun bis sechs, dann gab es höchstens eine giftige Tasse Kaffee und ein vertrocknetes Sandwich zu Mittag. Nach getaner Arbeit eine letzte Runde durch die Stationen – Anweisungen für die Schwestern bezüglich der postoperativen Bildschirmüberwachung – und Besuche bei Patienten, die frisch eingewiesen worden waren, dann kam man gegen halb acht oder acht aus dem Krankenhaus raus, falls man keinen Nachtdienst hatte.

Der gewöhnliche Krankenhausposten war ein »einer-von-dreien«, was bedeutete, dass das Team deines Facharztes an jedem dritten Tag, in jeder dritten Nacht und an jedem dritten Wochenende Bereitschaftsdienst hatte. Während der Bereitschaft war man – neben der Routinearbeit – verantwortlich für alle akuten chirurgischen Fälle, die über die Notaufnahme hereinkamen, und die erforderlichen Notfalloperationen. Der Krankenhausarzt war derjenige, der – als Vertreter des Facharztes im Krankenhaus – am Apparat war und nach unten in die Notaufnahme gerufen wurde, um eine erste Einschätzung eines Patienten vorzunehmen. Er musste eine lebensbedrohliche Situation erkennen und die Behandlung einleiten und war für deren Ausgang verantwortlich. Er musste wissen, in welcher Situation seine Fähigkeiten nicht ausreichten und er den Facharzt von zu Hause rufen musste – etwas, was man tunlichst nicht unnötig oder zu oft tat.

Bereitschaftswochenenden waren besonders hart, sie fingen am Freitagmorgen um neun an und endeten zweiundsiebzig Stunden später zur gleichen Zeit am Montag, dann rasierte man sich schnell und begann einen weiteren normalen Arbeitstag. Die halluzinatorische Erschöpfung, die einen am Sonntag gegen Mitternacht überkam – nachdem man seit Beginn der Wochenendbereitschaft mit Unterbrechungen insgesamt vielleicht vier Stunden geschlafen hatte –, machte Entscheidungen schwierig. Erschöpfung führte zu Orientierungsstörungen, und einfache Entscheidungen wurden unmöglich; das vertraute Innere eines Abdomens könnte plötzlich einem ungestalten Labyrinth ähneln, in dem winzige Gefäße riesig schienen und an unerwarteten Orten Blutungen auftraten. Dann bemühte man sich, diesem schrecklichen, sich auflösenden Brei aus Blut und Knoten ein Ende zu bereiten, um schlafen zu können. Es war wirklich bemerkenswert, wie selten die Versorgung der Patienten darunter litt, aber die Risiken wurden durch den Beruf gerechtfertigt: Wir lernten, um die Chirurgen der Zukunft zu sein, und je härter wir arbeiteten, desto besser würden wir sein.

Ältere Fachärzte wiesen – zu Recht – darauf hin, dass ihre Ausbildung noch viel schlimmer gewesen sei. Ich erinnerte mich an die Berichte meines Vaters über seine Zeit als Feldchirurg, wochenlang ohne Ende Tag und Nacht im Dienst. Die Schlachten wurden in der Ferne geführt; die einzige für ihn existierende Wirklichkeit waren die Krankenwagenkolonnen, die Wellen von Verletzten herbeischafften. Alle mussten behandelt werden – Ausruhen war einfach unmöglich, bevor das nicht getan war –, und oft füllte ein weiterer Angriff die Aufnahmezelte mit neuen Opfern, bevor man mit der letzten Ladung fertig war. Diejenigen, die solche Prüfungen durchgestanden hatten, veränderten sich. Sie legten eine Ruhe an den Tag – aufgrund der Erfahrung vergangener Krisen waren sie zuversichtlich, dass auch jede neue Krise zu bewältigen war – und hatten die Verantwortung und den Respekt verdient, mit dem sie umgeben waren. In unserer Erschöpfung glaubten wir, dass auch wir durch den Druck im Krankenhaus zu besseren Instrumenten gestählt würden. Nach und nach machten wir uns die Arroganz der Auserwählten zu Eigen und verachteten das leichte Leben ganz gewöhnlicher Ärzte. Ich gewöhnte mich daran, bis zu hundert Stunden pro Woche zu arbeiten und die Prinzipien der Allgemeinen Chirurgie theoretisch wie praktisch in mich aufzunehmen. In meiner Freizeit studierte ich auf das chirurgische Fachexamen hin.

Das *Royal College of Surgeons of England* liegt südlich der Lincoln's Inn Fields in einer Ecke des Londoner Stadtkerns, der als *Inns of Court* bekannt ist, wo schwarzgewandete Rechtsanwälte zu nahe gelegenen Gerichten eilen und dabei ihre elisabethanischen Perücken festhalten. Die Anfänge des College liegen in der 1540 von Heinrich XIII. gegründeten Company of Barber-Surgeons. Die Operateure beschlossen, sich von den Barbieren abzugrenzen, und so wurde im Jahr 1800 das *Royal College of Surgeons of England* gegründet. Seine säulengezierte Vorderfront ist zwar nicht so eindrucksvoll wie der schwarze Granit seines Gegenstücks in Edinburgh (1505 errichtet und seit 1778 *Royal College of Surgeons*), dennoch schüchterte es den jungen Chirurgen in der Ausbildung sehr viel mehr ein, weil es ungeheuer schwer war, das englische Facharztexamen zu bestehen.

Diese langwierige Prüfung (schriftliche, mündliche und praktische Teile erstreckten sich über mehrere Wochen) hatte eine dürftige Erfolgsrate von fünfzehn Prozent, und es waren nur vier Versuche erlaubt. Zudem hatte das englische *College of Surgeons* einen elitären Ruf, und Prüfungskandidaten behaupteten, dass denjenigen, deren Akzent, ethnische Zugehörigkeit oder Geschlecht der Harley Street unvereinbar zu sein schien mit ihrem angestrebten Ruf, eine ungleich härtere Zeit bevorstand. Das schottische College in Edinburgh war im Vergleich dazu eine Art Commonwealth der Chirurgie, das praktische Ärzte aus der ganzen Welt ausbildete. An einer Ecke gegenüber dem Eingang war ein Süßwarengeschäft, das eine Sorte Sahnebonbons anbot, die man »Edinburgh hart gebacken« nannte. Es hieß, das Erscheinungsbild der Milz, wenn sie mit Leukämie infiltriert war, würde diesem Konfekt ähneln, und die »hart gebackene Milz« war ein anschaulicher pathologischer Begriff, der von Chirurgen von Kalkutta über Kairo bis in die Karibik verstanden wurde.

Die Fertigkeiten, die gefordert wurden, um die Prüfungen dieser Einrichtungen zu bestehen, waren nützliche fachliche Techniken. Chirurgen, heißt es, dürfen sich manchmal irren, aber niemals zweifeln, und die Prüfer erwarteten von uns die Kunst augenblicklicher Wahrscheinlichkeit: die Fähigkeit, zuversichtlich über eine Sache zu sprechen, selbst über ein Thema, von dessen Existenz man bis zu dem Augenblick, in dem man danach gefragt wurde, noch nie auch nur etwas geahnt hatte. Es heißt, ein Prüfungskandidat wurde im klinischen Abschnitt der Prüfung gebeten, die Hoden eines Patienten zu untersuchen. Nachdem er die Kugeln umgedreht, abgetastet und gewogen hatte – und nichts gefunden hatte, was nicht stimmte –, zog der Arzt sein Stethoskop heraus, klatschte es auf das Skrotum und lauschte aufmerksam. »Ehm ... was hören Sie?«, fragte der neugierige Prüfer.

»Oh, normale skrotale Geräusche«, sagte der Prüfling unbekümmert und bestand die Prüfung glänzend.

Jetzt besaß ich das eigentümliche Edelproletariertum, das mir der Abschluss an diesen beiden Einrichtungen verlieh. Als ich jedoch die Karriereleiter hochstieg, wurde klar, dass die Chirurgie zumindest in London ein Feld war, wo Beziehungen mehr zählten als Kompetenz. Bei Bewerbungsgesprächen hatte ich oft gute Karten – mein schon früh in Südafrika erworbenes, verhältnismäßig gutes chirurgisches Selbstvertrauen war wichtig für einen Facharzt, der einen Medizinalassistenten wollte, der ihn nicht mitten in der Nacht unnötig oft aus dem Bett holte –, aber einige Male verlor ich einen Posten an jemanden, der offensichtlich weniger erfahren und qualifiziert war als ich.

Dies waren dann meist Absolventen einer der prestigeträchtigen *London Medical Faculties*, die südlich der Themse eine neben der anderen lagen. Unter ihren Studenten waren relativ wenig Frauen, die Kerle schienen für Privatpraxen herangezogen zu werden. Absolventen einer dieser Fakultäten, hieß es, vermieden den übermäßigen Kontakt mit ihren NHS-Patienten, indem sie diese mit einer Hand in der Hosentasche untersuchten. Burschen einer anderen waren angeblich noch heikler, sie behielten gleich beide Hände in den Taschen. Es gab Gerüchte über Freimaurernetzwerke, die die Anstellungen innerhalb und außerhalb dieser erhabenen Einrichtungen steuerten. Manchmal gab es bei Bewerbungsgesprächen einen eindeutigen »Favoriten«, dessen Vater zusammen mit dem Facharzt, der eine Stelle zu vergeben hatte, studiert hatte. Wir Übrigen waren nur da, um der Sache einen Anstrich von Unparteilichkeit zu geben. »Es kommt nicht darauf an«, erklärte mir einmal ein Kollege mit Privatschulakzent, der zuversichtlich auf der Bank saß, während wir auf die Entscheidung der Vorstellungskommission warteten, »wen du kennst, sondern wen ich kenne.«

Und ich kannte nicht die richtigen Leute. Die Fachärzte, für die ich arbeitete, waren meist kompetente, wenig schillernde Individuen, abgesehen vielleicht von einem, der an der seltenen (wenn auch sehr bekannten) Krankheit namens Gilles-de-la-Tourette-Syndrom litt. Sie wird charakterisiert durch Muskelspasmen, die den Kopf und den Körper betreffen, begleitet von unwillkürlichen Lauten, wie etwa Grunzen und Bellen: eine Erfahrung, die selbst den stoischsten Patienten leicht aus der Fassung bringt. In rund sechzig Prozent aller Fälle werden, klinischen Erhebungen zufolge, die Laute durch einsilbige Schimpfwörter ersetzt. Stellen Sie sich also Mrs. Smith vor, Mitte fünfzig, die in ihrem Krankenhausbett liegt und auf ihre Spritze zur Vorbereitung der Narkose wartet. Der Chirurg, der sie bald operieren wird, kommt herein.

»Mrs. Smith«, sagt er herzlich, »wir haben Sie in null Komma nichts im OP-Saal und dann werden wir ...«

»Ja, Herr Doktor?«, sagt sie, aber die Hände des Facharztes haben plötzlich die Bettdecke gepackt und wringen sie konvulsivisch.

»Wir bringen Sie in den OP ...« Er wirft den Kopf nach links, und ein gequälter Gesichtsausdruck huscht über seine Miene. »Wir ... wir ... Ah, Mist. F-f-f-fuck! Piss, fuck!« Und dann läuft er von der Station, um sich zu sammeln.

»Machen Sie sich keine Sorgen, Mrs. Smith«, erklären wir der verdutzten Patientin, »das ist nur ein kleiner Tick. Er ist wirklich ein sehr guter Chirurg.« Was sich erweisen würde, denn die Symptome der Touretteschen Krankheit verschwinden, wenn sich der Betroffene auf eine anspruchsvolle Aufgabe konzentriert.

Ein gewisses Maß beruflicher Selbständigkeit gab Fachärzten die Freiheit, ihre Operationen im Krankenhaus so zu organisieren, wie es ihnen am besten passte – auch wenn sie ein wenig schrullig waren –, Exzesse und Fehler wurden offensichtlich überwacht und durch Druck seitens wachsamer Kollegen korrigiert. Aber dieses System funktionierte nicht immer, besonders in Bezirkskrankenhäusern außerhalb der großen Städte, wo es wenig Aufsicht und keine wechselseitige Kontrolle gab, und ein solches Versagen des Selbstregulierungsmechanismus bescherte mir den schlimmsten Posten meines Lebens.

Der turnusmäßige Arbeitsplatztausch während der Ausbildung hatte mich in ein Krankenhaus ein Stück außerhalb von London geführt, wo ich ein Jahr lang für den leitenden Facharzt arbeiten sollte. Das Krankenhaus war während des Krieges als militärische

Abteilung für Brandopfer gebaut worden, und die Stationen und OP-Säle lagen immer noch in den ursprünglichen, in Fertigbauweise errichteten Blocks. Ein Teil des Leidens dieser gequälten Körper schien die Wände aus Holzfaserplatten durchdrungen zu haben. Es war ein erbärmlicher Ort, an dem ständig Wind durch die Korridore seufzte. Die Unterkünfte der Ärzte lagen fast einen Kilometer weit weg hinter sumpfigen Wiesen, wo streunende Kühe aus der Dunkelheit auftauchten, wenn man auf dem Weg zu einem Notfall durch die Pfützen stolperte. Solche harten Posten waren schwer zu besetzen, und viele Londoner Krankenhäuser hatten in ihren Ausbildungsprogrammen ein solches Jahr klinischer Isolation, um überhaupt Personal auf diesen Außenposten zu haben.

Der leitende Chirurg, mein neuer Chef, war ein Mann ohne jegliches Charisma. Er misstraute einem seiner beiden Facharztkollegen und bezeichnete ihn zudem als »zu jung«. Gegen den anderen – einen Chirurgen namens McOboe, der einmal seine Behandlung eines Patienten kritisiert hatte – führte er eine unbarmherzige Vendetta. Der Krankenhausarzt, den ich ablöste, hatte dies erwähnt, als ich mir vor Antritt der Stelle das Krankenhaus einmal angesehen hatte. Nachdem er mir den Job mit exaltierter Heiterkeit beschrieben hatte – die ich erst später als pure Verzweiflung durchschaute, denn hätte ich die Stelle nicht übernommen, hätte er dort festgesessen, bis ein anderer Ersatz gefunden war –, tat er mit gedämpfter Stimme folgende Äußerung: »Es wird Ihnen hier gefallen, wenn Sie sich an die Regeln halten. Und die wichtigste Regel ist folgende: Ziehen Sie niemals Mr. McOboe zurate, wenn es um einen Patienten des Chefs geht. Lassen Sie sich nicht mal dabei erwischen, dass Sie mit ihm reden, sonst fliegen Sie auf der Stelle.«

Als ich den Job antrat, hatte ich die Abschiedsbemerkung meines Vorgängers schon wieder vergessen, während ich versuchte, mich auf eine weitere Anordnung meines neuen Facharztes einzustellen: das einzigartig zermürbende Dienstbereitschaftssystem der chirurgischen Abteilung. Es umfasste den normalen Einer-von-dreien-Bereitschaftsturnus, aber statt jede dritte Nacht im Krankenhaus zu verbringen, dauerte die Bereitschaft jede dritte Woche ganze sieben Tage. Ich fuhr am Montagmorgen zur Arbeit und wusste, dass ich meine Wohnung in London nicht vor Montagabend der folgenden Woche wieder betreten würde; eine ununterbrochene Folge zugiger Bereitschaftszimmer, faden Kantinenessens und des versengten Geruchs elektrischer Heizgeräte dehnte sich vor mir aus.

Einige dieser sieben Tage waren langweilig, aber ein unvorhersehbarer Prozentsatz war überraschend ereignisreich. Wir hatten die normalen chirurgischen Fälle eines Allgemeinkrankenhauses in einem Bezirk mittlerer Größe – Blinddarmentzündungen, aufgebrochene oder blutende Magengeschwüre, Strangulationsileen, Kopfverletzungen. Die seltsame Häufung schwerer Trauma-Fälle konnte von einem Auffahrunfall auf dem nahe gelegenen Highway kommen. Abwechslung bot der landwirtschaftliche Sektor, denn Bauern verloren regelmäßig ihre Hüte in Dreschmaschinen oder zwischen den wirbelnden Messern von Erntemaschinen und griffen immer wieder danach, worauf sie dann in Würfel gehackt – manchmal auch tot – in der Notaufnahme eingeliefert wurden. Und die ortsansässige Jugend, unzufrieden mit dem Leben in der tristen Stadt, veranstaltete Schlägereien vor dem Schnellrestaurant und brachte sich mit allem, was zur Hand war, Stichverletzungen bei, einschließlich einer Plastikgabel, die aus dem Hals eines entsetzten Jungen ragte und im Rhythmus der Halsschlagader vibrierte, in der ihre Zinken steckten.

Mein Chef verlangte, dass ich mich in meinen Bereitschaftswochen um postoperative Probleme bei seinen Privatpatienten kümmerte. Seine Spezialität waren Vasektomien – für die er zusätzlich zu seinem Privathonorar vierzig Pfund vom Familienplanungszentrum bekam. Bei der einfachen Operation wird auf beiden Seiten am oberen Rand des Skrotums ein Lokalanästhetikum unter die Haut injiziert, dann schiebt man die Nadel vorsichtig näher, um Lidokain um den Samenstrang und die mit ihm verbundenen Gefäße herum zu infiltrieren. Durch einen gut einen Zentimeter langen Schnitt in dem desensibilisierten Gebiet wird der Strang vorsichtig herausgeholt; seine Strukturen sind durch die Flüssigkeit des injizierten Anästhetikums getrennt. Es ist einfach, die kleinen Venen und die Hodenarterie von dem kräftigen Strang abzustreifen. Dann wird dieser zwischen zwei Klemmen durchgeschnitten, und die Enden werden abgebunden. Diese Enden werden um sich selbst geschlungen und verknotet, und die Stümpfe steckt man unter verschiedene Gewebeschichten, damit sie nicht wieder zusammenwachsen. Ein einziger Stich reicht, um die Skrotalhaut wieder zu verschließen.

Unter den Händen meines Facharztes erreichte diese unkomplizierte Operation eine Aufsehen erregende Komplikationsrate. Das Telefon neben meinem Bett klingelte um zwei Uhr morgens, und er bat mich missgelaunt, »mal eben schnell zur Unfallstation runterzugehen« und einen Blick auf einen Privatpatienten zu werfen, der ihn zu Hause aufgescheucht hatte, um sich über postoperatives Unbehagen zu beschweren. Ich traf auf einen bleichgesichtigen Patienten, dessen Skrotum, purpurrot von Blut aus leckenden Hodenvenen, auf die Größe einer Melone angeschwollen war, und musste ihn in den OP bringen. Mein Chef war überglücklich, solche vertrackten Operationen – »wegen der Erfahrung, alter Junge« – mir zu überlassen.

Nicht einmal Nächte, in denen ich keine Bereitschaft hatte, gehörten wirklich mir. Wegen seiner abgrundtiefen Abscheu gegenüber seinem Kollegen konnten nächtliche Probleme bei einem der Privatpatienten meines Chefs während McOboes Bereitschaftsdienstwoche nicht von dem Krankenhausarzt des gehassten Mannes oder einem seiner Assistenzärzte behandelt werden. Stattdessen waren die Schwestern angewiesen, mich zu rufen. Ich war in London und schlief. Die Stimme einer Stationsschwester weckte mich, und sie bat mich mit einer Entschuldigung, die einstündige Fahrt zum Krankenhaus auf mich zu nehmen, um einen Harnblasenkatheter frei zu machen oder eine Infusion neu zu legen. Das normale Leben wurde zu einer unwirklichen Erinnerung. Die Blumen in meiner Wohnung hatten den Geist aufgegeben. Meine Freundin, die ich selten sah, war in eine leidenschaftliche Beziehung mit jemand anderem verstrickt, und ich hatte es nicht einmal gemerkt. Dort, in diesem Krankenhaus, brachte ich meinen ersten Patienten um.

Mein Facharzt hatte Urlaub. Ich hatte eine ältere Frau aufgenommen, eine Diabetikerin, die von ihrem Allgemeinarzt mit der Verabreichung von energischen Klistieren gegen Verstopfung behandelt worden war. Diese hatten jedoch nicht geholfen, ihr Abdomen schmerzte und war aufgebläht, und als sie ins Krankenhaus kam, war aufgrund ihres kollabierten Zustands klar, dass sie an einer lebensbedrohlichen Peritonitis litt. Ich öffnete ihren Bauch. Der Darm war in der Tat voller Fäzes, aber das war nicht die Ursache ihrer Beschwerden.

Jahrelange ballaststoffarme Ernährung hatte zu Divertikulose geführt, einem Leiden, das auf den Muskeldruck zurückzuführen ist, der gebraucht wird, um ballaststoffarme Nahrungsreste durch den Dickdarm zu schieben. Geringer Druck führt, wenn sich die Darmauskleidung durch schwache Stellen in der Muskelwand drückt, zur Ausbildung von Ausstülpungen – Divertikeln – am Dickdarm. Diese Taschen können sich, genau wie der Blinddarm, entzünden und manchmal reißen.

Ich fand ein geplatztes Divertikel. Die entzündliche Reaktion, die normalerweise das Omentum – die schürzenförmige Bauchfellfalte, die die Bauchorgane umhüllt – dazu veranlasst hätte, die Stelle zu versiegeln, hatte versagt – Diabetiker haben eine geringe Entzündungsreaktion –, und so waren Bakterien aus dem Dickdarm ungehindert in das Abdomen eingedrungen. Flüssigkeit in der Abdominalhöhle hatte den sich stark vermehrenden Mikroben als Kulturmedium gedient, und deren Gifte waren von der Bauchfellauskleidung ungehindert absorbiert worden. Endotoxinschock war die Folge gewesen: Die zirkulierenden Gifte hatten dazu geführt, dass die Wände der Kapillargefäße Serum in das Gewebe abgegeben hatten, was zu einem katastrophalen Abfall des Blutdrucks geführt und eine Kaskade von Problemen ausgelöst hatte, unter anderem bei Leber, Lunge und Nieren.

Während Antibiotika und Flüssigkeit in die Venen der Frau gepumpt wurden, machte ich die schnellste Operation meines Lebens, bei der ich den leckenden Darm als Kolostomie an die Decke ihres Abdomens holte. Dann wusch ich die übel riechende Flüssigkeit aus ihrem Bauch, legte eine Abflusskanüle hinter den Dickdarm in das Gebiet, in dem sich weiterer Eiter bilden konnte, und schloss die Bauchdecke. Danach lag sie, an das Lebenserhaltungssystem angeschlossen, in ihrem Bett auf der Intensivstation. Ein Ventilator blies Luft durch einen Schlauch in ihre Luftröhre. Ein Schlauch führte durch die Nase in ihren Magen und saugte die Sekretion ab, bis der Darm wieder anfangen würde zu arbeiten. Ein zentraler Venenkatheter in der Halsvene überwachte den Blutdruck, eine Infusion war an ihrem Arm befestigt, sie hatte einen Harnblasenkatheter, und der Abdominaldrain kam seitlich am Körper heraus.

Es gibt unter Chirurgen ein grobes Beurteilungswerkzeug, die »Fünferregel« genannt: Wenn in den Körper eines Patienten fünf oder mehr Infusionen, Schläuche, Drains und Katheter hineinoder hinausgehen, wird er womöglich sterben, egal wie optimistisch die Vorhersage des Facharztes auf der Intensivstation ist. Die Rechnung meiner Patientin sah kaum viel versprechend aus. Anfänglich schien sie sich zu erholen, und wir konnten die Beatmung einstellen, aber sie blieb halb bewusstlos. Nach ein paar Tagen gab es Anzeichen für eine gefürchtete Komplikation: disseminierte, intravaskuläre Koagulopathie. Die bakteriellen Gifte hatten den Blutgerinnungsmechanismus der Frau in Gang gesetzt und ihren Kreislauf mit Trauben von Blutpfropfen angefüllt, die Gefäße im Kopf und den Nieren zu verstopfen gedroht hatten. Diese Gerinnsel waren zwar wieder aufgelöst worden, aber das Ergebnis war ein völliges Versagen der Gerinnungsfähigkeit. Jetzt fing sie an zu bluten: aus intravenösen Zugängen, aus der Operationswunde am Rand der Kolostomie und aus Nase und Mund. Was mir am meisten Sorgen bereitete, war, dass die nasale Magensonde große Mengen nicht geronnenes Blut aus ihrem Magen beförderte.

Die metabolische Tortur einer großen Operation kann zur Abstoßung von Teilen der Magenschleimhaut führen – zu einem »Stressulkus« –, eine Komplikation, für die Diabetiker besonders anfällig sind. In diesem Fall zeigte der Blick durch das Endoskop, dass das untere Drittel des Magens der Frau ein einziger roher Schleimhautdefekt war, aus dem mindestens ein größeres Gefäß blutete. Sie verlor mehr Blut, als wir in ihre Venen pumpen konnten. Bei einem relativ fitten Patienten ist die Situation schon gefährlich genug. Hier war sie ziemlich lebensbedrohlich, und mir blieb nur die Wahl, ihr zuzusehen, wie sie verblutete und starb, oder sie einer weiteren verzweifelten Operation zu unterziehen und zu versuchen, die Blutung zu stoppen, indem ich einen Teil des Magens entfernte. Obwohl ich schon Gastrektomien durchgeführt hatte, war ich von Zweifeln geplagt. Der Anästhesiefacharzt, der die Intensivstation leitete, schlug vor, meinen Chef zurate zu ziehen. Ich erklärte ihm, dass dieser nicht da war und dass der einzige Chirurg im Krankenhaus zu diesem Zeitpunkt, wie ich bereits festgestellt hatte, dessen erklärter Feind war. Der Facharzt nickte, er wusste über das strenge Verbot Bescheid. Ich fühlte mich im Stich gelassen und brachte die Frau wieder in den Operationssaal.

Damit ein großer Eingriff bei jemandem in einem derart instabilen Zustand erfolgreich ist, muss er rasch durchgeführt werden. Doch plötzlich wurde klar, dass das unmöglich war. Als ich die Naht durchtrennte, mit der ich vor kurzem das Abdomen verschlossen hatte, sickerte aus den Wundrändern ein stetiger Blutstrom, der nicht zu stillen war, trotz der vielen Gerinnungsfaktoren, die der Anästhesist ihr einflößte. Jede Berührung des Gewebes – Darm, Omentum, die Oberfläche des Magens – löste das gleiche unstillbare Sickern aus. Die Resektion des Magens erfordert das Abklemmen und Durchtrennen einer Reihe einzelner Gefäße, von Ästen der Magen- und Netzarterien, die um die untere Rundung des Magens herumlaufen. Die große rechte Magenarterie muss an der Oberkante des Magens abgetrennt werden. Unter einem konstanten Blutstrom, der das Operationsgebiet, so schnell er auch weggesaugt und aufgetupft werden konnte, wieder füllte, muss dies allein nach Gefühl durchgeführt werden. Irgendwo in den unzugänglichen Regionen hinter dem Anfang des Duodenums ging eine schlecht angebrachte Klammer auf, bevor ein Gefäß vernäht werden konnte, und aus dem Strom wurde eine Flut. Es zog mir förmlich die Füße weg.

Während mein Medizinalassistent sich auf einen Berg Tupfer lehnte, die wir in die Wunde gestopft hatten, rief ich den Mann an, mit dem zu sprechen mir streng verboten war, und erklärte ihm die Krise. McOboe war wenige Minuten später im OP, wusch sich und kam zu mir. Zusammen versuchten wir, den Geysir, den ich entfesselt hatte, unter Kontrolle zu bringen. Seine Fachkenntnis rettete mich vor der größten Angst jedes Chirurgen – dass ein Patient auf dem Operationstisch stirbt –, und schließlich schlossen wir den Bauch und brachten die Frau zurück auf die Intensivstation. Sie lebte noch ein paar Stunden, während ich an ihrem Bett saß und sie

sterben sah. Kurz vor dem Ende brachte McOboe den Mann der
Frau herein und erklärte ihm, dass die Prognose hoffnungslos sei.
Dann winkte er mich aus der Kabine. »Zu so einer Situation hätte
es niemals kommen dürfen«, murmelte er kopfschüttelnd. »Armer
Kerl.« Ich war mir nicht sicher, von wem er sprach.

An diesem Tag hätte ich der Chirurgie den Rücken kehren können. Obwohl ihre Chancen von Anfang an schlecht standen, lastete
der Tod der Frau schwer auf mir. Plötzlich schien es mir, als wären
alle großen, lebenswichtigen Entscheidungen, die ich seit meiner
ersten chirurgischen Erfahrung als Medizinalassistent in Kapstadt
getroffen hatte, nur durch pures Glück gut ausgegangen. Ich hatte
stets geglaubt, mein Wissen und meine guten Absichten seien das,
was zählte, aber jetzt erkannte ich, dass ein lauteres Motiv kein
Schutz war vor Fehlern, und bei meiner Arbeit hatten einige dieser
Fehler zwangsläufig tödliche Folgen. Aber alle Chirurgen in der
Ausbildung haben solche Horrorgeschichten erlebt. Ich erzählte
meine ein paar Kollegen, als wir nach einem abendlichen Treffen
im Krankenhaus in einem Pub saßen. Einige schauderten vor aber-
gläubischer Furcht, andere hatten, wie sich herausstellte, ähnlich
Erschreckendes durchgemacht. Nur einer, ein Yorkshirer mit rötli-
chem Haar, gab einen fast philosophischen Kommentar ab: »Ab
und zu gehe ich zum *Royal College of Surgeons*«, sagte er. »Dann
schlendere ich durch das Hunterian Museum und erinnere mich
daran, warum ich mich ursprünglich für dieses Fach entschieden
habe.«

Ich rief mir einen Besuch in diesem Museum in Erinnerung, einem Denkmal für die eklektischen Interessen von John Hunter,
dem Gründer des Colleges. Es gab dort das Skelett eines Riesen,
eines gut zwei Meter vierzig großen Iren, daneben eine berühmte
Zwergin mit ihren winzigen Schuhen. Exemplare der Naturge-
schichte fanden sich neben Gemälden exotischer Tiere in allego-
rischen Landschaften. Menschenköpfe in Formalin, kompliziert
präpariert, entblößten die fadenähnlichen Äste der Kranialnerven,
und riesige Tumore bauschten sich gegen die Deckel der Gläser, in
denen sie steckten. Hunter war auch ein Pionier der Transplanta-
tionskunst gewesen, er hatte Hähnen frisch gezogene menschliche
Zähne in den Kamm implantiert, wo diese Wurzeln gefasst hatten

und durch die gute Blutversorgung gediehen waren. Mit Zähnen besetzte Hahnenköpfe starrten wie mutierte Gebisse glasig aus ihrer Konservierungsflüssigkeit. Es gab Reihen alter Skalpelle mit Knochengriffen und zusammenklappbare Lanzetten, die einst in den Wamstaschen von Chirurgen gesteckt hatten, um jederzeit für die Behandlung von Abszessen oder Harnblasensteinen zur Hand zu sein. Trepanationsmesser zum Öffnen von Schädeln und messingbeschlagene Amputationssägen schimmerten auf Samtkissen.

Neben Hunters ursprünglicher Sammlung gab es auch neuere, nützlichere Dinge: eine strenge Phalanx von Stahlscheren, Klemmen und Wundhaken, die Werkzeuge der modernen Chirurgie. In ihrer scharfen Perfektion schien eine fundamentale Wahrheit eingebettet zu sein, die meinen Vertrauensverlust verhöhnte. Doch meine Ausbildung war ein stetiger Prozess des Untergrabens von Sicherheit gewesen. Zuerst war mir die Sicherheit abhanden gekommen: Das Leben war zitternd unsicher, der Tod leicht und nah. Liebe war leicht zu finden, aber in der Intensität der nächtlichen Krankenhausbereitschaft schwer wach zu halten, und selten einmal mehr als »Haut-an-Haut«, womit man auch die Zeit beschrieb, die man vom ersten Schnitt bis zum letzten Stich für einen chirurgischen Eingriff brauchte. Auch meine Gemütsruhe war verschwunden, verloren gegangen in dem Stress, Patienten über die Risiken einer Operation zu informieren und ihnen hinterher zu erklären, was man bei einer Operation entdeckt hatte, und zu wissen, dass jemand sterben würde. Das war schließlich die Verantwortung, mit der ich ausgestattet war; meine jahrelange chirurgische Ausbildung hatte mir eine Vertrautheit mit dem Tod beschert, und meine Patienten erwarteten von mir, dass ich mich für sie dagegen ins Zeug legte. Es schien mir nichts anderes übrig zu bleiben, als erwachsen zu werden und weiterzumachen. Zudem wartete ein leitender Krankenhausarztposten auf mich.

Chirurgische Krankenhausärzte sind die zweite Besetzung für Fachärzte. Sie lernen, Anzüge zu tragen und eine Aura innerer Weisheit und äußerlicher Tüchtigkeit – teils Schlachter, teils Priester – zu kultivieren, die dafür sorgt, dass Patienten ihnen ihr Leben anvertrauen. Ich hatte für heiter-gelassene Chirurgen gearbeitet, deren Fehler einen kleinen Friedhof gefüllt hätten. Ihre Patienten verehrten sie immer noch, auch wenn sie infizierte Wunden und andere Komplikationen zu erleiden hatten. Obwohl die letzte Krise meine Gemütsruhe erschüttert hatte, schienen meine chirurgischen Fähigkeiten immer noch ziemlich solide zu sein, und ich beschloss, auf sie zu vertrauen, damit sie mich durch den nächsten Karriereschritt trugen, wie lange er auch immer dauern würde.

Auf leitenden Krankenhausarztstellen arbeitete man normalerweise jahrelang. Die Zeit brauchte man, um das tragfähige Netzwerk aufzubauen, das einem schließlich eine Stelle als Konsiliarius bescherte. Dazu gehörte auch, bei wenig entspannenden Abenden in der Royal Society of Medicine – den berüchtigten »Sherrygerichtsverfahren« – geselligen Umgang mit den Chefs zu pflegen, denn die Fachärzte lösten ihre dienstliche Autokratie nach Feierabend gerne durch eine spröde Bonhomie ab. Der Großteil bestand einfach aus harter klinischer Arbeit. Inzwischen ist das Verfahren abgekürzt und besser strukturiert worden (wenn auch nicht fairer; es ist immer noch so, dass weniger als fünf Prozent der chirurgischen Fachärzte in Großbritannien Frauen sind), aber zu meiner Ausbildungszeit konnte es nicht abgekürzt werden, und vierzehn oder fünfzehn Jahre gingen vom Abschluss der Medizinischen Fakultät in der Regel ins Land, bis man das Endziel erreichte: um den vierzigsten Geburtstag herum chirurgischer Konsiliarius zu werden.

Gleichzeitig war auch der *National Health Service* Veränderungen unterzogen, in Gang gesetzt von Margaret Thatcher und von allen folgenden Regierungen weiter modifiziert. Neue Verwaltungsstufen wurden geschaffen – Wareneingangsmanager, Finanzmanager, Klinikmanager und Strategiemanager –, die die Aufgabe hatten, die Einrichtungen des Gesundheitswesens an die Gesetze des Marktes anzupassen. Gemeinkosten wurden reduziert, indem man Stationen und Krankenhäuser schloss, was auf die übrig gebliebenen Betten einen unhaltbaren Druck ausübte. Der Wettbewerb – der die Effizienz erhöhen sollte – setzte Abteilung gegen Abteilung, sodass Ärzte gegeneinander um ihren Anteil an den schwindenden Mitteln kämpften, um ihre Patienten zu behandeln. Fachärzte setzten sich so früh wie möglich zur Ruhe oder übten ihre Künste in Privatpraxen aus. Ich hatte meine erste Stelle als leitender Krankenhausarzt, als es mit dem *National Health Service* bergab ging, zu einer Zeit, als es unmöglich war, das Ende dieser traurigen Plünderung oder den alles durchdringenden Zynismus vorherzusehen, der sein dauerhaftes Vermächtnis wurde.

Ich arbeitete in einem Krankenhaus in London, nicht weit entfernt von meiner Wohnung. In meine Verantwortung fiel die Aufsicht über einen Krankenhausarzt und zwei Medizinalassistenten und der Chirurgieunterricht für Studenten, die in Schüben von einer angeschlossenen Medizinischen Fakultät kamen. Nachts hatte ich die volle Verantwortung, zu Hause auf Abruf zu sein, jederzeit bereit, zum Krankenhaus zu fahren, wenn eine Situation entstand, mit der mein Krankenhausarzt nicht zurechtkam. Über mir waren zwei Fachärzte; ein weiser Professor der Intestinalchirurgie und ein sehr kluger ehemaliger Marineoffizier, dessen chirurgisches Fachgebiet Arterien und Venen waren.

Zusammen verfeinerten sie meine Fähigkeiten und führten mich in neue spezielle Wissensgebiete ein. Ich fing an, mich für Gefäßchirurgie zu interessieren, lernte, wie man die winzigen, regelmäßigen Stiche macht, die man braucht, um Gefäße zu nähen. Ich lernte, Aortenaneurysmen zu operieren – vorgewölbte Distensionen der größten Arterie im Körper –, die mit oft tödlichen Folgen plötzlich platzen können. Ich hatte Zugang zu einer ausgezeichneten Fachbibliothek und einem Archiv von Krankenakten und sah meine ersten klinischen Aufsätze in wissenschaftlichen Fachzeitschriften erscheinen.

Ich hatte es noch nicht ganz geschafft. Bevor ich mich auf einen Facharztposten bewerben konnte, brauchte ich einen Doktor in Chirurgie, aber außerhalb der stillen Hallen meines Krankenhauses waren die Kostenreduzierer fleißig am Werk gewesen, und Forschungsgelder waren keine leichte Beute. Als ein Job mich später an ein Ausbildungskrankenhaus zurückbrachte, wurde mir bewusst, wie sehr sich die Machtverhältnisse zuungunsten der Ärzte verschoben hatten. Mein neuer Professor kämpfte ums Überleben. Sein Büro und sein Parkplatz waren vom Management beschlagnahmt worden, und er arbeitete von einem Laboratorium in einem schäbigen Anbau aus. Er bat mich um einen Forschungsantrag, den er bei einer medizinischen Stiftung einreichen würde, um in seiner ehemals geschäftigen Abteilung einen akademischen Posten für mich zu schaffen.

Da ich für einen Magen-Darm-Chirurgen gearbeitet hatte, schrieb ich einen Entwurf über die Erforschung der Rolle des Zellabwehrmechanismus bei Darmkrebs. Wegen meines Interesses an Gefäßchirurgie entwarf ich einen weiteren Antrag für Forschungen darüber, welchen Nutzen Laser auf dem Gebiet der Angioplastik, dem Öffnen verstopfter Arterien, haben konnten. Als ich für keines der Projekte Zuschüsse erhielt, nahm mein Professor mich beiseite.

»Das waren beides gute Vorhaben«, sagte er, »und es tut mir Leid, dass wir damit keinen Erfolg hatten. Es kann sehr lange dauern, bis sich die klinische Forschung in diesem Land von dem finanziellen Kahlschlag erholt. In der Zwischenzeit sollten Sie über den Wert einer anderen Qualifikation nachdenken, die heutzutage unter jungen Chirurgen immer beliebter wird. Sie nennt sich B.t.A., Been to America.«

# 3

## Amerika

Der Hörsaal war sehr viel größer als alles, was ich in einer englischen Medizinischen Fakultät jemals zu sehen bekommen hatte. Die Bankreihen stuften sich Schwindel erregend steil hinunter zur Bühne, die Platz bot für ein ganzes Sinfonieorchester. Tausend Menschen fanden inmitten des reichen Glanzes aus hellem Holz und Akustik-Verkleidung Platz, doch heute waren es nur zweihundert: die neuen Medizinstudenten am wichtigen Tag ihrer Einführung in die Berufswelt, die ihre Zukunft mitbestimmen würde. Ich erinnerte mich nicht an solche feierlichen Reden an meinem ersten Tag an der Universität von Kapstadt, aber dies war die amerikanische Art, ein bedeutendes Ereignis zu begehen, und die vielen jungen Gesichter, leicht zu beeindruckendes akademisches Futter, nahmen es voller Engagement in sich auf.

Sie würden gleich vom Commander begrüßt werden, dem emeritierten Professor für Chirurgie der Medizinischen Fakultät. Kein anderer kam für die Eröffnung dieser Begrüßungszeremonie infrage. In seiner Abteilung arbeitete ich, um meine Doktorarbeit in Chirurgie zu schreiben. Der Commander war Mitte siebzig, eine imposante, aristokratische Gestalt mit der Art von gewelltem grauen Haar, die soziale Unterschiede markiert. Er war als ranghöchster Offizier auch Reservist und trug die Rosette einer hohen Auszeichnung für seinen Dienst für die Marine der Vereinigten Staaten im Vietnamkrieg im Knopfloch seines exzellenten Anzugs. Der Mann, der uns jetzt unsere Plätze einnehmen ließ, war eine wahre Führungspersönlichkeit. Ein erwartungsvolles Schweigen senkte sich herab, als er zum Podium schritt.

»Meine Damen und Herren, Studierende der Wissenschaft, zukünftige Mitglieder der heilenden Zunft«, fing er in einem freundlichen, ganz unmilitärischen Ton an, den ich bei ihm jedoch auch schon gehört hatte, wenn er kein gutes Haar an einem Narren ließ, »dies ist vielleicht der bedeutendste Augenblick in Ihrem Leben, denn heute machen Sie sich auf die große Reise, das Studium der Medizin. Medizin umfasst die lebenswichtigen Teile, die das Leben ausmachen: den menschlichen Körper und die menschliche Seele. Sie haben eben den Teil des Studiums beendet, der mit der Seele zu tun hat. Ab jetzt werden Sie nur noch mit dem Körper befasst sein.«

Inzwischen kannte ich den hintersinnigen Humor des Commanders und beobachtete, dass er eine Pause machte, um zu sehen, ob jemand merkte, dass er ironisch, zynisch oder auch einfach nur respektlos war. Nichts. Diese amerikanischen Kandidaten für den Arztberuf waren ein ernster Haufen. Einige machten sich bei ihrer Einführungsvorlesung bereits Notizen, und ich sah, wie aufmerksam sie dasaßen und auf das nächste Wort warteten. Der Commander versuchte, ihnen ihre Anspannung zu nehmen.

»Das hat mir der Dekan meiner Medizinischen Fakultät im Jahre 1946 erklärt«, fuhr er fort, »als ich dort saß, wo Sie jetzt sitzen. Seither hat sich einiges verändert, und Ärzte sind heute wohl weniger dogmatisch, was die Grenzen zwischen dem Physischen und dem Metaphysischen betrifft.«

Einige Zuhörer strichen durch, was sie notiert hatten, aber die meisten saßen jetzt einfach da. Nach der Schule, dem College und ein paar Jahren vormedizinischer Studien waren sie so schlau zu merken, dass die Diskussion über diese immateriellen Dinge sicher nicht der Ansatzpunkt für eine Examensfrage war.

Ich war Mitglied des Commander's Club, einer dieser obskuren, privaten Vereinigungen, informell und doch an Riten gebunden, in denen die wahre Macht der universitären Medizin in Amerika liegt. Die meisten leitenden Ärzte für Gefäßchirurgie in diesem Krankenhaus und in anderen in der Stadt und überall in den Staaten Neuenglands waren Protegés des Commanders. Sie saßen zusammen in Prüfungsausschüssen, arbeiteten in der Forschung zusammen und trafen sich bei den Gartenpartys auf den ausgedehnten Rasenflächen des kolonialen Herrenhauses des Commanders, wo sie Pläne ausheckten, um die Macht der monolithischen HMO zu untergraben, der *Health Management Organization*, die überall in den USA die Bedingungen der chirurgischen und medizinischen Praxis bestimmte.

Ich hatte ziemlich viel Respekt vor dem Commander. Er hatte unter dem legendären De Bakey gearbeitet, dem Pionier der modernen Arterienchirurgie, also waren seine Operationsreferenzen makellos. Seine Reorganisation der Gefäßbehandlung beim amerikanischen Militär hatte im Vietnamkrieg wahrscheinlich Tausenden das Leben – und ihre Gliedmaßen – gerettet. Er hatte das Talent, eine Chance zu erkennen, und die Mittel, sie zu nutzen. Ich hatte ihn kennen gelernt, als ich in seinem Krankenhaus in der Eingangshalle saß. Ich war zu früh zu einer Verabredung mit einem anderen Arzt, um eine mögliche Forschungsstelle zu besprechen. Der Commander, der auf dem Weg in die Mittagspause an mir vorbeikam, fragte mich, auf wen ich warte. Ich erklärte ihm, dass ich nach einer Möglichkeit suchte, eine Doktorarbeit zu schreiben.

»Kommen Sie in mein Büro«, sagte er, »dann unterhalten wir uns eine Weile, bis es Zeit für Ihren Termin ist.«

So viel freundliche Höflichkeit war ich von meinen Chefs in England nicht gewohnt. Ebenso wenig wie seine außergewöhnliche Macht, Dinge in Gang zu setzen.

»Mir ist gerade ein sehr interessanter Vorschlag unterbreitet worden«, sagte er und schlug einen Schnellhefter auf. »Wissen Sie irgendetwas über den Einsatz elektrischer Felder zur Erzeugung von Hitze in Arterien?«

Ein Schulfreund, der Metalldetektoren gebaut hatte, hatte mir einmal erklärt, dass sie elektrische Felder nutzten, um in festem Erdreich zu suchen. Und als ich vor kurzem meinen Forschungsantrag über die Laserbehandlung von arteriellen Krankheiten vorbereitete, hatte ich auch etwas über die Wirkung von Hitze auf Gefäßgewebe gelernt. Diese Scherben zusammensetzend, produzierte ich eine für den Commander augenscheinlich plausible Zusammenfassung dessen, wie ein solches System funktionieren und welche möglichen Folgen es haben konnte. In der amerikanischen Chirurgenausbildung gibt es nichts Entsprechendes zu den Examen des *Royal College of Surgeons*, bei denen der Prüfling eine Fähigkeit zur logischen Plauderei an den Tag legen muss, um unmögliche Fragen beantworten zu können. Der Commander war beeindruckt.

»Wir können im Gefäßlabor eine Forschungsstelle für Sie einrichten«, meinte er. »Sie können Ihre Dissertation schreiben, und die Firma, die diese Idee entwickelt, bekommt ihre Erfindung für die therapeutische Anwendung getestet.«

Mit der Einladung des Commanders in der Hand war ich nach London geflogen, hatte meine Krankenhausstelle aufgegeben und meine Besitztümer eingelagert. Dann war ich mit einem einzigen Koffer nach Amerika zurückgekehrt, obwohl ich außer meinem Förderer keinen einzigen Menschen in der Stadt kannte. Aber wer einmal ins Exil gegangen ist, für den ist jeder weitere Umzug in ein neues Land weniger herzzerreißend. Die erste Woche wohnte ich in einem Gästezimmer des College und durchstreifte die Stadt auf der Suche nach einem Platz zum Wohnen. Ich fand eine Wohnung in einem knarrenden, mit Holzschindeln verschalten Mietshaus – dessen Garage Radkappen und alte Eisenbahnsignale zierten – in einem grünen Vorort. Ich teilte das Haus mit einem Künstler und einem Fotografen und deren Hunden. Es war ein bisschen wie das bohemehafte Leben, das ich in Kapstadt gekannt hatte, verstärkt noch dadurch, dass einen Block hinter dem Haus das Getto anfing. Männer lungerten an den Ecken herum. Läden waren gesichert, und man wurde durch ein Eisengitter bedient. Kokain war leichter zu besorgen als Bier, die Läden schlossen vor Einbruch der Nacht, um das Risiko von Raubüberfällen zu minimieren, und Schießereien waren an der Tagesordnung.

Ein ähnlicher Kontrast war im Klinikum augenscheinlich. Mit seinen Medizinischen Fakultäten und Abteilungen für Zahnheilkunde und Veterinärmedizin erstreckte es sich über mehrere Blocks, eine Sammlung von Glaswürfeln, gemauerten Türmen und monumentalen Sandsteingebäuden. Der Komplex lag in einer schäbigen Gegend der Stadt, und zwischen den Gebäuden schwebten Glasbrücken, die Bedienstete und Studenten von den Straßen darunter isolierten. Streifenwagen patrouillierten mit kreisendem Blaulicht durch die vielen Ebenen des Parkhauses. In der Notaufnahme war ein Polizeiposten mit einem eigenen Empfangstresen, dort wurden Kriminelle mit Handschellen an die Bänke gefesselt, während sie auf ihre medizinische Versorgung warteten. Abseits dieser zweckmäßigen Räume war das Krankenhaus ziemlich feudal. Die Haupteingangshalle war hoch, mit dunklem Holz vertäfelt und mit Wandteppichen behängt. Wenn man falsch abbog, war es durchaus möglich, sich in einem geheimnisvollen Nebengebäude wiederzufinden, wo sensible Forschungen für die US-Regierung durchgeführt wurden und die Sicherheitsleute Waffen trugen und die Aktentaschen durchleuchteten. Jedes Gebäude trug an der Seite oder am Giebel den Namen des Philanthropen, der es gestiftet hatte. Originalkunstwerke, wegen ihres Anlagewerts gekauft, belebten Büros, Warteräume und die Sprechzimmer der leitenden Spezialisten jeder Abteilung.

Die Abteilung für Gefäßchirurgie war eine der bestausgestatteten und einflussreichsten im ganzen Krankenhaus. Ihre Macht gründete sich auf ihrer Fähigkeit, Geld hereinzubringen: von den Patienten – Blutgefäßchirurgie ist ein hochtechnologisches, äußerst lukratives Geschäft – und aus dem Ertrag der medizinischen Forschung. Das Gefäßlabor, in dem ich jetzt ausländischer Forschungsstipendiat war, sollte die Grenzen des Wissens in diesem speziellen Gebiet erweitern. Zudem war es eine Goldmine. Hersteller chirurgischer Apparate, Designer von Instrumenten, Entwickler von Medikamenten und Erfinder von arteriellen Ballons, Federn, Lasern und Transplantaten kamen zu Treffen mit den Wissenschaftlern und Anwälten der Abteilung. Kostenvoranschläge wurden erstellt, um in dem Geschäft um die Tests dieser Ideen mit anderen Krankenhäusern zu konkurrieren. Experimentelle und klinische Versuche wurden entwickelt, um ihre Wirksamkeit zu beurteilen und für die Krankenhausgruppe einen zusätzlichen Gewinn zu erzielen.

Dies war Welten entfernt von der Strenge der wissenschaftlichen medizinischen Forschung in England, die sich verzweifelt immer knapp unter dem Existenzminimum bewegte. Das Krankenhaus arbeitete als Unternehmen, dessen Führungskräfte – seine Direktoren – durch Gehälter, Prämien und Beteiligungen von ihrer Arbeit profitierten. In einem solchen Ameisenhaufen von therapeutischem Investment konnte es ihnen sehr gut gehen. Sie waren die Nutznießer von internem Wissen. Wenn die Gefäßabteilung in ihrem Labor etwas ausmachte, was sich als Produkt eignete, konnte sie in sich selbst investieren und eine Partnerschaft mit einer Firma eingehen, die sich für das Projekt interessierte. Der Posten des Abteilungsleiters (halb Managementdirektor, halb Professor) war von einer gewissen Aura umgeben, denn ein Anteil des möglichen Gewinns – ein winziger Teil eines Prozentpunkts, das wohl, aber einer, der womöglich ein Vermögen wert war – konnte sein persönlicher Verdienst werden.

Das Ergebnis war ein heikler Drahtseilakt zwischen wissenschaftlicher Exaktheit und finanziellen Erfordernissen. Es war lebensnotwendig, viele Aufsätze in Fachzeitschriften zu veröffentlichen, denn aktive Forschungsabteilungen zogen das Geschäft an. Viel versprechende Ergebnisse wurden von Pharmafirmen als Presseverlautbarungen verschickt, sie rühmten das Marktpotenzial ihrer Produkte, um ihren Aktienkurs in die Höhe zu treiben. Eine blühende Firma investierte mehr in die Forschung, und das hieß, dass das Krankenhaus mehr Geld bekam. Natürlich sickerten die Gewinne aus solchen Transaktionen in der Regel nicht bis zu den Wissenschaftlern durch, die die Arbeit machten, was unter ihnen zu einem gewissen Zynismus führte.

»Wie lautet zum Beispiel die Definition von medizinischem Fortschritt?«, fragte Steve – Forschungsprofessor und Leiter des Labors – an meinem ersten Arbeitstag. »Also, in diesem Geschäft ist ein medizinischer Fortschritt etwas, das, wenn man es einer Ratte verabreicht, zu einem Aufsatz führt. Ein medizinischer Durchbruch ist es, wenn die Ratte überlebt.«

Steve war in erster Linie Wissenschaftler und sehr engagiert. Er hatte einen Doktor in irgendeinem abstrusen Feld der Physiologie von Zellwänden, und er wusste, wie äußerst fatal die Schnittstelle zwischen Medizin und Geld war.

Seine Lieblingsgeschichte war der Bericht über den Nachmittag, an dem der New Yorker Börsenmarkt zusammengebrochen war. Einige Chirurgen waren im Operationssaal der Gefäßchirur-

gie am Operieren gewesen, sie hatten einen neuen Typ von arteriellem Transplantat in den ersten menschlichen Empfänger implantiert. Steve, der das Entwicklungsprojekt in seinem Labor überwacht hatte, war dabei, um zuzusehen. Die friedliche Stille, die
herrscht, wenn Fachleute bei der Arbeit sind – überlagert von der
Musik, die der leitende Chirurg sich zum Operieren ausgesucht
hatte; irgendwas Eingängiges, wie Steve sich erinnerte –, wurde
von einem jungen Arzt unterbrochen, der hereingestürmt kam.
»Verzeihen Sie bitte«, sagte er, mit dem Ernst dessen, der eine große Nachricht überbringt, »ich glaube, das sollten Sie wissen. Etwas
Unheimliches passiert gerade mit dem Dow-Jones-Index.«
»Sehen Sie nicht, dass wir beschäftigt sind?«, donnerte der leitende Chirurg und schaute durch seine Spezial-OP-Brille verärgert auf. Der Neuankömmling verhandelte flüsternd mit dem
Anästhesisten.
»Ich glaube wirklich, dass Sie das erfahren sollten«, sagte dieser.
»Ich hol den Fernseher aus dem Chirurgenzimmer.«
Die Kiste wurde auf ein Bord gestellt und die Musikberieselung
leise gedreht, und die Ärzte hörten zu, wie ein Sprecher in erschüt-
tertem Tonfall den unerbittlichen Sturz der Wall Street verkündete. Die Operation kam ins Stocken. Die Chirurgen wandten sich
einer nach dem anderen vom OP-Tisch ab und starrten mit verschränkten Händen auf den Bildschirm, wo die Kurse in den Keller
purzelten.
»Sie hielten die Hände zusammen, um nicht etwas anzufassen,
was nicht steril war«, erklärte Steve, »aber es sah verdammt danach
aus, als würden sie beten.«
Er bemerkte, dass die Augen des leitenden Chirurgen hinter
den Vergrößerungsgläsern in Tränen schwammen, sie tropften
vom Rand seiner Brille auf den Boden.
»Der Typ war tatsächlich am Weinen«, sagte Steve. »Er konnte
nicht weitermachen, seine Tränen wären in die Wunde getropft.
Ein anderer, der nicht so abhängig von der Börse war, musste die
Operation zu Ende bringen.«

Das Unternehmen, für das ich meine Forschungsarbeit machte, hatte seine Büros in einer restaurierten Textilmühle am Fluss. Die alten Fabrikgebäude am Ufer waren mit farbigem Glas und gepflasterten Bürgersteigen und der Anpflanzung von Birken aufgepeppt worden und beherbergten jetzt die Firmenhauptquartiere von Amerikas neuen Industrien. Konzipiert wurden ihre Produkte – Computersoftware, Biotechnologie, Mikroelektronik – in diesen ursprünglichen Lokalitäten, aber die wahre Entwicklungsarbeit fand in der schmucklosen Umgebung von Forschungslaboren wie demjenigen statt, in dem ich arbeitete. Meine Firma war auf die Entwicklung medizinischer Geräte spezialisiert. Ihre Besitzer waren aufgeweckte junge Männer in Designeranzügen, die aussahen wie Medienfritzen und mit Phrasen um sich warfen –»Grenzerweiterung«,»Konsumenten-Verantwortung« –, die mehr als alles andere zeigten, wie fremd ihnen die Aufgabe, Menschen zu helfen, war.

Zum ersten Mal in meiner Karriere hatte ich mit der kommerziellen Seite der Medizin zu tun, und ich fühlte mich nicht recht wohl dabei. Ich glaube, Steve verstand meine Bedenken nicht so recht.»Sie brauchen die Forschungsstelle, und für die Firma ist es wichtig, dass die wissenschaftliche Arbeit ordentlich gemacht wird«, sagte er.»Sie helfen denen, indem Sie sich selbst helfen. Und am Ende sind Sie besser qualifiziert. Ihre Patienten profitieren.«

Also hielt ich mich an die klinische Seite der Sache. Abgesehen von Verletzungen an Blutgefäßen, werden die meisten chirurgischen Eingriffe an Arterien wegen Arteriosklerose durchgeführt, Verengung der Arterien. Das kann bei Gefäßen mittlerer Größe vorkommen, wie etwa der Hals- oder der Oberschenkelschlagader, tritt aber am häufigsten in der Koronararterie auf, die das Herz versorgt. Die Krankheit wird mit fetthaltiger Ernährung, hohem Cholesterinspiegel, Fettleibigkeit, Rauchen und mangelnder Bewegung in Zusammenhang gebracht: In Entwicklungsländern ist sie kaum zu finden, aber in den USA findet man schon bei Patienten ab dreißig Herzgefäße, die sich zugesetzt haben. Die Behandlung kann auch chirurgisch erfolgen – indem ein Bypass eingesetzt wird, der die verengte Stelle überbrückt –, aber in den vergangenen zwanzig Jahren hat sich die Technik der Ballon-Angioplastik immer mehr verbreitet. Am Ende eines dünnen, flexiblen Schlauches wird durch eine Nadel in die Leiste ein kleiner Ballon eingeführt und durch das Arteriensystem bis hinauf zu der verengten Stelle geschoben. Der Ballon wird aufgepumpt und dehnt das Koronargefäß auf seinen ursprünglichen Durchmesser, dann wird er entfernt, und das Blut kann wieder strömen wie zuvor.

In den USA werden jährlich über eine halbe Million Ballon-Angioplastiken an Koronararterien durchgeführt. Dieser Eingriff ist sehr viel einfacher als eine Bypass-Operation, aber er kann auch weniger erfolgreich sein. Wenn der Ballon die schmale Stelle geweitet hat, können Schichten der Arterienwand absplittern und das Gefäß wie ein Lappen blockieren. In den Spalten und auf der rauen Oberfläche können sich, nachdem der Ballon entfernt wurde, Blutgerinnsel bilden. Gesunde Arterien neben dem behandelten Gebiet können sich in einem Reflexspasmus schließen. In etwa fünf Prozent aller Fälle führen solche Probleme dazu, dass das behandelte Gefäß sich kurz nach der Behandlung verschließt. Meine Forschung zielte darauf, die Gründe für das Fehlschlagen zu minimieren. Wenn ich erfolgreich wäre, würde dies in der Tat weniger Arbeit für praktische Ärzte meiner Fachrichtung bedeuten – Chirurgen wurden herbeigerufen, wenn die Ballon-Angioplastik fehlgeschlagen war – und ein besseres Ergebnis für die Patienten.

Die Frage, der ich nachging, war, ob lokal angewandte Hitze den Erfolg der Ballon-Angioplastik verbessern konnte. Ein Medizintechniker hatte eine Methode entwickelt, Gewebe exakt kontrolliert mittels Strom zu erhitzen, und diese Technologie war in einen modifizierten Ballon eingebaut worden. Wir hofften, dass der Ballon, wenn er an einer verengten Stelle in einer Arterie aufgepumpt wurde, das Gefäß dehnte, während die Kombination von Hitze und Druck die abgesplitterten Schichten der Arterienwand versiegelte, wodurch Klappen verhindert werden könnten und eine glatte Oberfläche zurückbliebe, was seltener zur Bildung von Blutgerinnseln führen würde. Bei Tests an Stücken von Arterien im Labor hatte sich gezeigt, dass das Heizsystem diesen Versiegelungseffekt hatte. Meine Aufgabe war es, eine Reihe von Experimenten aufzustellen, die seine Wirksamkeit bei lebenden Gefäßen bewies. Bei vielen Experimenten ging es hauptsächlich um die Sicherheit, denn eine solche Erfindung konnte unerwartete Nebenwirkungen haben.

Ich würde nachweisen müssen, dass der erhitzte Ballon das Blutgerinnsel nicht verschlimmerte oder das angrenzende Gewebe außerhalb der Arterienwand zu sehr erhitzte. Die korrekte Temperatur für die beste Wirkung musste gefunden werden. Es musste bewiesen werden, dass das hitzebehandelte Stück der Arterie keine Narbenbildung aufwies, dass die Wiederverengung nicht beschleunigt wurde oder dass es geschwächt wurde und ein Aneurysma entwickelte, eine abnormale Dilatation. Schließlich musste das Gerät zu Ergebnissen führen, die mindestens so gut waren wie die Standard-Ballon-Angioplastik, bevor jemand erwägen würde, es beim Menschen zu erproben. Darum ging es in meiner Dissertation hauptsächlich.

Die Arbeit musste auch den Bedürfnissen der Firma entgegenkommen, die das Konzept entwickelt hatte und die Ergebnisse zur Zulassung des Heizsystems bei der *Food and Drug Administration* einreichen würde. Die FDA ist in den Vereinigten Staaten die Aufsichtsbehörde, die entscheidet, ob ein neues Gerät, ein neues Medikament oder eine Behandlungsmethode am Menschen ausprobiert werden darf. Ihre Richtlinien sind streng, denn die Zulassung durch die FDA bedeutet, dass alle vernünftigen Schritte unternommen wurden, um dafür zu sorgen, dass das neue Konzept ebenso sicher ist wie eingeführte Behandlungsmethoden. Einmal zugelassen, kann die Erfindung kommerziell genutzt werden, in der Hoffnung, die Millionen, die für Forschung und Entwicklung ausgegeben wurden – und die noch größeren Beträge für das Produktmarketing –, wieder einzubringen und schließlich Gewinn zu erzielen.

Obwohl der Heizmechanismus auf einer eingeführten medizinischen Technologie aufbaute, war er noch nie auf diese Weise angewandt worden. Es galt, seine Wirkung auf alle Aspekte der Gefäßstruktur und Zellfunktion zu beurteilen, wissenschaftliche Details, mit denen ich bislang noch nichts zu tun gehabt hatte. Zum Glück wurde ich von einem Sachverständigen unterstützt, Tim, einem Wissenschaftler der Firma, der die Grundlagenforschung für das

Gerät auf den Weg gebracht hatte. Wir konnten uns Rat bei verschiedenen Spezialisten holen, die in unterschiedlichen Krankenhausabteilungen arbeiteten – Pathologen, Hämatologen, Histologen, Zellbiologen und Medizintechnikern –, sowie bei den anderen Ärzten und Wissenschaftlern im Labor und von Steve selbst, einem Veteranen vieler erfolgreicher FDA-Anträge.

Während ich die neuesten Veröffentlichungen über arterielle Erkrankungen, die Wirkung von Hitze und Gefäßheilung las, fingen wir mit unseren Experimenten an. Wir tauchten erhitzte Ballons in mit radioaktiven Isotopen markiertes Blut und wiesen mittels eines Gamma-Counters nach, dass sich daran nicht mehr Gerinnsel bildeten als an Standard-Angioplastik-Ballons. Wir ritzten die Schichten der Arterienwände ein, verschmolzen sie mit Hitze und injizierten dann physiologische Kochsalzlösung in die Verbindungsstelle, um zu zeigen, dass sie das Vier- oder Fünffache des normalen Blutdrucks aushielten, bevor sie aufrissen. Mittels empfindlicher Wärmesensoren fanden wir heraus, wie weit sich die Hitze in das umgebende Gewebe ausdehnte. Nachdem wir die beste Einstellung für das Gerät errechnet hatten, wandten wir die Behandlung mit dem erhitzten Ballon bei Arterien an und kontrollierten die Gefäße in Abständen, um die Wirkung zu beurteilen.

Andere Gefäßlabore arbeiteten an Techniken, arterielle Verengungen mittels Lasern zu öffnen. Eine konkurrierende Forschungsgruppe probierte ein System aus, bei dem das verengte Gebiet in der Arterienwand mittels eines Lasers, der durch einen aufgepumpten Angioplastik-Ballon schien, vaporisiert wurde, während das Gefäß gedehnt wurde. Die Hersteller medizinischer Laser finanzierten zahlreiche Forschungsprojekte und machten viel Reklame für ihre Produkte. Das alles war Teil des medizinischen Geschäfts. Laser für die Behandlung von Arterien kosten pro Stück etwa hunderttausend Dollar, aber wenn die Firmen sich eine Scheibe von den zweihundert Billionen Dollar, die in den USA jährlich für die Behandlung von Krankheiten der Koronararterien ausgegeben werden, abschneiden könnten, wäre ihr finanzieller Erfolg gesichert.

Wir sperrten die Ohren auf, ob es Gerüchte gab über den Fortschritt unserer Konkurrenten – sie mussten feststellen, dass die Hitze des Lasers von normalen und erkrankten Teilen der Arterienwand ungleichmäßig aufgenommen wurde und es zu unvorhersehbaren Gefäßperforationen kam –, und konzentrierten uns auf unsere sorgfältige Arbeit. Ein Experiment zu entwickeln konnte Tage dauern, Wochen, um es aufzubauen, und einen Monat, bis es Ergebnisse zeigte. An diesem Punkt konnte dann deutlich werden, dass wir einen Faktor außer Acht gelassen hatten, dessen Nichtbeachtung unser Resultat zunichte machte. Sobald es uns gelang, verlässliche Zahlen zusammenzutragen, wuchs unsere Erregung: Unser Gerät führte nur zu mittelmäßiger Hitze in dem Gewebe, das den Ballon berührte, und schien keine arteriellen Perforationen hervorzurufen.

Die erhitzten Ballons schienen eine Reihe weiterer vorteilhafter Wirkungen zu haben. Bei der Angiographie – am Ende der Behandlung wurde das Gefäß mit einer Flüssigkeit gefüllt, die auf dem Röntgenbild seine Umrisse sichtbar machte – konnten wir sehen, dass Vergleichsstellen, die mit einem gewöhnlichen Ballon gedehnt wurden, manchmal krampften, während Gebiete, die mit dem erhitzten Ballon behandelt wurden, auf den Durchmesser des Ballons gedehnt blieben. Wir gingen davon aus, dass die Hitze die für den Krampfreflex verantwortlichen Muskelzellen in der Arterienwand inaktiviert hatte. Bei der Wiederholung der Angiographie im Zweiwochenrhythmus blieb das behandelte Gebiet gedehnt. Die interessantesten Ergebnisse vermerkten wir, als wir die behandelten Regionen unter einem Mikroskop betrachteten.

Ein großes Problem bei der normalen Koronar-Ballon-Angioplastik ist, dass rund ein Drittel der behandelten Herzarterien sich innerhalb von sechs Monaten wieder verengt, manchmal so weit, dass sie das Gefäß völlig verstopfen. Dies scheint nicht einfach ein Wiederauftreten der ursprünglichen Krankheit, sondern augenscheinlich auf ein übermäßiges Wachstum der Muskelzellen zurückzuführen zu sein, die normalerweise in der Gefäßwand gefunden werden. Man glaubt, dass dies die Folge von Wachstumsfaktoren ist – chemischen Stimulanzen der Zellproliferation –, die als Ergebnis der Zerstörung des Gefäßes freigesetzt werden, wenn der Ballon es gedehnt hat. Die Arterien, die wir untersuchten, waren besonders geneigt, vermehrtes Wachstum von Muskelzellen zu entwickeln, wenn sie verletzt wurden, und etwa acht Wochen nach einer Angioplastik konnte man diese Wirkung bei Gefäßen, die mit gewöhnlichen Ballons behandelt worden waren, deutlich sehen: Wirbel neuer Muskelzellen hatten sich einen Weg zwischen die Schichten der Arterienwand gebahnt und diese verdickt und ausgebauscht.

Im Gegensatz dazu waren die hitzebehandelten Regionen glatt. Gewebeproben, die wir innerhalb einer Stunde nach dem Verfahren genommen hatten, hatten gezeigt, dass die Muskelzellen verschwunden waren und die Strukturfasern der Arterienwand heil gelassen hatten. Zwei Wochen später tauchten zwischen den erhaltenen stützenden Fasern wieder erste Zellen auf. Nach vier Wochen gab es mehr davon, und nach acht Wochen schien die Arterienwand vollkommen neu von normal aussehenden Muskelzellen besiedelt zu sein, ohne Anzeichen für übermäßiges Zellwachstum. Es schien, als würde die Hitzebehandlung teilweise dadurch wirken, dass sie die Muskelzellen – die Quelle des übermäßigen Wachstums – inaktivierte und entfernte. Wenn keine Wachstumsfaktoren mehr freigesetzt wurden, konnten sie langsam wieder wachsen. Jetzt mussten wir noch herausfinden, ob diese neue Behandlungstechnik langfristige Nebenwirkungen hatte.

Inzwischen genoss ich mein neues Leben in vollen Zügen. Ich freundete mich mit Menschen an, die im Krankenhaus arbeiteten, und trieb mich in Cocktailbars und Studentenkneipen herum, wo ich mich über die anregende Direktheit der Frauen amüsierte. Ich entdeckte, dass die Stadt in ethnische Bezirke gegliedert war – Italiener, Iren, Polen, Vietnamesen –, die sich alle ihre seltsame Exklusivität bewahrten. An Sommerwochenenden lag ich mit meinen Freunden am Strand, oder wir fuhren nach Vermont oder New Hampshire und übernachteten auf einer Farm. Wir trieben uns in einem alten Ford-Pick-up auf den Nebenstraßen des Landes herum, tranken in Bars am Straßenrand Bier und schwammen in den Flüssen, während die wilden Jungs Schrottautos mit Pumpguns unter Beschuss nahmen. Ich war entzückt über die Filmqualität des Lebens in Amerika.

Was ich am aufregendsten fand, waren die innovationsfreudige Atmosphäre des Labors und die Gelegenheit, bei anderen Forschungen mitzuarbeiten. Ich führte ein Projekt über potenzielle Nebenwirkungen eines synthetischen Blutersatzes durch, der die Unverträglichkeit von Transfusionen und die Übertragung von Infektionen verhindern konnte; zudem konnte er womöglich bei den Zeugen Jehovas Akzeptanz finden. Ein Kollege und ich trugen die Ergebnisse von fünf Jahren chirurgischer Behandlung bei Aortenaneurysma in unserem Krankenhaus zusammen und präsentierten die Ergebnisse auf einem Symposium über Gefäßchirurgie in Kanada. Ich machte sogar eine Studie über den demütigendsten chirurgischen Eingriff, die Behandlung von Hämorrhoiden. Hämorrhoiden sind aufgeblähte Gefäße – Varizen des Analkanals –, aber ihre Behandlung fällt normalerweise eher in das Gebiet des Rektalspezialisten und nicht in das des Gefäßchirurgen. Ich hatte während meiner chirurgischen Ausbildung eine ganze Menge chirurgischer Eingriffe an Hämorrhoiden vorgenommen, und als ich gebeten wurde, ein Forschungsvorhaben über eine neue Therapie dieses Leidens zu bewerten, überprüfte ich zunächst die Ergebnisse der derzeit angewandten Standardbehandlungsmethoden.

Das Ergebnis überraschte mich. In England wurden Hämorrhoiden nur einer Operation für würdig befunden, wenn sie sehr schwer waren. Hier jedoch schienen die Kriterien weniger streng zu sein; oft kamen kleinere Hämorrhoiden unters Messer, die womöglich auch auf die Injektion eines Reizmittels angesprochen hätten, das die Vene zusammenzog. Diese unterschiedliche Vorgehensweise irritierte mich – die Ergebnisse der chirurgischen Behandlung kleinerer Hämorrhoiden sind in der Regel unscheinbar –, bis ich in den Patientenakten auf die Rechnungen stieß. Diese wurden von den Krankenversicherungen beglichen, und sie zahlten für eine Operation sehr viel mehr als für eine Injektion. In der Bibliothek der Medizinischen Fakultät stieß ich auf eine Untersuchung des US-Senats, wonach in den Vereinigten Staaten zweieinhalb Millionen unnötiger Operationen durchgeführt wurden. Ich überlegte, bis zu welchem Ausmaß Marktkräfte die Entscheidung über die Behandlungsmethoden bestimmten. Die Logik eines profitorientierten medizinischen Systems schien zu teuren Lösungen und ständig steigenden Kosten zu führen, auf gleiche Weise, wie teure Geräte – etwa Arterienlaser – den Druck erzeugten, dass die Investition sich auch lohnen musste.

Aber die Medizin war hier ein Geschäft, wie ich herausfand, als ich auf medizinischen Fachkonferenzen im ganzen Land Aspekte meiner Forschungen über erhitzte Ballons vortrug. Diese Galaveranstaltungen – in Chicago, Indianapolis oder Washington, D.C. – waren kostspielige Angelegenheiten, wo Themen wie die Behandlungskosten in Relation zu ihren Ergebnissen selten zur Sprache kamen. Das größte Symposium, an dem ich teilnahm, war das Treffen der amerikanischen Herzgesellschaft in Kalifornien, in der Nähe von Disneyland. Es war sehr beliebt. Die Delegierten brachten ihre Lebensgefährten und Kinder mit, taten sich an überladenen Buffets gütlich, die von den Herstellern von Herzmedikamenten bezahlt wurden, und saßen mit zehntausend anderen Ärzten in den Konferenzsälen, um sich aus den täglich dreihundert Vorträgen und Präsentationen etwas herauszupicken. Hier präsentierte sich die kommerzielle Macht der Hochtechnologiemedizin.

An den Ständen der verschiedenen Heilmittel-Firmen – zwischen den kostenlosen Werbeaktentaschen, -kaffeebechern und -mousepads – traf ich die Doyens der Gefäßforschung, deren Namen ich aus wissenschaftlichen Zeitschriften kannte. Abends waren diese Eminenzen Gäste bei Firmen-Cocktailpartys, wo über Millionen-Dollar-Finanzierungen für die zukünftige Zusammenarbeit gesprochen wurde; während ihre Forschungsteams, gefüllt mit unerschöpflichen Margeritas, in den Ecken über akademische Skandale hinter den überall veröffentlichten Durchbrüchen diskutierten. Viele schimpften über die Praxis, wissenschaftliche Veröffentlichungen mit zusätzlichen Autoren aufzublähen, sodass diejenigen, die tatsächlich die Arbeit machten, die Anerkennung mit allerlei Individuen teilen mussten, denen ihr Professor vielleicht noch etwas schuldete. Ein einfacher Aufsatz konnte daher erscheinen, als sei er von zwölf Autoren verfasst worden. Zehn von ihnen konnten die Veröffentlichung jetzt in ihren Lebensläufen aufführen, ohne dass sie auch nur das Geringste mit der gewissenhaften

Arbeit, die dahinter steckte, zu tun gehabt hatten, geschweige denn etwas davon verstanden. Selbst Firmenleiter konnten als Koautoren auftauchen, eine harmlose Schmeichelei, die weitere einträgliche Forschungsaufträge einbrachte.

Diese Konferenzen boten die Gelegenheit, andere ausländische Forschungsstipendiaten kennen zu lernen, die ähnlich wie ich irritiert darüber waren, wie dieses Füllhorn von Reichtum sich auf die grundlegenden Prämissen der amerikanischen Medizin auswirkte. Zu unseren Forschungsstipendien gehörte normalerweise auch die Aufgabe, Medizinstudenten zu unterrichten, und wir alle waren verblüfft darüber, wie anders die Schwerpunkte der Ausbildung hier lagen. Zukünftige Ärzte in den Vereinigten Staaten – herangezogen für eine Praxis, in der zur Diagnostik allerlei technologische Hilfsmittel benutzt wurden – bekamen relativ wenig Unterricht in grundlegenden klinischen Fähigkeiten. Zudem spezialisierten sich amerikanische Ärzte sofort nach dem Studienabschluss, anders als in Großbritannien, wo alle Ärzte ein Pflichtassistenzjahr in einem allgemeinmedizinischen Krankenhaus und in der Chirurgie verbrachten. Ein Forschungsstipendiat aus Glasgow beschrieb ein Tutorium am Bett eines Patienten, das er kürzlich mit einer Gruppe von Studenten im letzten Studienjahr an seiner Uni gehalten hatte.

»Ich möchte, dass Sie das Abdomen des Mannes untersuchen«, bat er einen Studenten. »Sagen Sie mir, was Sie finden.«

»Ich bin mir nicht sicher, wonach ich suche«, sagte der Student. »Kann ich seine Laborergebnisse sehen?«

»Stellen Sie sich vor, es gäbe keine Laborergebnisse«, sagte der Mann aus Glasgow, der wusste, dass jeder Testbericht eine computergenerierte Liste möglicher Diagnosen enthielt. »Stellen Sie sich vor, Sie wären mitten im Dschungel.«

»Im Dschungel?«, fragte der Student. »Eine tropische Krankheit? Darüber weiß ich nichts. Ich werde Kinder-Allergologe.«

»Okay, vergessen Sie den Dschungel. Sagen wir einfach, er ist gerade in der Notaufnahme angekommen, bewusstlos, und Sie müssen rausfinden, was mit ihm nicht stimmt.«

»Wenn er bewusstlos ist, würde ich ihn auf keinen Fall untersuchen«, sagte der Student selbstgefällig. »Ich würde ihn auf direktem Weg zum Neurologen schicken, damit der einen Hirnscan macht.«

Da das Studiengeld für die Universitäten eine wichtige Einkommensquelle ist, wetteifern amerikanische Medizinische Fakultäten miteinander um Studenten, indem sie in den akademischen Lehrplänen besondere Programme anpriesen. Ich besuchte einen anderen ausländischen Forschungsstipendiaten an seiner Universität und erfuhr, wie ein solches besonderes Programm aussehen konnte. Thomas und ich waren an unseren jeweiligen Medizinischen Fakultäten ziemlich auf die gleiche Art in Chirurgie unterrichtet worden – er in Australien, ich in Südafrika, wo man sich an die britischen Richtlinien gehalten hatte. Nach ein paar Jahren Theorie hatten wir unser erstes klinisches Jahr angefangen, in dem wir zu einem chirurgischen Team gehörten. Das bedeutete, dem Facharzt über die Stationen zu folgen, Konsultationen mit ambulanten Patienten beizuwohnen und im Operationssaal im Hintergrund zu stehen und möglichst nicht ohnmächtig zu werden. Als Theorie und Praxis allmählich ein Ganzes ergaben, waren wir zu weiteren Aufgaben herangezogen worden. Im dritten und letzten klinischen Jahr halfen wir den chirurgischen Medizinalassistenten auf den Stationen und in der Notaufnahme und durften bei Operationen assistieren.

Thomas wollte mir zeigen, wie anders die Ausbildung an seiner amerikanischen Universität war. Er nahm mich mit zum chirurgischen Labor und stellte mich dem Professor vor. Eine Gruppe Medizinstudenten saß in einem Vorlesungsraum, wo gerade ein Tutorium über chirurgische Verfahren zu Ende gegangen war. Thomas erklärte mir, dass sie in ihrem ersten Jahr klinischer Studien waren, trotzdem trugen sie alle grüne OP-Kittel, wie Baby-Ärzte.

Ich suchte in ihren ernsten Reihen nach Anarchisten und Langhaarigen – die Typen, die zu Studienzeiten meine Freunde gewesen waren und in meinem Semester die Vielfalt ausgemacht hatten –, aber solche Elemente waren nicht zugegen.

»Die meisten dieser Kinder entscheiden sich aus wirtschaftli-

chen Erwägungen heraus für die Medizin«, bemerkte Thomas.
»Sie müssen ernsthaft sein, denn am Ende des Studiums hat jeder
von ihnen durchschnittlich vierzigtausend Dollar Schulden abzu-
arbeiten. Sie sind zu sehr damit beschäftigt, über ihre Aussichten
nachzudenken, um sich zu entspannen. Wir kriegen jeden Monat
einen frischen Haufen wie den da.«

Der Professor führte seine Studenten in das große chirurgische
Labor. Ich linste durch die Tür. Ein halbes Dutzend OP-Tische
war im Raum aufgereiht, jeder gekrönt mit einem reglosen narko-
tisierten Schwein. Labortechniker wirbelten herum, überprüften
Atemwege und Gasleitungen und deckten Teile der Tiere mit grünen Tüchern ab. Auf dem Rücken ausgestreckt, sahen die Tiere
bestürzend menschlich aus; ein Eindruck, den die rosafarbenen
Quadrate bloßgelegter Schweinehaut noch verstärkten.

»Komm, gehen wir uns umziehen«, sagte Thomas. »Du kannst
als zusätzlicher Tutor zur Hand gehen.«

Als wir zurückkamen, standen die Studenten in kleinen Gruppen um die Tische herum. Ein Paar ging am Hals in Stellung, ein
anderes am Abdomen und ein drittes an den Flanken. An dem
Tisch, der mir am nächsten stand, wurde heftig diskutiert. Skalpelle wurden geschwungen. Ich stellte mich vor und fragte, ob ich
helfen könne.

»Also«, sagte der Typ, der am Hals des Tieres stand, »wir hatten
eine Vorlesung darüber, wie man die Schilddrüsen entfernt, aber
mein Partner und ich können uns nicht einigen, wo wir den Schnitt
machen sollen.« Er zeigte auf das Hautquadrat vor ihm.

»Wir sollen die Milz entfernen«, sagte das Paar am Abdomen.

»Wir sollen ein Stück Darm herausschneiden und wieder zu-
sammennähen«, ertönte das Paar am unteren Ende.

Ich zeigte ihnen, wie man die anatomischen Orientierungs-
punkte findet, die man braucht, um einen Schnitt richtig anzuset-
zen, und sie machten sich an die Arbeit. Zuerst in zögerlichem
Tempo – sie schauten oft in die Lehrbücher –, aber sobald sie die
Haut durchschnitten hatten und es anfing zu bluten, machten sie
ihre mangelnden Fertigkeiten mit aufschneiderischer Begeisterung wieder wett. Beim Anblick des vielen Blutes wurden überall
im Raum einige blass und setzten sich, während ihre robusteren

Kommilitonen sich rasche Blicke zuwarfen: kein chirurgisches Material. Die Operationen, die die Studenten durchführen sollten, waren heikel und erforderten sorgfältige Dissektion. Bei jeder gab es potenzielle Komplikationen. Eine große Vene – ein Ast der inneren Drosselvene – führt in die Schilddrüse hinein. Diese kann, zusammen mit den Arterien, die die Ober- und Unterseite der Drüse auf jeder Seite versorgen, zu komplizierten Blutungen führen. All diese Gefäße müssen sorgfältig abgebunden und durchtrennt werden, damit es nicht in das Halsgewebe blutet und später zu einer Obstruktion der Luftwege kommt, während man Verletzungen an den dahinter liegenden Kehlkopfnerven zu vermeiden versucht. Wichtige Arterien führen in die Milz und von dort zum Magen, diese müssen zwischen Klemmen getrennt und sicher unterbunden werden, bevor das Organ entnommen werden kann. Eine Darmanastomose ist eine anspruchsvolle Prozedur, die sehr sachte durchgeführt werden muss, damit die Blutversorgung in den Darmenden nicht unterbunden wird oder die Verbindung aufbricht und leckt.

Um diese Techniken zu erlernen, braucht man Jahre, also konzentrierte ich mich darauf, ihnen ein paar ganz offensichtliche Fallstricke zu zeigen und die schlimmsten Fehler in einer Unterrichtsdemonstration selbst auszubügeln. Die armen Schweine mussten mindestens die nächsten vierundzwanzig Stunden überleben, damit weitere Operationen – eine Tracheostomie, Entfernung einer Niere, Öffnen und Zusammenflicken einer Femoralarterie in der Leiste – durchgeführt werden konnten, bevor sie auf dem Altar der wissenschaftlichen Ausbildung geopfert wurden. Am Ende des Nachmittags konnten meine Studenten mehr schlecht als recht mit Gewebe umgehen und zumindest angemessene chirurgische Knoten machen, die nicht wieder aufgehen und dazu führen würden, dass das Tier verblutete. Ich zeigte ihnen, dass sie den Schnitt in der Haut gleichmäßig schließen mussten, ohne Spannung. Nachdem die Studenten wie chirurgische Matadore mit stolzgeschwellter Brust gegangen waren, kam Thomas zu mir.

»Harte Arbeit, was?«, meinte er. »Heute Abend sitzen sie über ihren chirurgischen Lehrbüchern, und morgen stoßen sie auf Akronyme und tun, als wären sie die Helden ihrer Lieblings-Krankenhausserie im Fernsehen. Dieser Kurs in praktischer Chirurgie ist wirklich beliebt, die Studenten fliegen regelrecht drauf. Viele von ihnen sind Juden – gute, koschere Kinder, die niemals in der Krankenhauskantine essen würden –, aber wenn's darum geht, Schweine zu operieren, sind sie nicht zu bremsen.« Es würde noch drei Jahre dauern, bevor diese Studenten ihren Abschluss machten und richtig operieren durften, fuhr Thomas fort, und das betraf nur die wenigen, die eine Karriere in der Chirurgie wählten. Ich würde seiner Vermutung zustimmen, dass britische Ethikkommissionen ein solches Abschlachten von Tieren – durch Studenten im ersten Jahr ihrer klinischen Ausbildung – nicht billigen würden.

In unserem Labor lernte ich bald einen anderen unerwarteten Aspekt des amerikanischen Medizinsystems kennen. Ich hatte zusammen mit einem Forschungskollegen, Gefäßchirurg wie ich, eine Reihe von experimentellen Arterientransplantaten implantiert. Der wichtigste Teil der Gefäßchirurgie ist die Anastomose: die Enden mit sorgfältigen, winzigen Stichen zu verbinden. Während unserer Zusammenarbeit überlegten wir, ob diese sich ständig wiederholende Übung mit mechanischen Mitteln ausgeführt werden konnte. Für die Darmchirurgie gab es solche Methoden bereits; zwei Darmenden können mit einem speziellen Gerät, das die Kanten mit einem Ring winziger Stahlösen verbindet, sauberer verschlossen werden. Russische Techniker hatten bereits ein Arterienklammergerät für die Verbindung der Enden mittelgroßer Gefäße entwickelt, aber es war umständlich und nach dem Einsatz schwer zu sterilisieren. Wir beschlossen, ein einfaches Einwegwerkzeug zu bauen, mit dem man zuverlässige Anastomosen durchführen und das man auch nutzen konnte, um bei Bypassoperationen und Organtransplantationen das Ende eines Transplantats oder eines Gefäßes mit der Seite eines anderen zu verbinden.

Nach der Arbeit saßen wir in einer Bar und skizzierten einen Entwurf, der das russische System radikal modifizierte. Aus Teilen von chirurgischen Einweginstrumenten, die als Muster bei medizinischen Konferenzen ausgegeben wurden, bauten wir im Keller des Hauses, in dem ich lebte, einen Prototyp. Er war simpel, aber er funktionierte, und wir verbanden erfolgreich ein paar Stücke arterieller Transplantate miteinander, Ende an Ende und Ende an

Seite. Wir zeigten unsere Ergebnisse dem Designer einer Firma für chirurgische Instrumente, den wir bei einem Symposium kennen gelernt hatten. Er vereinbarte in seiner Firma eine Präsentation, bei der ein unabhängiger Experte – ein Gefäßchirurg von einem anderen Krankenhaus – der Firma bestätigte, dass das Konzept therapeutisches Potenzial hatte. Eine Vereinbarung wurde entworfen, die der Firma das exklusive Recht gab, die Idee für einen Zeitraum von drei Monaten zu prüfen, dafür bekamen wir fünftausend Dollar. Falls sich herausstellen würde, dass das Gerät eine Entwicklung wert war, würden wir das Patent und die Gewinnrechte mit der Firma teilen. Stolz berichteten mein Kollege und ich dem Chef der Gefäßchirurgie unseres Krankenhauses von unserem Erfolg. Am nächsten Tag bekamen wir Post von den Krankenhausanwälten, die uns zu einem dringenden Treffen baten. Steve begleitete uns.

Ich glaube, wir erwarteten, dass man uns zu unserer Erfindungsgabe gratulieren würde, aber es stellte sich heraus, dass wir bestimmte Regeln bezüglich des Konzepts von geistigem Eigentum nicht richtig verstanden hatten. Obwohl wir das Gerät in unserer Freizeit gebaut hatten, hatten wir es doch getan, während wir Angestellte des Labors waren. Dies bedeutete, dass die Idee und alle daraus hervorgehenden potenziellen finanziellen Gewinne dem Krankenhaus gehörten.

»Das Konzept gehört uns«, sagte der Chef der Krankenhausjuristen. »Sie haben keine Rechte daran, außer die, die wir Ihnen abtreten, wenn das Krankenhaus seine Gewinnspanne errechnet hat.«

»Er hat Recht«, sagte Steve. »Es steht vielleicht nicht so im Arbeitsvertrag, aber diese Regeln gelten für alle, die in der Forschung tätig sind.«

Wir nickten zögernd. Der Anwalt, der in einem rehbraunen Seidenanzug dasaß, ruckte am Knoten seiner gelben Krawatte.

»Ich bin froh, dass Sie so vernünftig sind«, sagte er. »Wir würden Sie nur ungern verklagen. Und wenn Sie uns jetzt bitte Ihre Entwurfsunterlagen aushändigen, Ihre Zeichnungen und den Prototyp, den Sie gebaut haben, ab jetzt kümmern wir uns um die Sache.« Er lehnte sich in seinem Stuhl zurück, genoss den Augenblick. »Und ich glaube, Sie schulden uns fünftausend Dollar.«

Vielleicht hatte das amerikanische System mich mehr beein-
flusst, als ich mir eingestehen wollte, denn ich wurde von etwas er-
griffen, was man nur als reine kommerzielle Aggression beschreiben kann. Mein Kollege und ich hatten für diese fünftausend
Dollar hart gearbeitet.

»Da das Konzept ganz Ihnen gehört, haben Sie sicher viel bessere Ideen, wie es aussehen soll, als wir«, sagte ich. »Bauen Sie sich
Ihren eigenen Prototyp.«

Am Ende gab die Firma voller Bedauern bekannt, die Entwicklung würde mehrere Millionen Dollar kosten, und da der Markt
für das Gerät sehr spezialisiert war, wäre die Produktion unrenta-
bel. Das Krankenhaus verzichtete auf sein Interesse, und der Chef
äußerte sich sogar anerkennend über unsere Arbeit. Er sorgte dafür, dass wir die fünftausend Dollar behalten durften.

Inzwischen waren mein Mitarbeiter Tim und ich dabei, unsere ab-
schließenden Ergebnisse zusammenzutragen. Nach fortgesetzter
Nachsorge zeigten die hitzebehandelten Arterien weder Anzeichen für wiederkehrende Verengung noch für aneurysmatische Dilatation. Es schien, als könnte die Hitzetechnik die Ergebnisse der
Ballon-Angioplastik bei der Behandlung arteriosklerotischer Ge-
fäßerkrankungen bedeutend verbessern. Ein zusätzlicher Plus-
punkt war die Tatsache, dass die Ausrüstung, die wir benutzt hatten, um den Hitzeeffekt zu erzeugen, nur rund achthundert Dollar
kostete, wodurch sie theoretisch auch für die Behandlung von Patienten in weniger wohlhabenden Ländern erschwinglich war. Tim
ordnete die Ergebnisse in der Form an, die zur Vorlage bei der
FDA gewünscht wurde, während ich weiter an meiner Doktorarbeit schrieb.

Als die Genehmigung der FDA kam, veranstaltete Tims Firma
eine Champagner-Party, um die Sache zu feiern. Der Vorstand
wirkte entzückt, wozu er auch allen Grund hatte; der Aktienkurs
der Gesellschaft war in die Höhe geschossen. Man gratulierte Tim
und mir wärmstens. Auch Steve und andere Freunde aus dem Labor waren dort. Ich sah mich bei dem Treffen traurig um. Mir wur-

de klar, dass ich wahrscheinlich nie wieder so eng in ein – noch so spezialisiertes – Wissensgebiet eintauchen würde oder diesen reinen, persönlichen Schauer spüren würde, zu seinem Fortschritt beizutragen. Ich würde die Aufregung der Entdeckung und die Zusammenarbeit vermissen, wo man bei einer beiläufigen Unterhaltung am Kaffeeautomaten auf alle möglichen Gedankensprünge kam und alle mit neu gewonnenen Einsichten davongingen. Es würde keine kreativen Trinkgelage in dunklen Bars in der Nähe des Krankenhauses mehr geben, keine Feste auf dem Rasen des Commanders mehr und auch keine Grillfeste auf Steves weitläufiger Ranch, an deren Grenzen er in der Preiselbeersaison mit einem Gewehr patrouillierte, um nachtschwärmende Obstpflücker daran zu hindern, ihm die Ernte zu stehlen. Jetzt, wo es vorbei war, wurde mir klar, dass ich in den beiden Forschungsjahren zum ersten Mal seit meiner Zeit als Medizinstudent ein relativ normales Leben geführt hatte – ohne Nachtschichten und schleichende, verzehrende Erschöpfung. Mit einem Anflug von Angst dachte ich über meine Rückkehr ins Krankenhausleben als leitender, chirurgischer Krankenhausarzt nach.

Drei Monate später, wieder auf meiner Stelle im Krankenhaus, hörte ich von der Medizinischen Fakultät meiner Universität, dass meine Dissertation über die Wirkungen und die Anwendung von Wärme-Ballon-Angioplastik ohne Überarbeitung akzeptiert worden war. Ich rief Steve an, um ihm die Neuigkeit zu berichten, und bat ihn, sie an die Firmenleitung weiterzugeben.

»Sie sind nicht mehr auf diesem Feld tätig«, sagte er, »sobald sich die Nachricht von der FDA-Zulassung herumgesprochen hatte, bekam die Firma ein Angebot von ihrem Hauptkonkurrenten, einem Hersteller von Arterienlasern, und verkaufte ihre Rechte an der Idee. Der ganze Vorstand hat stattliche Summen eingesteckt.« Soweit er wusste, fuhr Steve fort, war unsere Entwicklung von ihren neuen Eigentümern auf Eis gelegt worden.

## 4

## Namibia und Zululand

Doktor der Chirurgie. Der Titel klang nach Zen, als sei ich jetzt ein Weiser einer Kampfsportart, ein mystischer Schwertkämpfer. Ich hatte den Pfad beruflicher Hingabe beschritten, die notwendigen Jahre auf den geforderten Ebenen von Erfahrung und Verantwortung gedient, bis heute all meine Schulden bezahlt. Eine Facharztstelle – die Belohnung für all diesen Fleiß – lag vor mir, mit dem dazugehörigen Erfolg und der entsprechenden Sicherheit. Aber ich wurde von einer merkwürdigen Leere geplagt. Ich hatte wirklich an den Nutzen der Forschungsarbeit geglaubt, die ich gemacht hatte, um meine neue Stellung zu erreichen, und es war wenig Trost, dass etliche viel versprechende Projekte aus allen möglichen Gründen niemals zur klinischen Anwendung kamen. Zudem traf ich Stefan noch einmal, was mich sehr aus der Fassung brachte.

Er kam an mein Krankenhaus in London, um für einen Krankenhausarzt in der Psychiatrie einzuspringen, der in Urlaub war. Beim ersten Treffen schien er noch der sachliche Positivist zu sein, den ich kannte, obwohl er nicht mehr die vertraute Nähe herstellte und mir auch nicht erklärte, wo er in den letzten zehn Jahren gewesen war. Etwas an der Art, wie er leicht vorgebeugt auf seinem Stuhl saß, erinnerte mich an unsere letzte Begegnung in Kapstadt: auf der Hut, aber leicht unachtsam, als würde er während unseres Gesprächs auf ein entferntes Geräusch lauschen. Alle anderen fanden Stefan ganz in Ordnung. Seine Patienten schienen ihn für verständnisvoll und mitfühlend zu halten, seine Kollegen waren beeindruckt von seinen klaren Diagnosen. Der Chef der psychiatrischen Abteilung bot Stefan eine feste Stelle an. Er schien sich zu freuen, aber in der folgenden Woche kam er nicht zur Arbeit. Der Facharzt, der wusste, dass ich mit Stefan befreundet war, kam zu mir: Wusste ich, wo er war? Ich sagte ihm nicht, dass ich ebenso besorgt war wie er. An dem Telefon, dessen Nummer Stefan mir gegeben hatte, hob niemand ab.

Eine Woche später rief Stefan mich an und fragte, ob ich mich mit ihm in einer Bar treffen würde. Ich kam zu früh, aber er war eindeutig schon eine Weile dort gewesen. Er war betrunken. Er zitterte, und ein blaues Auge und ein unübersehbarer blauer Fleck, der eine Wange bedeckte und unter dem Kragen verschwand, betonten seine Blässe noch. Ich streckte die Hand aus – Stefan zuckte zusammen – und knöpfte ihm vorsichtig das Hemd auf. Dunkle Flecken gingen rings um seinen Hals, der Abdruck von zwei Händen. Jeder einzelne Fingerabdruck war deutlich zu erkennen. Er knöpfte den Kragen zu.

»Das ist nichts«, sagte er. »Ich wurde in einen Streit verwickelt.«

Er bat mich, ihn bei dem Facharzt zu entschuldigen, er würde nicht zurückkommen. Er hatte woanders einen anderen Job gefunden. Ich fragte ihn, ob er noch Drogen nehme, ob ich ihm helfen könne. Er sagte, es gehe ihm gut, aber ich sah, dass er noch zerstreuter war als zuvor, als lauschte er einem vielstimmigen Geplapper.

Stefan war der Erste gewesen, der mir gezeigt hatte, wie man sich als Arzt verhielt; er hatte wahrscheinlich den größten Einfluss auf meine Einstellung zu der moralischen und sozialen Verantwortung des Arztberufes. Jetzt hatte ich das Gefühl, als hätte ein grundlegendes Selbstvertrauen mich verlassen. Wenn ich Patienten, die ich operieren würde, versicherte, dass sie mir ihr Leben anvertrauen konnten, war ich mir dieses Verlustes deutlich bewusst. Nach der Freiheit der Forschung traf es mich jetzt erneut, wie viel ich mit dem Tod zu tun hatte: Wenn ich morgens auf die Station kam, fragte ich mich jeden Tag, wer die Nacht wohl überlebt hatte und wer erlegen war. Meine emotionale Energie schien nicht mehr auszureichen, um mit den absurden Extremen der Krankenhausarbeit fertig zu werden.

Ich nahm eine Frau mit Intestinalobstruktion auf. Sie hatte seit langem episodenhaft Schmerzen an der linken Bauchseite, die ein paar Tage zuvor heftiger geworden waren und dann plötzlich aufgehört hatten. Am nächsten Tag hatte sich ihr Bauch aufgebläht, und sie hatte angefangen, sich zu übergeben. Ich untersuchte sie in der Ambulanz. Das Röntgenbild des Abdomens zeigte mehrfache Flüssigkeitsspiegel im Darm, die auf Dünndarmobstruktion hindeuteten. Ungewöhnlich war, dass es auch deutlich den Umriss der Gallenblase und des Gallengangsystems zeigte, ordentlich mit Luft gefüllt wie auf einem anatomischen Schaubild.

Darmgas dringt normalerweise nicht durch den Gallengang, also gab es nur eine Erklärung: Ein großer Gallenstein hatte ihr durch periodische Angriffe der Gallenblase Schmerzen bereitet. Schließlich hatte der Druck des Steins die Wand der Gallenblase und das obere Ende des Zwölffingerdarms, gegen den das entzündete Organ gedrückt wurde, durchstoßen. Erleichterung war eingetreten, als der Stein in den Darm geglitten war (wodurch Luft in die andere Richtung, in die Gallenblase, eindringen konnte), aber diese war nur von kurzer Dauer gewesen. Der Stein, wahrscheinlich von der Größe einer Murmel, war durch ihren Dünndarm gerutscht, bis er an der engsten Stelle – dem Ende des Ileums, kurz vor der Einmündung in den Dickdarm – stecken geblieben war und zu einer Obstruktion geführt hatte. Gallensteinobstruktion ist nicht sehr weit verbreitet – frühe operative Behandlung der Gallenblase bedeutet, dass es nur in seltenen Fällen bis zu diesem Stadium kommt –, aber egal was der Grund für den Darmverschluss war, die Frau musste auf jeden Fall operiert werden, also würde ich bald herausfinden, ob meine Diagnose richtig war. Ich brachte sie in den Operationssaal.

Zwischen aufgeblähten Darmschleifen grabend, fand ich die Stelle, wo die Distension endete, und ertastete einen festen Klumpen. Ein Schnitt durch die Darmwand brachte die grüne, körnige Oberfläche eines Gallensteins zum Vorschein. Ich entfernte ihn und verschloss das Loch, dann nahm ich ihr die quälende Gallenblase heraus. Am Ende der Operation tat ich den Stein in ein Probenfläschchen und bat die Stationsschwester, es auf den Nachttisch der Patientin zu stellen, damit sie sich den Stein anschauen konnte, wenn sie wach wurde. Als ich am Ende meiner täglichen Runde auf die Station kam, lag die Frau im Bett, sie machte ein unzufriedenes Gesicht. Ich fragte sie, ob sie Schmerzen habe.

»Mein Magen hat schrecklich wehgetan, Herr Doktor«, sagte
sie gereizt, »und die Schwestern haben mir nichts gegeben. Also
habe ich die große grüne Tablette auf dem Nachttisch genommen.
Es war schrecklich mühsam, sie runterzukriegen, und sie scheint
überhaupt nicht zu helfen.«

Nachdem ich sie ein zweites Mal aufgeschnitten und wieder zu-
genäht hatte, ging ich spät in der Nacht den Krankenhauskorridor
hinunter und lauschte dem Geräusch meiner Absätze auf dem Li-
noleum. Ich war erschöpft. Der Himmel draußen reflektierte das
schwefelgelbe Glühen Londons bei Nacht, und plötzlich sah ich
ganz deutlich, dass ich, wenn meine berufliche Karriere nach Plan
weiterging, diesen einsamen Gang um vier Uhr morgens den Rest
meines Arbeitslebens wiederholen würde. Ich empfand das dringende Bedürfnis, eine Weile aus dieser Mühle herauszutreten, um
mich darauf zu besinnen, was ich erreicht hatte und wohin ich gehen würde. Ein stetiger Wind blies durch das offene Fenster. Er
erinnerte mich an Afrika.

Ich kam mit dem Flugzeug nach Johannesburg. Durch Kontakte
im Exil hatte ich erfahren, dass der Computer am Flughafen ausge-
fallen war, ein Opfer der internationalen Sanktionen, die die Anlie-
ferung von Ersatzteilen verhinderten. Ohne die Datenbank würde
der Strichcode in meinem Pass keine Auskunft geben, der Bildschirm würde nicht verraten, dass ich mich dem Wehrdienst durch
Flucht entzogen hatte. Der Beamte der Einwanderungsbehörde
schlug das Dokument auf und knallte einen Stempel auf die Seite.
»Willkommen zu Hause.«

Ich blieb nicht lange. Die Art, wie ich versuchte, das, was ich
sah, mit dem Land in Einklang zu bringen, in dem ich bis vor einem Jahrzehnt gelebt hatte, hatte etwas Verzweifeltes. Mir war
nicht klar gewesen, dass meine Exilträume durch die ständige Wiederholung von Erinnerungen einen Ort daraus gemacht hatten,
den es nie gegeben hatte.

Selbst die Dinge, die ich für unwandelbar gehalten hatte – den
unerschütterlichen Militarismus Pretorias, den endlosen Grenz-

krieg in Südwestafrika –, veränderten sich. Die Armee hatte sich
von ihren Kampfpositionen an der angolanischen Grenze zurückgezogen und sie einer Übergangsstreitkraft der Vereinten Nationen überlassen. Bald würde Südafrika das ganze Gebiet räumen,
und Namibia würde – 1990 – das letzte afrikanische Land sein, das
die Unabhängigkeit erlangte. Ich stellte mir vor, dass der Ort eine
Art Zwischenstufe sein könnte, eine Andeutung, wie Südafrika sich
einst fühlen würde, wenn wirkliche Veränderungen begannen.
Während all der Jahre, in denen ich weg war, hatte ich sporadisch
Kontakt mit einem Freund von der Universität gehabt, der mich
häufig gedrängt hatte, ihn in Windhuk zu besuchen. Jetzt schien
ein guter Zeitpunkt dafür zu sein.

Windhuk war die Hauptstadt der ehemaligen deutschen Kolonie Südwestafrika gewesen. Mein Freund Rod und ich saßen in einem Café in der Kaiserstraße und aßen bayerische Konditorwaren.
Er genoss bereits die Freuden der Freiheit. Mit dem Abzug des
südafrikanischen Militärs war die Grenzregion nach fünfzehn Jahren kein Einsatzgebiet mehr. Er schlug vor, mit seinem LKW mit
Vierradantrieb durch die Wüste hinauf zur namibisch-angolanischen Grenze zu fahren, um die Teile seines Landes zu besuchen,
die man so lange nicht hatte betreten dürfen. Rod zog einen Satz
Militärkarten hervor – die mit »Geheim« gestempelt waren, da sie
Kampfzonen und Minenfelder verzeichneten, außerdem jedes
Wasserloch und jeden Pfad – und zeigte mir die Route. Sie führte
durch Oshakati und Oshikango, die Orte, an denen Stefan den
Krieg erlebt und die sein Leben brandmarkenden Erfahrungen gemacht hatte. Ich wollte diese Orte sehen. Wenn ich Südafrika damals nicht verlassen hätte, wären sie auch mein Erbe gewesen.

Wir fuhren Richtung Norden über unbefestigte Sandpisten, die
sich zwischen den gerippten Bergen von Damaraland hindurch-
wanden. Wo sie endeten, fuhren wir durch ausgetrocknete
Flussbetten weiter, bis wir die Steilufer oberhalb des Flusses
Kunene erreichten. Das angolanische Ufer war, abgesehen von riesigen Krokodilen, die ins Wasser glitten, als wir zu baden versuchten, verlassen. Die südafrikanische Armee hatte in Namibia in Garnisonen und Stützpunkten entlang dieser Grenze hunderttausend
Männer unter Waffen gehabt. Von ihrer langen Besetzung waren

nur Geister zurückgeblieben. Eine Nacht schliefen wir in einer verfallenen Befestigung, die einst die westlichste Bastion gewesen war. Unkraut spross aus den Sandsäcken und zwischen dem Begrenzungsdraht mit den roten Warndreiecken, die Minenfelder anzeigten. Die Offiziersmesse war zum Schutz vor Artillerie in den Fels des Berggipfels gehauen worden. Das Dach war von den abziehenden Soldaten gesprengt worden, aber in die Wände eingepasst waren die Regimentsplaketten der Einheiten, die hier Dienst getan hatten. Der Bartresen trug, eingelegt in Halbedelsteinen, die Insignie des Kommandos der Nordgrenze mit ihrer kompromisslosen Maxime: Hou Koers – Halte Kurs.

Der Grenzkrieg Südafrikas war jetzt vorbei, aber der Norden Namibias war immer noch aufgebracht über seine Auswirkungen. UN-Truppen patrouillierten in weißen gepanzerten Mannschaftswagen und besetzten Kontrollpunkte an der Straße. Sie versuchten, unter den Waisen des Konflikts Ordnung zu halten, Männern, die noch vor einem Monat in der einen oder anderen bewaffneten Truppe gedient hatten. Wir nahmen entlassene SWAPO-Kämpfer mit, die in ihre Dörfer zurückkehrten. Einige waren seit Jahren im Exil gewesen und gingen jetzt in abgetragenen Segeltuchstiefeln nach Hause, ihr ganzer Besitz passte in einen kleinen Packen. In den Städten in Ovamboland saßen in den Kneipen ehemalige Soldaten der Koevoet – der Anti-Rebellen-Einheiten der südafrikanischen Polizei, deren barbarische Verhörmethoden Stefan erlebt hatte – und beobachteten, die Pistolen versteckt, die staubigen Straßen.

Es gab vertriebene Angolaner, die Mitglieder des 32. Bataillons gewesen waren, einer halb irregulären südafrikanischen Armeeeinheit, die tief im Innern des Feindeslands operiert hatte. Sie waren bei diesen Einschleusungsoperationen oft wochenlang unterwegs gewesen, und ihre Toten waren nicht auf den offiziellen Gefallenenlisten aufgetaucht. Direkt hinter der angolanischen Grenze waren die Stützpunkte der *União Nacional para Independência Total de Angola* (UNITA); noch mehr von Südafrikas Bastard-Nachkommen, die der Krieg wie Pilze aus dem Boden hatte schießen lassen und die nirgends hinkonnten. Gegründet vom südafrikanischen Militärischen Abschirmdienst – mit CIA-Unterstützung –, um Angolas MPLA-Regierung zu destabilisieren, erhielt die UNITA über Zaire immer noch amerikanische Lieferungen in den Norden, aber durch den Rückzug ihrer südafrikanischen Förderer aus Namibia hatten sie ihre wichtigste Unterstützung verloren, und sie waren angespannt und unsicher. Eines Abends wollten wir neben einer Sandpiste in Grenznähe kampieren. Rod, der Instinkten folgte, die ich nicht infrage stellte, fuhr den Wagen etwa hundert Meter von der Straße weg ins Gebüsch und fegte hinterher die Reifenspuren weg. Wir machten Feuer und aßen, dann rollten wir uns in unsere Decken. Gegen zwei Uhr weckte Rod mich.

»Leise«, flüsterte er mir ins Ohr, »horch.«

Ich hörte einen LKW mit gedämpftem Motor näher kommen. Von da, wo wir lagen, konnten wir zwischen den Dornenbäumen die blasse Linie der Straße ausmachen. Ein Mann pirschte sich vorbei, der Lauf seines Gewehrs war kaum zu erkennen. Eine Minute später kam das Fahrzeug, das ohne Licht fuhr, im Schritttempo vorbei, und dahinter marschierte eine Gruppe Soldaten, geräuschlos bis auf das Klimpern der Ausrüstung und das Schlurfen ihrer Stiefel im Staub. Niemand sprach.

Am Morgen berichteten wir dem nächsten UN-Kontrollpunkt davon, einem finnischen Stützpunkt gut dreißig Kilometer die Straße hinunter. Der Offizier vermerkte die Information auf den Rand seiner Karte.

»Wir kümmern uns drum«, sagte er. »Es hat Überfälle von Ex-Koevoet-Truppenteilen auf zurückkehrende SWAPO-Leute gegeben. UNITA-Truppen nutzen die Straßen auf namibischem Gebiet, um Männer und Ausrüstung zu verlegen, weil es in dieser Region auf der angolanischen Seite der Grenze keine Wege gibt. Sie wissen, dass Sie nicht auf dieser Straße sein sollten. Es gibt überall noch alte Minen, und die UNITA plant womöglich neue.« Er zeigte auf die weißen gepanzerten Fahrzeuge im Hof des Stützpunkts. »Wir patrouillieren nur mit minensicheren Fahrzeugen. Manchmal hören wir nachts Explosionen und Schüsse. Wir können uns nie sicher sein, was wir am Morgen vorfinden.«

In Windhuk bekam ich einen Job bei einem Vermessungsteam, das die Regierung in den Caprivi-Zipfel schicken wollte, einen

dreihundertzwanzig Kilometer breiten Korridor auf namibischem
Gebiet, der sich von der oberen Ecke des Landes wie ein schlanker
Speer nach Osten erstreckt. Deutschland hatte die kartographische
Anomalie 1895 annektiert, um einen Keil zwischen portugiesische
und britische Kolonialbesitzungen zu treiben. Er lag quer über den
großen Wildwanderrouten, die die angolanische Savanne, die
Wälder von Sambia und die reichen Papyrussümpfe des Okavan-
go-Deltas in Botswana miteinander verband. In den sechziger Jahren des 20. Jahrhunderts war der Streifen zum Wildreservat erklärt
und von der südafrikanischen Armee zu Beginn des Angolakon-
flikts 1975 abgeriegelt worden. Jetzt schickte die neue Regierung
Namibias ein Team von Umweltschützern in die Gegend, um das
Gebiet zu vermessen und die Ergebnisse der jahrelangen militärischen Besatzung einzuschätzen. Ihre Arbeit würde von einem
Filmteam dokumentiert werden, bei dem ich für den Ton verantwortlich war. Informell war ich zudem der Arzt des Vermessungs-
teams. Wie sich herausstellte, gab es für mich weniger medizinische, sondern vielmehr anthropologische Aufgaben.

Der Caprivi-Zipfel ist die Heimat einer Gruppe Basarwa, kleiner, asiatisch aussehender Menschen, die abschätzend als »Buschmänner« bezeichnet werden. Die Basarwa sind nomadische
Sammler und Jäger. Wegen ihrer einzigartigen Fähigkeiten als
Spurenleser waren sie in die südafrikanische Armee einberufen
worden, um eindringende SWAPO-Guerillas aufzuspüren. Wir
fanden die Reste des 201. Buschmänner-Bataillons in der Mitte des
Streifens in Omega Base, einer militärischen Siedlung, die buchstäblich unter Dornenbäumen erbaut worden war. Diese ragten
durch die Dächer der Gebäude, sodass sie mit ihren breiten Kro-
nen Schutz vor Sichtung aus der Luft boten.

Trotz dieses äußeren Anscheins von künstlichem Naturalismus
hatten die Basarwa ihren traditionellen Lebensstil längst aufgegeben. Die Männer und ihre Angehörigen waren aufgefordert worden, Omega als ihr Zuhause zu betrachten. Den verheirateten
Männern hatte die Armee einen Teil vom Sold einbehalten, damit
sie ihre getarnten Häuser »kaufen« konnten. Als Ausgleich dafür
genossen die Basarwa die Vorteile des Armeelebens: Uniformen,
Verpflegung, die Gewohnheit, Dinge zu erwerben, und Alkohol.

»Wir versuchen nicht, die Buschmänner zu zerstören«, hatte ein südafrikanischer Oberst in einer Regierungswochenschau einst erklärt, »sondern bessere Buschmänner aus ihnen zu machen.«

Die südafrikanischen Offiziere hatten vor zwei Monaten ihre Möbel und Haustiere in die Frachträume von Transportflugzeugen gepackt und waren abgereist. Der Kommandant des Bataillons hatte einen zarten Garten mit Farnen und Baumorchideen hinterlassen, den verborgene Sprinkler daran hinderten, in der ausgedörrten Luft zu verwelken. Die Basarwa-Soldaten, die man hier an diesem Außenposten eines bezwungenen Reiches im Stich gelassen hatte, hielten sich immer noch buchstabengetreu an die alten Befehle. Im leeren Haus des Offiziers brannten die Lichter, und die Blumenbeete wurden gegossen und geharkt, wenn auch kreischende Basarwa-Kinder in den weißen Offiziersclub (»Zutritt verboten«) eingefallen waren und im schlammigen Wasser des Swimmingpools planschten. Im Schuppen auf dem Flugplatz dröhnte der Generator unbeaufsichtigt vor sich hin. Die Armeemechaniker hatten in den Tanks ein paar hundert Gallonen Diesel zurückgelassen. Der Generator war das Herz der Siedlung; wenn er aufhörte zu dröhnen, würde es dunkel werden in den Häusern, die tiefgefrorenen Lebensmittelrationen würden auftauen und verderben, und die Pumpen würden kein Wasser mehr aus den tiefen Bohrlöchern holen.

Die Basarwa – gekleidet in eine Mischung aus braunen Uniformen und schmuddeligen pastellfarbenen Sachen aus Polyester, einem Geschenk lutherischer Wohltätigkeit – waren wahrlich vom Schicksal gebeutelt. Nachdem sie fünfzehn Jahre für Südafrika gekämpft hatten, hatte sich alles verändert; SWAPO – der Feind – bildete jetzt die neue Regierung des Landes, während der Rückzug der Armee eine Schule ohne Lehrer und ein Krankenhaus ohne Personal hinterlassen hatte. Ich wanderte durch die Stationen und den Operationssaal. Die Ausstattung war weg, und durch die offenen Fenster war Sand hereingeweht. Das Einzige, was die Militärs zurückgelassen hatten, waren gelbbraune Akten, die Krankenblätter derer, die hier behandelt worden waren. Sie dokumentierten Verwundungen und Todesfälle aufgrund von Einsätzen oder Unfällen beim Training. Die Basarwa hatten jedenfalls mit ihrem Blut

für diesen unfruchtbaren Ort bezahlt, aber das Büro der *Volkskas* –
der Volksbank – war geschlossen und die Lebensversicherungspo-
licen, die sie auf Anraten der Armee gekauft hatten, wertlos.
Als sie hörten, dass ich Arzt war, brachten die Basarwa mir ihre
Kranken und Verletzten. Die meisten hatten nur Kleinigkeiten; ein
wunder Hals, ein Dornenkratzer, ein Mann mit einer verletzten
Lippe. Ich überlegte, ob sie ihre Instinkte jemals wieder entdecken
würden. Diejenigen, die sich an die alte Lebensweise erinnerten –
ein paar der Älteren –, hatten bereits ihre Speere und ihre spärlichen Besitztümer gebündelt und waren mit ihren Familien im
Busch verschwunden, um das Leben wieder aufzunehmen, das sie
einst geführt hatten. Viele ehemalige Soldaten gaben den Inhalt
ihrer letzten Lohntüten für Alkohol aus, herbeigeschafft auf den
Wagen skrupelloser Händler. Andere waren der Soutkerk – einer
exzentrischen Verschmelzung von Christentum und Schamanis-
mus – beigetreten und versammelten sich auf Lichtungen im Wald
außerhalb des Stützpunkts. Dort tanzten sie in mit Monden und
Kreuzen bestickten Roben tiefe Kreise in den Sand und wirbelten
zum monotonen Schlagen von Trommeln und zu dem schrillen
Wehklagen der Frauen durch die Nacht.

Der Caprivi-Zipfel konnte immer noch ein bedrohlicher Ort
sein. Wir fuhren in der Nähe der Schneise – der pfeilgeraden, pla-
nierten Schneise durch den Busch, die die nördliche Grenze des
Streifens markierte –, als aus dem hohen Gras am Wegesrand
Männer traten und mit erhobenen Waffen vor unserem Auto stehen blieben. Andere kamen grüppchenweise aus dem Busch und
fixierten uns mit dem leeren Blick ihrer spiegelnden Sonnenbril-
len. Einer von uns führte auf Portugiesisch ein kurzes Gespräch
mit den Männern.

»Sie sind von der UNITA«, verkündete er. »Sie sagen, wir wären in Angola.«

Die UNITA nahm oft westliche Geiseln und hielt sie monate-
lang als »Gäste« in ihren Stützpunkten tief im Land fest, um sie am
Ende im Austausch gegen Geld, Proviant oder internationale Anerkennung wieder freizulassen. Vielleicht fanden die Männer,
unsere Entführung wäre zu provokativ. Sie fragten, wohin wir fuhren, und wir zeigten die Linie des Weges auf der Karte; ein gutes

Stück in namibisches Gebiet hinein. »Wir begleiten Sie. Zum Schutz«, sagte man uns, und ein halbes Dutzend Männer bestieg die Lastwagen, ein Durcheinander von Gewehren und chinesischen Stielgranaten. Wir schlingerten den überwucherten Weg entlang bis zum Ufer des Kavango-Flusses, wo die Soldaten abstiegen. Ich fragte einen, ob ich mir die emaillierte Marke an seinem Buschhut ansehen dürfe. Sie war mit vielen patriotischen Symbolen – Speeren, Gewehren, Pflugscharen, Kornähren – und Worten wie »Brüderlichkeit« und »Négritude« geschmückt. Ich bat um eine Übersetzung des Wahlspruches, der am Rand der Marke entlanglief. »Wir kämpfen gegen jeden«, sagte er.

In der Tat waren viele angolanische Elefanten der Waffengewalt der UNITA zum Opfer gefallen. Durch internationale Sanktionen isoliert, hatten südafrikanische Regierungsbeamte verzweifelt nach einem Weg gesucht, die anhaltenden Kämpfe an ihren Grenzen zu finanzieren. Die Lösung war, die natürlichen Reichtümer Angolas zu plündern. Der Nachrichtendienst hatte eine wohl durchdachte, die Sanktionen sprengende Operation auf die Beine gestellt. Armeelaster, die Verpflegung zu den UNITA-Stützpunkten brachten, kehrten mit Tonnen von Elfenbein zurück, das fälschlich deklariert war, als stamme es von Elefanten, die im südafrikanischen Krüger-Nationalpark abgeschossen worden waren. Es wurde im Fernen Osten verkauft oder gegen Elektronik und Kommunikationsausrüstung getauscht, die Südafrika für seine militärische und Luftfahrtnavigation brauchte. Die Operation war am Ende von einem Oberst der südafrikanischen Spezialeinheiten aufgedeckt worden, den das mutwillige Abschlachten entsetzte, aber erst, als im angolanischen Busch bereits die Knochen von hunderttausend Elefanten herumlagen.

Jetzt, nach dem Ende des Elfenbeinkriegs, kehrten die Elefanten vorsichtig in den Caprivi-Zipfel zurück, sie wanderten durch den dichten Wald, der den Kavango säumte. Bevor ich nachts einschlief, das Licht der Sterne gedämpft durch das Moskitonetz, hörte ich das Rascheln der Blätter, wenn sie weideten. Flusspferde planschten und prusteten im seichten Wasser. Ich empfand sehr eindringlich, wie viel ich aufgegeben hatte, als ich diesen gewaltigen, vertrauten Kontinent verlassen hatte, und ich schwelgte in der

Wiederentdeckung seiner fruchtbaren Natur. Dieses Leben hatte etwas Elementares, einen Realitätssinn, der sich mir die ganze Zeit, als ich weg war, entzogen hatte. Auch das menschliche Leiden hier war klarer oder irgendwie fassbarer als das Leiden, dem ich im Westen begegnet war. Als ich nach Südafrika zurückkehrte, nahm ich eine Stelle in einem Krankenhaus in Zululand an, weil ich meine Reaktion – eine Art kranke Symbiose – auf das Leiden verstehen wollte.

Medizin in Afrika kann sehr primitiv sein, sehr viszeral. Der Mut kann einen verlassen, und es kann einen in der Kehle würgen. Diesen Brechreiz muss man unterdrücken und Instrumente und Medikamente bereitlegen, denn es gibt Arbeit. An meinem ersten Tag im Krankenhaus nahm ich ein Kind auf, das aus noch unbekanntem Grund fieberte – Tuberkulose oder Enzephalitis, Lungenentzündung oder Meningitis waren mögliche Diagnosen –, und während ich den kleinen Körper untersuchte, bemerkte ich, dass sich in einem Nasenloch etwas bewegte. Langsam, blind tastend, kam der Kopf eines Wurms hervor und schob sich Zentimeter um Zentimeter in eine Nierenschale, die jemand unter das Gesicht des Kindes hielt.

Ascaris lumbricoides ist der am weitesten verbreitete Darmparasit Afrikas: ein Muskelwurm, bis zu dreißig Zentimeter lang, der sich in den Eingeweiden der Armen des Landes windet. Der Ascaris ist so vollkommen an das Leben im Menschen angepasst, dass er nur geringe Widerstandsfähigkeit gegen Veränderungen seiner Umgebung besitzt, wie etwa gegen von einer anderen Krankheit ausgelöstes Fieber. Er kann sich auch auf andere unerfreuliche Art und Weise zeigen. Ich brachte einen Jungen mit Verstopfung in den Operationssaal. Seine bis auf die Knochen abgemagerten Arme deuteten auf Unterernährung hin, ein häufiger Befund in dieser Gegend. Sobald er einschlief, schob der Anästhesist ihm einen Schlauch in den Magen, um die Sekretion abzusaugen, die sonst womöglich während der Bewusstlosigkeit in seine Lungen regurgitiert hätte. Plötzlich war der Magenschlauch verstopft, und der Arzt zog ihn vor sich hin murmelnd hinaus. In dem durchsichtigen Schlauch steckte ein Wurm.

»Ich weiß, was Sie da drin finden werden«, sagte er. »Sehen Sie. Und hören Sie.«

Er wies auf den Bauch des Kindes, der jetzt, wo die Narkose wirkte, entspannt war. Unter den dünnen Muskeln wand sich etwas wie lebendige Spaghetti, und aus dem Innern war ein merkwürdig trockenes Rascheln zu vernehmen.

»Ascaris«, sagte der erfahrene Anästhesist, »ein ganzer Haufen. Sie sind von einer Art untergliederter Schale umgeben, die das Geräusch erzeugt, wenn sie sich umeinander winden.«

Der Darm war voller Würmer, feste Knoten, die unmöglich zu entwirren waren. Ich angelte sie durch einen Schnitt im Darm heraus, während ich hinter meiner Maske würgte.

»Sie schütten am besten etwas Piperazin rein«, meinte der Anästhesist, »um sie zu töten, falls noch welche drin sind. Sonst schlängeln sie sich durch Ihre Naht, und am Ende hat er eine Peritonitis.«

Das Krankenhaus stand hoch auf einem Hügel mit Blick über den Indischen Ozean, der in der Ferne glitzerte. Früher war es von Missionaren geführt worden, die den Menschen aus den nahe gelegenen Krals Hilfe und Heilung geboten hatten. Nach und nach war der Busch durch wogende Zuckerrohrfelder ersetzt worden, die sich im Süden bis zum Horizont und im Osten bis zum Meer erstreckten. Die Dorfbewohner waren in den schwarzen Townships neben den weißen Siedlungen an der Küste gelandet. Schließlich hatte die Regierung des Zulu-Homelands das Krankenhaus übernommen. Als noch mehr Menschen das elende Leben im Landesinnern hinter sich gelassen hatten und auf der Suche nach Arbeit hierher gekommen waren, hatte sich vom Rand des Townships entlang dem Tal eine raue Kruste aus Hütten und Baracken mit Wänden aus Plastikplanen ausgedehnt. Einige fanden Beschäftigung als Hausangestellte in weißen Städten. Bei den Männern lief es in der Regel darauf hinaus, dass sie die Existenz auf dem Land gegen eine strenge Sklaverei als Arbeiter auf den riesigen Zuckerrohrplantagen eintauschten.

Die scharfkantigen Blätter der Zuckerrohrpflanzen verursachten Wunden, die sehr schnell eiterten. Blieben sie unbehandelt, breitete sich die Infektion durch die Muskeln der Hand aus, die – wenn der Eiter nicht chirurgisch abgeleitet wurde – am Ende gekrümmt und nutzlos war; ein Leiden, das wir »Zuckerrohrschneiderklaue« nannten. Die meisten Patienten des Krankenhauses kamen jedoch aus dem Township und seinem verwahrlosten Umland: Dort gediehen sämtliche Mangelkrankheiten. Tuberkulose war weit verbreitet, sie wurde in den überfüllten Wohnvierteln von einem Menschen zum nächsten weitergegeben. Meningitis, Typhus, Hepatitis und Dysenterie kamen – ebenso wie Spulwürmer – aus den nach Abwasser stinkenden Wasserläufen, wo die Menschen sich wuschen und ihr Trinkwasser holten.

Als ich eines Tages Dienst in der Ambulanz hatte, hörte ich vom Eingang des Krankenhauses Geschrei und dann den Lärm einer näher kommenden Menschenmenge. Von der Tür zu meinem Untersuchungszimmer sah ich, dass der Mittelpunkt eine ältere Frau war, die von ihrer ausgedehnten Familie gebracht wurde; genauer gesagt, hereingetragen, denn sie hatten sie an eine Tür gebunden. Sie schrie und spuckte und wehrte sich gegen ihre Fesseln. Die glänzende Haut an ihrem Bein war mit einem Gitter aus Rissen überzogen. Ich erinnerte mich plötzlich, dass man das »Mosaikpflaster«-Dermatitis nannte, und mir wurde klar, dass ich einen Fall von Pellagra vor mir hatte, den ersten seit der Medizinischen Fakultät. Zu den Symptomen gehörten Diarrhö und, wie bei dieser Patientin, wild tobende Demenz.

Pellagra wird durch einen Mangel eines ganz gewöhnlichen Vitamin-B-Komplexes ausgelöst. Im Elend des Townships betranken sich viele Bewohner bis zur Besinnungslosigkeit. Die billigste Alkoholquelle war die staatliche Bierhalle, ein schmutziger Hangar, wo für ein paar Cent Sorghum-Bier pro Quart ausgeschenkt wurde. Man musste eine ganze Menge von dem Zeug trinken, um richtig betrunken zu werden, also war der Umsatz gut, jeden Tag wurde frisches Bier gebraut. Die Chemikalien, die zugefügt wurden, um die Gärung zu beschleunigen, hatten die Nebenwirkung, dass sie die Aufnahmefähigkeit des Körpers für notwendige Vitamine blockierten. Diese Patientin würde auf eine Zeit alkoholischer Abstinenz und Behandlung mit Vitamininjektionen und -tabletten gut ansprechen, aber zunächst musste sie sediert werden, damit sie nicht sich selbst oder jemand anderen verletzte.

Sie hatte eine gewaltige Kraft in ihren dünnen Gliedmaßen. Trotz der Stricke bedurfte es zweier kräftiger Krankenschwestern, um ihren herumfuchtelnden Arm festzuhalten, während ich eine Vene suchte und ihr eine Ampulle Valium injizierte. Die Dosis reichte, um einen großen Mann umzuhauen, und allmählich sank sie in ihren Fesseln zusammen, und die Augen fielen ihr zu.

»Wir müssen sie losknoten«, sagte ich. Ihre Familie war alles in allem nicht beeindruckt.

»Sie ist verrückt«, sagten sie im Chor, »hat uns mit einer Axt verfolgt.«

»Sie schläft jetzt«, sagte ich und betrachtete ihr faltiges Gesicht, das ganz ruhig war. »Ich glaube, es ist sicher.« Ich beugte mich über sie, um ein Augenlid anzuheben. Bei meiner Berührung riss sie die Augen auf, ihr Kopf schoss mit der Geschwindigkeit eines Mungos nach oben, und ihr Kiefer schloss sich um den Kolben der Spritze, die ich noch in der Hand hielt. Bevor ich sie wegziehen konnte, war das stabile Plastik unter dem Druck ihrer zahnlosen Kiefer zerborsten. Es bedurfte noch einer ganzen Ampulle, um sie so weit zu entspannen, dass wir sie losbinden und in ein Bett legen konnten.

Nach dem geordneten Verlauf meiner chirurgischen Ausbildung und Forschung war die afrikanische Medizin mitreißend verrückt. Im Krankenhaus konnte man mit allen möglichen unwahrscheinlichen Befunden konfrontiert werden; ganz leise und plötzlich oder angekündigt durch einen Tumult am Eingang, wo die Familien derjenigen, die untersucht werden sollten, unter den Flammenbäumen kampierten. Eines sehr frühen Morgens fuhr ein zerbeultes Taxi vor der Notaufnahme vor, und ein Mann schob sich – mit einiger Mühe – vom Rücksitz. Aus seiner Stirn ragte der etwa ein Meter zwanzig lange Schaft eines Wurfspeers. Der Mann bewegte den Kopf vorsichtig, wie ein Tier mit einem großen Horn. Er beantwortete unsere besorgten Fragen – er fühle sich gut, vielen Dank, abgesehen von leichten Kopfschmerzen – und ließ sich von uns in das Gebäude führen, schüchtern über die erschreckten Ausrufe lächelnd, die ihn begleiteten.

Der Mann kam aus einem Gebiet im Norden, wo eine Fehde zwischen zwei Sippen im Gang war, die an gegenüberliegenden Seiten eines Tals lebten. Die Ursprünge dieser Vendetta waren in den turbulenten Zeiten, die der Absetzung des letzten großen Zulukönigs durch die Briten im Jahr 1879 folgten, untergegangen. »Fraktionskämpfe«, wie die Zeitungen sie nannten – manchmal veröffentlichten sie dazu einen Punktzettel der Zahl der Getöteten und Verwundeten –, neigten dazu, einem vorhersehbaren Muster zu folgen. Junge Männer der einen Gruppe schlichen über den Fluss, der ihre Gebietsgrenze bezeichnete, und stahlen ihren traditionellen Feinden ein paar Stück Vieh; die andere Seite übte Vergeltung, bis Blut floss. Die Kampfsaison forderte in der Regel den Tod von ein paar ältesten Söhnen jedes Clans, bis der Ehre Genüge getan war.

Der Patient erklärte, er sei mitten in der Nacht von einem Rascheln im Dachstroh seiner Hütte wach geworden, das nach Ratten klang. Dann roch er Rauch, und ihm wurde klar, dass die Hütte brannte, also trat er die Tür auf und lief hinaus in die Dunkelheit. Etwas hatte ihn kräftig zwischen den Augen getroffen und ihn bewusstlos geschlagen. Am Morgen war er von ein paar Dorfbewohnern gefunden und ins Krankenhaus gebracht worden. Er saß auf der Untersuchungsliege und schielte, wenn er versuchte, den Schatten des Speerschafts zu fixieren, der gerade außerhalb seines Blickfelds lag. Inzwischen standen die Chirurgen und einige andere Ärzte um ihn herum. Wir sahen, dass die Speerspitze ihn genau in der Mitte der Stirn getroffen und die Haut senkrecht in zwei Grate geteilt hatte, die sich gegen das Eisen falteten, wenn er die Stirn runzelte. Die Spitze war am Hinterkopf zu ertasten, ein Punkt, der die Haut in der Mitte des Hinterkopfes wegdrückte.

Erstaunlicherweise schien die Klinge genau zwischen den beiden Gehirnhälften durchgegangen zu sein und keine neurologische Struktur verletzt zu haben. Sie war genau durch die große Zentralvene hindurchgegangen – den Sinus sagittalis –, die von der Vorderseite des Schädels nach hinten lief, und hatte dabei die Löcher im Gefäß wirkungsvoll verschlossen. Mit unseren eingeschränkten neurochirurgischen Möglichkeiten war eine Entfernung eindeutig viel zu riskant. Der Speer schien so fest im Schädel zu stecken, dass wir das Risiko eingehen konnten, ihn zu einem Spezialisten zu bringen. Bevor der Mann die Ambulanz verließ, stützten wir seinen Kopf auf einen Tisch und sägten vorsichtig den Schaft ab, damit er sich besser bewegen konnte. Er dankte uns und fügte auf Zulu einen Kommentar hinzu, den die Schwestern mit brüllendem Lachen quittierten; er hatte darum gebeten, dass wir den hölzernen Schaft aufhoben, damit er ihn wieder mit der Spitze verbinden konnte, sobald diese aus seinem Kopf entfernt war. Dann konnte er ihn eines Tages gegen seine Angreifer schleudern.

Die Zulus sind berühmt für ihren Stoizismus, mit dem sich ein fester Glaube an die Unerbittlichkeit der Rache verbindet, in menschlicher oder göttlicher Form. Als ich eines Abends im OP-Saal auf meinen nächsten Patienten wartete, platzte ein Pförtner durch die Schwingtüren.

»Auf der Intensivstation brauchen sie einen Chirurgen!«, schrie er. »Kommen Sie!«

Ich stieß auf ein Gemetzel. In einem Bett lag, angeschlossen an ein Beatmungsgerät, das immer noch sinnlos vor sich hin seufzte, ein toter Mann. In seinem Hals klaffte eine tiefe Wunde, die Wände waren voller Blut. Eine junge Frau saß mit gesenktem Kopf und in eine Decke gewickelt auf einem Stuhl, beobachtet von einer Gruppe schockierter Schwestern. Auf dem Boden lag das Rohrzuckermesser mit der langen Klinge, mit dem das Blutbad angerichtet worden war. Die Polizei kam und brachte die Frau weg, während die Schwestern mir erklärten, warum der Mann hatte sterben müssen.

Die Frau war eine Woche zuvor von dem Mann vergewaltigt worden. Sie hatte eine *Sangoma* oder Hellseherin aufgesucht, der die Geister der Vorfahren der Frau – in Trance – versichert hatten, der Mann werde sterben. Diese Geister hatten die Gestalt einer Schlange angenommen, die ihm aufgelauert und ihn am Morgen beim Zuckerrohrschneiden gebissen hatte. Schlangen waren in den Zuckerrohrfeldern eine weit verbreitete Gefahr, und nachdem diese von einem Vorarbeiter getötet worden war, hatte der Farmer den Mann und die Giftschlange auf die Ladefläche seines Pick-ups geladen und sie zum Krankenhaus gebracht. Die Untersuchung der Schlange hatte die Symptome des Mannes bestätigt, ihr Gift war ein Nervengift, das das Atemzentrum angriff, und als der Mann immer schwerer geatmet hatte, hatte man ihn auf die Intensivstation gebracht und an ein Beatmungsgerät angeschlossen. Sein Opfer hatte gehört, was passiert war und dass die Ärzte dem Mann vielleicht das Leben retten konnten. Also hatte sie sich von ihrem Bruder eine Machete geborgt und war zum Krankenhaus gekommen, um ihren Ahnen gegenüber ihre Pflicht zu erfüllen, indem sie dafür sorgte, dass deren Rache nicht vereitelt wurde.

*Sangomas* wurden von den Hiesigen sowohl bei Gesundheitsangelegenheiten als auch bei Schicksalsschlägen zurate gezogen. Sie legten bei der Abgrenzung von Symptomen großes Geschick an den Tag. Bei Kindern, die an Bilharzia-Infektionen litten und damit in die Ambulanz kamen, war die vergrößerte Milz mit einem Filigranmuster winziger Schnitte ordentlich umrissen. Sie kamen in der Regel nicht wegen der ursprünglichen Infektion ins Krankenhaus, sondern weil die traditionelle Behandlung der *Sangoma* manchmal zu tödlichen Leberschäden führte. Kindern verabreichten sie bei den meisten Leiden einen Kräutereinlauf aus der *Senecia*-Pflanze. Einige *Sangomas* waren begierig, ihre therapeutischen Fertigkeiten auf den neuesten Stand zu bringen. Sie begleiteten ambulante Patienten mit allen Insignien geschmückt: aufgeblasene Tierblasen, Affenschwänze und Kopfschmuck aus Fellen. Eine ganze Litanei von Beschwerden herunterrasselnd – Schmerzen am Kopf, in den Knien, in der Brust, in den Venen –, wiesen sie einen Neuling an, an des Patienten statt untersucht zu werden. Die Tabletten, die wir verschrieben, wurden untersucht und ihre Wirkung sorgfältig notiert, bevor sie in einem Beutel aus Schakalfell verschwanden; später würden sie zur Behandlung der Patienten der *Sangoma* mit Zutaten weit mystischerer Natur vermischt werden.

Diesem Dualismus hingen auch viele Mitglieder des Krankenhauspersonals an. Eines Morgens füllte sich der Ambulanzflur plötzlich mit einer Phalanx verängstigter Schwestern, die im Laufen eine Fahrtrage schoben, deren Räder auf dem unebenen Beton quietschten und vibrierten. Dann erblickte ich den Grund für ihre Panik. Eine Frau kniete auf der schwankenden Fahrtrage, hielt sich krampfhaft an den Kanten fest, um nicht herunterzufallen, und starrte wie versteinert auf das Objekt, das aus ihrem offenen Mund kam. Es lag auf der Decke wie ein Meter Band in gebrochenem Weiß: ein Bandwurm, halb erbrochen. Der Parasit repräsentierte für Patientin wie Personal eine archetypische Manifestation spiritueller Missgunst, sein Kopf war in der Darmwand der Frau vergraben, während sein abscheulich langer Körper auf dem Kissen zuckte. Ich zog einen Handschuh über, griff ihr in die Kehle und riss den Wurm mit einem Ruck heraus, während die Krankenschwestern unisono aufschrien und die Patientin sich mit vor Angst hervorquellenden Augen heulend zu Boden warf. Es brauchte eine halbe Stunde Überredung, sie so weit zu beruhigen, dass sie ihre Tabletten nehmen konnte, die den Kopf des Wurms, der noch in ihr war, töteten.

Die Medizin konnte nicht alle Krankheiten heilen, von denen diese Menschen heimgesucht wurden, selbst wenn wir besser ausgestattet gewesen wären. Das KwaZulu-Homeland, in dem das Krankenhaus lag, war einer dieser überfüllten ländlichen Slums, in die die Regierung in Pretoria ihre unerwünschten schwarzen Bürger sperrte. Das Volk wurde so zwei Mal zum Opfer: zuerst der Apartheid und dann der unfähigen Homelandverwaltung, die ihren Etat für pompöse Büros, einen aufgeblähten öffentlichen Dienst und eine mörderisch korrupte Polizei ausgab, die den Löwenanteil der Mittel verschlangen. Wie die anderen Homelands auch hatte KwaZulu sein eigenes Gesundheitsministerium, dessen Bürokraten und Limousinen den größten Teil des für den Gesundheitsdienst bestimmten Geldes verzehrten. Ein Großteil von dem, was noch blieb, wurde mit einer unverhohlenen Gleichgültigkeit gegenüber dem Leiden der Menschen systematisch unterschlagen oder in korrupte Taschen umgeleitet.

Das Krankenhaus war ein Mikrokosmos der Verwaltung, die es kontrollierte. Einige Schwestern waren hingebungsvoll, aber andere waren korrupt oder faul. Die Patienten auf den Stationen beschwerten sich, dass sie fürs Essen zahlen mussten, für eine Bettpfanne, ja sogar für die ihnen verordneten Medikamente. Während einer mitternächtlichen Operation brauchte ich einen Faden, um das Abdomen zu schließen. Die OP-Schwester suchte planlos in ihrem Bestand und zuckte die Schultern. Die Instrumentenschwester, die mir assistierte, erklärte, der Faden müsse aus dem Lagerraum geholt werden, und schickte die Schwester los. Nach einer Weile verließ die andere Schwester den Raum und sagte, sie würde den Artikel schon finden. Dann verschwand die Schwester selbst – um die anderen beiden zu suchen – und kehrte nicht zurück. Schließlich konnten der Anästhesist und ich nicht mehr länger warten. Wir legten ein steriles Tuch über den offenen Bauch, und ich ließ ihn allein, damit er sich um den bewusstlosen Patienten kümmerte, während ich das OP-Personal suchen ging. Ich fand die drei im Aufenthaltsraum, wo sie gemütlich eine Tasse Tee tranken.

Bestimmte Vorschriften wurden sehr penibel befolgt, was in diesem ums Überleben kämpfenden Krankenhaus seltsam anmutete. An einem ruhigen Tag, als ein tropischer Sturm die Erde draußen in eine schlammige Suppe verwandelte und dafür sorgte, dass die Ambulanz leer blieb, wurde ins Dienstzimmer der Ärzte ein Anruf durchgestellt.

»Sie müssen auf die Station kommen«, sagte die Schwester. »Eine Patientin keucht.«

Ich wusste, dass Patienten, die »keuchten«, normalerweise ihre letzten Züge taten und man auf den unterbesetzten Stationen mit solchen Sterbesituationen selten zurechtkam, also eilte ich über den überschwemmten Hof dahin, woher der Anruf gekommen war. Ich sah, dass man wenig tun konnte. Um das Bett der Frau waren Wandschirme aufgestellt worden, sie hatte die Augen auf, und ihr Kinn hing schief. Ihr Gesicht hatte den leeren Ausdruck, der allen Toten eigen ist. Ich tastete an ihrem noch warmen Handgelenk nach dem Puls. Meine Finger hinterließen eine kleine Delle in der Haut, die keine Spannkraft mehr hatte.

»Ich fürchte, es ist zu spät«, erklärte ich der Stationsschwester. »Wir können nichts mehr für sie tun.«

»Es tut mir Leid, Herr Doktor«, sagte die Schwester, der es peinlich zu sein schien. »Sie war sehr krank. Sie kam vor drei Tagen mit Pneumonie her, vielleicht auch TB. Der Arzt hat ihr intravenös Antibiotika verabreicht. Vor einer Weile fiel uns auf, dass ihre Atmung sich verändert hatte. Ich weiß nicht, wie lange sie so dalag, wir haben hier sehr viel zu tun. Wir haben ihr Sauerstoff gegeben und Sie gleich gerufen, aber ich glaube, da war sie schon tot.«

Die weit dilatierten Pupillen der Frau, die nicht auf das Licht reagierten, bestätigten den Befund der Schwester. Alles, was mir noch blieb, war, den Tod zu bescheinigen und das Datum und den Zeitpunkt ihres Ablebens in die Krankenakte einzutragen. Als Letztes nahm ich mein Stethoskop und schlug die Decke zurück, um mich zu vergewissern, dass kein Herzschlag mehr zu hören war. Der Anblick ihrer Brust ließ mich innehalten. Die Haut war voller großer, mit Flüssigkeit gefüllter Pusteln, die leise zitterten, als wäre Leben in ihnen. Ich drehte mich um, um etwas zu der Schwester zu sagen, aber sie war gegangen. Stattdessen stand dort der leitende Arzt.

»Was ist das?«, fragte ich ihn und zeigte auf die Verletzung. »Impetigo bullosa? Ich glaube, mich zu erinnern, dass das große Pusteln hervorrufen kann.«

»Nichts so Seltenes«, sagte er. »Am Vormittag flitzen die Schwestern herum und beziehen die Betten, da merken sie, dass ein Patient sich nicht wachrütteln lässt. Wenn sie genauer hinschauen, wird ihnen klar, dass er schon vor Stunden gestorben ist, in der Nacht. Sie hätten um acht Uhr früh bei allen den Puls und die Temperatur messen sollen, aber jetzt ist es elf, und der Arzt, den sie rufen, damit er den Tod bestätigt, wird merken, dass der Patient bereits längere Zeit tot ist. Also lassen sie ein heißes Bad ein und baden die Leiche, um sie zu erwärmen und die Zeichen der Leichenstarre zu beseitigen. Dann stecken sie sie wieder ins Bett und rufen uns.« Der Arzt zog der Frau das Laken über das Gesicht. »Diesmal war das Wasser vielleicht nicht heiß genug, also haben sie den Kessel erhitzt. Die arme Steife wurde halb gar gekocht.«

Es hatte keinen Sinn, sich wegen solcher Kleinigkeiten aufzuregen, erklärte er mir, als wir die Station verließen; würde man sich beschweren, würde man sich nur die Schwestern zum Feind machen, was zu einem Zeitpunkt, wo das Arbeitspensum für alle stieg, sehr unangenehm werden konnte. In den letzten zehn Jahren war die Bevölkerung des Townships um das Fünfzigfache gestiegen, ein Trend zur Verstädterung, der dazu führen würde, dass die Hälfte der afrikanischen Bevölkerung bald in Städten lebte. Aids breitete sich exponentiell aus, verbunden mit einem Anstieg virulenter TB, während sich neue, medikamentenresistente Malariastämme von Mosambik aus nach Süden durch die Tiefebenen der Zululandküste verbreiteten. Es gab im Krankenhaus allerdings auch Probleme, die kaum etwas mit Krankheiten, sondern vielmehr mit Politik zu tun hatten. Einige der weißen Ärzte auf den Stationen trugen Militäruniformen. Sie waren an dieses Homeland-Krankenhaus abkommandiert, um jetzt, wo der Grenzkrieg mit Angola vorbei war, hier ihren Militärdienst abzuleisten. Das Merkwürdige war, dass der Krieg ihnen gefolgt war. Mit der Freilassung Nelson Mandelas aus dem Gefängnis lag das Versprechen der Veränderung in der Luft, und der zarte Griff der Homeland-Regierung war in Auflösung begriffen. Ihr Führer hatte tatsächlich den Versprechungen Pretorias geglaubt, sie würden Souveräne ihrer in Stücke geschlagenen Königreiche sein, wo es nichts gab als erodierte Erde und aus allen Nähten platzende Barackensiedlungen, und geträumt, sie könnten irgendwie an ihrer wackligen Macht festhalten. Die KwaZulu-Regierung gründete ihre Stärke auf Inkatha, einer »kulturellen Organisation« der Zulu, gegründet von Pretoria als Mittel zur Sicherung der Unterstützung seitens der traditionellen Stammesangehörigen der Homelands. Der öffentliche Dienst, die Polizei, die Oberschwestern im Krankenhaus, alle waren Mitglieder von Inkatha.

Aber in Zululand gedieh die Unterstützung für Mandela und den ANC, was die »Sekurokraten« des militärischen Geheimdienstes untergraben wollten. Den Dienstvorschriften für Geheimoperationen folgend, die sie in Angola und Namibia angewandt hatten, hatten sie Destabilisierungstaktiken in die Homelands eingeschleust. Unter ihrer Führung versorgte die KwaZulu-Polizei – ausgestattet mit Automatikwaffen aus Israel, das sich nicht an das internationale Waffenembargo hielt – Inkatha-Kriegsherren mit Waffengewalt. Kriminelle Banden wurden bewaffnet und losgeschickt, um in Gegenden, die mit dem ANC sympathisierten, Blutbäder anzurichten; deren »Selbstverteidigungs-Einheiten« gingen wiederum mit selbst gebauten Schrotflinten gegen die Untertanen der Pro-Inkatha-Bosse vor. Mit Kapuzen bekleidete, bewaffnete Männer schlachteten wahllos ganze Familien ab und legten an ländlichen Straßen Hinterhalte, deren Opfer oft abschätzig als Opfer von »Gewalt von Schwarzen gegen Schwarze« bezeichnet wurden. Die Polizei brachte Leichen zu uns, damit wir offiziell den Tod bestätigten. Sie stapelten sich auf Fahrtragen in der Nähe des Eingangs zur Ambulanz, jede mit einer grauen Decke zugedeckt. Die Polizisten schlugen das Leichentuch zurück und lasen von ihrem Klemmbrett ab: »Männlicher Bantu. Name unbekannt. Gefunden am Straßenrand in Nongoma. Frau, desgleichen. Kind, weiblich, desgleichen«, und ich bemerkte die verdrehten Gesichter, die Spritzer von Einschusslöchern, den Geruch nach Blut und Holzrauch aus den Kleidern der Barackenbewohner, die auf offenen Feuern kochten. Es war, als offenbarten diese wahllosen Morde tiefe Wellen der Primitivität, die den Teich des Leidens, der jeden Tag an die Krankenhaustüren schwappte, füllten.

Das Township wurde von gewalttätigen Raubüberfällen terrorisiert, deren Opfer den Warteraum der Ambulanz füllten. Um den arg unter Druck stehenden Unfallärzten zu helfen, machten wir zwischen den Operationen einen Umweg über die Unfallstation. Manchmal packten wir die kritischen Fälle auf Fahrtragen und brachten sie direkt in den OP. Diejenigen, die nur genäht werden mussten, wurden in eine Reihe gestellt und bekamen von den Ärzten eine hastig hingekritzelte Notiz an die Brust geklebt, damit die Schwestern ihre Wunden nähen konnten. BN, TT + Pen IMI hieß in Kurzschrift: bitte nähen, Tetanustoxoid und Penizillin, intramuskuläre Injektion.

Ein wenig doktern kann bei Menschen, die von Mangel und Gewalt derart geplagt wurden, sehr viel bewirken, aber es hat seine Grenzen. Bei einem solchen Ausflug in die Ambulanz bemerkte ich in der dichten Menge einen Mann, der ruhig auf einer Bank saß. Vielleicht ein Arbeiter aus einer Zuckerfabrik, gekleidet in seinen besten Sonntagsanzug, um am Abend im Township auszugehen. Er trug eine Jacke und eine Krawatte und hielt seinen Hut würdevoll vor der Brust. Sein relativer Wohlstand hatte ihn zweifellos zum Ziel der Gangster gemacht, denn Blut floss in einem steten Strom auf den Boden und bildete unter seinem Sitz eine größer werdende Pfütze. Ich grüßte ihn auf Zulu.

»Was ist passiert?«, fragte ich ihn. »Wo sind Sie verletzt?«
»Es ist nur eine Kleinigkeit, Herr Doktor. Ich habe einen Messerstich abbekommen.«

Ich bat ihn, mir die Verletzung zu zeigen.

»Es ist nichts«, sagte er und drückte den Hut fest gegen die Brust. Ich nahm ihn weg und sah, dass sein Hemd mit Blut durchtränkt war, das aus einer Wunde unterhalb seines linken Brustkorbs quoll, direkt unter den Rippen. Ich rief die Schwester.

»Können Sie den Mann zur OP fertig machen?«, bat ich sie. »Legen Sie ihm eine Infusion an, und machen Sie eine Blutkreuzprobe. Er hat eine Stichwunde in der Milz. Wir operieren ihn, sobald der Tisch frei ist.«

Die Frau sprach eine ganze Weile auf Zulu mit ihm, aber er antwortete kurz angebunden und schüttelte den Kopf.

»Er möchte nicht operiert werden«, übersetzte sie, »er möchte nur einen Verband.«

Ich sah, dass der Mann auf der Bank, auf der er saß, leicht schwankte.

»Er wird gleich ohnmächtig«, sagte ich. »Er hat sehr viel Blut verloren. Überzeugen Sie ihn davon, dass wir ihn sofort operieren müssen. Ich werde das Personal im OP vorwarnen.«

Der Mann kam nicht in den OP. Als ich nach ihm schauen ging, sagte die Schwester, er sei aufgestanden, habe sich höflich den Hut auf den Kopf gesetzt und sei hinausgegangen. Ich war bald mit einem neuen Notfall beschäftigt und wurde erst am nächsten Tag wieder an ihn erinnert, als die Schwester mich ansprach.

»Erinnern Sie sich an den Mann letzte Nacht, der nicht operiert werden wollte?«, fragte sie mich. »Also, er ist nicht weit gekommen. Sie haben ihn heute Morgen gefunden, er saß vor dem Krankenhaustor an einen Baum gelehnt. Den Hut hatte er noch auf, und er war mausetot.«

Ich war nach Afrika zurückgekehrt, um Heilung zu suchen, ein Gefühl von Ganzheit. Ich hatte festgestellt, dass ich hier auf eine Weise nützlich war, wie ich es in den Krankenhäusern der geordneten Gesellschaften niemals sein würde. Aber ich war mir einer verborgenen Schuld bewusst, diese Art von Medizin zu praktizieren, denn das Gefühl von Wert, das sie mir verlieh, hatte seinen Preis.

Diese Patienten waren größtenteils Opfer vermeidbarer Leiden, zugefügt durch die Politik und durch ihre Mitmenschen. Indem ich sie heilte, fand ich persönliche und berufliche Erfüllung – sogar einen gesteigerten Sinn meiner eigenen Menschlichkeit – in der beständigen Gegenwart von Brutalität und Schmerz. Der Lohn wurde durch Abscheu gemäßigt. Ich fragte mich, welchen Preis ich wohl würde zahlen müssen, wenn ich an diesem widersinnigen Ort blieb.

Ich war bei einem Kollegen zu Besuch, den ich von der Universität in Kapstadt kannte. In unseren Tagen an der Medizinischen Fakultät war er, wie ich mich erinnerte, ein freundlicher Mann gewesen, sehr menschlich. Er lebte in einem hübschen Landhaus auf einem Hügel mit Blick über die Zuckerrohrfelder in Richtung eines Tals, wo am Fluss noch ein Flecken Wald stand. In dem Jahr, das er im Krankenhaus verbracht hatte, hatte er angefangen, sich für Ornithologie zu interessieren, und sooft der Druck der Arbeit es ihm erlaubte, ging er hinunter in das kleine Naturreservat, das einzurichten er geholfen hatte, und verbrachte die Stunden der Dämmerung damit, die Vögel, die am Flussufer vorbeiflogen, zu fangen und zu beringen. An diesem Abend erzählte ich ihm von dem Mann, der allein mit seiner Würde gestorben war. Wir saßen zusammen in der warmen Abendluft auf der Veranda und tranken einen Dämmerschoppen. Mein Freund kümmerte sich um einen kleinen türkisfarbenen Eisvogel mit einem gebrochenen Flügel, der piepsend über den Tisch mit den Getränken marschierte wie ein kaputtes mechanisches Spielzeug.

»Einige rettet man, andere verliert man«, sagte er mit einem Achselzucken. »Angesichts der täglich herrschenden Anarchie ist es bemerkenswert, dass es uns überhaupt gelingt, welche zu retten.«

# 5

## Kurdistan

Es war irgendwann am Nachmittag, als sie den Jungen von dem fernen Berghang herunterbrachten, in ein Laken gehüllt, das voller Blut war. Ich wartete an dem Flussufer, das die türkische Grenze markierte, während die Männer auf der anderen Seite innehielten, um ihre Waffen und Patronengurte abzulegen. Dann wateten sie, das Bündel in Schulterhöhe hochhaltend, durch den eisigen reißenden Bach, wobei sie sich mit einer Hand an dem Strick festhielten, der von einem Ufer zum anderen gespannt war. Der Strom drängte schäumend gegen ihre Oberschenkel, während sie auf dem felsigen Grund Halt suchten. Am nahen Ufer hielten sie, die Hände in den Stoff gewickelt, ihre Last zu mir hoch. Ich warf einen Blick zwischen die Falten und sah das Gesicht des Jungen, die Augenbrauen zusammengekniffen vor innerer Sorge, als würde er den nächsten Ruck seiner quälenden Reise schon spüren. Sein Kinn war zart und blass, ein blauer Schatten, die Stoppeln eines erwachsenen Bartes; die Nase ganz spitz und fleischlos vor Schmerz. Seine Augen, die vor Fieber glänzten, waren bereits in die Höhlen gesunken.

Er war bei Bewusstsein, und er stöhnte, als sie ihn im Zelt auf eine Trage legten. Die kurdischen Kämpfer, die ihn gebracht hatten, erzählten mir seine Geschichte. Vor zwei Tagen hatte bei einem heftigen Rückzugsgefecht gegen irakische Truppen eine Kugel den Jungen in die Leiste erwischt. Seine Kameraden hatten ihn aus der Schusslinie gebracht. Die Kugel war am Gesäß wieder ausgetreten und hatte ein großes Loch gerissen, das sie mit Lumpen gestopft hatten. Dann hatten sie ihn, während andere den Angriff abwehrten, über die Berge zur Grenze getragen, den Spuren der Flüchtlinge folgend. Sie hatten keine Medikamente, außer Aspirin,

das sie mit ein paar Wassertropfen zu einem Brei zerkrümelt und
ihm in den Mund geträufelt hatten. Er war ein tapferer Junge, sagten sie, ein *Peschmerga* – »die den Tod nicht fürchten« – wie sein
Vater, der während Saddam Husseins letztem großem Feldzug gegen die Kurden 1988 gefallen war.

Ich kniete mich neben die Trage. Die Augen des Jungen huschten unruhig hin und her, und seine Zungenspitze zitterte zwischen
den aufgesprungenen Lippen. Trotz des Fiebers waren seine Hän-
de kalt, der Puls war nicht zu ertasten, und er war so ausgetrocknet,
dass die Haut an seinem Unterarm, wenn sie zusammengekniffen
wurde, in einer Falte hochstand. Ich wagte noch nicht, mir seine
Verletzung näher anzusehen, denn jede Störung würde wohl dazu
führen, dass sie wieder anfing zu bluten. Die Lumpen, mit denen
sie umwickelt war, hatten sich mit Fäzes voll gesogen. Im Dunkel
des Zelts glühte sein blasses Gesicht wie ein unschuldiger Geist
mitten im Fäkaliengestank.

Ich machte mich mit den französischen Ärzten zusammen daran, ihn wiederzubeleben, an jedem Arm eine Infusion anzubringen
und ihm Flüssigkeit zuzuführen. Der Geruch nach faulem Fleisch
stieg in Wellen aus der Wunde auf und ließ uns würgen. Wir fügten den Infusionen Antibiotika zu. Langsam stieg sein Blutdruck,
und ich überlegte, wie wir ihm das Leben retten konnten. Wenn er
nicht an dem Blutverlust starb, konnte das mit Darmbakterien ver-
unreinigte Loch in seinem Gesäß zu einem septischen Schock führen. Er brauchte eine Bluttransfusion und musste dringend operiert werden. Zunächst galt es, das Gefäß, aus dem es in das
zerrissene Fleisch sickerte, zu finden und mit einer Klammer zu
verschließen, dann war sämtliches devitalisiertes Gewebe wegzu-
schneiden und die Wundhöhle mit Gaze zuzudecken. Er brauchte
intensive Betreuung, Sauerstoff und weitere Transfusionen, zudem
musste seine Nierenfunktion überwacht werden. Wenn er überlebte, sollte sich die Wunde langsam durch Sekundärheilung
schließen, während der Verband jeden Tag unter sterilen Bedingungen gewechselt werden musste.

Der Junge musste in ein Krankenhaus in der Türkei gebracht
werden, aber ich wusste, dass die Grenztruppen ihn niemals durch-
lassen würden. Obwohl die Türkei zur Golfkriegskoalition gehör-

te, die gerade Saddam Hussein geschlagen hatte, gingen die Türken nicht so weit, die irakischen Kurden – Feinde ihrer Feinde – als Freunde zu umarmen. Fünfzehn Jahre hatte die türkische Regierung in den Dörfern und schroffen Bergen des türkischen Kurdistans versucht, die kurdischen Aufstände im eigenen Land durch die Guerillas der Kurdischen Arbeiterpartei (PKK) zu unterdrücken. Ein verschwiegener Kampf mit Hinterhalten, Repressalien, Verhaftungen und erzwungener Umsiedlung. Die rote Flagge mit Stern und Halbmond knatterte überall entlang der Grenze über Forts und Bunkern im Wind. Türkische Soldaten sorgten dafür, dass die kurdischen Flüchtlinge auf der irakischen Seite des Flusses blieben, wo sie unter Decken und Plastikplanen zwischen kahlen Pappeln kampierten, die schnell gefällt wurden, um Feuerholz zu gewinnen.

Als wir an diesem Morgen ankamen, watete ich hinüber, um das kurdische Lager zu besuchen. Einige Vertriebene waren schon mehrere Tage dort und hatten versucht, ihre groben Hütten mit Steinmauern und Abflussgräben zu verbessern. Ihre einzige Wasserquelle war der Fluss. Er war eiskalt, Schmelzwasser aus den Bergen, aber seine Reinheit täuschte, das Abwasser von Tausenden von Menschen floss hinein. Einige hatten bereits Amöbendysenterie – die Spritzer ihres blutigen Stuhls hoben sich deutlich aus dem Staub ab –, und die Übrigen würden sich auch bald angesteckt haben. Die Türken wollten nicht, dass wir im Flüchtlingslager arbeiteten, erlaubten uns aber widerwillig, unsere Behandlungsstation auf türkischem Territorium aufzubauen: zwei graue, schachtelartige Zelte auf einer Wiese am Fluss. Sobald unsere Zelte errichtet waren, stellte ich mich mit meinen Kollegen, den Ärzten Bertrand und Antoine, am Ufer auf, und unser Dolmetscher rief über das schäumende Wasser, die Kranken und Verletzten sollten zu uns gebracht werden. Die Flüchtlinge durften den Fluss vorübergehend überqueren, um sich behandeln zu lassen. Jeder Patient musste eine eingehende Untersuchung durch einen türkischen Offizier über sich ergehen lassen. Er traute den Kurden nicht, also machte er so langsam wie möglich.

Ein Zelt beherbergte inzwischen ein halbes Dutzend chirurgischer Patienten auf Tragen, in dem anderen waren Kinder mit

Gastroenteritis, die, mit intravenösen Infusionen versorgt, lustlos dalagen. Wir hatten keine Lampen, daher hatte ich draußen zwischen den Zelten einen Operationstisch improvisiert, um das fahle Tageslicht zu nutzen. Eine Segeltuchtrage lag auf einem Stapel Munitionskisten. Dort arbeiteten wir, und wenn Graupelböen durch das von schneebedeckten Bergen umgebene Tal jagten, schützte uns eine Plastikplane. Bertrand machte die Anästhesie, und ich operierte mit einer Grundausstattung an chirurgischen Instrumenten, die ich nach jedem Eingriff mit Desinfektionsmittel schrubbte.

Bis zur Ankunft des *Peschmerga*-Jungen waren es nur kleinere chirurgische Fälle gewesen, Schnittwunden nähen, infizierte Blasen drainieren und Schusswunden an Armen und Füßen säubern und verbinden. Es hatte auch viele Amputationen gegeben: die Entfernung kleiner, schwarzer, erfrorener Zehen an den Füßen von Kindern, die in armseligen, in ruhigeren Zeiten von stolzen kurdischen Eltern in der Stadt gekauften Lackledermokassins über die irakischen Berge gekommen waren. Besonders die Zehen beunruhigten mich. Wie kam es, dass die Kurden – ein Volk mit einer langen Geschichte voller Konflikte und Enteignungen – nicht wussten, dass man gute Stiefel brauchte? Sie sollten zumindest, so fand ich, an Verrat gewöhnt sein, bereit, jederzeit zu fliehen. Sie waren im Laufe der Geschichte oft in die Kriege anderer Völker hineingezogen worden – hatten dem Osmanischen Reich, den Schahs von Persien, Russland, Großbritannien und später dem Irak, dem Iran und den USA gedient, die alle ihre eigenen imperialen Ziele in der Region verfolgt hatten. Und jedes Mal waren die Kurden fallen gelassen worden, sobald diese Ziele erreicht waren.

Zu Beginn des Golfkriegs hatte US-Präsident Bush das irakische Volk aufgefordert, »die Dinge in die Hand zu nehmen und Saddam Hussein zu stürzen«. Als der Krieg im März 1991 – mit einer Waffenruhe der Alliierten, die den irakischen Diktator nicht seiner Macht enthob – endete, erhoben sich die Kurden, warfen irakische Garnisonen aus dem Norden des Iraks hinaus und erklärten das Gebiet, das sie befreit hatten, zur autonomen Region. Sie hatten vielleicht geglaubt, ihr Aufstand würde vom Westen unterstützt werden, aber die Panzer der Republikanischen Garde Saddam Husseins waren gegen die Kurden vorgerückt, ohne dass sie von alliierten Flugzeugen daran gehindert wurden. Die eben erst befreiten kurdischen Städte fielen schnell. Zivilisten flohen in Bussen, Taxen, mit Traktoren und zu Fuß nach Norden, während Sendungen eines vom CIA finanzierten Radiosenders – der »Stimme des freien Irak« – die Kurden immer noch aufrief, »den teuflischen Saddam« zu entmachten. Flüchtlinge wurden jetzt auf dem Weg zu den zweifelhaften Zufluchtsstätten der Berge entlang der türkischen Grenze von irakischen Kampfhubschraubern aus der Luft angegriffen, während leicht bewaffnete *Peschmerga*-Kämpfer immer noch versuchten, die näher rückenden Panzer aufzuhalten. Der verletzte Junge war ein Opfer dieses jüngsten Verrats.

Die Luft wurde durch das Schlagen der Rotorblätter zusammengepresst. Ich lugte unter der Zeltbahn hervor und sah drei Hubschrauber der deutschen Luftwaffe über uns schweben, der Sog ihrer Rotorblätter zerrte an dem Segeltuch. Sie landeten holpernd auf der Straße oberhalb der Wiese. Ein paar Offiziere kamen auf die Zelte zugeschritten, in ihren schmucken grauen Fliegerkombinationen, die Köpfe hoch aufgerichtet, traten sie vorsichtig über den Schmutz hinweg. Ihre Anwesenheit auf türkischem Boden markierte das erste Mal seit dem Zweiten Weltkrieg den Einsatz deutscher Streitkräfte außerhalb ihrer eigenen Grenzen, auch wenn sie hier nur in einer »defensiven« Rolle tätig waren, und sie posierten vor dem Flüchtlingslager, damit das Ereignis von einem Kameramann der deutschen Luftwaffe festgehalten werden konnte. Ich stellte mich dem Flugkapitän vor und brachte ihn zu unserem ernstlich kranken Patienten.

»Er muss dringend evakuiert werden«, erklärte ich ihm. »Einer Ihrer Hubschrauber könnte ihn in ein Militärkrankenhaus bringen.«

Der Luftwaffenoffizier zuckte von der Trage zurück und verzog bei dem Gestank das Gesicht.

»Er ist ein Kriegsverletzter«, sagte er. »Wir können das nicht. Es ist verboten, Kämpfern zu helfen.«

»Er ist nur ein Junge«, sagte ich, aber der Kapitän, nervös und unglücklich, scheuchte seine Leute bereits zu den Hubschraubern zurück. Als sie abhoben, sah ich – unter den schwarzen Kreuzen an jedem Rumpf – in großen weißen Buchstaben das Wort HILFE. Ich war eine Woche zuvor an die türkische Grenze gekommen. Seither hatte ich viele türkische Soldaten gesehen – Kampftruppen und Jandarma, die blaubehelmten Grenzposten –, die versuchten, den Strom verzweifelter Kurden aufzuhalten. Ich war dem sonderbaren Auslandsvertreter internationaler Hilfsorganisationen und einigen Journalisten begegnet, aber von westlichen Streitkräften war weit und breit nichts zu sehen gewesen, ebenso wenig wie von der riesigen logistischen Maschinerie, die eine halbe Million Bodentruppen für die Invasion in den Irak transportiert und diese versorgt und bevorratet hatte. Aber der politische Wind hatte sich wohl kürzlich gedreht, denn plötzlich tauchten fremde Truppen auf; die Deutschen waren nicht die Ersten. Am frühen Morgen, als wir auf dem Weg waren, um unsere Behandlungsstation aufzubauen, waren wir einigen Amerikanern begegnet.

Zwei von ihnen, ein Major und ein Leutnant in US-Armee-Grün, standen unsicher an einem türkischen Kontrollpunkt an der Straße. Während unser Fahrer den mürrischen Jandarma zu überzeugen versuchte, uns durchzulassen, war der Major an unseren Jeep getreten und hatte sich vorgestellt.

»Könnten Sie uns helfen?«, fragte er. »Wir haben den Befehl, eine Schätzung der Flüchtlingskonzentrationen entlang der Grenze zu machen, und diese Typen« – er zeigte auf die türkischen Soldaten, die von Unterständen aus Sandsäcken in den Hügeln zuschauten, und einen gepanzerten Truppentransporter, der daneben parkte –»sollten mit uns zusammenarbeiten und Transportmittel zur Verfügung stellen. Ich habe ihnen die Befehle von ihrem Oberkommando gezeigt, aber es scheint ein Problem zu geben.«

Unser Fahrer sprach mit dem türkischen Kapitän.

»Er sagt, es tue ihm Leid, aber die Maschine sei kaputt. Sie können gehen, wenn Sie wollen, aber man könne Sie nicht transportieren.«

Ich beriet mich mit Francine, einer französischen Krankenschwester. Auch wir sollten nicht auf dieser Straße unterwegs sein; unsere medizinischen Referenzen – hauchdünne, mit Fotos und Stempeln verzierte Papiere – hatten uns durch eine erste Straßenblockade gebracht, aber selbst wenn wir es durch diese hier schafften, wussten wir nicht, wie lange uns das Glück noch hold war. Wir versuchten, ein Tal gut dreißig Kilometer weiter östlich zu erreichen, wo, wie man uns berichtet hatte, eine Ansammlung von Flüchtlingen sein sollte. Die Amerikaner und ihre offiziellen Befehle konnten uns die Sicherheitsbarrieren öffnen.

»Steigen Sie ein«, sagten wir, und die beiden Militärs schoben sich zwischen die Kisten mit medizinischen Geräten auf den Rücksitz, die Waffen unbeholfen zwischen die Beine geklemmt.

»Was machen Sie hier?«, fragte ich den Major, als unser Fahrer losfuhr.

»Wir waren westlich von hier stationiert, in Incirlik«, erklärte er, »und haben auf CNN einen Bericht über die Flüchtlingssituation gesehen. Es kam uns irgendwie hart vor, dass wir gar nichts tun, um zu helfen; ich meine, seit dem Ende der Kämpfe vor einem Monat schicken wir Hilfe nach Kuwait, und diese Leute hier sind sehr viel schlechter dran als die Kuwaiter. Der Befehl lautete, die türkischen Militärs würden sich um alles kümmern – sie würden für Ruhe und Ordnung an ihrer Grenze sorgen, und es ginge uns nichts an.«

Die Fernsehbilder von den riesigen Flüchtlingsbewegungen hatten schließlich wohl doch das US-Außenministerium erschüttert, denn Präsident Bush hatte angedeutet, man denke über ein Hilfsprogramm nach. Das plötzliche Auftauchen von Major Mike und seinem Leutnant an der Grenze war die Folge davon.

»Wir müssen Erkundigungen einholen, sehen, wie schlecht es diesen Leuten wirklich geht«, sagte der Major, »und versuchen, ein paar Zahlen zusammenzubekommen.«

»Sie können die nehmen, die ich zusammengetragen habe«, sagte ich zu ihm. Ich zog mein Tagebuch aus meiner Seitentasche und reichte es ihm nach hinten, aufgeschlagen auf einer Seite mit Ortsnamen und Zahlenreihen. »Nur die oberste ist einigermaßen genau. Das ist die Konzentration in Isikveren in den Bergen, nicht weit von da, wo wir Sie aufgesammelt haben. Ich schätze, dort sind jetzt ungefähr dreihunderttausend. Der Rest basiert mehr oder weniger auf Gerüchten.«

Der Major machte sich in dem holpernden Jeep daran, die Zahlen in sein Notizbuch zu übertragen.

»Wissen Sie, wo eine ziemlich kleine Gruppe ist?«, fragte er. »Etwas, was für die überall herrschenden Bedingungen repräsentativ ist? Wir brauchen einen Ort für etwas wie ... eine Pilotstudie.«

»Vielleicht in Yekmol, dem Ort, den wir heute erreichen wollen, um eine Behandlungsstation aufzubauen. Dort sollen um die zwanzigtausend Menschen sein, denen es schlecht geht.«

»Hört sich an, als wäre es das, was wir suchen, Doc.« Der Major reichte mir das Tagebuch zurück. »Wir hatten Glück, Sie zu treffen.«

Die Beglaubigungsschreiben des Majors erfüllten ihren Zweck. An den Kontrollpunkten wuchtete er seine beträchtliche Körperfülle von der Rückbank des Jeeps und marschierte zu dem Blockhaus. Unser Fahrer hüpfte neben ihm her. Salutieren und Händeschütteln seitens der Jandarma, und jedes Mal erlaubte man uns weiterzufahren. Der LKW mit dem Rest unseres Teams und unserer Ausrüstung wurde nicht einmal durchsucht. Als wir in Yekmol ankamen, gingen der Major und sein Untergebener los, um den türkischen Kommandanten zu suchen, ihre Tornister beulten sich vor amerikanischen Zigarettenschachteln. Während wir die Zelte aufbauten und uns um die ersten Patienten kümmerten, sah ich die beiden mit einem türkischen Offizier die Straße hinuntergehen. An einer Stelle wateten sie auf die andere Seite des Flusses und inspizierten kurz das Lager. Dann vergaß ich sie unter dem Druck der Arbeit.

Die deutschen Hubschrauber waren gekommen und wieder weggeflogen, und ich schaute mir gerade noch einmal den verwundeten *Peschmerga*-Jungen an, als die Amerikaner zurückkamen. Sie stürzten aus dem Regen ins Behandlungszelt. Es war bereits ziemlich voll, und die Männer drängten sich noch herein, Wasser tropfte von ihren Umhängen. Der türkische Offizier, der bei ihnen war, schüttelte seinen Regenmantel ab. Wassertropfen regneten auf kurdische Frauen nieder, die neben den Tragen hockten, auf denen ihre Kinder lagen.

»Dies ist der Befehlshaber«, sagte Major Mike. »Er war wirklich sehr hilfreich. Spricht sogar ein bisschen Englisch.«

Der Kommandant hatte eine Gruppe türkischer Rekruten in durchweichten Uniformen ausgemacht, die sich unter der Zeltbahn schützten. Die vier Soldaten – vor Kälte zusammengekauert – versuchten, keine Aufmerksamkeit zu erregen. Der Offizier schlug einen von ihnen, einen verkrüppelten, o-beinigen Mann, dass seine Mütze davonflog. Sie flohen nach draußen in den Platzregen, der Letzte bekam einen Tritt, der ihn der Länge nach in den Matsch fliegen ließ.

Der türkische Offizier drehte sich zu mir um und salutierte forsch.

»Es tut mir Leid, Herr Doktor«, sagte er. »Bauernjungen. Sehr dumm. Kommen nicht ins Krankenhaus«, damit marschierte er, Befehle brüllend, hinter ihnen her.

»Fragen Sie den hilfreichen Offizier«, meinte ich, »ob es in der Türkei ein Bett auf einer chirurgischen Station gibt, wohin wir diesen Verletzten bringen können.«

»Das geht nicht, Doc.« Major Mike schüttelte den Kopf. »Er hat uns gesagt, dass Iraker nicht auf türkischem Boden sein dürfen. Sie sollten nicht mal auf dieser Seite des Flusses sein.«

»Was ist dann mit dem Krankenhaus in Ihrem Stützpunkt?«

»Da trifft das Gleiche zu: Die Türken sind unsere Gastgeber, sie bestimmen die Regeln. Wir müssen jetzt los. Der Kommandant sagte, nach Einbruch der Dunkelheit dürfen sich in der Grenzzone keine Westler aufhalten, wegen der Sicherheit.«

Da ich schon länger in der Gegend war, wusste ich bereits von dieser Einschränkung. Unter den Flüchtlingen hatte ich eine kurdische Krankenschwester gefunden, die im Krankenhaus in der irakisch-kurdischen Stadt Zakho gearbeitet hatte. Ich gab ihr Infusionsflaschen für den verletzten Jungen, denen bereits Antibiotika zugesetzt waren, eine Ampulle Morphium und eine Spritze.

»*Nif, varih e saharih*« – halb am Abend, halb am Morgen –, sagte ich, verlegen wegen meiner spärlichen Kurdischkenntnisse.

»*Azanem*«, antwortete sie – ich verstehe.

»*Subeh*«, sagte ich – morgen. Als wir den Hang hinaufmarschierten, wo der Jeep stand, schaute ich zurück und sah sie am Eingang zum Zelt stehen und winken. Die Schuppen der Flüchtlinge jenseits des Flusses waren bereits in einer Dämmerung aus Rauch und Zwielicht verschwunden.

Auf dem Rückweg jagte unser Chauffeur den bockenden Jeep so schnell wie möglich, der LKW der französischen Ärzte polterte hinter uns durch die Schlaglöcher. Beide Fahrer wollten zurück in die Stadt, denn nach Einbruch der Dunkelheit befuhren nur türkische Militärfahrzeuge die Straße, und unser kleiner Konvoi wäre ein leichtes Ziel für PKK-Guerillas. Major Mike saß hinten mit seinem Block und einer Taschenlampe und machte Notizen.

»Glauben Sie, der Junge wird wieder gesund?«, fragte er mich.

»Ich hoffe, er überlebt die Nacht«, sagte ich. »Morgen früh finden wir's raus.«

»Sie fahren morgen wieder hin? Großartig«, sagte der Major, »wir auch. Können wir irgendetwas für Sie mitbringen?«

»Medizinischen Nachschub?«, fragte ich.

»Klar, Doc, wir können Ihnen alles besorgen, was Sie brauchen.«

»Sechs Einheiten Blut, Gruppe null negativ, auf Eis«, erklärte ich ihm. »Ihre medizinische Einheit wird es vorrätig haben. Und eine Kühltasche, um es zu transportieren. Dazu eine Flasche Sauerstoff mit einem Schlauch und einer Maske. Das brauchen wir, wenn wir ihn operieren.«

»Kein Problem, Doc. Das ist leicht.«

Aus der Tasche zog ich ein Blatt Papier mit dem Briefkopf der medizinischen Organisation, für die ich arbeitete, und schrieb meinen Wunsch in krakeligen Großbuchstaben auf. Ich unterzeichnete es mit meinem Namen und meiner Qualifikation. Major Mike legte das Blatt in sein Notizbuch.

»Sie kriegen es, Doc, als Allererstes«, versprach er mir. »Wir sind früh draußen, mit unserem eigenen Transport.«

Wir brachen am nächsten Tag bei Sonnenaufgang auf. Der türkische Kontrollpunkt war noch langsamer als sonst, und ich döste im Jeep. Schließlich parkten wir auf der Straße und gingen zu den Zelten hinunter. Von den Amerikanern war nichts zu sehen. Die kurdische Schwester kam mir am Eingang zum Zelt entgegen und führte mich hinein. In der Nacht war der Junge noch blasser, noch engelsgleicher geworden. Sein Blut bildete auf dem Segeltuch der Trage einen großen, dunklen See, und seine blauen Finger – seine wenigen roten Blutkörperchen konnten nicht mehr genug Sauerstoff transportieren – zeigten an, dass er in einen Kreislaufschock glitt. Bertrand, Antoine und ich besprachen uns.

»Wir müssen ihn aufmachen«, sagte ich. »Wir können nicht auf die Amerikaner warten. Vielleicht kommen sie nicht mal.«

Die kurdischen Kämpfer waren die ganze Nacht bei ihm gewesen. Jetzt trugen sie ihn hinaus auf die Operationsliege und legten ihn in den blassen Sonnenschein. Sein Körper war leicht, die Muskeln bereits vom Fieber aufgezehrt, die Schatten seiner Rippen standen unnatürlich deutlich hervor. Nur sein linkes Bein war schwer – blass und geschwollen wie das Bein eines ertrunkenen Riesen –, was auf eine Zerstörung der Hauptvene in der Leistengegend hinwies; es schien aber, als würde noch eine Versorgung mit arteriellem Blut bestehen, denn sonst wäre das Bein dunkel und marmoriert mit Nekrose gewesen. Bertrand injizierte langsam durch eine Infusionsleitung das Narkosemittel, und unter dem Einfluss des Ketamins entspannte das verkrampfte Gesicht des Jungen sich zu einer Miene fragender Ruhe. Seine Augenlider flatterten, als das intensive Traumbewusstsein des Medikaments sich seiner bemächtigte. Mit einem Forzeps holte ich meine Instrumente aus der Reinigungslösung und legte sie auf ein Stück steriles Handtuch. Die Schwester goss Wasser über meine Hände, während ich sie mit Jodseife schrubbte. Als ich Handschuhe anzog, schaute ich zu dem französischen Anästhesisten hinüber.

»Er schläft«, meinte er. »Sie können anfangen.«

Die kurdische Schwester schnitt die stinkenden Verbände ab und legte die Wunde frei. Um die Tamponade von seinem Gesäß zu nehmen, rollte sie den Jungen halb zur Seite. Die Austrittswunde war neben seinem Anus, eine riesige schmutzige Höhle, in der Fäzes und rosafarbenes Blut schäumten. Das Loch ging an der Rückseite des Oberschenkels in zerfetzte Muskeln über, voller Eiter und Blutgerinnsel. Ich spritzte das Gebiet mit Desinfektionsmittel aus einer Plastikflasche ab und wandte mich seiner Vorderseite zu, wo die Kugel in die Leiste eingedrungen war. Die Eintrittswunde war mit getrocknetem Blut umgeben, durch das ein frisches Tröpfeln anfing. Als ich die Wunde säuberte, blutete es mehr. Antoine überprüfte den Blutdruck des Jungen. Er nahm einen Liter Haemaccell und brachte die synthetische Blutplasma-Lösung an der intravenösen Infusion an. Ich hörte erneut das eilige Pfeifen der Blutdruckmanschette und war mir bewusst, dass Bertrand den Kopf schüttelte.

Ich musste die Quelle der Blutung finden und unter Kontrolle bringen. Schnell schnitt ich die Haut direkt unter dem Einschussloch auf. Meine Inzision legte einen pulsierenden Klumpen Blutgerinnsel bloß; darunter lag die verletzte Femoralvene, die ich klammern musste. Das Blutgerinnsel schwoll vor meinen Augen an und platzte, und arterielles Blut spritzte in einem kräftigen Bogen aus der Wunde. Dahinter wallte dunkel Venenblut auf und lief auseinander. Ich drückte fest zu und versuchte, das Gefäß gegen die Kante des Beckenknochens zu drücken, aber meine Finger sanken ohne Widerstand in die Tiefe der Schusswunde. Meine Oberschenkel wurden warm, denn Blut sickerte durch das Segeltuch der Trage. Ich hob den Jungen halb hoch und sah, dass es auch aus der Wunde am Rücken lief, ein Strom von Blut, totem Fleisch und Eiter. Ich rollte einen Tupfer zusammen und drückte ihn in die Höhle, drückte vorne und hinten gleichzeitig, während Bertrand und Antoine den Plastikbehälter mit Haemaccel mit beiden Händen drückten, um die Flüssigkeit in den schwächer werdenden Kreislauf des Jungen zu zwingen. Ein Hubschrauber flog tief über uns und wirbelte Dreck auf.

Chirurgen sollten ihren Patienten emotional niemals zu nahe stehen. Es ist eine Schutzreaktion, die uns erlaubt, rationale Entscheidungen zu treffen und Fleisch zu durchschneiden, ohne überwältigt zu werden. Unsere Gefühle sind ausgeschaltet, wir funktionieren wie logische Maschinen. Die Gefühle kommen später. Dieser Junge war ein Fremder. Ich hatte ihn nur kurze Zeit gekannt; ich hatte ein paar für ihn unverständliche Worte zu ihm gesagt, als ich mich um ihn kümmerte. Als ich seinen Körper zwischen meinen Händen hielt, versuchte, das Blut, von dem sein Leben abhing, aufzuhalten, brach diese Barriere der Distanz. Ich fing an zu weinen. Sein Körper verkrampfte sich und ruckte, als sein Gehirn, das keinen Sauerstoff mehr bekam, abschaltete. Ich spürte, wie er mir unter den Händen starb.

»*C'est fini*«, sagte der Anästhesist.

Ich schloss die Wunde mit ein paar kleinen Stichen, eine sinnlose Wiederherstellung, der letzte Dienst, den ich ihm je erweisen würde. Die kurdischen Kämpfer sahen mir zu. Mit verweinten Gesichtern badeten sie den Jungen, säuberten ihn von Blut und Schmutz. Dann wickelten sie ihn in ein Tuch und legten ihn auf eine Bahre aus Stangen. Ein Mann drehte sich zu mir um und fuhr sich an die Brust.

»*Tusach, daktur*«, sagte er – danke.

Ich sah zu, wie sie den Jungen auf die Schultern hoben und den Hügel hinuntertrugen. Am Fluss unterbrachen sie ihren Gang nicht, sondern marschierten durch das kalte Wasser zurück in die irakischen Berge. Als ich meine nutzlosen Instrumente einsammelte, war mir, als hörte ich Jubel. Ich wischte mir mit dem Ärmel die Augen ab und schaute auf. Eine Menge Kurden versammelten sich auf der Straße, wo ich einen großen Sikorski-Hubschrauber entdeckte. Türkische Truppen – die offensichtlich zugelassen hatten, dass sie den Fluss überquerten – standen auf dem Hügel oberhalb der Gruppe, ohne einzugreifen. Die Kurden klatschten wie wild. Über ihren Köpfen tauchte eine amerikanische Flagge auf. Die Menge teilte sich, und ich sah, dass die Flagge von einer Reihe amerikanischer Soldaten getragen wurde. An ihrer Spitze marschierte Major Mike mit ordentlich gebügelter grüner Felduniform. Neben ihm ging ein großer Mann in einem Anzug, der versuchte, sich die Schuhe nicht schmutzig zu machen.

Als sie sich den Zelten näherten, sah der Major mich.

»Hey, Doc, wie geht's?«, rief er und warf mir einen halben Salut hin. »Dies ist der US-Außenminister. Er ist auf einer Informationsreise. Herr Minister, dies ist der Zivilist, ehm … der Chirurg, von dem ich Ihnen erzählt habe.«

Der Politiker schaltete ein strahlend aufrichtiges Lächeln ein.

»Der Major hat mir berichtet, dass Sie großartige Arbeit leisten, Doktor«, sagte er herzlich und streckte die Hand aus, obwohl ich sah, dass er beim Anblick meiner blutverschmierten Kleider ein bisschen blass wurde. Ein Fernsehkameramann umkreiste uns

und versuchte, uns in seinen Sucher zu bringen. Ich ignorierte
beide.

»Wo ist das verdammte Blut, das Sie mir versprochen haben?«,
brüllte ich Major Mike mit überschnappender Stimme an. »Wo ist
der verdammte Sauerstoff?«

Dann ging ich hinunter zum Flussufer und starrte auf die nord-
irakischen Gipfel, wo die kurdische Front lag. Von dort war der
verletzte Junge gekommen. Und dort sollte ich jetzt, dem Auftrag
zufolge, den ich zehn Tage zuvor in Paris bekommen hatte, eigentlich operieren.

Der März in England war grässlich gewesen, und als man mit der
Bitte an mich herangetreten war, ehrenamtlich als Chirurg für eine
internationale medizinische Hilfsorganisation zu arbeiten, die an
Unruheherden wie Liberia und Sri Lanka tätig war, hatte ich dies
als Chance betrachtet, der unbestimmten Erfüllung, die ich in
Afrika gefunden hatte, noch einmal nachzugehen. Marc, der Gründer der Organisation, hatte mich in seiner Pariser Wohnung empfangen. Die Bilder an den Wänden zeigten ihn mit einer Gruppe
afghanischer Kämpfer auf einem felsigen Hang stehen. Auf den
Fotos trug er die gleiche ausgebeulte Hose, wollene Jacke und
Kopfbedeckung wie die Mujaheddin, sie lehnten an einem abge-
schossenen sowjetischen Hubschrauber. Marc hatte damit angefangen, für *Médecins sans Frontières* (MSF) zu arbeiten, die erste
Hilfsorganisation, nach deren Vorbild alle anderen agierten: effizient, organisiert und in der Lage, eine Armee von medizinischem
Personal, Logistikern und Ausrüstung in ein Gebiet zu bringen.
Ende der siebziger Jahre hatte Marc das Gefühl gehabt, dass eine
neue Organisationsform gebraucht wurde, und hatte seine eigene
gegründet: klein und mobil und bereit, dort zu operieren, wo andere Gruppen sich – aus Gründen der Politik, der Sicherheit oder
der ethnischen Komplexität – weigerten.

Als der kurdische Aufstand im Gange war, plante Marc, im Norden des Irak direkt hinter der kurdischen Front eine Station zur
Behandlung von Verwundeten einzurichten. Die anfängliche Mis-

sion würde klein sein: Francine, die französische Krankenschwester, und ich. Man erwartete von uns, dass wir uns durch Kooperation vor Ort selbst um Kommunikationswege, Sicherheit, Nahrung und Transportmittel kümmerten. Sobald wir einen Weg in den Irak und einen Ort zum Arbeiten ausfindig gemacht hatten, sollten wir uns melden und eine Liste unseres Einsatzbedarfs durchgeben. Paris würde das notwendige Material und Personal zusammenbringen und zu uns schicken. Francine und ich sollten am nächsten Morgen zusammen mit Antoine und Bertrand, französischen Ärzten einer verbündeten Organisation, zunächst nach Damaskus fliegen. Sie würden in der Türkei stationiert sein und uns als Überweisungszentrum und Kommunikationsbasis dienen.

Francine war ein alter Hase; sie hatte im Iran gedient, in Burma, Äthiopien und Armenien. Ich hatte sie am Morgen im Büro der Organisation getroffen, wo sie die Frachtgutlisten für die medizinische Ausrüstung zusammenstellte, die wir mitnehmen würden. Sie war blond und schlank und hatte ein schalkhaftes Lächeln, und ich war mir sicher, sie würde mit allem, was uns bei diesem unvorhersehbaren Unternehmen begegnete, zurechtkommen. Ich hoffte, dass sie sich auch um mich kümmern würde. Wir aßen mit Marc in seiner Wohnung zu Abend. Er machte eine zweite Flasche Wein auf und schenkte uns einen Toast ein. Ich dachte über die impulsive Zuversicht nach, die mich hierher geführt hatte; jetzt war es zu spät, einen Rückzieher zu machen. »Ich beneide euch, *mes braves*«, sagte Marc und umarmte uns im Qualm seiner Zigarre. »Vielleicht besuche ich euch da draußen im Feld.«

Wir landeten in den frühen Morgenstunden in Damaskus und fuhren über Straßen, die bis auf Militärpatrouillen völlig ausgestorben waren. Die Umrisse von Dattelpalmen hoben sich gegen den Himmel ab, als wir auf einen Hof fuhren, wo uns ein Nachtwächter mit einem Gewehr empfing. Wir polterten die Treppe einer Herberge hoch, die einer Fraktion einer kurdischen Exilgruppe gehörte, um eine Stunde zu schlafen. Dann machten wir uns auf die Achthundert-Kilometer-Reise nach Qamishli in der nordöstlichen Ecke Syriens, die dem Grenzübergang über den Tigris in den Irak nächstgelegene Stadt. Nach einem halben Tag Fahrt durch die Wüste lagen plötzlich in einer Explosion von Farben die Ruinen

von Palmyra vor uns: ockerfarbene Mauern umgaben eine palmen-
bestandene Oase, ein endlos lange Arkadenreihe mit gelben Säulen, die Einzelheiten ihrer Kapitelle in der trockenen Luft klar zu
erkennen. Auf einem scharfkantigen Hügel stand eine rote Zitadel-
le. Die französischen Ärzte kletterten auf die nächstgelegenen Ruinen und posierten für Fotos. Ich erinnerte mich, dass mein Vater
sich 1943 hier hatte fotografieren lassen, im Urlaub mit Kollegen
aus seinem Militärkrankenhaus in Ägypten. In meinem Tornister
hatte ich ein Exemplar von *The Persian Wars* von Xenophon, das
ich auf seinen Vorschlag hin vor der Abreise in London erworben
hatte; auch er hatte dieses Buch bei sich gehabt.

Die Straßen von Qamishli waren hektisch, voller Fahrräder und
Verkäufer mit geschmuggelten Zigaretten und Gruppen von Männern in wollenen Westen, die Waffen über die Schulter gehängt:
kurdische Kämpfer aus dem Innern des Irak, denen die syrische
Regierung Asyl gewährte. Eine unverkennbare Spannung sickerte
von der irakischen Grenze zwanzig Kilometer weiter östlich durch
die Stadt, wo der Grenzübergang über den Tigris wie verlautet
unter Granatenbeschuss stand. Die Nachricht wurde am nächsten
Morgen von einem Vertreter der *Peschmerga* bestätigt, der in unser
Hotel kam. Er trug einen extravaganten Schnurrbart, schwarze
Pantalons, kniehohe Stiefel und einen karierten Kummerbund und
war, eigens um uns zu treffen, aus Zakho gekommen, der nächsten
Stadt im Irak. Unsere medizinische Ausrüstung, Francine und ich
wurden an der Front ungeduldig erwartet, aber die Aussichten für
unsere Mission schienen im Augenblick unsicher.

Die kurdischen Kräfte im Irak waren im Rückzug. Am Morgen
war eine Bootsladung Flüchtlinge – eine der letzten, die versuchten, den Tigris zu überqueren – direkt getroffen worden. Selbst
wenn es uns gelang, mit unserer Ausrüstung ans andere Ufer zu
kommen, die Straße dahinter nach Zakho lag unter irakischem
Feuer, und die Kommunikation mit den *Peschmerga*-Guerillas dort
war unterbrochen. Vielleicht, schlug der Mann vor, konnten wir
mit einem kurdischen Führer von Norden aus eindringen, über
eine Schmuggelroute aus der Türkei. Er würde versuchen, eine
Nachricht ins Landesinnere zu schicken, um sie wissen zu lassen,
dass wir unterwegs waren. Wir tranken Kaffee in einem Wohnzim-

mer mit geschlossenen Fensterläden, unter bukolischen Fresken von Schäfern mit ihrer Herde. Der Mann sprach von Schluchten in den Bergen im Nordirak, wo wir unser Krankenhaus einrichten könnten. Er nannte Ortsnamen, guttural und exotisch – ich machte Notizen in der Randspalte meines Tagebuchs –, und sprach von Kampfhubschraubern, Bomben, Maultieren und Saumpfaden. Nichts davon schien wirklich. Über unseren Köpfen drehte sich langsam ein Ventilator, der im Schatten unter der Decke die warme Luft umrührte.

Weitere Informationen kamen von Suzanne, einer starken, kettenrauchenden französischen Journalistin, die an diesem Abend im Hotel aufgetaucht war. Sie hatte gehört, große Mengen kurdischer Zivilisten im Norden Iraks seien auf der Flucht vor der näher rückenden Republikanischen Garde in Richtung der nächsten Grenze. Am folgenden Tag wollte sie in den Südosten der Türkei und von dort versuchen, in die Region an der irakischen Grenze zu gelangen. Während Francine und die Ärzte die Ankunft unserer medizinischen Ausrüstung aus Damaskus erwarteten, sollte ich Suzanne begleiten, um herauszufinden, wie die Bedingungen an der türkischen Grenze waren, und möglichst viel über den Zugang über die Berge in den Irak in Erfahrung zu bringen.

Die syrische Grenzpolizei stempelte unsere Pässe und winkte uns weiter. Wir schulterten unsere Taschen und gingen die Straße hinunter zu dem türkischen Zollposten. Dort verweigerten die Beamten mir die Einreise: Ich brauchte ein Visum aus dem fernen Damaskus. Auf meinen Hinweis, dass ich Mitglied einer humanitären Mission sei, weigerten sie sich erst recht. Ich verabschiedete mich von Suzanne – die mit ihrem französischen Pass ungehindert in die Türkei einreisen konnte – und stapfte zurück zu dem Unterstand der syrischen Grenzer. Ich hatte die Vision, im Niemandsland zwischen gegenüberliegenden Wällen aus rostigem Stacheldraht festzusitzen, aber der syrische Wächter setzte mein Visum wieder ein und bot mir ein Glas Tee an, bevor ich niedergeschlagen ins Hotel zurückkehrte.

Wir wandten uns um Hilfe an den armenischen Prälat, die einflussreiche örtliche Persönlichkeit in Qamishli. In einer frisch gebügelten schwarzen Soutane nahm sich der Priester in einem konstanten Strom von Bittstellern, Überbringern von Briefen und Telefonanrufen Zeit für Francine und mich. Messgehilfen servierten uns Kaffee und Bonbons, während er in fließendem Französisch gegen die USA, die Russen und *Les Juifs* wetterte, »deren Gegenwart das ganze Gesicht des Nahen Ostens verunstaltet«. Aber er konnte helfen, versicherte er uns; ein Anruf hier, ein Telex dort, selbst wenn wir den Kurden helfen wollten ... Einen Augenblick lang wetterte er auch gegen sie – sie hatten 1915 seine ganze Familie niedergemetzelt, nur sein Großvater war entkommen –, und dann sagte er plötzlich versöhnlich: »Wir sind alle Kinder Gottes.«

Er machte uns einen Vorschlag: Nördlich von Aleppo war ein Grenzübergang, wo die türkischen Wächter womöglich »entgegenkommend« waren. Wenn ich am nächsten Morgen ein Taxi dorthin nahm – die knapp fünfhundert Kilometer weite Reise sollte nicht länger als sechs oder acht Stunden dauern –, konnte ich am nächsten Tag in Nusaybin sein, der türkischen Grenzstadt gegenüber von Qamishli. Dort konnte ich mich mit dem restlichen Team treffen, das mit der medizinischen Ausrüstung zusammen die Grenze überqueren würde. Falls dies nicht gelang, würden wir uns alle einen Tag später in der türkischen Stadt Cizre nahe der irakischen Grenze treffen.

In der Morgendämmerung machte ich mich auf den Weg durch staubiges Land, das mit einem blassen Schleier gelber Blumen bedeckt war. In der Ferne bildeten Dörfer dicke Knoten, und gelegentlich ragte kurz ein niedriger Hügel auf, bevor er wieder in der traumhaften Monotonie der Ebene verschwand. Allmählich faltete sich das Land auf. Verstreute Bäume erschienen, dann ein Gehölz am Straßenrand, in dem der Fahrer kurz verschwand. *»Tamam«* – gut –, sagte er bei seiner Rückkehr; so etwa das einzige Wort, das wir in jeder Sprache verstanden. In Aleppo hielt er an einem Busdepot, wo er mich mit einer Verbeugung und einer Berührung seiner Brust der Obhut eines bezaubernd schurkischen Taxifahrers überließ, der beim Lächeln einen Goldzahn entblößte. Aus dem bisschen Englisch, das der Mann sprach, dem *soupçon* Französisch und einem Quäntchen Deutsch schloss ich, dass er diese Grenzfahrten regelmäßig unternahm. Er stieß blindlings rückwärts in den wahnsinnigen Verkehr und fegte dann auf einer Seitenstraße aus der Stadt hinaus, den Fuß die gut sechzig Kilometer bis zur Grenze wie ein Stein auf dem Gaspedal.

Der syrische Grenzposten war ein einsamer Betonhangar, wo meine Ankunft die Männer aufzuheitern schien. Sie reichten mir die Hand. Ich ging durch das Tor auf die türkische Fahne zu, die schlaff im grellen Nachmittagslicht hing. Zwei Gendarmen mit kurz geschnittenem Haar sahen sich begriffsstutzig meinen Pass an. Dann marschierten sie achthundert Meter eine Straße aus zerstoßenem Quarz hinunter, von der die Sonne schmerzhaft in meine Augen reflektierte. Der Polizeiposten beherbergte zehn Männer in unterschiedlichsten Uniformen. Sie hatten keinen funktionierenden Stift. Mein Kugelschreiber wurde konfisziert, und einer nach dem anderen unterschrieb eine Zeile auf einem komplizierten Formular. Ein großer Polizist führte mich in ein Büro. Er kramte in den Schreibtischschubladen und holte einen offiziellen Stempel hervor und ließ ihn über dem Dokument schweben. Ich begriff, dass eine Gebühr zu zahlen war. Ich zog syrische Pfund heraus. Er hielt mir auf Türkisch eine Predigt. Ich zauberte zwanzig US-Dollar hervor, die er in seine Tasche steckte. Ich verstand die Worte »Marlboro« und »Whisky«. Ich hatte weder das eine noch das andere. Er verschränkte die Arme.

»*Visa ma' afi*«, sagte er – Visa weg.

Ich dachte über die Rückreise nach Damaskus nach und die Zeit, die vergeudet wäre, bevor ich meine medizinische Arbeit aufnehmen konnte. Also zählte ich weitere Dollarscheine auf seinen Tisch. Nach einer Weile nickte er, und mein Visum wurde von dem Stempel geküsst.

»*Türkiye tamam*«, sagte er und winkte mir zum Abschied.

In der unwirtlichen kleinen Stadt, die hinter dem Grenzposten lag, gesellte ich mich zu einer Hand voll anderer Reisender. Die Männer fragten mich etwas. Ich nahm eine Karte heraus, zeigte darauf und zog eine Linie auf die türkisch-irakische Grenze zu. Ich sagte ein paar Mal das Wort »Doktor«, was mit einem Ausrufen und Lächeln beantwortet wurde; mir war nicht klar gewesen, dass die Bevölkerung an diesem Teil der türkischen Grenze Kurden waren und dass »*Daktur*« in Kurmanji, der Hauptsprache der Kurden, die gleiche Bedeutung hat. Sie luden mich zu sich auf einen

Bus. Wir kamen in eine Stadt, wo ich in ein Taxi gesetzt wurde, das mich zu einer anderen Bushaltestelle fuhr und bei einem Bus nach Diyarbakir ablieferte, dem nächsten Ort auf meiner Karte, der mehr oder weniger in der Richtung lag, in die ich wollte.

Ich schaute aus dem Fenster auf ein unterhöhltes Flussufer, in dem sich rosafarben das Zwielicht spiegelte, auf eine Ansammlung von Minaretten, auf eine Straßenkreuzung, wo schwarze Krähen aus den in der Abenddämmerung liegenden Feldern aufflogen. Die Zeit schien sich mit wachsender Geschwindigkeit abzuspulen, brachte mich nach Osten in die Dunkelheit, in den Krieg. Ich überlegte, wie mein Vater es wohl empfunden hatte, als alle Uniform trugen: das Gefühl eines großen gemeinsamen Ziels. Hier war ich allein, unterwegs zu etwas Unbegreiflichem. Ich wusste nicht einmal, ob ich Angst haben sollte. Es war, als reiste ich in das unbekannte Reich eines Traums, wo Absicht und Sprache nicht zu entziffern waren und doch vage vertraut, auf eine unberechenbare Erleuchtung zu.

Die Nacht brach herein, und wir setzten unsere stürmische Reise fort. Der Bus ruckelte und dröhnte. Ein Dunstschleier aus Licht verkündete, dass wir uns Diyarbakir näherten, dessen hohe Basaltmauern sich gegen den glühenden Himmel abhoben. Vor neunhundert Jahren war diese Stadt die Hauptstadt eines kurdischen Königreiches, die es an Eleganz mit den königlichen Höfen in Kairo und Damaskus aufnehmen konnte. Jetzt war es eine Garnisonsstadt, von der aus die türkische Armee ihre aufrührerischen kurdischen Provinzen regierte. In einem Hotel sicherte ich mir eines der wenigen freien Zimmer in der Stadt. Eigentlich war es für ein amerikanisches Nachrichtenteam reserviert, das von Ankara hierher unterwegs war. Ich versuchte es bei dem Direktor mit dem Wort *Daktur* und holte meine Karte hervor. Er reichte mir einen Schlüssel, das Zimmer gehörte mir. Am nächsten Morgen brachte sein Sohn mich zum Busbahnhof. Die türkischen Streitkräfte waren in höchster Alarmbereitschaft, sie fürchteten, die PKK würde sich die Unsicherheit an der Grenze zunutze machen, um ihre Angriffe zu intensivieren. Truppen patrouillierten durch die Straßen, reihten Männer an Ladenfronten auf und überprüften deren Dokumente. Im Busdepot leerten sie Koffer auf den ölverschmierten Boden. Inmitten weinender Kinder und gebrüllter Fragen setzte der Junge mich in einen Bus nach Cizre.

Wir hielten am türkischen Grenzposten Nusaybin, um Passagiere mitzunehmen, und ich schaute über den Grenzzaun nach Qamishli auf der anderen Seite des Tals. Keine Spur von Francine oder den französischen Ärzten, ebenso wenig von ihrem LKW mit medizinischem Gerät. Der Bus fuhr durch heftigen Sprühregen weiter ostwärts. In der Nacht kamen wir nach Cizre. Trübe Straßenlampen spiegelten sich in den Pfützen. Ich ging auf die Tür eines erleuchteten Hotels zu. Alle Zimmer waren belegt, aber ich fand einen Stuhl in der Bar und bestellte mir ein Bier. Ein schallender Schlag auf den Rücken haute mich beinahe um. Suzanne, die französische Journalistin, setzte sich rittlings auf den Stuhl neben mir, das Gesicht zu einem Lächeln verzogen. Sie warf ihre Camel auf den Tisch und zündete sich eine an, dabei hustete sie wie ein ganzer Friedhof voller Schwindsüchtiger.

»Wo sind Francine und der Rest Ihrer *Équipage?*«, wollte sie wissen. Ich erklärte ihr, dass ich gehofft hatte, sie hier in Cizre zu finden.

»Wir sind heute Morgen hier angekommen, und ich habe sie nicht gesehen«, meinte sie. »Das hier ist das einzige Hotel.«

Sie rief hinüber zur Bar und machte mit dem Finger eine kreisende Bewegung über die Tischplatte. Zwei Männer kamen zu uns, die Bier mitbrachten. Suzanne stellte mich vor; Paul und Misha waren von ihrer Nachrichtenagentur, und wir sprachen über das, was über die Bedingungen an der Grenze bekannt war. Einige Korrespondenten, die über die Berge gelangt und an diesem Tag nach Cizre gekommen waren, behaupteten, die ganze kurdische Bevölkerung im Nordirak sei auf den Beinen. Eine Million Menschen, die Bewohner der Städte Kirkuk und Suleimaniyeh, versuchten wie verlautet in den Osten des Iran zu gelangen; rund eine weitere Million aus Mosul, Dahuk und Zakho bewegten sich Richtung Norden auf die türkische Grenze zu.

»Da ist ein Journalist, der gerade von dort gekommen ist«, sagte Paul und zeigte auf einen abgespannten Mann, der an einem Tisch saß und am Schreiben war. »Er hat gesagt, er sei an einem Ort namens Isikveren über die Berge gekommen, wo es schon viele Flüchtlinge gibt. Er sagt, die Republikanische Garde rücke immer noch vor. Vielleicht können die kurdischen Kämpfer sie nicht aufhalten.«

Ich wusste, dass diese Entwicklung das Ende unserer Mission bedeuten konnte: Wenn der *Peschmerga*-Widerstand zusammengebrochen war, gab es keine stabile Linie, hinter der Francine und ich unsere Behandlungsstation aufbauen konnten. Ich trank mein Bier und versuchte, dahinter zu kommen, ob Enttäuschung oder Erleichterung überwog. Die Hoteltüren flogen auf, Regengeplätscher und Flüche drangen herein, und die Lobby füllte sich mit einem durchnässten Fernsehteam und seinen Ausrüstungskisten. Sein Leiter, dessen Mantelsaum mit Schlamm bespritzt war, schimpfte auf den Direktor ein.

»Was ist mit diesem beschissenen Land los?«, schrie er, und seine wohlmodulierte Schlussläuferstimme brach vor Wut. »Zuerst gibt so ein Scheißhotel in Diyarbakir unsere Zimmer weg, dann kommen wir in dieses Dreckloch, und Sie sagen, Sie sind ausgebucht! Ich weiß, dass Sie eine Buchung für uns haben, wir haben aus New York gefaxt, um es zu bestätigen!«

Man hätte ein Herz aus Stein haben müssen, um bei diesem gereizten Ausbruch nicht zu lachen. Selbst der erschöpfte Journalist in der Ecke schaute einen Augenblick auf und lächelte matt.

»Ich habe denen letzte Nacht in Diyarbakir ihr Zimmer geklaut«, gestand ich meinen französischen Begleitern, die entzückt waren. »Das erinnert mich daran, dass ich mir einen Platz zum Schlafen suchen muss.«

»Unsinn, *mon cher*«, sagte Paul, »wir haben ein Zimmer. Natürlich müssen Sie es mit uns teilen, wenn Ihnen der Fußboden nichts ausmacht.«

Er tat meine Dankesbekundungen ab, während Misha etwas zu essen bestellte. Wir machten uns ans Essen. Zwischen den Bissen beschlossen wir, am nächsten Morgen früh aufzubrechen, um Isikveren und die Flüchtlinge zu suchen. Ich war in netter Gesellschaft und hatte einen Platz zum Schlafen, eine wohlige Mattigkeit überkam mich. Dies würde für lange Zeit das letzte Mal sein, dass ich Ruhe fand.

Das Lager war viel schrecklicher, als ich mir hätte vorstellen können: Ein Kordon türkischer Soldaten drängte eine Viertelmillion
Menschen zwischen tief gefurchten Berghängen zusammen und
sorgte dafür, dass sie nicht hinunter ins Tal kamen. Stündlich
kamen mehr Flüchtlinge über die Grenze. Eine ununterbrochene
Kette von Gestalten vor dem fernen Horizont – einige Leitmaul-
tiere so mit Besitztümern beladen, dass sie wie kleine Schildkröten aussahen – kam über tiefe Schneefelder zu dieser unsicheren Zufluchtsstätte. Das Lager war ein Chaos aus aufgewühltem
Schlamm, verwesenden Eingeweiden von geschlachteten Tieren
und Rinnsalen flüssigen Stuhls. Erschöpfte Familien lagen eng wie
die Ölsardinen unter Dächern aus Plastikplanen, gestützt von
Schnüren und Ästen. Es gab keinen Platz für die Männer, sodass
sie, den Kopf auf den Knien, draußen im Schlamm kauerten und
trotz des ständigen Lärms schliefen.

Von dem Bergrücken, der die Grenze markierte, kamen Schüsse, als türkische Truppen in die Luft feuerten, um die menschliche
Flut zurückzutreiben. Babys heulten, Holz krachte, als Äste von
Zwergeichen gerissen und ins Feuer geworfen wurden. Hacken
wurden in die halb gefrorene Erde gehauen, um frische Gräber
auszuheben. Die meisten Toten waren Kinder, sie starben an Er-
frierungen und dysenterischen Erkrankungen. Die Mütter standen
an den Gräbern, wenn ihre kleinen Körper in Decken gewickelt
und in flache Gruben gelegt wurden. Jede Ruhestätte wurde mit
Steinen markiert, die am Kopf- und am Fußende in die Erde gesteckt wurden. Aber diese Markierungen rutschten in dem eisigen
Regen den steilen Abhang hinunter, und die Ränder des Friedhofs
wurden ständig von den trampelnden Füßen und den sich ausbreitenden Hütten der Neuankömmlinge verwischt.

Wir bewegten uns wie benommen durch diese Hölle des
Elends. Mütter hielten uns schluchzend ihre sterbenden Babys hin;
aber ohne medizinische Ausrüstung konnte ich nichts für sie tun.
Ich musste mich abwenden. Ich sah ein Kind, dessen Gesichtshaut
ein einziger nässender Schorf war. Man sagte uns, es habe Verbrennungen erlitten, als der LKW, in dem es reiste, von einem irakischen Hubschrauber mit Raketen beschossen wurde. Der Rollstuhl eines älteren Mannes hatte sich im Schlamm verkantet, seine

Familie hatte ihn über die Berge an diesen verzweifelten Ort getragen. Er schien dement zu sein, denn er bat die Menschen um sich herum immer wieder, ihn in die Sonne zu schieben. Ein paar irakische Deserteure, die mit den Kurden geflohen waren, saßen schweigend auf einem Baumstamm und hielten die Hände in die blassen Flammen eines Feuers, in dem nasse Äste zischten. Wir schlängelten uns zwischen Hütten aus Segeltuch und Decken hindurch von einem Grat zum nächsten. Die Hänge waren eingehüllt in eine Wolke aus Dampf und Rauch von den Feuern in den Furchen, wo Schnee geschmolzen wurde, um Trinkwasser zu gewinnen. Es war schmutzig grau und schmeckte nach Petroleum: Fall-out von den Ölfeldern in Kuwait, zwölfhundert Kilometer weiter südlich. Auf allen Vorsprüngen, die einen Ansatzpunkt boten, hatten sich Menschen niedergelassen, und Männer mit Hacken hieben Terrassen für neue Zeltplätze in die Hänge. Das Lager erstreckte sich unter uns über die nackten Hügelketten. Darüber ragten wie versteinerte Wellen die schneebekrönten Bergketten des Taurusgebirges auf. An dem Kamm, der die Grenze markierte, fanden wir ein paar zitternde türkische Soldaten. Sie hatten sich Unterstände aus Steinen gebaut, die sie mit Zeltbahnen behängt hatten, um den beißenden Wind abzuhalten. Wir blieben in der Nähe ihrer Stellung japsend in der dünnen Luft stehen, um uns auszuruhen. Suzanne rauchte eine stärkende Zigarette. Wir erwarteten, dass die Soldaten uns am Weitergehen hindern würden, aber sie sahen uns ohne Interesse an. Ihre zusammengekniffenen Gesichter waren ebenso unglücklich wie die der Menschen, die sie versuchten aufzuhalten.

Als wir auf der irakischen Seite des Bergs abstiegen, kamen wir an Kolonnen von Flüchtlingen vorbei, die sich mühsam bergauf schleppten. Die bestickten, mit winzigen Spiegelscheiben verzierten Röcke der Frauen waren vom Schlamm schwer geworden. Weiter unten war der Boden mit den Trümmern des militärischen Rückzugs übersät: Munitionstaschen und -gürtel und die gebogenen Magazine von AK-47-Gewehren, weggeworfen von fliehenden *Peschmerga*, als sie ihre Familien über den letzten Gebirgskamm in Sicherheit brachten. Stellenweise lagen haufenweise Geschosshülsen auf dem Weg, und wir fanden kaum Halt auf einem Teppich von Patronen, die unter unseren Füßen wegrollten. Der mit einer dünnen Schneeschicht bedeckte Hügel war übersät mit den Überresten kleiner Feuer, wo man die hölzernen Kolben und Schäfte verbrannt hatte, um ein bisschen Wärme zu bekommen. Nur die eisernen Läufe der Waffen waren übrig geblieben; in die Erde gehämmert, hatten sie als Zeltpfosten für provisorische Hütten gedient. Kaum etwas anderes hätte so deutlich die äußerste Verzweiflung der *Peschmerga* zeigen können, denn man hatte mir gesagt, die Männer gäben niemals ihre Waffen weg, außer im Tod. Unter uns lag das Ende der Straße, auf der die Flüchtlinge aus den irakischen Ebenen kamen. Unzählige aufgegebene Fahrzeuge – LKWs, Busse, Taxis, Traktoren und entführte irakische Armeelastwagen – standen kreuz und quer einfach da, wo sie nicht weitergekommen waren, kein Benzin mehr gehabt hatten oder an den steilen Hängen abgewürgt waren. Die Spur aus dem Tal herauf war von noch mehr Wracks gesäumt, die unterwegs den Geist aufgegeben hatten. Inmitten dieser motorisierten Einöde lebten Menschen, sie hausten in den im Schlamm stecken gebliebenen Limousinen, über deren kaputte Windschutzscheiben sie Decken geworfen hatten, oder kampierten in den Rümpfen verkanteter Busse. Eine alte Frau hatte die Schaufel eines Frontladers bezogen, ihre Tür war ein Stück Segeltuch, das über den metallenen Zähnen hing. Die meisten Menschen waren hier, weil sie zu schwach waren, den letzten Bergkamm zu überwinden. Aber es gab auch Anzeichen dafür, dass man sich darauf vorbereitete, dass die Männer zurückkehrten, um zu kämpfen.

Auf Matratzen, die man auf den Boden gelegt hatte, war eine Produktionskette aufgebaut worden. Männer bauten Federn und Zündmechanismen aus zerstörten Waffen aus. Andere sammelten Sturmgewehre ein und überprüften sie, dann stapelten sie diese auf der Ladefläche eines im Sumpf stecken gebliebenen LKWs. Kinder suchten in den Hügeln nach verloren gegangenen Kugeln und sammelten sie in Plastiktüten. Ein etwa zehnjähriger Junge mit triefender Nase brachte einen Arm voll AK-47-Magazine, die er gefunden hatte. Andere wischten den Schmutz von Patronen und reichten sie ihren Vätern, die sie ölten und in Ladestreifen steckten. In der Nähe testeten ein paar Männer Waffen, indem sie einzelne Schüsse und kurze Feuerstöße auf eine Markierung auf dem Hügel abfeuerten und die Kalibrierung der Zielvorrichtungen justierten.

Diese Männer waren keine hilflosen Flüchtlinge. Statt dünner Sportsakkos und durchweichter Parkas trugen sie die kurdische Kleidung, die die Uniform der *Peschmerga* war: kurze Jacken und vorne gefältelte Hosen mit geknöpften Aufschlägen aus gewebter, grau oder beige gefärbter Ziegenwolle. Um die Hüfte trugen sie Kummerbünde mit feinen Mustern, in vielen Schichten gewickelt, um das Gewicht der Pistolengürtel und der daran hängenden Handgranaten zu verteilen. Gürtel mit Munitionstaschen kreuzten ihre Brust. Die meisten trugen karierte Kefiyehs turbanartig auf dem Kopf: Einige hatten Kosakenmützen aus Fell, die sie der Republikanischen Garde als Trophäen abgenommen hatten. Die Männer umgab eine Aura von Zuversicht, sie trugen die Waffen mit der Ungezwungenheit langer Übung. Bündel von AK-47-Gewehren wurden in Decken eingerollt und auf Packesel geschnallt, die an einem kaputten Traktor angebunden waren. Die schlanken Schäfte raketengetriebener Granatenprojektile standen wie Stacheln vom Rücken der Tiere ab. Ein Junge spielte mit dem Zielfernrohr einer Fliegerabwehrkanone. Er hielt sich das Gerät ans Auge, zielte auf ein eingebildetes irakisches Flugzeug und stieß dabei explosionsartige Geräusche aus.

»Saddam *khallas*!«, rief er – Saddam ist erledigt.

Einer der *Peschmerga* sprach ein wenig Deutsch, und ich verstand, dass die Gruppe dabei war, an die Front zu gehen. Diese lag etwa dreißig Kilometer südlich, erklärte er mir – indem er mit einem Ast eine Karte in den Staub zeichnete –, an einem Ort namens Qasrok. Dort hielt die kurdische Nachhut eine Festung, die den irakischen Vorstoß auf die Straße in Richtung Grenze verhinderte. Der Mann sagte, ihre Gruppe werde die Verteidigung gegen die Republikanische Garde verstärken. Ich erklärte ihm, dass ich Arzt sei, und fragte, ob ich mit der Einheit an die Front fahren könne. Es gab eine kurze Diskussion. Man sagte mir, die Entscheidung liege bei dem kurdischen Kommandanten; er war an der Front, also würde ich sie begleiten müssen, um ihn zu fragen. Ich erklärte den französischen Journalisten, was ich vorhatte: Es war eine Gelegen-

heit, die kurdische Position zu sehen und herauszufinden, ob es
möglich war, dort unsere Station aufzubauen. Sie schüttelten mir
die Hand und wünschten mir Glück, dann machten sie sich wieder
auf den Weg den Hügel hinauf. Ich stand mit meiner kleinen
Schultertasche da und sah meine Freunde den Berg hinaufsteigen.
Auf einem Vorsprung drehten sie sich um und winkten, dann waren sie verschwunden.

Einige *Peschmerga* waren bereits losgezogen, sie führten die be-
ladenen Packtiere südlich auf die Ausläufer der Berge zu. Der Rest
der Gruppe wartete mit geschulterten Waffen auf einen Traktor
mit Anhänger, der sich den Hügel zu uns hinaufquälte. Ein Mann
ging zu dem LKW, auf dem die Gewehre gestapelt waren, und zog
ein Sturmgewehr heraus – eine AK 47 mit einem hübschen ein-
klappbaren Kolben – und reichte es mir. Ich hielt die Hände hoch
und weigerte mich, die Waffe zu nehmen: Ich wusste, dass das medizinische Personal im Krieg, in dem Krieg meines Vaters, keine
Waffen getragen hatte. Ich hegte die Vorstellung, dies sei ein unan-
tastbares Prinzip aller Kämpfe.

»Doktor«, sagte ich zu dem, der Deutsch sprach, und schlug
mir auf die Brust, »*keine Gewehr*.«

Er runzelte die Stirn. »*Wenn kommen* Saddam Hubschrauber«,
erklärte er gestelzt und ahmte mit den Händen den Angriffsflug
eines Kampfhubschraubers nach, »*mussen alle schießen*.«

Dies war der Preis dafür, die Gruppe zu begleiten; sie verteidigen zu helfen, damit wir alle überlebten. Der einzig mögliche
Schutz gegen Hubschrauber war, dass alle zusammen losfeuerten
und aus möglichst vielen Waffen gleichzeitig Kugeln in die Luft
jagten, um die Absicht des Piloten zu vereiteln. Ich griff nach der
Waffe und nahm das Magazin heraus. Es war voll. Ich probierte
den Mechanismus aus und stellte fest, dass er reibungslos funktionierte, dann schob ich den Ladestreifen wieder hinein und ließ den
Bolzen entspannt. Inzwischen war der Traktor da, wir stiegen auf
den Hänger und hockten uns auf die stählerne Ladefläche. Der
Fahrer wendete zwischen den aufgelassenen Fahrzeugen, und
schon waren wir auf dem Weg zur Front.

Der Ausblick ringsum war außerordentlich trostlos. Unzählige
Traktoren standen da wie Denkmäler, ihre großen Antriebsräder

im gierigen Schlamm versunken. Autos, die auf dem steilen Weg nicht weit gekommen und von ihren Insassen aufgegeben worden waren. Lange Konvois stecken gebliebener Fahrzeuge hatten sich gebildet, bis eine Planierraupe den Weg für die Fahrzeuge dahinter geräumt hatte. Mercedes, Landrover und feudale Limousinen waren von der Straße in eine felsige Rinne geschoben worden, wo sie sich jetzt türmten. Taxis und Busse waren zu Ziehharmonikas aus Stahl und Glas zusammengeschoben. Auch hier waren Fahrzeuge verlassen worden, wo sie stehen geblieben waren; mit offenen Türen, platten Reifen, einige ausgebrannt, als wären sie aus der Luft angegriffen worden. Wo gelegentlich jemand die Trümmer nach etwas Brauchbarem durchstöbert hatte, lagen überall auf der Fahrbahn Kleider und Bettdecken. Ein Kämpfer hob sein Gewehr und feuerte auf ein paar Hunde, die über den Rücken eines fernen Hügels trotteten; sie fraßen die Toten, erklärte mein Dolmetscher mir. Unser Traktor schob sich gemächlich zwischen den Hindernissen hindurch.

Das Tal öffnete sich vor uns und gab den Blick frei auf die Ruinen eines ehemaligen irakischen Stützpunktes. Dachlose Baracken umschlossen ein Quadrat, wo einige zerbeulte Armeelaster standen. Sie waren ausgeplündert worden, die Batterien waren zerstört, sodass die Säure ausgelaufen war, die Tankverschlüsse waren aufgestemmt. Dahinter lag auf einer Erhebung mitten in einem Feld voller Stacheldraht das Fort.

»Qasrok«, sagte mein Führer und Dolmetscher.

Umgeben von einer Blendwand, der Eingang von Bunkern bewacht, sah das Ganze aus wie ein grober Entwurf eines Kindes von einem Außenposten der Fremdenlegion. An jeder Ecke stand ein untersetzter runder Geschützturm. Auf einem war einst eine irakische Flagge aufgemalt gewesen, die vielen Einschlaglöcher von Kugeln, die den Zement zierten, hatten sie fast ganz unkenntlich gemacht. Ein Pick-up und eine leuchtend rote Toyota-Limousine parkten in einer Mulde, und aus dem Hof stieg der Rauch von Kochfeuern auf. Auf der anderen Seite des Forts verschwand die Straße zwischen ein paar niedrigen, von Verteidigungsgräben durchzogenen Hügeln. Irgendwo um die Ecke wurde ein einzelner Schuss abgefeuert.

Eine Gruppe *Peschmerga* tauchte auf, um unsere Ankunft zu beobachten. Der Traktor hielt und wurde vielstimmig begrüßt. Wir sprangen runter, streckten unsere verkrampften Beine, und ich gab dem Mann, der sie mir gegeben hatte, die Waffe zurück. Wir gingen durch den Hof, vorbei an den Eingängen einiger tiefer, unterirdischer Bunker. Ein schweres russisches Maschinengewehr auf einem Dreifuß bewachte den Eingang zum Hof. Mein Begleiter erklärte den Kämpfern meine Gegenwart. Sie schienen sich über meine Ankunft zu freuen; ich wurde ins Fort geschoben, um den *Peschmerga*-Kommandanten kennen zu lernen. Er war jung, trug den erbeuteten Kampfanzug eines irakischen Offiziers und lächelte lebhaft unter seinem Bart. Mein Deutsch sprechender Bekannter stellte mich vor, und der Mann umarmte mich, ein eindeutiges Willkommen. Ich erklärte ihm meine Mission: mit dem Rest meines Teams zurückzukehren, um in der Nähe der Front eine OP-Einheit für die Verwundeten einzurichten. Dies ist die Front, informierte der Kommandant mich stolz, die Iraker haben sich im Tal verschanzt; ich sollte mir die Situation selbst ansehen.

Vier Männer stiegen in den Toyota, der Kommandant übernahm das Steuer. Auf dem Rücksitz eingezwängt, sah ich, dass weitere Kämpfer den Pick-up anschoben und einstiegen. Er fuhr mit einem Knirschen der Gänge hinter uns. Die Kavalkade fuhr nur wenige hundert Meter, bevor der Kommandant auf ein vorsichtiges Schleichen herunterbremste, wobei er das Fahrzeug im Schutz der steilen Bankette längsseits der Straße hielt. Ich bemerkte, dass die Männer in dem Pick-up, der uns folgte, sich duckten. Da, wo wir hielten, lagen einige *Peschmerga* auf dem Erdwall und spähten hinüber. Der Kommandant winkte mich zu sich und reichte mir sein Fernglas. Etwa vierhundert Meter weiter tauchte die Straße aus einer Bodenfalte auf und überquerte einen holprigen Hügel. Um seine Hänge lief ein Ring von Stacheldraht, der einige Bunker mit Sandsäcken auf den Dächern einschloss, von der gleichen gelbbraunen Farbe wie der Hügel selbst. Auf den Hügelketten dahinter hoben sich ähnliche Bauten vor dem Horizont ab, und durch das Fernglas konnte ich die Köpfe irakischer Soldaten erkennen, die in den Befestigungsanlagen herumliefen. Der Kommandant rutschte den Wall hinunter und sah mich mit seinem gewinnenden Lächeln an. Dies waren sein Frontabschnitt und sein Feind.

Wir kehrten zum Fort zurück, um zu essen. Ich bot ein paar Rationen an, die ich in meiner Tasche hatte, aber sie winkten ab, sodass ich mich zu den Männern gesellte, die auf Decken ruhten, während wir eine Mahlzeit aus Bohnen und flachem Brot aus einem großen Gemeinschaftstopf mitten auf dem Fußboden aßen. Weitere Kämpfer ließen ihre Stiefel an der Tür stehen und drängten sich in den zentralen Raum des Forts, bis er voller Waffen und Männer war. Ich hatte bemerkt, dass die *Peschmerga* niemals die Sicherungshebel ihrer Gewehre einrasten ließen – sie fanden das verweichlicht, selbst als ich ihnen später Vorhaltungen machte, wenn ich Männer operierte, die durch einen unbeabsichtigten Schuss verwundet worden waren –, und ich zuckte, als ein Stoß Gewehre klappernd zu Boden fiel. Schwindendes Licht drang durch ein Loch im Dach des Raums. Die Wände waren mit Schlachtrufen in roter Farbe voll geschmiert, die die in den Verputz gekratzten Namen der früheren Bewohner – irakischer Soldaten – überdeckten. Hinter einer Türöffnung zu einem angrenzenden Raum knieten Männer zum Gebet.

Der Kommandant setzte zu einer Erklärung an. Ab und an kamen weitere Kämpfer herein, klärten Punkte ab, nach denen mein Dolmetscher fragte. Ich bekam mit, dass sich in den nächsten paar Tagen in diesem Fort noch mehr Verstärkung versammeln würde, weil ein Angriff gegen die irakische Verteidigungsstellung die Straße hinunter geplant war. Mein Krankenhaus würde sehr willkommen sein, denn sie kannten im ganzen nördlichen Irak keinen Arzt, der ihre Verwundeten behandeln würde. »*Inschallah*«, sagte der Kommandant, natürlich würde es keine Verwundeten geben, und sie würden siegreich sein, aber ein Arzt wäre gut. Auf einem Tablett wurden winzige Tassen Tee serviert. Ich sah mich unter den Männern um. Rosenkränze klapperten zwischen ihren Fingern. Eine Öllampe auf dem Fußboden kämpfte gegen die Dämmerung an, ihr Licht schimmerte auf Kugeln, Handgranaten und sonnengebräunten schnurrbärtigen Gesichtern.

Irgendwo aus dem Tal kam das leise Rattern von Maschinengewehrfeuer, und eine Abteilung Kämpfer stand auf, ordnete ihre

Ausrüstung und verließ den Raum, um für die Nacht ihre Posten in den vorgezogenen Stellungen einzunehmen. Der Kommandant zeigte auf einen großen, breitschultrigen Mann, der neben ihm saß. Dies, erklärte er, war Nouri Abdullah, und er und mein Dolmetscher, dessen Name, wie ich herausgefunden hatte, Saed war, würden für meine Sicherheit verantwortlich sein, jetzt und auch später, wenn ich mit meinem medizinischen Team zurückkam. Der große Mann nickte mit freundlicher Miene. Er wies mir in einem der Geschütztürme eine Schlafmatte zu und stopfte eine Decke in die Schießscharten, um die Kälte abzuhalten. Ich schlief ein, während ich dem Wind zuhörte, der durch den Stacheldraht pfiff, und dem Geschützfeuer in den Hügeln ringsum. Stärker als meine Angst verspürte ich ein beunruhigendes Hochgefühl.

»Es ist besser zu kämpfen als zu faulenzen«, lautet ein kurdisches Sprichwort, und während ich ihre bereitwillige Hinnahme des Kriegs nicht teilen konnte, wurde ich mir seiner perversen Versuchungen doch bewusst. Zu der Erfahrung, in der Schusslinie zu sein, gehört – trotz des Entsetzens angesichts von Tod, Verstümmelung, Gehirnverletzungen oder Blindheit – der unvergleichliche Ansturm von Klarheit, der damit einhergeht, eine Befreiung von der gewöhnlichen, tückischen Angst des Lebens. In die Türkei zurückzukehren fühlte sich an wie ein entmutigender Schritt zurück zur Verantwortung, wenn auch einer, der durch unvorhersehbare Gefahren noch kompliziert wurde. Ich hatte dem Kommandanten des Forts und meinen neuen *Peschmerga*-Freunden versprochen, sobald wie möglich mit meinem medizinischen Team zurückzukommen, und mich auf den Rückweg über den Berg und durch das Flüchtlingslager bei Isikveren gemacht. Ich saß in einem Café in der kleinen türkischen Stadt Sirnak, als draußen ein LKW vorfuhr. Heraus kletterte Francine, deren blonder Bubikopf im blassen Licht strahlte. Bertrand und Antoine waren bei ihr. Sie waren ganz aufgeregt, als sie hörten, dass ich im Irak gewesen war; und ich war erleichtert zu erfahren, dass der LKW unsere medizinische Ausrüstung enthielt, für die vorübergehend in Sirnak ein

Lager organisiert worden war, bis wir über die Grenze konnten. Francine hatte uns bei einer kurdischen Familie in der Stadt eine Unterkunft besorgt. Sie hatte sogar den Leiter des Krankenhauses in Sirnak bezirzt, damit er uns erlaubte, am nächsten Tag mit einem seiner Krankenwagen hinauf in das Lager nach Isikveren zu fahren.

An diesem Abend ging ich – nachdem ich gegessen und mir den Schmutz des Lagers und den Benzingeruch abgewaschen hatte, der an meiner Haut haftete – den Hügel hinunter zur Post von Sirnak, um einer niederländischen Zeitung, für die ich manchmal schrieb, einen Beitrag zu faxen. Das Lampenlicht, das aus den Fenstern der niedrigen Häuser fiel, konnte die Dunkelheit kaum vertreiben. In der Stadt lebten hauptsächlich Kurden, entsprechend viel türkisches Militär war präsent: Die Lichtkegel der Taschenlampen einer Patrouille zuckten durch den Nieselregen.

Ich saß am Schalter der Post, machte eine Abschrift und trank einen Tee, den mir der freundliche Postmeister angeboten hatte. Einige türkische Soldaten trockneten an einem Paraffin-Heizgerät ihre Stiefel, während sie darauf warteten zu telefonieren. Auf der anderen Straßenseite, hinter der Wand, die um die Trafostation herumlief, blitzte es orange auf: Eine Explosion rüttelte an den Fenstern, und das Licht ging aus. Zwei weitere Explosionen aus Richtung des Militärstützpunkts am Stadtrand folgten. Die türkischen Soldaten hatten sich, die Waffen im Anschlag, sofort zu Boden fallen lassen, aus ihren Funkgeräten drangen knisternd dringende Befehle. Der Angriff der kurdischen PKK dauerte nur etwa eine Minute, während ich unter dem Postschalter lag und rote Leuchtspurgeschosse am Fenster vorbeischnellen sah. Als ich durch die verdunkelten Straßen zum Haus zurückeilte, kam ich an hochtourig laufenden bewaffneten Schützenpanzern vorbei, die sich aufmachten, die Aufständischen zu suchen.

Am nächsten Morgen, als wir abreisten, führte die Armee in der Stadt Haus-zu-Haus-Durchsuchungen durch. In den Krankenwagen hatten wir einen Karton Medikamente und eine Kiste von der Weltgesundheitsorganisation geladen, die Medikamente für zehntausend Menschen enthielt. Die Straße zur Grenze würde in Täler hinunter und über Brücken führen, die reißende Schmelzwasserströme querten. An den Pappeln zeigte sich das erste zarte Grün. Es gab viel Verkehr, Konvois von Armeelastwagen auf dem Weg zur Grenze. Am Eingang zum Isikveren-Tal wurden wir angehalten. Schwere Planierraupen besserten die Straße zum Lager aus. Schließlich winkten die Gendarmen uns durch. Der Fahrer gab ordentlich Gas und bretterte mit seinem Krankenwagen mit Vierradantrieb an dem türkischen Armeeposten vorbei – die Soldaten an der Schranke traten unsicher zur Seite – und weiter auf der zerfurchten Fahrspur, die in die Hügel führte.

Wir hielten mitten im Lager und wurden augenblicklich umringt. Eine riesige Menschenmenge – größtenteils Frauen mit Kindern – drängte sich um Hilfe bittend um den Krankenwagen. Drei Kurden erschienen, die ein wenig von Medizin verstanden. Sie stellten sich vor und halfen, von unbewaffneten *Peschmerga* unterstützt, die Menschen in Gruppen einzuteilen. Antoine, Bertrand und ich nahmen jeweils an einer Tür des Fahrzeugs Aufstellung und machten uns, assistiert von einem Flüchtlings-Sanitäter, daran, Medikamente gegen Amöbendysenterie, Gastroenteritis, Pneumonie und Augenentzündungen zu verteilen. Ein Mann brauchte Herzmedikamente – er zeigte mir eine Schachtel von einem US-Pharmaunternehmen –, und als ich unsere Vorräte nach etwas Entsprechendem durchsuchte, wurde ich für einen surrealistischen Augenblick an den Kampf zwischen den amerikanischen Medikamentenfirmen um die Führung auf dem Multi-Billionen Dollar schweren Markt der Medikamente für Herzerkrankungen erinnert, in dem ich einst eine flüchtige Rolle gespielt hatte. Dann reichte ich Schachteln mit Rehydratationspulver zum oralen Einnehmen hinaus und erklärte mithilfe des Dolmetschers, wie die Mütter die Lösung für ihre durchfallgeplagten Kinder zubereiten sollten, nämlich mit sauberem Wasser. Ich fragte mich, ob das im Lager überhaupt zu finden war.

Für genauere Untersuchungen war keine Zeit. Eine kurze Frage nach den Symptomen, dann verordneten wir Medikamente, und ein kurdischer Arzt schrieb hastig auf, wie diese zu dosieren waren; dann war die nächste Mutter mit ihrem Baby dran, das so dehydriert war, dass es die Nacht wahrscheinlich nicht überlebte. Innerhalb von ein paar Stunden waren unsere Medikamente aufgebraucht, und wir fuhren geschlagen davon, holperten an einer Menschenmenge vorbei, die über einen LKW mit Brot herfiel, die Fahrspur hinunter. Türkische Soldaten standen auf den aufgehäuften Laiben, feuerten in die Luft und traten in die Gesichter, die unter ihnen tobten. Ich sah, dass Francine und die französischen Ärzte entsetzt waren über das, was sie sahen, und erinnerte mich plötzlich meiner Reaktion, als ich das Lager vor ein paar Tagen zum ersten Mal besucht hatte. Diese Gefühle wirkten jetzt merkwürdig fern: irgendwo vergraben, um später näher betrachtet zu werden. Ich hatte bereits gelernt, was sie auch noch lernen würden, nämlich nicht allzu viel zu empfinden und mich ganz auf die unmittelbare Gegenwart zu konzentrieren.

Ich hatte eine Aufgabe, mit der ich mich beschäftigen konnte. Ich versuchte herauszufinden, wie wir unser Material rechtzeitig vor dem bevorstehenden kurdischen Angriff über die Berge zu dem Fort in Qasrok bringen konnten. Die Fahrspur zum Lager in Isikveren endete in einem Morast aus Schlamm und Hütten, dahinter blieb ein steiler Aufstieg über die Berge und hinunter zu dem Fahrzeugfriedhof auf der anderen Seite, wo wir einige *Peschmerga* und ihre Transporter treffen würden. Ein Maultierzug würde unter den führerlosen Flüchtlingen im Lager schwer zu organisieren sein, zudem würden die türkischen Truppen, die den Pass, den wir überqueren mussten, kontrollierten, ihn aufhalten. Bevor Francine und ich auf der anderen Seite der Grenze anfangen konnten zu arbeiten, mussten wir Bertrand und Antoine noch helfen, ihr Zeltkrankenhaus einzurichten: Dort würden nicht nur Flüchtlinge behandelt werden, es war auch der Ort, an den wir Patienten von unserem geplanten vorgerückten Verbandsplatz zurück an die Grenze überweisen konnten.

Am nächsten Morgen bauten wir neben dem Fluss bei Yekmol das Behandlungszentrum auf, wo ich meine Begegnung mit dem Jungen haben würde, der an seinem Leistenschuss starb. Sein Schicksal zeigte umso mehr, wie dringlich unsere Mission war. Wenn Verletzte an der Front stabilisiert werden konnten, bevor sie evakuiert wurden, würden sie in besserem Zustand – mit vermindertem Schock und weniger Sepsis – an einen Ort kommen, wo man sich ordentlich um sie kümmern konnte. Selbst mit einer solchen Einrichtung vor Ort hätte der Junge nicht überlebt, aber in den nächsten Tagen gab es wahrscheinlich sehr viel mehr Verwundete, die davon profitieren konnten. Ich hoffte, ich würde nicht bei allzu vielen vermeidbaren Toden zusehen müssen.

Als hätte die Ankunft des US-Außenministers den Scheinwerfer der internationalen Aufmerksamkeit darauf gelenkt, wurde die türkische Grenze plötzlich von Fernsehteams, Würdenträgern und internationalen Hilfsteams heimgesucht. Ich war gerade mit meiner letzten OP in Yekmol fertig, als die Sender anrückten. Ich war erleichtert, dass sie nicht vorher schon da gewesen waren, um aus dem Tod meines Patienten ein Medienereignis zu machen. Anschließend fuhren Francine und ich mit unserem Fahrer nach Isikveren, um nachzusehen, ob die medizinische Ausrüstung, die wir auf der anderen Seite der Grenze brauchten, wie verabredet zu einem Zelt in der Nähe des Stützpunkts der türkischen Armee gebracht worden war.

Das Tal unterhalb des Isikveren-Lagers wimmelte von Besuchern: der türkische Ministerpräsident mit umfangreichem Sicherheitsgefolge, eine italienische Regierungsdelegation und, beim nächsten Halt auf ihrer Blitztour per Hubschrauber, der Außenminister und Major Mike. Zahlreiche nichtstaatliche Organisationen kamen. *Médecins sans Frontières*/Ärzte ohne Grenzen (Belgien, Frankreich, die Niederlande und Spanien), *Médecins du Monde*/ Ärzte der Welt, UNICEF, *Save the Children*, das UNHCR, das Rote Kreuz und verschiedene skandinavische Kirchenorganisationen hatten ihre Vertreter geschickt, die sich jetzt in verschwiegenen Gruppen zusammendrängten, um zu diskutieren, wie sie anderen im Wettbewerb zuvorkommen und sich in dem Lager auf dem Berg etablieren konnten.

Die Experten von MSF Holland gewannen: Ein Konvoi weißer LKW mit ihrem bezeichnenden roten Logo schob sich bereits zentimeterweise die Fahrspur hinauf, während ihre Logistiker im Tal eine Satellitentelefonverbindung direkt zur Zentrale in Amsterdam aufbauten. Francine und ich fuhren per Anhalter in ihre

Ambulanz ins Lager hinauf. Mitten in dem Durcheinander der Hütten wurden ordentliche weiße Ärzte-ohne-Grenzen-Zelte aufgebaut, tüchtige niederländische Logistiker hackten Abflussgräben drumherum. Wir hatten am Abend zuvor aus Paris gehört, dass zwei weitere Kräfte auf dem Weg zu uns waren, aber unsere Anwesenheit hier war überflüssig. Der einzige Ort, an dem eine kleine Organisation wie die unsere von Nutzen sein konnte, war im Innern des Irak – unsere wahre Aufgabe –, wo sonst niemand operieren würde.

Jetzt, wo Intervention in Mode war, übernahmen die Amerikaner das Ruder. Wir waren gerade hoch oben auf einem Vorsprung des Berges und überlegten, welcher Weg sich für den Grenzübergang eignen mochte, als zwei A-10-Kampfflugzeuge das Tal hinaufpfiffen und auf Augenhöhe an uns vorbeirasten. Dem Brummen von Turbo-Prop-Flugzeugen folgte von Norden eine Reihe von Hercules-C-130-Transportflugzeugen, die sich eines nach dem anderen in die Kurve legten, um Hilfsgüter abzuwerfen. Sie flogen mit offenen Klappen über den Kamm, auf dem wir standen, in den offenen Laderampen konnten wir die Ladungsmeister in ihren Gurten sehen, die die Paletten hinausschoben. Durchsichtige oder olivgrüne Plastikfallschirme gingen auf, und dann schwebten die Lasten in ein tiefes Tal unterhalb von uns. Wie elektrisiert packten die Menschen zwischen den Hütten Messer, Stricke und Säcke und liefen den Hang hinunter zur Abwurfstelle.

Ein Fallschirm ging nicht auf, und die riesige Palette von der Größe eines Minibusses krachte in ein paar Zelte. Andere schlugen auf dem steilen Hang auf und rollten hinunter, ihre Fallschirme fielen in sich zusammen wie welke Blumen. Sie kullerten noch, als die Flüchtlinge sich darauf stürzten und die Umhüllungen aus Persenning aufschnitten. In der Menschenmenge, die sich um die Ladungen drängte, gab es Streit, und als verzweifelte Menschen im grimmigen Kampf um Nahrungsmittel auf ihre Nachbarn einschlugen, floss Blut. Andere kletterten in die Bäume, um die Fallschirme und Schnüre abzuschneiden. Männer und Frauen packten sich alles auf den Rücken und trugen es weg, die improvisierten Packen aus Fallschirmseide und Riemen waren schwer wie Maultierlasten. Am Hang brach Geschützfeuer aus, und Menschen flo-

hen vor einem Lastkorb, den türkische Soldaten entführten, die
begierig waren, sich die Mägen mit NATO-Rationen zu füllen.
Ein Mann mit einer Kugel im Bein wurde an mir vorbeigetragen;
ein anderer, eingehüllt in Fallschirmseide, war tot.

Die Sonne ging unter, als wir den Berg hinuntergingen, an einem Fernsehteam und einem Fotografen vorbei, die eben erst gekommen waren und einige halb verhungerte Kurden überredeten,
das Drama um den Abwurf von Lebensmitteln zu wiederholen: Sie
mussten ein Stück Fallschirm aus einem Baum holen und einige
der leeren Nahrungsmittelkartons, die überall herumlagen, von
Hand zu Hand reichen. Im Tal machten sich die Würdenträger
wieder auf den Weg, und wir nutzten die Gelegenheit, uns dem
Personal einiger US-Hubschrauber zu nähern, das auf einem Landeplatz in der Nähe des türkischen Armeelagers saß. Bei ihnen war
ein Kommunikationsoffizier, der sich via Funkgerät mit jemandem
in der Ferne unterhielt. Plötzlich war alles arrangiert: Ein Fracht-
hubschrauber der Kriegsmarine würde am nächsten Vormittag
eine Ladung Nahrungsmittel abwerfen und uns auf der anderen
Seite der Grenze absetzen. Francine und ich waren in Hochstimmung, wir weinten nicht einmal, als wir herausfanden, dass die
Kartons mit unserer medizinischen Ausrüstung von türkischen
Soldaten geplündert worden waren. Zuerst dachte ich, sie würden
nach Essen suchen, bis ich einen beobachtete, der mit seinem Bajo-
nett eine sterile Tamponade aufriss, um aus dem Instrumentenbe-
steck die Schere zu stehlen. Einige Männer hatten die Privatheit
des Zelts genutzt, um in den Ecken große Scheißhaufen zu hinterlassen. Je eher wir hier wegkamen, desto besser.

Die Gesichter meiner Kollegen waren in dem dunklen Rumpf
kaum zu erkennen: Francine, die auf dem Sitz neben mir festge-
schnallt war, der kräftige Jean-Pierre und der junge Ernest, die auf
der anderen Seite der Kartons, die den Raum zwischen uns ausfüll-
ten, in ihren Gurten steckten. Sie waren erst am Morgen über Ankara aus Paris gekommen und machten einen verwirrten Eindruck.
Abgesehen von einem raschen Frühstück auf dem Hubschrauber-

landeplatz, während Kartons hin und her geschleppt wurden, hatten sie keine Zeit zum Akklimatisieren gehabt. Sie waren nicht die Ärzte, die wir erwartet hatten – Jean-Pierre war Zahnarzt, Ernest Physiotherapeut –, aber in diesem Stadium waren sie dem Team als Organisatoren und Assistenten von unschätzbarem Wert. Acht US-Marineinfanteristen, die Gewehre über der Brust, besetzten die übrigen Sitze, die seitlich am Frachtraum des Hubschraubers angebracht waren: Offiziell durften Flugzeuge der Alliierten die Grenze zum irakischen Luftraum nicht überschreiten – geschweige denn auf feindlichem Boden landen –, also begleiteten sie uns als Eskorte. Ich hatte dem Piloten die Abwurfstelle auf der Karte eingezeichnet. Das fliegende Personal der Kriegsmarine war aufgeregt. Sie hatten im Golfkrieg keine Einsätze geflogen, aber ein Ärzteteam in den Irak zu bringen war eine Mission, und sie waren wild entschlossen.

Der Hubschrauber hob, mit dem Heck zuerst, ab und schoss mit brüllenden Motoren nach oben. Ein Gespräch war, trotz der gelben Gummi-Ohrstöpsel, die der Oberfeldwebel verteilt hatte, unmöglich. Durch das kleine Seitenfenster sah ich, wie die Erde sich entfernte. Eine Kette schneebedeckter Berge nach der anderen kam in Sicht. Als wir Höhe gewannen, ging die hintere Laderampe auf, und ein kalter Windstoß schlug uns ins Gesicht. Der Oberfeldwebel, dessen Silhouette sich vor dem hellen Keil abhob, lehnte sich in seinen Gurten weit hinaus, um den Boden unter uns zu inspizieren. Er machte dem Frachtoffizier Zeichen mit den Armen, und der ging nach hinten und hakte unterwegs seine Sicherheitsleine an der Haltestange ein. Der Hubschrauber beschrieb eine enge Kurve, wodurch ein brauner Abhang und verstreut liegende Hütten nur wenige hundert Meter unter uns vorbeirauschten.

Sie fingen an, die Nahrungsmittel abzuwerfen: Der Ladungsmeister schob die hinterste Palette an, und diese trieb hinaus in den leeren Raum und verschwand. Bei der nächsten ging der Oberfeldwebel ihm zur Hand – eine Ladung in Netze eingewickelter Mehlsäcke –, und zusammen stürzten sie sie über die Rampe, ein Rucken der Gurte, die dafür sorgten, dass sie nicht mit hinausflogen, bremste ihre Bewegungen ab. Sie hingen über der Kante und sahen zu, wie die Ladung fiel. Offensichtlich waren sie zufrieden mit dem, was sie sahen, denn sie grinsten sich an und machten sich an die nächste Palette. Jetzt waren sie in Schwung gekommen, und ein Karton nach dem anderen taumelte aus dem Hubschrauber. Plötzlich sah ich den grauen Sack mit unserem Zelt – das wir mit viel Mühe dem Roten Kreuz abgeschwatzt hatten – nach hinten fliegen und verschwinden. Ich schrie, so laut ich konnte, aber da ich kein Headset für die Bordverständigungsanlage hatte, konnte mich niemand hören. Ich versuchte aufzustehen, aber die Schultergurte hielten mich am Sitz fest: Zum Glück, denn sonst wäre ich mit den Paketen mit chirurgischen Instrumenten und Verbandsmaterial, die als Nächstes hinausflogen, über Bord gegangen. Der Hubschrauber setzte über einen Grat, und zwischen den Beinen des Ladungsmeisters hindurch sah ich die Kartons zerbersten, als sie auf dem Boden aufschlugen, und weiße Fetzen über den Hang flattern.

Jean-Pierre und ich schafften es, den letzten Teil unserer Ausrüstung vor der Begeisterung der Mannschaft zu retten, indem wir die Beine um die Kisten legten, die uns am nächsten standen. Der Oberfeldwebel wickelte das Kabel eines Headsets ab und steckte es in das Schott neben mir, und seine zerknirschte Stimme knisterte mir ins Ohr. Vor uns konnte ich durch die Plexiglasscheibe des Cockpits den Schrottplatz mit den wahllos herumstehenden Autos und den Pfützen sehen, in denen sich der Himmel spiegelte. Ich sagte dem Piloten, dass unser Landeplatz unter uns lag. Der Hubschrauber setzte mit einem Rumsen auf, und die Marineinfanteristen sprangen aus den seitlichen Türen hinaus, um direkt außerhalb des Radius der Rotorblätter eine Postenkette zu bilden. Wir luden, beobachtet von einer Hand voll Kurden, unsere übrig gebliebenen Kartons aus. Ich war erleichtert, dass keiner von ihnen bewaffnet war, denn die amerikanischen Truppen waren über die Bedingungen diesseits der Grenze nicht informiert. Ihr Offizier lauschte auf das Geschützfeuer vom Rand des Plateaus.

»Wer schießt da?«, fragte er mich.

»*Peschmerga*, kurdische Kämpfer«, erklärte ich ihm, »testen ihre Waffen, bevor sie an die Front gehen.«

»Oh«, meinte er und linste durch seinen Feldstecher. »Banditen.«

Der Hubschrauber erhob sich steil in die Luft. Ein Pick-up holperte durch den Schlamm auf uns zu. Der *Peschmerga*-Fahrer schien froh zu sein, uns mit nach Qasrok zu nehmen. Wir luden unsere Sachen auf die Ladefläche, und Jean-Pierre und ich hockten uns obendrauf. Im Fort wurden wir aufgeregt begrüßt. Saed, der Deutsch sprach, erzählte mir, dass die erste Offensive des Kommandanten bereits begonnen habe: Der kleine Hügel, der vor den Bunkern der Republikanischen Garde auf den Kammlinien lag, war tags zuvor überrannt worden. Die *Peschmerga* waren jedoch auf ihre vorherige Position zurückgefallen, als die frisch eroberten Unterstände unter feindliches Feuer gerieten. Ich fragte nach dem großen Mann, Nouri Abdullah, und Saed versicherte mir, dass er unverletzt war, jedoch gerade in den Gräben Dienst tat.

Ein paar Minuten später kehrte der Kommandant zurück, immer noch lächelnd, und unsere Sachen wurden in das Fort in einen Raum gebracht, den man für uns reserviert hatte. Es wurde dunkel, als wir im Licht einer Öllampe die kläglichen Reste unserer Ausrüstung auspackten. Die Anästhesiekiste war weg. Ihre Medikamente und Tuben lagen gemeinsam mit dem größten Teil unserer chirurgischen Instrumente irgendwo in den Bergen verstreut. Eine Notfall-Wiederbelebungsausrüstung war gerettet worden sowie ein kleines Chirurgiebesteck; abgesehen davon gab es einige Kartons Medikamente, Infusionen, sterile Handschuhe und Verbandsmaterial. Wir hatten ein Bündel Zeltstangen, aber kein Zelt. Wir sortierten die Sachen und legten sie bereit. Ich sagte Francine und Ernest, sie sollten etwas schlafen, solange das noch möglich war. Dann machten Jean-Pierre und ich uns an die Arbeit.

Etliche Männer hatten am Tag zuvor Verletzungen davongetragen. Ich operierte sie – auf dem Fußboden – im Licht von Taschenlampen, die *Peschmerga*-Assistenten hielten. Der erste Fall war ein Kämpfer, dem eine explodierende Granate die rechte Hand zerfetzt hatte. Ein großer Teil des Mittel- sowie des Ringfingers und ein Teil der Handfläche waren zerstört, der Daumen zerschmettert. Ein Splitter hatte ihn unter dem Auge getroffen und ein ordentliches, wie ein Diamant geformtes Stück Fleisch herausgerissen, und das Augenlid flatterte wie eine gefangene Motte. Er hatte Lazerationen und Punktionen auf der Brust. Ich lauschte mit dem

Stethoskop: Auf beiden Seiten waren Atemgeräusche zu hören, daher war ich ziemlich zuversichtlich, dass die Lunge nicht verletzt war. Alle Wunden mussten jedoch untersucht und seine zerfetzte Hand von totem Fleisch und dem Schmutz, den die Explosion hineingeblasen hatte, gesäubert werden. Ich war mir des Verlusts der Anästhesie-Ausrüstung nur allzu deutlich bewusst und verfluchte die Idiotie der Ladungsmeister, als ich unter den übrig gebliebenen Ampullen nach Ersatz suchte.

Schließlich war ich gezwungen, Nubain zu benutzen, ein morphiumähnliches Schmerzmittel, von dem wir relativ viel hatten. Ich verabreichte es intravenös, bis der Patient groggy war, und versuchte dann, den Arm zu betäuben, indem ich um die Nerven in seiner Achselhöhle ein lokales Anästhetikum injizierte – eine Technik, über die ich gelesen, die ich jedoch noch nie praktiziert hatte. Dann machte ich mich über einer Schüssel Desinfektionsmittel an die Arbeit, indem ich mit einer Nagelbürste den Sand aus dem zerrissenen Gewebe wusch. Der Patient rührte sich nicht, und ängstlich bat ich Jean-Pierre nachzusehen, ob er noch atmete: Nubain kann bei entsprechender Dosierung die Atmung schwächen. Beim Licht der Taschenlampen schnitt ich zerrissenes Fleisch und Knochensplitter weg.

In der Ferne tönte eine Serie dumpfer Aufschläge und dann ein Rasen über unseren Köpfen: Die irakische Artillerie hatte eine Granatensalve abgefeuert, die am Hang hinter dem Fort explodierte. Saed und Nouri Abdullah flohen nach draußen, um die Verteidigungspositionen auf den Wällen zu besetzen. In der Eile nahmen sie ihre Taschenlampen mit, und ich stand, einen Mullverband über die Wunde haltend, im Dunkeln. Jean-Pierre und ich fragten uns, ob dies die Einleitung zu einem Gegenangriff war. Beim schwachen Glühen seiner Ministablampe zog er noch etwas Nubain auf und injizierte es dem jetzt unruhigen Patienten. Wir warteten auf einen plötzlichen Ausbruch von Schüssen von der Front. Er blieb aus.

Meine Assistenten kamen zurück. Sie lachten über die Ungenauigkeit der irakischen Schützen, und ich setzte meine stümperhafte Arbeit fort. Am Ende hatte ich dem Mann zwei Finger amputiert, doch es gelang mir, seinen Daumen zu retten, indem ich die

Knochensplitter mit Kanülen zusammensteckte. Die offenen Stellen rieb ich mit Jodsalbe ein und verband sie, dann gab ich dem Mann eine Penizillin- und eine Tetanusspritze. Er wurde in eine Ecke getragen, wo er schlief. Bevor ich mich dem nächsten Fall zuwandte, trug ich die amputierten Stücke nach draußen, und da es keine andere Möglichkeit gab, sie zu entsorgen, warf ich das Päckchen blutiger Gaze über den Stacheldrahtzaun. Ein Rascheln und Knurren war zu hören, als es von wilden Hunden davongetragen wurde.

Ich war dankbar, dass keiner meiner Patienten lebensgefährlich verletzt war – bis ich die verloren gegangene Ausrüstung ersetzen konnte, waren meine Mittel noch beschränkter als in dem Zeltkrankenhaus an der Grenze –, aber der Kommandant erklärte mir traurig, dass die schwer Verletzten nicht überlebt hatten. Im Laufe der nächsten Tage begriff ich, warum. Die irakischen Streitkräfte gingen nicht das Risiko ein zu versuchen, ihre verlorenen Stützpunkte zurückzuerobern, und gaben sich damit zufrieden, auf die kurdischen Stellungen zu schießen: hauptsächlich bei Nacht, wenn sie hofften, die Kämpfer über der Erde zu erwischen. Explosionen und Schreie – mein Weckruf – verkündeten die Ankunft von Opfern, und ich stand wankend von meinen Decken auf und legte meine Instrumente für die Behandlung des ersten Patienten bereit. Leicht verwundete Männer schafften es in der Regel allein zurück. Die schwer Verletzten wurden auf den Rücken eines Kameraden geladen und im Laufschritt über die tief liegende Straße, die mehrere hundert Meter vom Schützengraben an der Front hierher führte, getragen. Dieses Evakuierungssystem fungierte als grobe Art der Triage: Die lebensgefährlich Verletzten starben, bevor sie auf der Matratze auf dem Fußboden landeten, die mir als Operationstisch diente.

Die Iraker setzten auch ihren sporadischen Beschuss des Forts fort, was eher zermürbend als gefährlich war. Ich hätte es vorgezogen, in den tiefen Bunkern unterhalb des Gebäudes zu arbeiten, die vor dem Geschützfeuer sicher waren, aber die Flüchtlinge, die zehn Tage zuvor durch dieses Tal gekommen waren, hatten sie als Latrinen benutzt und fleißig jeden Zentimeter Boden mit Kot bedeckt. Spätere Ankömmlinge hatten die Treppen benutzt, sodass die dunklen Schächte, die zu diesen unterirdischen Räumen führten, einen fast greifbaren Gestank verströmten. Ich betete, dass wir nicht gezwungen sein würden, dort Schutz zu suchen.

Jeden Morgen wurden wir von einer Menschenmenge erwartet: Flüchtlinge aus dem oberen Teil des Tals, das zur türkischen Grenze führte. Francine und Ernest nahmen Umhängetaschen voller Medikamente und machten dort mit einem *Peschmerga* Zeltbesuche, behandelten Infektionen und schickten die schwereren Fälle zum Fort hinunter. Es war ein steter Strom: unbehandelte Wunden, komatöse Babys, kranke Erwachsene. Amöbendysenterie war weit verbreitet, dagegen verteilten wir Tabletten. Auch wir riskierten eine Infektion, denn unsere einzige Wasserquelle – der Fluss, der am Fort vorbeifloss – lief zunächst an der gärenden Kloake der Flüchtlingsregion in der Nähe der Grenze vorbei. Das Senkloch, in das er lief, war von den Kadavern einer Herde Schafe verstopft, die es bei einem Luftangriff erwischt hatte, dazwischen schwamm ein Bündel Lumpen, womöglich die Überreste des Schäfers.

Das Leben reduzierte sich auf das Wesentliche, schlafen – so oft ich einen freien Augenblick hatte – und essen, auch wenn ich trotz meines Hungers manchmal über dem Teller mit flachem Brot und Bohnen, die unsere Hauptnahrung waren, einnickte. Inzwischen verließ ich mich vollkommen auf meine *Peschmerga*-Assistenten. Nouri Abdullah schien zu jeder Tages- und Nachtzeit eine winzige Tasse heißen, süßen Tee herbeizaubern zu können, und Saed drehte mir Zigaretten aus starkem kurdischen Tabak. Ich konnte mich endlose Augenblicke diesen einfachen Freuden hingeben, bevor ich zu meiner ermüdenden Arbeit zurückkehrte. Vielleicht lag es an meiner Erschöpfung, dass mich die Frage unserer Sicherheit nicht beunruhigte. Ich wusste, wenn es zu einem irakischen Angriff kam, würden diese beiden Männer alles in ihrer Macht stehende tun, um dafür zu sorgen, dass wir unversehrt über die Berge entkamen. Aber es blieb bei der Pattsituation. Die Kurden hatten nicht genug Kräfte, die höher gelegenen irakischen Bunker zu erobern, und der Feind schien mit einem Angriff zu zögern. Stattdessen gab es kleine Gefechte entlang der Grabenlinie, während derer sich Leuchtspurgeschosse fächerförmig am nächtlichen Himmel ausbreiteten.

Dann veränderte sich die Stimmung plötzlich. Ich operierte gerade, als sich vor dem Fort ein Geschrei erhob und Saed hereingestürzt kam, um mich zu informieren: *Peschmerga*-Kundschafter hatten gerade herausgefunden, dass der Feind im Schutz der Dunkelheit entwischt war, die Straße nach Zakho war offen. Bei Tagesanbruch luden die Kämpfer ihre schweren Waffen – eine kleine russische Schnellfeuerkanone und einen Mörser – auf einen LKW und machten sich auf den Weg, um sich in der Stadt umzusehen. Später saß ich, froh über die Pause, an der Außenmauer des Forts dösend in der Sonne, als Jean-Pierre etwas rief; Soldaten kamen die Straße von der Grenze her auf uns zu. Ich schlug die Augen auf. Ein Dutzend Männer näherte sich uns, die Waffen im Anschlag, suchten sie das Land ringsum ab. Es waren Amerikaner mit verschiedenen Kopfbedeckungen – Tropenhelme, Tarntücher, Barette –, und sie trugen eine Sammlung von Waffen, einschließlich Kampfmessern, Maschinengewehren, Schrotflinten und eines Granatenwerfers. Ich grüßte sie von meinem Platz in der Sonne.

Die Soldaten waren eine Spezialeinheit des US-Militärs. Sie hatten nicht erwartet, an diesem Ort auf einen Chirurgen zu treffen, und waren überrascht, dass wir in der vergangenen Woche im Kampfgebiet gearbeitet hatten. Sie boten uns MREs an – Meals Ready to Eat, US-Militär-Rationen, die so farblos waren, dass man sie auch »Meals Rejected by Ethiopians« schimpfte –, während ihr Kommunikationsmann sich über Funk verständigte. Kurz darauf kreisten zwei Hubschrauber der französischen Luftwaffe über dem Gebäude und landeten auf der Straße, gefolgt von einem britischen. Dann kamen ein paar amerikanische Hubschrauber runter, die etliche Offiziere ausspuckten. Plötzlich wimmelte es um das Fort von Menschen. Während wir, abgeschnitten von der Welt, an diesem winzigen Kriegstheater teilgenommen hatten, hatte sich einiges ereignet. Das Weiße Haus hatte die Schaffung »sicherer Zufluchtsstätten« für kurdische Zivilisten im Norden des Irak verkündet. Das alliierte Oberkommando hatte erklärt, die erste werde um die Stadt Zakho errichtet, und verhandelte bereits über den Rückzug der irakischen Streitkräfte.

Die *Peschmerga* kamen in ihrer kunterbunten Kavalkade zurück zum Fort gedröhnt, Nouri Abdullah winkte mir von dem LKW mit den Waffen zu. Sie hatten es geschafft, einen letzten Schlag zu landen, hatten den irakischen Polizeiposten in der Stadt beschossen und Kisten mit Zigaretten und ein großes Radio mitgehen lassen. Schon ließ es im Hof nasale Musik ertönen, wo die Männer herumstolzierten, sich mit den US-Soldaten verbrüderten und die Funktionsweise ihrer russischen Schnellfeuerkanone vorführten. Ein Ring von Granaten wurde zur Feier in die entfernten Hänge abgefeuert, die in einer Kette orangefarbener Blitze explodierten. Die alliierten Offiziere sahen missbilligend zu, als würde es sie jucken, die kurdischen Guerillas militärischer Disziplin zu unterwerfen.

Später kam ein Konvoi französischer Armee-LKW aus Richtung Zakho das Tal heraufgeschaukelt. Der Dienst habende Colonel erklärte uns, um die Stadt herum würden Durchgangslager errichtet, um die vielen Flüchtlinge aufzunehmen, die in den Bergen an der türkischen Grenze saßen. Die Ersten würden bald zurückkehren, auf dem Weg, den sie bei ihrer Flucht genommen hatten. Bei dem Colonel waren einige Militärärzte; ihre Aufgabe war es, eine medizinische Einheit herbeizuschaffen und auf dem Feld neben dem Fort ein großes Zeltkrankenhaus einzurichten. In kurzer Zeit, vielleicht schon in ein paar Tagen, würden wir hier überflüssig sein.

Der Colonel schlug uns vor, eine neue Beschäftigung im Osten, näher an der iranischen Grenze, zu suchen. Der Safe-haven-Plan erstreckte sich nicht auf dieses Gebiet, und er ging davon aus, dass die Kämpfe zwischen den *Peschmerga* und den Irakern noch einige Wochen weitergingen. Jean-Pierre und ich überlegten, ob wir unsere Qasrok-Operation an einem anderen kurdischen Frontabschnitt in den Bergen wiederholen konnten. Ich erinnerte mich, dass der schnurrbärtige *Peschmerga*, als wir nach Qamishli gekommen waren – es kam mir vor, als sei es unheimlich lange her –, einen Ort namens Suriya erwähnt und gemeint hatte, dies sei ein guter Platz für ein Krankenhaus. Ich blätterte in meinem Tagebuch zurück und las die Notiz von damals. Der Mann hatte gesagt, Suriya liege in Richtung der iranischen Grenze, in der Nähe des Eingangs zu einer tiefen Schlucht, in der wir unsere Operation ungestört von Angriffen durch irakische Hubschrauber durchführen konnten. Wir mussten den Vorschlag mit dem ganzen Team besprechen. Zudem hatten wir das Problem, dass unsere Ausrüstung empfindlich reduziert war.

Ich ließ Jean-Pierre am Fort zurück, um die Rückkehr der anderen aus unserer Gruppe abzuwarten, und begleitete den Colonel nach Zakho. Wir fuhren über kurvenreiche Straßen durchs Niemandsland, am Talende kamen wir an den aufgegebenen irakischen Stellungen vorbei. Der Kamm, wo ich mit dem Fernglas die feindlichen Soldaten gesichtet hatte, war in Sonnenlicht gebadet, das auf Konservendosen glitzerte. In dem Tal dahinter lagen haufenweise leere Patronenhülsen, dort hatten die Artillerieeinheiten gestanden, die ihre Geschosse in Richtung Fort abgefeuert hatten. Dahinter öffnete sich die Straße in die weiten Ebenen des Nordirak, und wir fuhren durch menschenleeres Land. Die Zufahrt nach Zakho wurde von einigen zerbombten Panzern versperrt. Wir fuhren um sie herum, holperten durch ein Feld voller roter Mohnblumen und wieder auf die Straße. Die einzigen Menschen auf der Straße waren bewaffnete irakische Soldaten in schwarzen Baretten, die vor den geplünderten Geschäften standen und uns nachblickten. Riesige bunte Wandgemälde von einem strahlenden Saddam, den väterlichen Arm erhoben, flankierten die Hauptstraße. Die Augen hatten ihm glückliche Kurden in den ausgelassenen Tagen, als sie ihren Aufstand feierten, ausgeschossen.

Ich fuhr mit dem Colonel unter den hohen Wachtürmen durch, die die Grenze markierten, und weiter nach Silopi, dem großen alliierten Stützpunkt etwa fünfzig Kilometer in der Türkei. Man hatte mir gesagt, von hier würden die türkischen Hilfsbemühungen – mit dem ziemlich banalen Namen »Operation Provide Comfort« – geleitet. Am Flughafen stieg ich aus. Neben der Rollbahn lag eine Stadt aus Zelten und Versorgungscontainern, zwischen denen Quartiermeister, Transportoffiziere und Abgas spuckende Gabelstapler herumhasteten. In einem Güterbahnhof mit medizinischer Ausrüstung fragte ich einen Mann mit einem Klemmbrett, ob er mir einige Tamponaden und Medikamente geben könne. Er wies mich zu einem Frachtcontainer neben der Rollbahn, wo DART – das US-*Disaster Assistance Relief Team* – untergebracht war. Ich schlenderte hinein, stellte mich als Mitglied der einzigen Operation vor, die im Landesinnern operierte, und erklärte unseren Bedarf an Ausrüstung.

Gus, Ted und Ron waren gleich große Männer in Jeans, Cowboystiefeln und Windjacken, obwohl Ron sich von den anderen dadurch unterschied, dass er auf seinem Bürstenhaarschnitt keine Baseballmütze trug. Sie musterten mein zerknittertes Khaki-Hemd und meine staubigen Stiefel, die französische Armee-Armbinde, die ich getragen hatte, um mit dem Jeep des Colonels durch Zakho zu fahren, und die ich abzunehmen vergessen hatte, und die seit einer Woche nicht rasierten Stoppeln in meinem Gesicht. Ich erklärte ihnen, die medizinische Arbeit, die wir in Qasrok geleistet hatten, hätte uns wenig Zeit für die Körperpflege gelassen.

»Also, Sie können jetzt heimgehen«, sagte Ron. »Die USA haben alles unter Kontrolle.«

Ich erklärte ihm, dass wir mehr Ausrüstung brauchten, weil wir erwogen, unseren Verbandsplatz weiter nach Osten zu verlegen, um dort, wo die Kämpfe weitergingen, *Peschmerga*-Verletzte zu behandeln. Wo genau, wollte er wissen und sah etwas interessierter aus. Ich ging auf eine durchlöcherte Wandkarte zu, um ihm die Gegend um Suriya zu zeigen. Gus oder Ted trat dazwischen.

»Tut mir Leid, das ist geheim«, sagte sein Zwilling.

Ich bemerkte, dass er in einem Schulterholster unter seiner Jacke eine Pistole trug. Der andere hatte, wie ich jetzt sah, ein Kampfmesser im Stiefel. Ich schlug ihnen vor, dass sie ihre dringende humanitäre Arbeit fortsetzen, während ich mich um unsere kleinen Bedürfnisse kümmerte: Sicher würde niemand von dem riesigen Vorrat medizinischer Utensilien draußen ein paar Kartons vermissen.

»Die Vereinigten Staaten«, sage Ron streng, »können keine politische Faktion im Irak unterstützen.«

Das war zumindest ein Fortschritt gegenüber »Banditen«, fand ich.

»Bleiben Sie da«, sagte Ted oder Gus, zeigte auf einen Stuhl und einen Topf auf einem Gaskocher. »Trinken Sie 'ne Tasse Kaffee. Ich geh jemanden suchen, der Sie befragt.« Er griff nach einem Walkie-Talkie, das auf dem Tisch lag.

»Danke, aber ich bin ein wenig unter Zeitdruck. Ich verschwinde wieder.«

Der Horizont war eine staubige Windrose über den Reihen geparkter Hubschrauber. Ich überquerte die Straße zum Heerlager und hoffte, den französischen Colonel zu finden sowie etwas zu essen und einen Platz zum Schlafen.

»Hey, Doc!«, rief jemand, und als ich aufblickte, sah ich Oberfeldwebel Harris von der Spezialeinheit, die ich in Qasrok getroffen hatte. Er nahm mich mit zu dem Zelt seiner Einheit – »hier ist der verrückte Arzt, der in diesem Scheißloch an der Front gearbeitet hat, das wir heute Morgen erkundet haben« –, wo man mich zum Essen einlud. Sie hatten sich mit den Fremdenlegionären im benachbarten Lager angefreundet – keine MREs für sie außerhalb des Schlachtfelds –, und wir saßen bei einer Auswahl von Delikatessen aus französischen Armeerationspaketen, von denen jede Einzelne auf dem Tauschmarkt zehn US-Rationen wert war. Die Teammitglieder stellten sich mit Namen und Aufgabenbereich vor – Kommunikation, Sprengung, Medizin, Nachrichtendienst. Sie strahlten die Sicherheit von Männern aus, die wissen, was sie können.

Jetzt hatten sie die Aufgabe herauszufinden, welche Strukturen auf der anderen Seite der Grenze im Nordirak existierten, um in den sicheren Zufluchtsstätten eine kurdische Verwaltung aufzubauen. Ich erklärte, was ich über die Streitkräfte um Qasrok wusste, und erzählte, dass wir überlegten, in ein Gebiet in den Bergen im Osten zu gehen, das von *Peschmerga* kontrolliert wurde. Ich erwähnte auch, dass es mir nicht gelungen war, von den DART-Funktionären am Flughafen medizinische Ausrüstung zu bekommen.

»Von den verdammten Christians In Action bekommen Sie überhaupt nichts«, schnaubte der Oberfeldwebel. »Diese Typen haben auf der Suche nach Spendengeldern die Köpfe so weit in Washingtoner Arschlöcher gesteckt, dass sie draußen nichts zustande bringen. Die CIA hat überhaupt nicht mitbekommen, dass es einen kurdischen Aufstand geben würde. Sie hätten uns fragen sollen, wir hatten Teams da draußen, die die *Pesch* ausgebildet haben, lange bevor die Sache ins Rollen kam.«

Nach dem Essen widmete sich das Team der Frage, wo wir unser nächstes Behandlungszentrum errichten sollten. Karten wurden auf dem Boden ausgebreitet, und ich zeigte ihnen den Ort Suriya. Anhand des Maßstabs konnte ich feststellen, dass er etwa fünfundsechzig Kilometer vor der iranischen Grenze lag, in der Nähe einer Stelle, wo sich die Schlucht des Flusses Shamdinan aus den türkischen Bergen schlängelte, um in das breite Quertal des Großen Zab einzumünden. Ich fragte mich, wer die Stadt hielt: *Peschmerga* oder irakische Truppen?

»Aufklärung ist Macht«, orakelte der Oberfeldwebel und verschwand in der Dunkelheit. Ein paar Minuten später kehrte er zurück, begleitet von einem Mann, der die Abzeichen eines Colonels trug.

»Hi«, sagte er zu dem Team, das sofort aufstand: Mir war nicht klar, ob aus Respekt vor seinem Rang oder, um ihm französischen Kaffee anzubieten.

»Haben Sie jemals mit Cholera zu tun gehabt«, fragte der Colonel mich. Ich bejahte.

»Gut«, sagte er, »zwei Blackhawk-Hubschrauber fliegen morgen früh, sie bringen einen zivilen Spezialisten vom Centre for Disease Control in Atlanta an einen Ort an der türkischen Grenze.« Er zeigte auf die Karte. »Hier in dem Flüchtlingslager in Cukurça hat es, wie das dortige MSF-Krankenhaus berichtet, einen Ausbruch der Krankheit gegeben. Wir müssen Proben zur Analyse nehmen. Sie können mit ihm fliegen. Oberfeldwebel Harris wird Sie begleiten. Auf dem Rückweg hierher werden die Piloten Richtung Süden entlang der Schlucht fliegen, dann können Sie einen Blick auf Suriya werfen. Es darf nicht allzu lange dauern; es ist Sperrgebiet.«

Der Colonel verschwand, und ich stand da und blinzelte. Der Arzt der Spezialeinheit erschien, er schleppte einen prall gefüllten Seesack hinter sich her, den er an die Zeltstange lehnte. »Vergessen Sie Ihr Gepäck nicht, wenn Sie zu Ihrer Gruppe zurückgehen, Doc«, sagte er. Ich kramte darin herum. Es war voller Anästhesiemittel, Schienen, Verbände, Flamazine Brandsalbe, Trockenplasmapackungen und Antibiotika, und obendrauf ein Feldchirurgieset aus Segeltuch, in dem ein Satz glänzender Instrumente in sterilen Hüllen steckte.

Das MSF-Krankenhaus lag direkt außerhalb des Stacheldrahtzauns des Lagers in Cukurça. Staub blies uns von den überfüllten Hütten entgegen, die sich den Hang hinunter erstreckten, vermischt mit dem faulen Geruch eines Feuers in der Nähe, wo verseuchte Kleidung und Verbände verbrannt wurden. Der Mann aus Atlanta und ich betraten das Krankenhauszelt und stellten uns einem Arzt vor. Er führte uns zu der Isolierstation. Die Patienten ruhten auf Lagern aus Decken auf dem Boden. Der Geruch nach Krankheit war überwältigend. Der Arzt erklärte uns mit vor Erschöpfung belegter Stimme, dass die ersten Fälle vor ein paar Tagen aufgetreten seien: Drei Mitglieder einer Familie mit schwerer Diarrhö waren plötzlich zusammengebrochen und hatten angefangen, sich heftig zu übergeben. Gestern waren es dreizehn Fälle gewesen, vier waren in der Nacht gestorben. Heute waren zwanzig weitere hinzugekommen, und es war noch nicht zehn Uhr.

Ich schaute mir die Patienten an, die an der Zeltwand lagen, jeder mit einer Infusion. Ihre Gesichter waren beunruhigend gleichförmig. Wangen und Schläfen, selbst ihre Nasen, waren eingefallen, alles überflüssige Fleisch war durch die Dehydrierung des Fiebers und den durch die Krankheit herbeigeführten Flüssigkeitsverlust zusammengeschrumpft. Die eingesunkenen Augen schauten nach oben, ohne etwas zu sehen, waren sie doch halb geschlossen hinter herabhängenden Augenlidern. Münder standen offen, entblößten die Zähne wie im Mund eines Totenkopfes. Einige Kranke lagen in Pfützen dünner, trüber Flüssigkeit, die sich ausbreitete und in den Segeltuchboden sickerte. Ich hatte dies schon einmal in einem kleinen Krankenhaus an der Küste von Sri Lanka gesehen. Ich erinnerte mich, dass der Arzt dort auf das bestimmte klinische Merkmal hingewiesen hatte, das die Diagnose stellte: »Reiswasserstuhl«, ein stetiger Strom von Darmflüssigkeit, der mehr als zehn Liter in vierundzwanzig Stunden betragen konnte.

Der Mann aus Atlanta und ich zogen Handschuhe an und nahmen Abstriche und Proben von den teilnahmslosen Körpern. Als er die Laborformulare ausfüllte, fiel mir auf, dass er unter »Diagnose« vorsichtig »Verdacht auf Leiden 001« schrieb.

»Es sieht mir nach Cholera aus«, sagte ich.

»Ich stimme Ihnen zu«, antwortete er flüsternd, »und die MSF-

Ärzte behandeln es auch so. Aber bis wir uns nicht sicher sind, welcher Stamm es ist, und umfassende Immunisierung anbieten können, müssen wir jede Panik vermeiden. Im Augenblick sind die Flüchtlinge – man hat mir gesagt, es seien hunderttausend in diesem Lager – zu verängstigt, um nach Hause zurückzukehren. Wenn sie erfahren, dass es Cholera gibt, nehmen sie die Beine in die Hand. Das hieße, die Krankheit würde in andere Lager übertragen, in die Dörfer und von dort in die Städte. Das wäre eine epidemische Katastrophe. Es gibt in dieser Region keine Möglichkeiten, eine Epidemie zu behandeln.«

Der Spezialist aus Atlanta hielt seine Tasche mit Probenflaschen fest, als der Hubschrauber in den Turbulenzen bockte. Wir kamen an weiteren Flüchtlingslagern vorbei, die zwischen den Bergen hockten, und stiegen jäh in die Shamidnan-Schlucht hinunter. Über die Schulter des Artilleristen an der Tür konnte ich den anderen Blackhawk im Formationsflug neben uns steigen und fallen sehen, als wir über die Schlucht fegten und die Spitzen unserer Rotorblätter über die felsigen Ränder strichen. Wir flogen über eine Kolonne kurdischer Kämpfer auf der Straße unter uns. Der Hubschrauber schwenkte tief über den rauschenden grünen Fluss, ging über Vorsprüngen in die Kurve und hüpfte plötzlich über eine eiserne Brücke. Sobald wir in der Ebene über Suriya herauskamen, begann der Hubschrauber steil zu steigen.

»Ich glaube, ich verstehe, warum dieses Gebiet Sperrgebiet ist, Doc«, kam die Stimme des Piloten über den Kopfhörer. Während wir stiegen, erhaschte ich einen kurzen Blick auf zahlreiche Panzer, gepanzerte Mannschaftswagen und irakische Truppen zwischen den dachlosen Gebäuden, die eindeutig nicht winkten. Oberfeldwebel Harris nickte mir von seinem Platz an der anderen Tür aus zu. Seine Stimme knisterte in meinem Kopfhörer. »Sieht aus, als würden sie abziehen«, meinte er.

Ich kehrte mit meinem Seesack voller geschenkter Ausrüstung und einigen anderen Vorräten, die ich hatte organisieren können, nach Qasrok zurück, um drei Ärzte zu treffen, die am Morgen von unserer Organisation in Paris gekommen waren. Sie standen mit Ernest vor dem neuen französischen Militärkrankenhaus, das neben dem Fort errichtet worden war: eine geräumige Zeltstation, ausgestattet mit sechzehn Militärärzten und Krankenschwestern. Francine und Jean-Pierre waren auch dort. Sie hatten zwischen den Flüchtlingshütten oben im Tal eine kleine Ambulanz geführt, aber ihr geborgtes Zelt war von alliierten Hubschraubern, die mit ihren Militärtouristen auf dem Weg nach Qasrok tief über sie hinweggeflogen waren, immer wieder weggepustet worden. An dem Tag war es endgültig kaputtgegangen, und die beiden hatten die Nase voll. Wir saßen auf dem Wall, und ich berichtete der Gruppe von meiner Erkundung in Suriya.

Ich erklärte ihnen auch, dass ich in Silopi auf eine Gruppe eben eingetroffener deutscher Ärzte gestoßen war – ausgestattet mit Zelten, Transportmitteln und einem LKW, in dem sich ein mobiler OP-Saal befand. Sie wollten in der Nähe der iranischen Grenze ein Krankenhaus aufbauen und hatten vorgeschlagen, wir könnten zusammen mit ihnen gen Osten fahren. Die Gruppe – besonders unsere Neuankömmlinge – war begierig, die Mission fortzusetzen. Francine lächelte müde.

»Sie brauchen keine weitere Krankenschwester, wenn Sie gehen«, sagte sie. »Ich habe einen Funkspruch bekommen, der mich nach Paris zurückruft. Jetzt ist es Ihre Aufgabe, sich um das Team zu kümmern. Geben Sie gut Acht, verlieren Sie keinen.«

In dem Raum des Forts, der unser Zuhause und unser Operationssaal gewesen war, aßen wir unser letztes gemeinsames Mahl. Jetzt, wo hier kein umkämpfter Vorposten mehr war, verblasste die Kameraderie, die den Ort zusammengehalten hatte, und die *Peschmerga* waren im Begriff aufzubrechen. Saed und Nouri Abdullah kamen, um sich zu verabschieden. Sie gingen in die Berge, um ihre Familien zu suchen, die sie in den Flüchtlingslagern zurückgelassen hatten.

Wir saßen in der riesigen Zeltstadt, die am Stadtrand von Zakho aufgebaut worden war, um eine halbe Million Kurden aufzunehmen, vor einem Zelt. Abgesehen von einigen amerikanischen technischen Offizieren und unserer Gruppe – sechs Deutschen, ihrem Übersetzer (einem kurdischen Ex-Gastarbeiter), fünf Franzosen und mir – war der Ort verlassen: Die Flüchtlinge hatten Angst, ohne *Peschmerga*-Schutz zurückzukommen, solange noch irakische Streitkräfte in der Nähe der Stadt waren, und das alliierte Oberkommando konnte sich nicht dazu durchringen, zuzugeben, dass es die Kooperation der Guerillas brauchte. Im Osten erhellten amerikanische Flugzeuge die Nacht mit langsam zu Boden fallenden Leuchtkugeln. Die roten Kreuze auf den deutschen LKWs und unserem geborgten Siebentonner sahen schwarz aus im flackernden Licht.

Wir studierten meine Karten, einen Satz detaillierter Blätter des Nordirak von der US-Armee, die mir der Sergeant der Spezialeinheit zur Verfügung gestellt hatte. Der entfernteste Punkt, der von alliierten Soldaten gehalten wurde, war ein britisches Kommando im Dorf Batufa: Hinter ihnen, auf der Straße nach Al'Amadiyah, war ein feindlicher Verband mit Panzern und Infanterie, der die Waffenruhe bislang noch nicht anerkannt hatte. Das Gebiet östlich der Stadt war Terra incognita, wo wie verlautet entlang der kurvenreichen Straße nach Syrien fünfzig Kilometer dahinter die Kämpfe zwischen irakischen und kurdischen Guerilla weitergingen. Die Signalraketen an den Fallschirmen setzten ihren langsamen Sinkflug fort und hinterließen Rauchfahnen in der stillen Nacht.

Bei Sonnenaufgang waren wir wieder auf der Straße, einem zerknitterten Zementband, durchlöchert von alliierten Bombensalven, die ganze Fahrzeugkolonnen in verschmolzenes, rauchgeschwärztes Metall verwandelt hatten. An manchen Orten waren Kanäle und Brücken getroffen worden, sodass wir gezwungen waren, tatkräftig beim Straßenbau mit anzupacken und Krater aufzufüllen, bevor sich unsere drei LKWs über die provisorischen Fahrspuren quetschen konnten, die um diese Hindernisse herumführten. An einer engen Stelle trafen wir die britischen Jeeps. Sie rückten vorsichtig vor, immer noch rund vierzig Kilometer von Al'Amadiyah entfernt. Sie wollten eventuell um die Stadt herum eine weitere sichere Zufluchtsstätte einrichten.

»Die Iraker sind irgendwo da vorne«, sagte der britische Offizier, »aber Sie können sicher weiterfahren. Sie schießen bestimmt nicht auf Zivilisten.«

Wir fuhren auf der leeren Straße weiter, folgten den Rillen, die von zurückkehrenden Panzern hinterlassen worden waren. Die irakischen Panzerfahrzeuge trafen wir ein paar Kilometer weiter. Sie standen auf einem Kamm, der eine gute Aussicht bot, mitten auf der Straße. Wir hielten an, und ich ging mit Mart, dem leitenden deutschen Arzt, zu dem in den Bäumen verborgenen Befehlsstand. Bei uns war der kurdische Dolmetscher. Ein irakischer Offizier trat heraus und bedeutete uns, stehen zu bleiben. Der Dolmetscher zitterte buchstäblich vor Angst, sein Mund war so trocken, dass er nicht sprechen konnte. Mart sagte leise auf Deutsch etwas zu ihm, und der Mann brachte ein oder zwei heisere Sätze heraus, mit denen er unsere Mission erklärte. Der irakische Kommandant erschien.

»Nach Al'Amadiyah durchzukommen ist unmöglich«, erklärte er auf Englisch. »Dazu brauchen Sie die Genehmigung vom Oberbefehlshaber des Wehrbereichs Zakho.«

Wir erklärten ihm, dass Zakho inzwischen in der Hand der Alliierten war. Er versuchte, in sein Funkgerät brüllend, jemanden mit Befehlsgewalt zu sprechen. Zwei Stunden warteten wir an der Straßenblockade, saßen in der Sonne und aßen Dosenpfirsiche. Die irakischen Truppen sahen uns von ihrer Stellung aus zu. Schließlich zuckte der Kommandant die Schultern, er konnte keine Antwort einholen. »Sie fahren«, sagte er. »Ist nicht meine Verantwortung.«

Die nächste Straßenblockade war in Sirsenk, wo es nicht nur einen Militärflugplatz gab, sondern wo auch Saddam Husseins Sommeraufenthalt lag. Die Dunkelheit war bereits hereingebrochen, als wir unter dem Geschützrohr eines Panzers der Republikanischen Garde hielten. Über den Sanitätsoffizier der irakischen Einheit, der ein bisschen Englisch sprach, ließ der Kommandant uns mitteilen, man werde uns für die Nacht Schutz gewähren, und wir folgten einem gepanzerten Fahrzeug durch die verdunkelten Straßen. Die Stadt war zuerst von alliierten Luftanschlägen und anschließend von den Kurden verwüstet worden, und als sie von der Republikanischen Garde zurückerobert wurde, hatte es weitere Zerstörungen gegeben. Die Scheinwerfer unserer LKW huschten über ausgeweidete Schaufensterfronten. Sirsenks Grand

Hotel, in dem einst Diplomaten residiert hatten, die den irakischen Führer in seiner Sommerresidenz besuchten, war von einer
Bombe zum Teil dem Erdboden gleichgemacht worden. Es gab
keinen Strom. Der irakische Kommandant verkündete, wir seien
als seine Gäste hier. Der Direktor machte über einem Feuer aus
zerkleinerten Munitionskisten auf dem Küchenboden Tee, den wir
bei Kerzenschein tranken. Der Soldaten in der Lobby und des
Panzerfahrzeugs, das in der Einfahrt stand, damit unsere LKW
nicht hinauskamen, waren wir uns durchaus bewusst.

Ich war wohl einen Augenblick mit dem Teeglas in der Hand
eingenickt, denn als ich aufschaute, stand eine Delegation meines
französischen Teams vor mir. Das Kerzenlicht flackerte in dem
Zug, der durch die zerbrochenen Fenster kam. Ihre Gesichter
rückten näher und wurden blasser, und ich sah, dass sie besorgt
waren. Ich stellte das Glas zwischen die von der Decke gerieselten
Verputzbrocken auf den Tisch und fragte sie, was los sei. Sie glaubten, man werde uns als Geisel nehmen und nach Bagdad bringen,
um im staatlichen Fernsehen zu zeigen, wie wir Saddam Hussein
die Hand schüttelten. Sie würden sich aus tiefster Seele weigern,
bei einer solchen irakischen Propaganda mitzumachen, informier-
ten sie mich in strengem Ton und wollten wissen, wo ich in dieser
Angelegenheit stünde. Ich schlug vor, dass wir uns ein Zimmer
suchten, um seit langer Zeit wieder einmal in einem Bett zu schlafen.

Wasser blubberte aus zerstörten Leitungen durch den Fußboden im Bad und lief die Treppe hinunter. Ich platschte über
durchweichte Teppiche und fand ein Zimmer mit einem Bett. Ich
ließ mich darauf fallen und verlor das Bewusstsein, noch bevor ich
meinen zweiten Stiefel ausgezogen hatte. Als wir bei Tagesanbruch erwachten, war der Ort verlassen, sodass wir unsere Reise
fortsetzen konnten. Wir mussten noch einmal am Stützpunkt der
Republikanischen Garde vorbei, aber sie winkten uns durch; sie
waren damit beschäftigt, ihre Panzer und Geschützlafetten in einer Reihe aufzustellen, um sie in den Süden zu bringen. Den Som-
mersitz – ein mehrstufiges Gebäude auf einem Berg, umgeben von
einer hohen Mauer – überließen sie den zurückkehrenden Barba-
ren.

Die Landschaft hinter Sirsenk war fast völlig verlassen: 1988 waren die kurdischen Dörfer überall in der Region systematisch dem Erdboden gleichgemacht und ihre Bevölkerung durch chemische Waffen dezimiert worden, zurückgeblieben waren nur überwucherte Fundamente und vernachlässigte Friedhöfe. In den vereinzelten Dörfern, die nicht gänzlich zerstört worden waren, standen die Häuser mit den Flachdächern offen, Bettzeug und Besitztümer waren überall verstreut, in den Straßen lagen aufgeblähte Tierkadaver und verpesteten die Frühlingsluft.

Wir hielten in der kleinen Stadt Al'Amadiyah, deren blasse Häuser und Pappeln sich auf der Hochfläche eines steilen Berges drängten. In der Hauptstraße standen überall ausgeschlachtete irakische Militärtransporter, von *Peschmerga* während der Aufstände zerstört. Al'Amadiyahs Bevölkerung von zehntausend Menschen war auf unter hundert Seelen geschrumpft. Die meisten von ihnen beobachteten die Aktivitäten in dem irakischen Hauptquartier, wo die übrig gebliebene Garnison – rund fünfzig Soldaten – ihren Abmarsch vorbereitete. Sie stürzten in das Gebäude und wieder hinaus und warfen Taschen und Dokumente in ein paar LKW, die mit laufendem Motor dastanden. Auf dem Weg nach Al'Amadiyah hatte der Mechaniker der deutschen Gruppe unten im Tal die Wasserpumpe provisorisch repariert. Sie war mit einer riesigen Abgaswolke angesprungen. Zahlreiche Menschen hatten sich über uns am Rand der Stadt versammelt und gejubelt, als sich in den Straßen herumsprach, dass Wasser aus den Hähnen floss. Wieder nahmen wir die einsame Straße gen Osten.

Sie verlief parallel zum Großen Zab. Ein dünnes, klares Licht erfüllte das Tal und zeichnete ein deutliches Relief der fernen Berge. Den Himmel durchschnitten die Kondensstreifen der hoch fliegenden Düsenflugzeuge der Alliierten. Ich saß hinten auf unserem Siebentonner auf der Ladung, gebadet in einen milden Wind, der von kühlen Bändern unterbrochen wurde, die mich zittern ließen. Die roten Mohnfelder an den Hängen schienen in einem schwelenden Glühen zu pulsieren, und ich merkte, dass ich Fieber hatte: Meine Muskeln taten weh, und ich war in eine kräftezehrende Erstarrung gefallen.

Wir näherten uns einem Dorf, das immer noch unter irakischer

Kontrolle stand. Bunker säumten die Straße, auf den Sandsäcken klebten Poster von Saddam Hussein. Vielleicht wussten diese Soldaten noch nichts von dem Rückzug, denn sie waren am Kochen, und Männer hängten an den Drähten umgeknickter Telegraphenmasten Wäsche zum Trocknen auf. Sie winkten uns durch, salutierten unseren LKW sogar. Sechzehn Kilometer weiter bogen wir nach Norden ab und überquerten auf einer klapprigen Brücke, die von einem ausgebrannten Krankenwagen der irakischen Armee halb versperrt wurde, den Fluss. Es roch nach verkohltem Fleisch. Hinter der Brücke fuhren wir durch Suriya. Die feindlichen Panzer waren abgezogen. Ein schwelendes Gebäude hüllte die mit Schutt überhäuften Straßen in Qualm.

Die Straße wand sich weiter durch ein tiefes Tal, das ich von dem Hubschrauberflug vor ein paar Tagen wieder erkannte. Ein paar Kilometer weiter waren wir gezwungen zu halten: Ein Tanklaster stand quer auf der Straße, die Motorhaube steckte auf der Hangseite im Straßengraben, während das hintere Ende über dem Fluss hing. Wir machten die Motoren aus und lauschten dem Rauschen des Wassers. Auf dem Abhang über uns erhoben sich Gestalten aus der Deckung, andere kamen um die nächste Kurve: *Peschmerga*, die in der Annahme, wir wären ein irakischer Konvoi, einen Hinterhalt aufgebaut hatten. Die Männer legten ihre Waffen beiseite und grüßten uns herzlich. Sie waren eine Vorhut der kurdischen Truppe, die diesen Teil des Gebirges bis zur türkischen Grenze fünfzig Kilometer weiter nördlich kontrollierte. Am Morgen hatten sie die letzten Feinde aus Suriya gejagt, erzählten sie uns – der ausgebrannte Krankenwagen ging auf ihr Konto – und fragten nach den irakischen Streitkräften auf der Straße nach Al'Amadiyah, ihrem nächsten Ziel.

Ich dachte an die Szenen häuslichen Armeelebens am letzten irakischen Außenposten, und bei dem Gedanken, dass er angegriffen werden könnte – dem Gedanken an noch mehr Tote und Verwundete am Ende dieses langen Krieges –, wurde mir übel vor Erschöpfung. Der kurdische Dolmetscher war jedoch voller Rachegefühle, er malte eine Karte der irakischen Positionen in den Sand. Der Tanklaster wurde zur Seite gefahren, sodass wir ihm bis zu einer Wiese neben dem Fluss folgen konnten, wo die Straße breiter wurde. Dort lagerten hundert kurdische Kämpfer, viele mit ihren Familien, und eine Flotte von Fahrzeugen, grasende Maultiere und aufgestapelte Besitztümer, wie ein Zigeunerlager. Wir wurden jubelnd begrüßt; feierliches Geschützfeuer wurde gen Himmel gefeuert, und eine RPG-Rakete wurde über das Wasser geschossen, um am anderen Ufer einzuschlagen. Die Explosion dröhnte unangenehm in meinem schmerzenden Schädel.

Die Deutschen setzten sich, um sich mit unserer Gruppe zu beraten. Mart hatte festgestellt, dass die Straße zur iranischen Grenze offen war: Es wurde berichtet, dort seien eine Million Flüchtlinge unterwegs, und er würde seine medizinische Gruppe weiter nach Osten bringen, um ihnen zu helfen. Ich schlug vor, unser eigenes Behandlungszentrum weiter oben in dem tiefen Tal zu errichten, in dem wir waren; vernünftigerweise da, wo wir die *Peschmerga*-Verwundeten behandeln – obwohl ich inbrünstig hoffte, dass die Iraker sich von ihrer Position zurückgezogen hatten, bevor diese Kämpfer dort ankamen – und für die Flüchtlinge in den Bergen sorgen konnten. Mart und ich gaben uns die Hand; unsere kurze, abenteuerliche Partnerschaft hatte ein Ende.

»Irgendwann treffen wir uns irgendwo wieder auf ein Glas«, rief er und stieg in sein Auto.

Wir folgten einem *Peschmerga*-Pick-up über eine Fahrspur, die seitlich in eine Schlucht geschnitten worden war. Irakische Armeelaster waren abgestürzt und lagen kopfüber in dem reißenden Wasser unter uns. Sechzehn Kilometer weiter stieg die Straße zu einem winzigen kurdischen Dorf an, dass sich in eine Mulde im Hang schmiegte. Das Flachdach eines jeden Hauses diente dem darüber stehenden Haus als Hof, und in einem Pappelhain grasten Schafe. Der Ort sah unpassend friedlich aus, obwohl die Zivilbevölkerung geflohen und nur ein Kontingent *Peschmerga* hier stationiert war. Ihr Anführer hieß uns willkommen – die einzige westliche Präsenz, die sie bislang zu sehen bekommen hatten, waren Flugzeuge hoch am Himmel gewesen –, und nachdem weitere fröhliche Salven in die Luft gefeuert worden waren, erklärte er, dass unser LKW nicht weiterfahren konnte; nach anderthalb Kilometern wurde die Straße unpassierbar.

In der Tat, hinter dem nächsten Kamm bot sich uns ein vertrauter Anblick: ein Friedhof von Traktoren, Taxis, Autos und Bussen, ohne Benzin und im Schlamm festgefahren. Dahinter, erklärte der Kommandant uns, lag eine Enklave von einigen zehntausend Flüchtlingen, die durch Nahrungsmittel-Abwürfe überlebt hatten. Dysenterie und Atemwegsinfektionen waren weit verbreitet, sagte er, und viele Kinder starben. Das Dorf hatte sauberes Wasser und eine Wiese, die für unser Krankenhaus gut geeignet war. Die *Peschmerga* legten ihre Waffen zur Seite, und der LKW war rasch entladen, während ein neugieriger amerikanischer Hubschrauber über uns kreiste. Innerhalb einer Stunde standen unsere Zelte, und der Operationstisch – ein mit Segeltuch bespanntes, zusätzlich mit Plastikfolien abgedecktes Feldbett – war bereit. Gérard, der französische Chirurg, bereitete seine Instrumente vor. Die ersten Patienten versammelten sich schon auf der nahe gelegenen Wiese. Es waren viele zu erwarten, wenn die Flüchtlinge aus den Bergen an der türkischen Grenze zurückkehren würden.

Mein Fieber wurde schlimmer, verlieh jedem Augenblick die unwirkliche Intensität des Deliriums. Ich verabschiedete mich von meinen Kameraden. Meine Entfernung ging sehr schnell: ein Hubschrauber nach Silopi, ein Taxi nach Sirnak, um meine Tasche zu holen – ich fand die Stimmung unter den türkischen Kurden völlig verändert, Taxifahrten kosteten jetzt hundert Dollar pro Tour (was spendable Fernsehteams bereitwillig zahlten), und von der kurdischen Familie, in deren Haus ich meine Sachen gelassen hatte, während ich ihren Brüdern jenseits der Grenze half, war ich bestohlen worden –, dann ein weiterer Hubschrauberflug nach Diyarbakir. Auf dem Militärflughafen dort handelte ich einen Platz in einer Transportmaschine der Luftwaffe aus, die bei Tagesanbruch nach England flog. Das schmuddelige Hotel, in dem ich zusammenbrach, lag neben dem Marktplatz von Diyarbakir, auf dem das türkische Militär eine *Ratissage* durchführte: Die ganze Nacht drangen von der Straße Stimmen über Megaphon und aufblitzende Lichter durch die Fensterläden und verschmolzen mit meinen Fieberträumen. Ich wachte immer wieder zitternd auf, die Laken waren schweißnass, als würden sämtliche Mikroben Kurdistans in meinen Adern tanzen und wollten mich zurück in die Berge ziehen.

Die Wachen am Flughafen hinderten Journalisten am Abflug – jemand hatte Ankara verärgert, indem er geschrieben hatte, dass türkische Soldaten den Flüchtlingen die Nahrungsmittel verkauften, die ihnen doch gespendet worden waren –, und ich hielt die zerfetzten Ausweispapiere meiner medizinischen Hilfsorganisation hoch und wiederholte wie betäubt ein ums andere Mal, ich sei Arzt, bis sie mich durchließen. Im Zelt der Luftwaffe fütterten sie mich mit Tee und Vanillecreme, dann wurde ich an Bord des Flugzeugs gebracht. Einige Stunden später landeten wir auf einem englischen Flughafen, und ich nahm einen Zug nach London. Ich bemerkte, dass meine Mitreisenden auf meine Stiefel starrten, die immer noch voller Schlamm und Blutspritzer waren. Ich war so rasch hierher gereist, dass ich immer noch Frontkleidung trug. In einer Tasche meiner Kampfhose steckte eine Nahrungsmittelration, in der anderen ein Infusionsbesteck. Meine Hemdtaschen enthielten Ampullen mit Morphium, eine Auswahl Infusionsnadeln, einen Löffel und einen Dosenöffner. Ich stand an der Victoria Station mitten in einem unbegreiflichen Menschengewimmel und starrte vor mich hin. Die vergitterten Fahrzeuge auf der Straße waren nur ein Stau – sie waren weder ausgebrannt noch zerbeult –, und aus der dahineilenden Menschenmenge ragten nirgends die Umrisse von AK-47-Gewehren mit ihren charakteristisch gekrümmten Magazinen heraus.

Alles, was ich wollte, war schlafen, alle sechs Stunden aufwachen und die Antibiotika nehmen, die man mir verordnet hatte, um das hartnäckige Fieber zu vertreiben. Aber nach ein paar Tagen fingen die Albträume an. Sie kreisten um Ängste, denen mich zu stellen ich da draußen – wo ich von der Intensität jedes einzelnen Augenblicks völlig in Anspruch genommen gewesen war – nicht die Zeit gehabt hatte. Sie fingen immer gleich an. Ich wachte auf dem Fußboden des Forts auf, im Dunkeln, bei Geschützfeuer und Schreien.

Ich wusste, dass Verwundete kommen würden, und ich beeilte mich, beim Licht einer Taschenlampe meine Ausrüstung fertig zu machen, ließ Infusionsflüssigkeit durch Infusionsschläuche laufen und legte meine chirurgischen Instrumente parat. Aber der Lärm kam ganz plötzlich sehr schnell näher, er war ohrenbetäubend: Die Tür flog auf, und hereingebracht und auf die Matratze gelegt wurden nicht ein oder zwei Verwundete, sondern fünfzig oder hundert – zu viele, um sie zu zählen –, und ich stand da ganz allein mit meinem kläglichen Tablett mit Instrumenten.

In klareren Augenblicken fragte ich mich, was ich erreicht hatte. Schließlich gab es effektivere Methoden, die Menschen am Sterben zu hindern, als Chirurg zu sein. In dem letzten Hubschrauber, mit dem ich geflogen war, hatte ich neben einem schwedischen Wasserbauingenieur gesessen. Während mein Körper von Fieberschauern geschüttelt wurde, hatte er mir von seiner Arbeit erzählt. Er baute Filteranlagen, und das saubere Wasser, das er in die Flüchtlingslager brachte, hatte wahrscheinlich Tausende vor dem Tod gerettet. Im Vergleich dazu hatte ich vielleicht eine Hand voll Leben gerettet, indem ich sie operiert hatte, um ihre Blutungen oder Gangrän zu stoppen. In ein paar Fällen hatte ich dafür gesorgt, dass das Ergebnis von Verletzungen nicht ganz so schlimm ausfiel, weil es mir gelungen war, ein zerschmettertes Glied zu retten oder eine Wunde zu säubern, und eventuell – nur eventuell – hatte ich einige Todesfälle verhindert, indem ich unter den Flüchtlingen planlos Medikamente verteilt hatte. Genau genommen, hatte das Wichtigste, was ich da draußen getan hatte, überhaupt nichts mit Medizin zu tun.

Ich hatte der türkischen Armee ein Zelt gestohlen und es in den Krankenwagen geladen, mit dem wir zum Lager hinaufgefahren waren, weil ein Mann, den ich tags zuvor auf meinem Rückweg über die Berge kennen gelernt hatte – ein Mathelehrer aus Zakho –, mich gebeten hatte, ihm zu helfen, für seine Familie ein Dach über dem Kopf zu finden. Als der Krankenwagen das Ende der Straße erreichte, sah ich ihn in der Menge der Bittsteller stehen. Ich winkte ihm zu, und zusammen zogen wir das wuchtige Paket aus Segeltuch und Stangen aus dem Krankenwagen und packten es ihm auf den mageren Rücken. Als ich ein paar Tage spä-

ter wieder durch das Lager kam, lief er mir nach und bat mich, ihn
zu begleiten: Er wollte mir etwas zeigen. Nach etwa anderthalb
Kilometern standen wir vor dem Zelt – es war groß, stabil gebaut
und ziemlich wasserdicht –, und er zeigte hinein.
»Das sind meine Kinder«, sagte er. »Das ist die Familie meines
Bruders, der vermisst wird, und das ist die Familie meines anderen
Bruders.« Der Mann zeigte auf zwanzig oder mehr Gestalten, die
nicht mehr in Schneeregen und Schlamm hocken mussten. Am
Eingang brannte ein kleines Feuer, auf dem ein Topf kochte, und
ich sah, dass sie es trocken und warm hatten. »Diese Menschen le-
ben Ihretwegen«, sagte er.

Natürlich nicht meinetwegen. Der Wille dieses Mannes in seinem übergroßen Parka, dessen Lehrerhände vom Kampf ums
Überleben voller Blasen waren, hatte diese Menschen gerettet.
Aber aus diesen Wochen der verzweifelten Improvisation, der un-
glaublichen Erschöpfung, konnte ich etwas für mich behaupten:
Ich hatte entdeckt, dass ich mitten im Tumult etwas zustande
brachte, dass ich unter widrigen, selbst unter unmöglichen Umständen arbeiten konnte. Von nun an, stellte ich mir vor, würde ich
mit fast allem, was mir im Leben begegnen würde, zurechtkommen; ich war der eigentliche Nutznießer dieser Erfahrung, nicht
die Kurden. Aber ich hatte genauso viel verloren wie gewonnen. In
London, wo die fruchtbare, schwarze Erde im Park von fetten Re-
genwürmern durchbohrt wurde und die Bäume in junges Sommer-
laub ausbrachen, war ich niedergeschlagen. Ich vermisste das
Hochgefühl, den Rausch des freien Falls ins Unvorhersehbare.

Ich versuchte, zu normaler Krankenhausarbeit zurückzukehren,
aber es fiel mir schwer, mich zu konzentrieren: Die Disziplin und
die Beständigkeit waren bedrückend. Es schien, als wären die Werte, die einst mein Leben bestimmt hatten, in einem Nebel der Be-
langlosigkeit versunken. Meine vertraute Nachbarschaft war mir
fremd: Ich unterhielt mich mit dem freundlichen Mann vom Eck-
laden, und in einem Flackern verwandelte sich sein Gesicht in das
eines verwundeten *Peschmerga*, dem ich eine Kugel aus dem Bein
operiert hatte. Ich erkannte, dass meine Gedanken woanders waren, immer noch eingestellt auf das unterschwellige Geräusch von
Granatfeuer, die entfernten Schreie der Verwundeten. Ich war

nicht nach Hause gekommen. Mir fehlte die Einsicht, um zu begreifen, was mit mir geschehen war. Ich glaubte, ich hätte die Freiheit gefunden und einen Weg, die Bedeutung festzuhalten, die einem andernfalls, wenn man vergaß, sie festzuhalten, von Tag zu Tag entglitt. Ich dachte, alles, was ich brauchte, wäre, mich wieder auf den Weg zu machen.

# 6

# Südchinesisches Meer

Der Flughafen von Manila roch, als wäre die ganze Kanalisation der Stadt aufgestaut und eine Woche unter der Sonne des Äquators gekocht worden. Ich trat um zwei Uhr in der Nacht in die Hitze der Zollhalle, die an allen Seiten von Schnüfflern und lästigen Menschen belagert wurde. Die meisten waren Beamte in zerknitterten, schweißdurchtränkten pastellfarbenen Uniformen, die aussahen, als schliefen sie sogar hinter ihren demolierten Schaltern, um nicht die Chance auf das letzte bisschen Kleingeld zu verpassen, das man den Reisenden aus den Taschen ziehen konnte. Ich erblickte meinen Namen auf einem Blatt Papier, das ein Schmeichler in Zivil mit dem Gesicht eines müden Zuhälters in die Luft hielt. Er war angeblich »Einwanderungsvermittler« und wollte zuerst fünfundvierzig, dann fünfundzwanzig Dollar für das Visum, das ich – als Sanitätsoffizier eines Schiffes – nicht brauchte. Ich erhob Einwände.

»Macht nichts, Doktor«, zwitscherte er, »zahlen Sie später.« In einer Ecke zog er einen Stempel und ein Stempelkissen aus seiner schlaffen Jacke und schmierte etwas in meinen Pass. »Jetzt pinden wir Transport.«

Dem älteren Dodge-Taxi fehlte ein Scheinwerfer, und sobald wir uns in den brausenden Verkehr eingeordnet hatten, bedrängte der Fahrer mich um ein Medikament gegen »sexuelle Müdigkeit«.

»Picken, Doktor, picken«, erklärte der Vermittler, während der Mann hinter dem Steuer sich umdrehte, um es zu demonstrieren, indem er mit dem Zeigefinger anschaulich durch die Faust der anderen Hand ruckte. Ich murmelte etwas von Vitamin E, aber meine Sachkenntnis wurde sofort angezweifelt: Wusste ich nicht, dass die Aprikosenblätter, die er kochte, bis sie sich purpurn färbten, und dann mit Zucker trank, besser wirkten als alle Vitamine? Ich lehnte mich in die Sprungfedern des Sitzes zurück, während wir zwischen rasenden Bussen – ihre Namen, »Gott« und »Jesus«, waren in farbenprächtigen Buchstaben auf die Windschutzscheibe geschrieben und ersparten mir erschreckte Aufrufe – hindurchsausten und auf zwei Rädern durch das Hafentor schlidderten. Kräne schwenkten mit Ladung über unseren Köpfen, und das Licht von Bogenlampen schimmerte auf den mehlbestäubten Körpern der Schauermänner, die Säcke aufstapelten. Wir fuhren auf das Dock neben ein langes, weißes Schiff, dessen Masttops von Lichterketten beleuchtet wurden.

Ich hängte mir meinen Seesack über die Schulter und marschierte die Gangway hinauf. Der Vermittler sprang hinter mir her – seine Finger behände wie Spinnen um meine Hosentaschen herum – und bettelte mich um »zehn Dollar, wenigstens pünf, dann einen, mein Preund, ein kleines Souvenir an unser gesegnetes Treppen« an.

Meine Füße landeten mit einem Rums auf den Deckplanken.

»Wer sind Sie?«, fragte der Dienst habende Offizier.

»Der Schiffsarzt.«

Er überflog seine Mannschaftsliste. »Kap Lan? Dachte, Sie wären Chinese.« Er zeigte durch die erleuchtete Türöffnung hinter sich. »Da rein, zwei Decks nach unten, dort finden Sie die Kombüse, der Koch wird Ihnen was zu essen geben. Der Assistent des Zahlmeisters zeigt Ihnen Ihr Quartier. Um sechs legen wir ab.« Er wandte sich an den Mann, der mich vom Flughafen hergebracht hatte.

»Runter von meinem Schiff«, brüllte er, und der Mann hastete die Gangway hinunter. Auf dem Dock blieb er stehen, feixte zu mir hinauf und winkte mit einem Bündel Banknoten, um mir zu zeigen, dass er meinen Dollar gar nicht brauchte.

Das Schiff war ein dreißig Jahre alter, in der Ostsee gebauter Dampfer mit einer hundertfünfzig Mann starken Crew und Kabinenplätzen für vierhundert Passagiere; ein eher kleines Kreuzfahrtschiff. Mit seinem schlanken Rumpf und seinem hohen Profil war es für die relativ geschützten Gewässer seiner Heimat besser geeignet, und als das Südchinesische Meer sich erhob, schwankte es wie verrückt. Diese Entdeckung war jedoch erst noch zu machen; im Augenblick ging ich felsenfeste teppichbespannte Treppen hinunter, von denen sich in beide Richtungen auf jedem Treppenabsatz identische Korridore erstreckten. Die Kabine des Sanitätsoffiziers lag im Bug, direkt oberhalb der Wasserlinie. In der weiß gestrichenen Wandverkleidung war ein Bullauge. Ich machte es auf, und der Geruch von Meerwasser und Abwasser drang aus der Dunkelheit herein, dazu eine Luftfeuchtigkeit, die mir das Hemd an den Körper klebte. Ich zog es aus und machte mich zum Schlafen fertig. Die breite Koje mit ihren aufgedeckten frischen Laken zog mich unwiderstehlich an. Es klopfte.

»Sie machen es sich heimisch? Gut«, sagte der von Bord gehende Arzt, der gerade von seiner letzten Nacht in Manila zurückkam, bevor er nach Hause flog. Er war Australier, trug ein prächtiges Tropenhemd und spitze Schuhe und war ein wenig angeheitert. »Es wird Ihnen gefallen. Gutes Schiff, der Kapitän ist ein Satan, die Englisch sprechenden Offiziere gehören zu einem Back. Oh, Sie sollten darauf achten, dass das Bullauge sicher verschlossen ist, wenn Sie nicht hier drin sind. Sonst schwimmt Ihr ganzes Zeug in der Kabine herum, sobald Sie auf dem offenen Meer sind.« Er öffnete einen Schrank und zeigte hinein. »Ich habe meine Wichs-Magazine hier gelassen; vielleicht brauchen Sie sie ja. Vielleicht aber auch nicht. An Bord weiß man nie.«

Das Dröhnen der Motoren riss mich aus dem Schlaf, und ich machte mich auf die Suche nach Anweisungen. Jemand zeigte mir den Weg von den hell erleuchteten Passagiersalons in einen düsteren Durchgang, der vom Bug zum Heck tief in die Eingeweide des Schiffes führte. Von dort wurde das Schiff geführt. Nach vorne verband der Durchgang Büros, Lagerräume und die Wäscherei; weiter hinten wurde er breiter und dunkler und führte in ein Gewirr aus Werkbänken und Aufzügen, wo sich Maschinisten unter dem blauen Licht eines Lichtbogenschweißgeräts abmühten. Im Mannschaftsbüro nahm die Zahlmeisterin – eine blonde Nordländerin, ein Meter neunzig groß in ihren flachen Schuhen – mir meinen Pass ab und gab mir einen Crew-Ausweis, hakte mich auf der Passagierliste ab und nannte mir die Bedingungen: Hundert Dollar pro Tag, freie Unterkunft und Verpflegung plus zwanzig Prozent dessen, was die Patienten zahlten. Ich stritt mich nicht darum.

Ich nahm meine Dienstkleidung aus dem Lager; weiße Segeltuchhosen für tagsüber, eine weiße Uniformjacke mit Messingknöpfen mit kleinen Ankern und Stehkragen für abends und die formelle Aufmachung, schwarze Hosen mit einem Satinstreifen an der Seite, einen Kummerbund, ein Hemd mit Eckenkragen und einer schwarzen Fliege und eine weiße kurze Uniformjacke, vorne mit einer Messingkette gehalten, die über den Bauchnabel hing. In einer Schachtel waren drei Garnituren Epauletten – ein Paar für jede Dienstkleidung –, meine Einführung in die geheimnisvollen Chiffren der Ränge an Bord. Es waren kleine, mit schwarzem Samt, der von der salzigen Luft leicht grün gefärbt war, bezogene Riegel und sie trugen eine goldene Schlinge und die drei durch rote Bänder getrennten Streifen für den Sanitätsoffizier. Ich hatte meinen Platz in der Befehlskette eingenommen.

Der Kapitän, ein dickbäuchiger, launischer Yorkshirer, trug vier Streifen. Er richtete seine rotgesichtigen Zornausbrüche häufig gegen die mit dreieinhalb Streifen verzierten Schultern des schwermütigen Staffkapitäns anglo-bolivianischer Abstammung – seinen stellvertretenden Kommandeur –, der es an dem Ersten Offizier mit den drei Streifen ausließ. Nur der ruppige erste Maschinist aus Glasgow war dem Kapitän gleichgestellt. Auch er trug vier Streifen und wich nicht von der Stelle, murmelte aber häufig in seinen Whisky, wenn er mit den anderen Dreieinhalbgestreiften in der Bar saß und trank: dem in London geborenen Passagiermanager und dem irischen Ingenieur, der sich um die Elektrik und die Kältetechnik auf dem Schiff kümmerte. Dies waren die Englisch sprechenden Offiziere, mit denen ich, wie es schien, mittags in der Messe einen Tisch teilen sollte. Sie wahrten Distanz zu den französischen Offizieren mit drei oder zwei Streifen: dem Kreuzfahrtdirektor, dem Navigationsoffizier und dem Funkoffizier und dem ersten, zweiten und dritten Maat.

Die übrigen Offiziere waren Filipinos, ebenso wie die Stewards, die Matrosen, die Krankenschwestern, die Band und der unglaubliche Schnulzensänger aus der Lounge auf dem hinteren Deck. Die Chinesen führten die Wäscherei, eine unsichtbare Unterdeck-Clique, die, wenn man sie ärgerte, die Hosenbeine dermaßen stärkte, dass man unmöglich ein Bein hineinbekam. Auch die übrige

Mannschaft war nach Nationen aufgeteilt; Croupiers, Tänzer, Unterhaltungskünstler und Frisöre waren Engländer, während die Franzosen sich um die Hauswirtschaft und das Ausflugsprogramm kümmerten und die Boutique führten. Subtile Verwerfungslinien liefen vertikal und horizontal durch die soziale Matrix des Schiffes, basierend auf ethnischer Zugehörigkeit, Stellung und individueller Persönlichkeit – die eisige norwegische Zahlmeisterin für die Besatzung zum Beispiel schien außer einer schwedischen Reiseleiterin, die ebenso schön wie unnahbar war, keine Freunde zu haben –, ein Geflecht menschlicher Interaktionen, das die zahlenden Passagiere im Allgemeinen fast auf einen zweidimensionalen Hintergrund reduzierte.

Die Passagiere kamen zu Vergnügungsfahrten an Bord, die sieben oder zehn Tage dauerten, während der sie in diesem reisenden Hotel hockten und an exotischen Orten alle zusammen ausgeladen wurden, um gemächliche Busreisen zu unternehmen. Viele waren nie zuvor gereist; für diese Neulinge war die Erfahrung ebenso banal wie überwältigend; ein inszeniertes Eintauchen in eine Welt neuer Geschmäcker, Gerüche und Bilder, in der sie verloren gingen, überreizt und geschröpft von an Land agierenden Trickbetrügern. Die meisten waren Rentner – Kanadier, Amerikaner und Franzosen –, dazu ab und an ein seltsames italienisches oder schwedisches Paar, das etwas jünger war und verwirrt darüber, einen Urlaub zu machen, der im Tanzteetempo ablief. Für einige hatte die Reise einen ernsteren Hintergrund; alte Kriegsveteranen, die ihre Gemahlinnen und erwachsenen Kinder mitbrachten, um ihnen zu zeigen, wo sie die entscheidenden Erfahrungen ihres Lebens gemacht hatten. Unter den älteren niederländischen Touristen waren ehemalige Kolonisten aus Java, die nicht mehr hier gewesen waren, seit sie 1945 aus japanischen Internierungslagern entlassen oder von den Unabhängigkeitskämpfen, die dem folgten, aus dem Land vertrieben worden waren; erschütternde Erfahrungen, von denen sie sich viele Jahre später immer noch nicht erholt hatten. Und für einige war es wirklich die Reise ihres Lebens; sonderbare Seelen mit unheilbaren Krankheiten, die dem Rat des Arztes gefolgt waren und hier waren, um einige ihrer letzten Tage an Bord dieses schwimmenden Krankenhauses zu verbringen. Ich hoffte, dass wir die tiefgefrorenen Stahltabletts in der Leichenhalle des Schiffes nicht brauchten.

In diesem frühen Stadium meines Dienstes auf See waren die anstrengendsten Pflichten jedoch die formellen Abendessen. Jeder höhere Offizier wurde im großen Speisesaal einem Tisch zugeteilt, an dem er den Gastgeber spielen musste; die gleichen zwölf oder vierzehn Passagiere für die Dauer der Reise. Ich wählte stets die spätere Sitzung, da ich hoffte, es wären die erwachseneren Passagiere, die es vorzogen, nach neun zu essen. Die Mahlzeiten konnten sich zuweilen zu einer qualvollen Angelegenheit entwickeln, wenn man sich mit Menschen unterhalten musste, die keine Ahnung von Geographie, Geschichte oder kultureller Vielfalt hatten. Einige misstrauten den philippinischen Stewards – »Diese Japse sind alle gleich«, sagte eine ältere Amerikanerin finster zu mir, »denken Sie an Pearl Harbour« – oder glaubten, sie wären in der Karibik unterwegs. Ich versuchte, meine Anwesenheit bei diesen Mahlzeiten so kurz wie möglich zu halten, indem ich mit einem Offizier auf der Brücke verabredete, dass er mich über Funk bat, mich um vorgebliche medizinische Probleme zu kümmern. Wenn ich nicht entkommen konnte, lag die einzige Entspannung im Alkohol. Jeder Offizier hatte eine monatliche Alkoholzuteilung von mehreren hundert Dollar, und ich nutzte meine, um eine Flasche Wein nach der anderen zu bestellen, bis am Tisch eine gewisse Fröhlichkeit herrschte und die Unterhaltung lief.

Ich musste mich streng weigern, während dieser Mahlzeiten medizinische Fragen zu beantworten. Noch schlimmer war es um die Zeit des Sonnenuntergangs, wenn die Offiziere sich auf Wunsch des Kapitäns an den Bars unter die Passagiere mischten – in der Bar auf dem Achterschiff, der Bar in der Lounge und der Bar im Casino –, um ihre Freundlichkeit und Zugänglichkeit zu demonstrieren. Trinken gehörte an Bord dazu; wir hatten unsere unerschöpfliche Alkoholzuteilung, und die Mannschaft konnte sich in der »Kleiderkiste« eindecken, einem Kämmerchen unter Deck, wo es Bierkästen und Spirituosen zu je drei Dollar gab. Zuerst fand ich die Kombination aus tropischer Hitze und Alkohol kräftezehrend, aber durch regelmäßiges enzymatisches Training gewöhnte meine Leber sich rasch daran. Der erste Barmann sorgte dafür, dass hinten im Kühlschrank stets eine Flasche guten Wodkas für meinen persönlichen Bedarf stand, und half mir so, diese Pflichten zu überstehen.

Meine berufliche Aufmerksamkeit reservierte ich mir für die vor- und nachmittäglichen Sprechstunden, in denen ich normalerweise von Husten, Erkältungen und Hitzeexanthemen heimgesucht wurde. Die Amerikaner waren anspruchsvoll, die Kanadier entspannt, und die Franzosen wollten Behandlung *par derrière*. Diese Bevorzugung des rektalen Wegs zur Gesundheit war mir noch nicht begegnet, aber Sandra – die scharfe Schiffskrankenschwester – zögerte nie, holte Medikamente in Zäpfchenform aus unserer wohlausgestatteten Apotheke und schob unseren empfänglichen Patienten hinter einem Wandschirm sicher und geschickt die entsprechende Dosierung hinein. Am Ende jeder Konsultation schrieb ich ein Rezept, bekam zwölf Dollar, steckte sie am Kontrollabschnitt fest und tat sie in die ärztliche Geldkassette, die ich am Ende des Tages dem Zahlmeister übergab. Eine Allgemeinpraxis an Bord eines Schiffes schien eine einträgliche Sache zu sein.

Über Pearl River rauschte eine Regenböe heran, zog über Flotten von Booten mit hohen Hecks hinweg, die sich um die Frachtschiffe drängten. Mastkräne luden Gurte mit Säcken in ihre offenen Ladeluken. Lange, mit Sand beladene Kähne tuckerten über das rauchfarbene Wasser, ihr Kielwasser ließ die Fischernetze, die im seichten Wasser an Bambusstangen hingen, schaukeln. Kleine Leichter mit spitzen Bugen und rosa- oder türkisfarbenen Rümpfen durchschnitten das Wasser. Die roten Heckflaggen leuchteten in dem diffusen, milchigen Licht. Auf dem Dock standen kantonesische Zollleute an einer Wand, um sich vor dem Regen zu schützen, ihre Uniformen bildeten einen grünen Streifen unter Mützen mit roten Bändern. Ich war total begeistert von all dem, lebte in einer Ekstase der Wurzellosigkeit: den Hafen hinaufzufahren, auf einen Wald aus Kränen zu, von der Reling aus zuzusehen, wie die Trossen festgemacht und wir dicht an den Dock gezogen wurden, in eine leidenschaftliche Welt aus Bars und Straßen und neuen

Sensationen auszuschiffen, und dann, ein oder zwei Tage später, die Freiheit – das Vergnügen –, unseren Liegeplatz zu verlassen und den Hafen in unserem Kielwasser verschwinden zu sehen, bis wir nur noch von offenem Meer umgeben waren.

Ich wurde ein Kenner unserer kurzen Landgänge. Die Passagiertouren, die tagsüber stattfanden, waren meist langweilig, mit Bussen wurden Pagoden oder schmollende Pandas im Zoo besucht sowie Buddhas, Museen und Schmuckläden, wo die Urlauber mit hemmungsloser Gewissenlosigkeit Elfenbeinschnitzereien kauften. Normalerweise hatte ich am Abend, wenn mein Dienst zu Ende war, die Gelegenheit, auf der Suche nach Unterhaltung mit anderen Mitgliedern der Crew an Land zu gehen. Unsere Mannschaft wechselte die ganze Zeit. Wir waren Außenseiter, eine merkwürdige Auswahl von Menschen, die der klaustrophobischen Intensität der Gesellschaft an Bord durch Abenteuer, Alkohol oder Sex zu entkommen suchten. Dazu konnten auch der gebildete Franzose aus dem Funkraum gehören, der auf der Suche nach dem vollkommenen Ort zum Trinken Graham Greene und Joseph Conrad zitierte, sein Kumpan, der Genießer, der stets hinter regionalen Delikatessen her war, ein paar Tänzerinnen mit einer Vorliebe für bizarre Sexshows, ein englischer Unterhaltungskünstler, unbezähmbar schwul, der mich mit dem Angebot an Bord begrüßt hatte, ich solle doch auf »einen Schmatz« runter in seine Kabine kommen, wenn mir langweilig sei, und manchmal der schottische erste Maschinist, den die Liebe zu der launischen blonden Masseurin im Saunabereich des Schiffes plagte.

Eine Ladeklappe, die bei einer Kollision mit einem Hafentender beschädigt worden war, musste repariert werden, und so steckten wir sechsunddreißig Stunden in Manila fest. Wir quetschten uns am Kai mit einer Flasche Whisky, ein paar Plastikbechern und einem eklektischen Reiseführer, der mit einem Besuch bei Imelda Marcos' Schuhsammlung im Malacanang Palace begann, in ein Taxi. Der nächste Halt war eine Horrorshow: der riesige Müllberg am südlichen Rand der Stadt, »Rauchender Berg« genannt, wo Menschen sich damit durchbrachten, nach wieder verwertbarem Müll zu suchen. Sie wohnten an den Hängen des Abfallbergs – mitten in dem beißenden Rauch innerer Brände, die in Tälern aus

Plastiktüten und alten Autokarosserien schwelten – in Hütten, die sie aus dem Abfall selbst gebaut hatten, oder in Pfahlhütten über stinkenden Lagunen aus Dreck. Der chemische Gestank ließ uns würgen und den Schmuck der Tänzerinnen sofort schwarz anlaufen. Als wir wieder fuhren, wurde aus dem Labyrinth aus Baracken auf einer Trage gerade eine Leiche herausgebracht. Die Decke rutschte weg und entblößte ein aufgedunsenes, bleifarbenes Gesicht. Auf der Suche nach einem Gegengift flohen wir an einen Ort des keimfreien Todes, zu dem chinesischen Friedhof, dessen Bewohner in eindrucksvollen zwei- oder dreistöckigen Miniaturhäusern ruhten. Die Türen hatten Briefkästen, das Innere war makellos sauber, jedes enthielt dem Vernehmen nach ein mit allen Installationen versehenes Bad für die Toten.

Unser Whisky war alle, und so zogen wir von einer Bar in die nächste, aßen irgendwo in einem Freiluftrestaurant ein traditionelles Essen mit den Händen – reichhaltig und faszinierend, am Ende wurde uns schlecht davon, denn selbst der Salat war mit gegärtem Krabbenfett gewürzt. Wir gingen in eine Kneipe, die vollkommen von Liliputanern geführt wurde, die ihre Bestellungen in Leistenhöhe mit sehr tiefer Stimme schrien. Die Tänzerinnen langweilten sich und schlugen einen Besuch in einem Bumslokal vor, einem Laden, wo der Beischlaf buchstäblich vor den Augen der Gäste stattfand. Eine nackte Frau schlängelte sich elegant über unsere Tischkante, und ein Mann, dessen Körper vor Öl glänzte, nahm sie von hinten, während die Musik dröhnte und Scheinwerfer auf das Paar gerichtet waren. Wir klammerten uns an unsere Gläser, abgestoßen und fasziniert zugleich, der Duft von Schweiß und Moschus stieg auf. Wieder im Hafen, saßen wir inmitten der dunklen Wandvertäfelung der Schankstube im Manila Hotel und sahen zu, wie die Nacht zu Ende ging. »Somerset Maugham hat hier schon getrunken«, sagte der Franzose zufrieden. Der Unterhaltungskünstler beschlagnahmte das Klavier und sang den Blues, wir kippten große Gläser Whisky mit Eis hinunter, und die Tänzerinnen erzählten von noch unwahrscheinlicheren Sexgeschichten, die sie gesehen hatten.

Am ersten Tag jeder neuen Reise gab es eine Rettungsübung. Sie wurde von der Stimme des Kapitäns angekündigt, die über die Lautsprecher in den Schotten hallte, dann schrillten die Notfallsirenen auf allen Decks. Stiefel donnerten Korridore hinunter, wenn die Feuerwehrleute und die Bootsbesatzungen auf ihre Posten eilten. Im Schiffslazarett zogen die Krankenschwester und ich Rettungsgürtel an und holten Notfallpäckchen heraus und zählten die Sekunden, bis unsere Krankenträger versammelt waren und ich der Brücke per Funk berichten konnte, dass wir bereit waren. Das Funkgerät übertrug auch die gemurmelten Flüche des Servicepersonals, das versuchte, murrende Passagiere zu ihren Sammelpunkten zu scheuchen. Am Ende war jeder auf seinem Platz, die Nachzügler wurden vom Kapitän vernichtend kritisiert, während er von seinem Posten auf der Brücke die Bootsdecks beobachtete. »Heiliger Jesus!«, knisterte seine Stimme über die Lautsprecher. »Rettungsboot sechs, Ihr Bootsmann ist verdammt nutzlos! Ich könnte aus einer Banane einen besseren Mann schnitzen!«

Ich war froh, dass es keine echten Notfälle gab. Bei dieser, der bisher ersten ereignisreichen Seereise, musste eine ältere Passagierin nach einem leichten Schlaganfall die Kabine hüten. Ihr Zustand war stabil, und die Krankenschwester und ich sahen regelmäßig nach ihr, um uns zu vergewissern, dass der tüchtige Steward sich um sie kümmerte, während der Kapitän sich beeilte, zu unserem nächsten Hafen zu kommen. Im Maschinenraum fiel ein Besatzungsmitglied von der Leiter. Ich richtete seinen gebrochenen Arm, und wir bereiteten ihn darauf vor, ihn, wenn wir vor Anker lagen, dem Schiffsagenten zu übergeben, der sich um seinen Heimflug kümmern würde. Wir waren immer noch einen Tag vom nächsten Hafen entfernt, als das erste wirkliche Problem auftauchte. Das Schiff fuhr durch einen heftigen Sturm, aus den Bars drang das Klirren von zerbrochenem Glas, und die Passagiere schwankten in ihre Kabinen. Ich machte gerade mit meiner schwarzen Tasche die Runde und verteilte Spritzen gegen Seekrankheit, als Schwester Sandra mich bat, nach zwei Amerikanerinnen zu sehen, die schon drei Tage krank in der Kabine lagen.

Ich fand sie in ihren Kojen, unpässlich und gereizt. Sie fühlten sich nicht gut, jammerten sie, seit sie in Hongkong an Bord gekommen waren. Vor der Seereise hatten sie dort zehn Tage »im besten Hotel« verbracht. Sie waren zum ersten Mal im Orient und waren von der Exotik der Stadt verzaubert gewesen, sodass sie sich maßlos an ihren besonderen Fleischspeisen gütlich getan hatten. Jetzt klagte eine über Diarrhö und Husten, und die andere hatte Verstopfung und leichtes Fieber. Beide hatten keinen Appetit, bedrängten den Steward jedoch, ihnen Hühnerbrühe zu bringen, die sie dann nicht anfassten. Ich besuchte sie in den nächsten vierundzwanzig Stunden mehrmals und grübelte über meine klinischen Befunde. Die Frau mit dem Husten hatte eine vergrößerte Leber, die Temperatur der Fiebernden stieg abends an, aber ihr Puls blieb langsam und regelmäßig. Ich kehrte ins Arztzimmer zurück, um ein Buch über Tropenkrankheiten zurate zu ziehen. Sandra war bereits dort und folgte beim Lesen mit dem Finger den Zeilen.

»Ich glaube, ich habe so was schon einmal gesehen, auf einem anderen Schiff«, sagte sie stirnrunzelnd. »Was meinen Sie?«

Das Buch war bei dem Kapitel über Typhus aufgeschlagen.

Ich setzte den Ersten Offizier von unseren Befürchtungen in Kenntnis, und dieser brachte mich zum Kapitän. Er war auf der Brücke und machte eine angespannte Miene.

»Das ist ein schlechtes Geschäft, Doc«, sagte er. »Wie können wir die Diagnose bestätigen?«

Ich erklärte ihm die Widal-Probe, die in einem Krankenhauslabor durchgeführt werden konnte. Wenn man Kulturen des Blutes anlegte und den Infektionserreger zum Wachsen brachte, konnte man herausfinden, auf welche Antibiotika er reagierte; eine zunehmende Zahl Typhusstämme war, dem Lehrbuch zufolge, resistent gegen die gewöhnliche Medikation. Zum Glück legten wir in drei Stunden an, und ich schlug vor, der Schiffsagent solle sich darum kümmern, dass ein Krankenwagen am Kai stand.

»Außer Sicht, natürlich«, sagte der Kapitän und rieb sich die Schläfen. »Wir möchten die anderen Passagiere nicht beunruhigen.«

Als wir anlegten, schaute ich noch einmal nach meinen Patientinnen. Die Widal-Probe war inzwischen überflüssig. Ihre Körper waren jetzt mit einem zartrosa Hautausschlag gepunktet, der bei leichtem Druck mit dem Finger ausbleichte, die für Typhus charakteristischen »rosa Flecken«. Der Schiffsagent suchte mich in meiner Kabine auf, wo ich eine Überweisung an den Arzt im Krankenhaus für Infektionskrankheiten schrieb.

»Ich habe den Krankenwagen hinter den Lagerhäusern versteckt«, sagte er. »Wir warten, bis die anderen Passagiere abgefahren sind, bevor wir die beiden Kranken an Land bringen.«

Ich ging an Deck auf und ab und wartete auf den Anruf des Labors. Es bestätigte die Diagnose: Die Widal-Probe war bei beiden Frauen positiv, man würde sie an Land behalten und behandeln. Ihr Gepäck wurde mit Desinfektionsmittel eingesprüht und für die Fahrt zum Krankenhaus ausgeladen und die Kabine gründlich gereinigt. Ich erstattete dem Kapitän in seinem Büro auf der Brücke Bericht.

»Besteht die Möglichkeit, dass die Passagiere es sich an Bord eingefangen haben?«, fragte er.

Ich erklärte ihm, dass die Inkubationszeit der Krankheit ganz eindeutig darauf hinwies, dass sie sich bereits vorher angesteckt hatten. Er stieß einen erleichterten Seufzer aus und legte ein Blatt Papier vor mich auf den Tisch.

»Ausgezeichnet, Doc, die ganze Sache wurde sehr gut geregelt. Zeichnen Sie das gegen.«

Ich sah mir das Dokument an. Es war mit »Gesundheitserklärung« überschrieben und bereits ausgefüllt. Ich überflog die allgemeinen Eintragungen wie Schiffsname, Registrierung, Nationalität und Tonnage, wobei mir auffiel, dass es etwas gab, was »Entrattungs-Bescheinigung« genannt wurde, von dem wir anscheinend befreit waren. Die spezifischen Gesundheitsfragen bedurften größerer Aufmerksamkeit. Hatte es an Bord Fälle von Gelbfieber, Pocken oder Cholera gegeben? »Nein«, hatte der Kapitän geschrieben. Hatte es auf dieser Reise Indikationen von Pest gegeben, zum Beispiel eine übermäßige Sterblichkeitsrate unter den Mäusen oder Ratten an Bord? Noch einmal »Nein«. Hatte es an Bord, fragte das Formular weiter, irgendwelche Verdachtsfälle auf ansteckende Krankheiten gegeben? Wieder hatte der Kapitän entschlossen verneint.

»Bei diesem Punkt bin ich mir nicht sicher«, sagte ich. »Was ist mit dem Typhus?«

»Da steht ›Verdachtsfälle‹, Doc, ›Verdachtsfälle‹«, knurrte der Kapitän. »Diese Fälle sind nicht verdächtig, sie sind bestätigt. Außerdem sind sie nicht mehr an Bord. Unterschreiben Sie einfach.« Er stieß den Finger unterhalb der Unterschrift des Kapitäns auf die Zeile, wo der Schiffsarzt unterschreiben musste. Das Ticken der Uhr am Schott war sehr laut. Ich unterzeichnete. Auf dem Weg nach unten traf ich den Staffkapitän und berichtete ihm von meinen Vorbehalten. Er sah genervt aus und war nicht in der Stimmung, sich zu unterhalten.

»Wenn der Kapitän Ihnen befiehlt zu unterschreiben, dann unterschreiben Sie«, sagte er kurz angebunden und verschwand den Gang hinauf. Ich ging zur Krankenstube zurück und protokollierte meine Unsicherheit im medizinischen Logbuch. Ich hatte nicht das Gefühl, meine berufliche Integrität effektvoll behauptet zu haben.

Wir fuhren tagelang bei strahlendem Sonnenschein nach Süden. Fliegende Fische schossen aus unserer Bugwelle hoch und glitten über die sanfte Dünung. Nach dem Mittagessen hatte ich frei und konnte eine Stunde auf dem oberen Aussichtsdeck mit den Mädchen vom Unterhaltungspersonal sonnenbaden. Ihre sonnengebräunten Körper waren in die winzigsten Tangas gehüllt, und ich musste mich zwingen, beruhigende Gedanken zu denken, oder mich auf den Bauch rollen, bis die Unruhe sich wieder gelegt hatte. Meine vor- und nachmittäglichen Sprechstunden waren voll wie immer. Die Zahl der Passagiere mit Diarrhö und Seekrankheit stieg – Ergebnis einer sich ausbreitenden Welle von Gastroenteritis –, wodurch ich auch nachts rausgerufen wurde. Ich war erleichtert, als wir den Norden Borneos erreichten und im gemütlichen Hafen von Kota Kinabalu festmachten. Ich verließ den Servicemanager, der eine rigorose Säuberung der Küchen durchführte, und stand mit dem jungen französischen Paar, die als Fotografen auf dem Schiff arbeiteten, an Deck, wo wir darauf warteten, dass der Hafenmeister das Schiff klarierte.

Die beiden hatten beim Schiffsagenten im Voraus ein Boot und einen Tauchführer bestellt und mich gefragt, ob ich sie bei ihrer Tagestour begleiten wolle. Ein hölzernes Fischerboot mit hohem Bug schwankte in der Nähe am Kai. Wir gingen an Bord und fuh-

ren hinaus in den anbrechenden Tag, ließen den weißen Schiffsrumpf – unser Zuhause – vor den weißen Häusern der Stadt zurück. Kleine, makellose Inseln ragten aus der ruhigen See, umgeben von weißem Sand. Während die anderen tauchten, trieb ich
auf dem kristallklaren Wasser über den Fischen, die munter zwischen den Korallenriffen herumschossen. Wir picknickten auf einer kleinen Insel und kletterten durch das Gewirr von Felsen. In
den hohen Baumkronen schnatterten Affen. Während die Fotografen den nächsten Tauchgang unternahmen, lag ich an Deck,
rauchte Nelkenzigaretten und trank Kaffee, den der Bootsführer
auf einem kleinen Holzkohleofen zubereitet hatte. Die blauen Zin-
nen des Kinabalu –»des Verehrten Ortes des Todes« – ragten aus
einer Wolkenschicht. Das Boot schaukelte leise, die Takelage
knarrte.

Gegen Abend schien dieses friedliche Zwischenspiel nur noch
eine ferne Erinnerung zu sein. Wir waren bereits wieder unterwegs, schipperten westwärts entlang der Küste durch die warme
Dämmerung, als ich mit meinem abendlichen Rundgang begann.
Etliche Passagiere klagten über Magenverstimmung – der gastrointestinale Bazillus zeigte, dass er noch zugegen war –, aber mir fiel
auf, dass zwei von ihnen in der Kabine wohnten, aus der die beiden
Typhuspatientinnen vor kurzem an Land geschickt worden waren.
Ihr Zustand gab mir Grund zur Sorge, sie fieberten leicht und hatten vage Schmerzen im Abdomen und ein wenig Diarrhö. Ich war
überrascht, dass die Kabine so schnell wieder belegt worden war –
ich hatte Anweisung gegeben, dass sie eine Woche leer bleiben
sollte –, aber das Passagierbüro hatte die Entscheidung getroffen,
dass eine leere Kabine auf dem Mitteldeck vergeudetes Geld war,
und als das Paar gegen Zahlung eines Zuschlags eine bessere Kabine wollte, hatte man sie vom Unterdeck dort einquartiert. Ich ging
zum Staffkapitän, um die Sache mit ihm zu besprechen.

»Beim ersten Tageslicht laufen wir den Hafen von Brunei an«,
meinte er, »um am Vormittag Bandar Seri Begawan zu besuchen.
Möchten Sie die beiden an Land bringen, um Blutuntersuchungen
zu machen?«

Ich fand, das war eine vernünftige Idee, und am nächsten Morgen schwitzte ich in der Hitze der winzigen Hauptstadt des Lan-

des. Während meine Patienten in einem Labor in der Stadt ihre Tests gemacht bekamen, schlenderte ich zu der großen Moschee mit der goldenen Kuppel, die am Meeresufer stand. Davor lag Kampong Ayer – das Wasserdorf –, ein Komplex von Häusern mit Weißblechdächern, verbunden mit Gehwegen aus Bambus, die sich weit in den braunen Fluss erstreckten. Wassertaxis drängelten sich an den Landungsstegen und schnitten weiße Spuren ins Wasser. Ich sah ihnen eine Weile zu, lauschte dem Durcheinander der Motoren und dem Schlagen des Kielwassers gegen die Landebrücken. Ich stand offensichtlich so lange dort, dass ich schon zum Inventar gehörte. Eine Busladung japanischer Touristen ging an Land, und als ihre Reiseleiterin und Dolmetscherin mich in meiner Uniform sah, fragte sie mich, ob sie ein Foto machen dürfe. Amüsiert erklärte ich mich einverstanden und wurde an das Geländer gestellt, während die Touristen Aufstellung nahmen: eine geschlossene Phalanx aus Bermudashorts und schlappohrigen Sonnenhüten. Die Frau am Rand reichte ihre Kamera dem Mann neben ihr und stellte sich dann neben mich. Unregelmäßig blitzten die Blitzlichter die Reihe hinunter auf, gefolgt von dem Geräusch der Motoren, die den Film weiterspulten. Ein verspäteter Blitz kam von dem Mann mit zwei Kameras, der noch ein Bild für die Frau neben mir machte. Sie gesellte sich wieder zu der Gruppe, nahm ihre Kamera entgegen, und ihr Nachbar nahm ihren Platz ein. Noch einmal das Surren der Verschlüsse – und das verspätete Klicken der zweiten Belichtung –, und die ganze Gavotte noch einmal, denn jeder von ihnen reichte seine oder ihre Kamera jemandem, um neben diesem maritimen Wahrzeichen fotografiert zu werden. Am Ende rief die Reiseleiterin ihre Gruppe zur Ordnung. Sie drehten sich zu mir um und verbeugten sich unisono, bevor der Bus sie zum nächsten Höhepunkt von Bandar Seri Begawan brachte.

Ich sprach mit einer eleganten Engländerin, die für die Touristeninformation in Brunei arbeitete. Sie erklärte mir, dass die Ruhe des Ortes eine Illusion sei. Die hier lebenden Ausländer zum Beispiel wurden von der Hitze und der Langeweile und einem vollständigen Alkoholverbot, das der Sultan Anfang des Jahres verhängt hatte, schier verrückt – sie nannte ein paar ziemlich absurde

Beispiele. Es gab Skandale um Vetternwirtschaft und Korruption, Gerüchte über eine Revolution »in sechs oder zehn Jahren«. Die königlichen Nachkommen wurden volljährig, bauten neue Paläste, während die Menschen in Kampong Ayer sich an den kommunistischen Aufstand erinnerten, der 1963 von den Briten unterdrückt worden war.

Wenn der Sultan irgendwann einmal den Schutz durch sein Gurkha-Bataillon verlor, sagte meine englische Bekannte, würde eine blutige Revolution das Land zerreißen, und keine Frau wäre mehr sicher. Sie fragte, ob es wohl möglich sei, mich zum Schiff zu begleiten, um dort etwas zu trinken und eine Flasche Gin zu kaufen. Trotz ihrer düsteren Gedanken schien sie eine fröhliche Seele zu sein, und ich wäre entzückt gewesen, ihr den Gefallen zu tun, aber wir liefen mit der Flut aus, und ich musste noch die Ergebnisse der Widal-Proben meiner Patienten in Erfahrung bringen.

Diese waren noch nicht da. Als ich aufs Schiff zurückkehrte, reichte die Krankenschwester, die die Patienten begleitet hatte, mir eine Nachricht: Der Pathologe bedauerte, aber die Ergebnisse würden erst in ein paar Tagen zu haben sein. Die kranken Passagiere waren wieder an Bord gebracht worden. Wir lösten unsere Vertäuung und glitten um die niedrige Landzunge ins Südchinesische Meer. Ich begann meine Nachmittagssprechstunde, und meine Besorgnis wuchs. Inzwischen gab es fünf Patienten mit ähnlichen Symptomen, Fieber, Mattigkeit und vagen Schmerzen im Abdomen. Einige hatten eine vergrößerte, empfindliche Milz. Eine Frau hatte am ganzen Körper einen roten, fleckigen Hautausschlag, der, obwohl er nicht der Beschreibung im Lehrbuch ähnelte, meine Sorge doch nicht verminderte. Am schlimmsten hatte es ein Mitglied der Crew erwischt; den Steward, der die Kabine der beiden ersten bestätigten Typhusfälle bedient hatte. Ich besuchte ihn in seinem Quartier – in dem Labyrinth von Korridoren tief unter der Wasserlinie in der Nähe des Maschinenraums –, das er auf engstem Raum mit drei anderen teilte. Das trübe orangefarbene Licht der Lampen in den Schotten, die Hitze, die von den Stahlwänden abstrahlte, und die eingeschlossene, abgestandene Luft schufen auf diesen Unterdecks die Atmosphäre eines unterirdischen Fegefeuers.

Der Mann lag teilnahmslos und schwitzend in seiner Koje. Seine Kollegen warteten vor der winzigen Kabine, während ich ihn untersuchte. Er hatte Fieber, und die Leber war leicht vergrößert. Ich suchte nach Hautausschlag, aber ich wusste, dass dieser schwer zu erkennen war, außer bei Menschen mit heller Haut. Ziemlich nervös bat ich ihn um eine Liste der Kabinen, die er bedient hatte. Wenn sie mit der Liste der Kabinen der kritischen Patienten übereinstimmte, hatte ich vielleicht den Überträger von etwas gefunden, was zu einer Epidemie werden konnte. Sie passte nicht. Ich ordnete an, dass der Mann ins Krankenzimmer gebracht wurde, behandelte ihn mit Antibiotika und hoffte, falls er Typhus hatte, die zuweilen tödlichen Komplikationen – Intestinalperforation oder Hämorrhagie, Lungenentzündung und Meningitis – abwenden zu können. Den Kollegen, die mit ihm die Kabine teilten, und den anderen betroffenen Passagieren verschrieb ich die gleichen Medikamente und organisierte mithilfe der Krankenschwester und des Ersten Offiziers ein Isolationssystem, um die Zahl derer, die mit den Kranken in Kontakt kamen, zu begrenzen. Selbst wenn ich an jenem Abend Zeit gehabt hätte, zu Bett zu gehen, hätte ich kaum Schlaf gefunden. Wenn tatsächlich Typhus an Bord tobte, dann kamen meine Vorkehrungen viel zu spät.

Die Nachricht hatte sich unter den leitenden Offizieren herumgesprochen, und als ich am Mittag des nächsten Tages endlich den Kapitän sah, herrschte Spannung auf der Brücke. Er hatte tiefe Ränder unter den Augen und sah aus, als hätte auch er nicht viel geschlafen. Er meinte, wir sollten uns in seiner Kabine unterhalten, und stampfte vor mir her den Gang hinunter, seine Schritte holten aus wie wütende Rammklötze. Er schob sich hinter seinen Tisch und ließ mich davor stehen.

»Ist Ihnen klar, dass wir aufgeschmissen sind, wenn diese Fälle bestätigt werden? Wir kommen unter Quarantäne und dürfen den Hafen nicht verlassen.« Der Kapitän schob den Bauch vor und beugte sich über den Tisch, sein Gesicht wurde rot, als ihm dämmerte, was das zu bedeuten hatte. »Verdammt, Mann, wir werden alle arbeitslos sein, und zwar für immer. Es wird eine Untersuchung der Gesundheitsbehörden geben, warum wir die beiden letzten Fälle nicht gemeldet haben. Das Schiff ist erledigt, wenn sich das rumspricht; wer will denn jemals damit noch eine Reise machen?«

Darauf wusste ich auch keine Antwort. Er starrte mich wütend an, während hinter seinem Kopf ein Computerbildschirm immer wieder Spielkarten ausgab und schweigend Poker mit sich selbst spielte. »Wenn wir morgen früh in Kuching anlegen, Doktor, gehen Sie mit diesen Passagieren an Land und bringen sie ins Labor. Sorgen Sie verdammt noch mal dafür, dass wir die Ergebnisse haben, bevor wir wieder ablegen. Sie können gehen.«

Im Laufe des Nachmittags und während der Nacht gab es keine neuen Fälle, und den erkrankten Patienten ging es nicht schlechter. Aber es ging ihnen trotz der Behandlung auch nicht merklich besser, und ich kam kaum zur Ruhe. Bei Tagesanbruch beobachtete ich von der Reling aus, wie wir langsam den Sarawak hinauffuhren. Das Wasser schäumte unter dem Heck, die Ankerketten rumpelten, und wir kamen ein paar Kabellängen vor dem kleinen Hafenkai von Kuching zum Stehen – unser Tiefgang hinderte uns daran, näher an Land zu fahren. Die Begleitschiffe wurden zu Wasser gelassen, um die Passagiere für ihren Ausflug an Land zu bringen. Ein Anruf kam, ich solle mich auf der Brücke melden. Der Kapitän schaute in Richtung Landesinneres auf den Horizont.

»Sehen Sie da rüber, Doktor«, sagte er. Ich folgte seinem Blick zu einer Flussbiegung, die zwischen düsteren Mangrovenebenen aufschien. »Sie hoffen besser, dass diese verdammten Tests negativ sind, sonst verbringen wir die nächsten sechs Wochen etliche Kilometer flussaufwärts vor Anker. Niemand kommt an Bord, außer die Beamten des Hafenarztes. Niemand darf an Land.«

Eine stickige Brise trug von dem schlammigen Ufer den Geruch nach Fäulnis herüber, wo an einer einsamen Sägemühle Teakholzstämme an Land gezogen wurden. »Wenn wir unter Quarantäne kommen«, fuhr der Kapitän fort, »werden einige Menschen sehr wütend werden. Und, ob zu Recht oder zu Unrecht«, sein donnernder Tonfall machte deutlich, welche Möglichkeit ihm lieber war, »derjenige, auf den sie am wütendsten sein werden, sind Sie.« Er hielt inne. »Wenn ich Sie wäre, wäre ich sehr vorsichtig.«

Ich dachte über die Aussicht nach, sechs Wochen in diesem Schiffsrumpf eingeschlossen zu sein, während dieser im fernen

Flussabschnitt Algen ansetzte. Das Schiff gärte auch so schon vor
Groll und Komplotten, die manchmal überkochten und in den be-
engten Mannschaftsquartieren zu Gewalttätigkeiten führten. Bevor ich an Bord gekommen war, hatte ein Offizier in einem Streit
mit einem Lagerarbeiter um die Gunst einer philippinischen Stewardess eine Stichwunde davongetragen. Ein Bootsmann war in
eine Vendetta verwickelt gewesen und auf ungeklärte Weise auf
See verschwunden. Meine Kabine – im Bug unterhalb der Ketten-
kästen – war ungefähr der abgelegenste Ort im ganzen Schiff, und
ich war mir nicht sicher, ob ich auf den Schutz von irgendjeman-
dem an Bord zählen konnte. Ich konnte nicht einmal die Kabinentür abschließen; jeder, der einen Generalschlüssel hatte, konnte sie
öffnen. Einen Augenblick gab ich mich der Phantasie hin zu fliehen, um Mitternacht mit einer Tasche voller Vorräte über das Vorpiek zu steigen, an der Ankerkette hinunterzuklettern, zu einem
der Kanus zu schwimmen, die zwischen den Teakholzstämmen an
Land gezogen worden waren, und damit den Fluss hinauf ins Hinterland zu paddeln. Paranoia trieb mir den Schweiß aus allen Po-
ren, ich hatte nicht einmal eine Waffe.

Ich schiffte unsere Patienten mit einem der Beischiffe aus. Der
Schiffsagent holte uns am Dock ab und begleitete uns ins Labor.
Nachdem ich dem malaysischen Pathologen geholfen hatte, die
Blutproben zu nehmen, sprach ich mit ihm über die Antibiotika,
die ich verabreicht hatte. »Falls es Typhus ist, dann sind Sie womöglich damit fertig geworden, mein guter Arzt«, versicherte er
mir, »falls es eine andere Salmonellenart ist, haben sie die womöglich auch ausgeschaltet. Sie sehen nicht sehr krank aus.« Und in
der Tat schien es, als wären die Patienten ein wenig munterer geworden. »In drei Stunden haben wir das Ergebnis der Widal-Probe. Warum entspannen Sie sich in der Zwischenzeit nicht ein wenig?«

Ich war voller böser Vorahnungen – wenn nur bei einem Patienten Typhus festgestellt wurde, würde das Schiff zwangsisoliert werden –, aber der eurasische Schiffsagent sah die Sache pragmatisch.

»Wenn Sie unter Quarantäne müssen, kommen Sie lange Zeit
nicht an Land«, sagte er, »also sollten Sie es genießen, so lange Sie
können. Wie wär's mit einer kleinen privaten Tour?«

Und so kam es, dass ich Kuching in Begleitung meiner möglicherweise an Typhus erkrankten Patienten wic im Traum an mir vorüberziehen sah. Der Agent fuhr mit uns durch wimmelnde Straßen mit Läden, deren hölzerne Fensterläden in der oberen Fensterreihe verschlossen waren, und an Aushängeschildern mit kantonesischen Schriftzeichen über handgemalten Bildern von Fahrrädern und Nähmaschinen vorbei. Aus Haufen stacheliger Früchte stieg der Aasgestank von Zibetfrüchten vom Bürgersteig auf, wie eine Andeutung von Nekrose. An einem Punkt teilte sich die Straße um einen chinesischen Tempel herum. Links und rechts eines gewölbten Tores glühten Räucherstäbchen dick wie Baumstämme und erfüllten den Hof mit frischem blauem Rauch. Am Flussufer hielten wir gegenüber dem grünen Steilufer, das von dem Istana bekrönt wurde, dem 1870 von Charlie Brooks erbauten Palast – dem größten weißen Radscha von Sarawak, der versucht hatte, die unsoziale Praxis der Kopfjägerei unter den Stämmen im Landesinnern zu verbieten, und Kuching zum Handelshafen ausgebaut hatte. Der Agent pfiff einen Sampan mit flachem Rumpf und Rattandach herbei, und der Bootsführer im Bug, der seine zwei langen Ruder mit großer Geschicklichkeit handhabte, skullte uns in den Strom. Ein nebelverhangener Berg erhob sich über dem Dschungel. Hohe Palmen wuchsen auf dem Gelände von Fort Margherita, das gebaut worden war, um vor Überfällen durch Dayak-Flusspiraten zu schützen. Auf dem Rückweg durch die Great Bazaar Road kaufte ich – nur für den Fall, dass ich in nächster Zukunft Angreifer zurückschlagen musste – ein Parang mit schwerer Klinge, ein Kopfjägerschwert in einer hölzernen Scheide.

Der malaysische Arzt empfing mich an der Labortür.

»Alle negativ, verehrter Kollege«, verkündete er strahlend. »Ich vermute, Ihre Probleme wurden durch eine einfache Lebensmittelvergiftung ausgelöst.«

Zurück an Bord, hängte ich meine überflüssige Anschaffung hinter die Tür meiner Kabine. Dann erstattete ich dem Kapitän Bericht und schlug ihm vor, seinen Zorn gegen den Küchenchef zu richten. Ich blieb an Deck, als wir den Fluss hinunterglitten. Pfahlhäuser standen am Flussufer, gesäumt von dem dunklen Dschungel dahinter und gefangen inmitten von riesigen Flößen aus Teakholzstämmen, die aus dem Landesinnern den Fluss hinuntertrieben. Dann wich das Land zurück, und wir erreichten die sanfte Brandung des offenen Meeres.

⚓

Das Schiff war müde. Mehrfach fielen die Kühleinheit in der Küche und die Klimaanlage aus, und die provisorische Reparatur der Ladeklappe in Manila musste noch ordentlich zu Ende gebracht werden. Unterhalb der Wasserlinie musste der Rumpf inspiziert werden, dort waren wir, als wir vor Hongkong vor Anker lagen, von einem russischen Frachter gerammt worden. Zwei der vier Hauptmotoren waren außer Betrieb, und der dritte konnte nur dadurch am Laufen gehalten werden, dass man Teile der beiden anderen ausschlachtete. In Singapur wurden wir von Schleppern mit viel Wirbel an unseren Liegeplatz geschleppt, und unsere Passagiere – erschöpft von dem einmaligen Intestinal-Erlebnis ihrer luxuriösen Seereise – gingen durch die glanzvollen Portale des »World Trade Centre«-Terminals an Land.

Wir hätten dringend aufs Trockendock gemusst, aber der Schiffseigner hatte noch eine weitere Demütigung für das Schiff parat: eine »Jetset-Kreuzfahrt«. Diese Vergnügungsreisen waren der Ruin von Hochseekreuzfahrern. Eine vierundzwanzigstündige Tour durch die Inselwelt südlich von Singapur, beladen mit so vielen orientalischen Spielern – und deren Familien –, wie das Schiff tragen konnte. In den Korridoren und Treppen, durch die vor kurzem noch ruhige Siebzigjährige gegangen waren, hallten jetzt die schrillen Schreie hyperaktiver Kinder mit Topffrisuren, die in der dicken Luft unter Deck hyperventilierten und beim leichtesten Schaukeln ihre hübschen weißen Hemden mit Erbrochenem verdreckten. In den Kasinos hatten ihre spielenden Väter alles vergessen. Die ganze heiße Nacht plagten sie sich an den Tischen, und aus ihrem einst nach hinten gekämmten Haar tropften Schweiß und Pomade auf den grünen Fries.

Dann war es vorbei. Putzkolonnen kehrten die Decks, die einarmigen Banditen wurden in Abdeckhauben gehüllt, und das Kabinenpersonal bekam Urlaub. Mit ihnen verließen auch die zusätzlichen Arbeitskräfte das Schiff – Croupiers, Tänzerinnen, Musiker und das Servicepersonal für die Passagiere –, entweder für eine wohlverdiente Pause oder, um nach Hause zu fahren, weil ihre Verträge ausgelaufen waren. Nur die Stammbesatzung war noch an Bord, als sich das Schiff aus dem Hafen schob und langsam durch die Johorestraße in Richtung der Werften in Sembawang an der Nordküste der Insel fuhr. Ich sah von der Brücke aus zu, wie der Kapitän und der Lotse uns vorbei an halb abgewrackten Supertankern, auf deren Decks Schweißbrenner aufflammten, in die lange Zementtasche des Trockendocks schafften. Ein Frachtschiff schob sich langsam hinter uns hinein, und die großen Schleusentore gingen zu. Dann setzten die mechanischen Pumpen ein, die unseren neuen Liegeplatz in vierundzwanzig Stunden leer pumpen würden. Unmerklich senkte sich das Schiff ab, die Betonwände schoben sich an unsrem Rumpf vorbei. Die ersten Arbeitstrupps wurden bereits in einem Kranaufzug an Bord gebracht, dessen Stahlkäfig leicht wie ein Blatt auf Deck gesetzt wurde, während der Kapitän entsetzliche Vergeltung androhte, falls es Kratzer an seinen Planken gab.

Ich sprang in den Aufzug und wurde hoch über das ablaufende Wasser zwischen Schiff und Dockmauer gehoben. Der Käfig drehte sich langsam, wodurch ich das rote Glühen des Sonnenuntergangs über dem Zaun aus Hafenkränen und die dunkler werdende Dschungelküste der malaysischen Insel zu sehen bekam. Die Schiffssirene erklang, und unter mir strömten Männer in roten und gelben Overalls auf das Werfttor zu, während andere zur Arbeit hineineilten. Auf der Terrasse der Kantine fand ich ein paar meiner Offizierskollegen beim Bier. Ich gesellte mich zu ihnen und schaute durch die von Flutlichtern erhellte Dämmerung auf den weißen Schiffsrumpf, der über uns aufragte.

»Der Kapitän hasst Trockendocks«, sagte einer von ihnen.

»Stimmt«, meinte der andere, »zu viele Fremde an Bord.« Die beiden schauten finster in ihre Gläser. Mir dämmerte, dass unser passagierloser vorübergehender Aufenthalt in Sembawang womöglich nicht so ruhig werden würde, wie ich gehofft hatte.

Ich erwachte schweißgebadet und lauschte auf das letzte trügerische Seufzen aus der Entlüftung. Ich war erst halb geduscht, da kam kein Wasser mehr aus der Leitung. Als ich meine Kabine verließ, fand ich das Innere des Schiffes vollkommen verwandelt. Ausstattungsgegenstände und Möbel waren ausgeräumt worden, die Böden mit langen Teppichen ausgelegt, deren rosafarbener Flaum von schwarzen Stiefelabdrücken verdreckt war. Hammerschläge hallten durch die Korridore. Eine Kakophonie von Kratzen, Bohren und dem Scheppern von Metallteilen, die auf den Boden des jetzt leeren Docks fielen. Das Frühstück schmeckte stark nach verbrannter Farbe. Ohne die Klimaanlage war es in den Krankenzimmern brütend heiß, und ich hielt meine Sprechstunde für die Mannschaft auf dem Achterdeck, in einem Overall (der ursprünglich weiß war, aber schnell die Farbe seiner Umgebung annahm) mit bis zur Hüfte offenem Reißverschluss. Meine Füße quietschten in den Sicherheitsstiefeln mit Stahlkappen, die wir tragen mussten. Der Staffkapitän, der offensichtlich von oben Druck bekam, schaute vorbei, um mich ein wenig unnötig zu schikanieren. Warum trug ich nicht meinen Schutzhelm? Ich wies ihn darauf hin, dass er keine Ohrlöcher für das Stethoskop hatte, und er machte sich mit gehetzter Miene davon.

Das Leben auf dem Trockendock pendelte sich zur Routine ein. Ich wurde per Funk gerufen, und manchmal musste ich hinunter unter den Schiffsrumpf, um mich um kleinere Verletzungen zu kümmern. Der Kiel ruhte auf einer Reihe Holzklötze, und in der tropfenden Höhle, die die Unterseite des Schiffes bildete, polierten Arbeitstrupps die Stahlplatten mit Sandstrahlern und Spachteln. Auf Gerüsten arbeiteten Schweißer am Rumpf, während Arbeiter die Dichtungen an der Propellerwelle ersetzten und die großen Bronzeblätter polierten. Schweißfunken und Schleifstaub waren gewöhnlich mein Lohn, man erwartete kaum etwas anderes von mir als ein Pflaster, dann sollte ich wieder verschwinden. Die Werftarbeiter wurden auf Stundenbasis entlohnt und wollten nicht als arbeitsunfähig gelten, wenn nicht mindestens etwas gebrochen war.

Auch unter Deck wurde emsig gearbeitet. Durch die offenen Lukenklappen schien Licht in Ecken des Schiffes, die selten die Sonne sahen. Ein durchscheinendes Glühen drang sogar in den Maschinenraum, da man höher gelegene Abschnitte des Decks entfernt hatte, wodurch Tageslicht hereinströmte. Rauch und Flüche stiegen auf, als der erste Maschinist die Teams hetzte, die die großen Stahlteile hochhievten. Obwohl sie echten Arbeitseifer an den Tag legten, sah er nicht glücklich aus. Am fünften Abend erfuhr ich, warum. Ich war an Land gegangen und zum *Terror Club* gewiesen worden, der auf einem Hügel oberhalb ordentlicher Straßen mit Häusern der ehemaligen Königlichen Kriegsmarine lag. Der Name schien nicht zu dem einladenden blassrosa Licht der Bar zu passen, das sich in dem leicht gechlorten Wasser des Swimmingpools spiegelte. Über dem langen hölzernen Tresen hing das Schild der HMS *Terror*; als Singapur Heimathafen der asiatischen Flotte war, war dies die Mannschaftspinte gewesen. Die energische malaysische Dame hinter der Bar machte »tz, tz« wegen der späten Stunde, ließ mich jedoch unter den Deckenventilatoren einen Whisky trinken. Dort saß ich, als der Maschinist hereinkam. Ich spendierte ihm einen Scotch, und er fing an zu reden.

»Diese Ausbesserung ist die reinste Zeitverschwendung«, vertraute er mir düster an. »Der verdammte Eigner zahlt nicht für neue Teile, also ist diese Ausbesserung genau das, was es ist; wir nehmen die Zylinderköpfe runter, schmieren die Zylinder und hauen das Ganze mit irgendwelchen Schlackelegierungen wieder zusammen. Und jetzt hat einer der Öltanks ein Leck, das sie nicht finden. Es kann jederzeit zu einer verdammten Katastrophe kommen.«

Über der Bar wurden die Rollläden heruntergelassen, und die Wirtin schlug vor, wir sollten in die *Jaws Lounge* die Straße runter umziehen. »Dort viele Seeleute, viele Mädchen«, lockte sie uns, »ich glaube, euch gefällt.«

Wir folgten ihren Richtungsangaben durch die stille, heiße Nacht. Die Discomusik war schon von weitem zu hören. Stroboskoplampen zuckten, und eine Gruppe Thai-Musiker spielte klassische Rock-'n'-Roll-Stücke. Die Sängerinnen auf der Bühne trugen superkurze schwarze Miniröcke, die wirkten, als seien sie auf ihre schlanken Beine aufgemalt, und einsame Jungen von einem US-Kriegsschiff schwankten wie Sonnenblumen begierig fünfzehn Zentimeter von ihnen und flehten um etwas mehr als ein Plastiklächeln. An der Tür standen Militärpolizisten mit weißen Helmen, die Gingerale tranken. Sie stürzten regelmäßig vor und zerrten jeden weg, der versuchte, eine Hand auf die kecken Hintern zu legen, die vor ihren Nasen kreisten. Der Maschinist konnte in diesem stilisierten Verlangen nichts Romantisches entdecken.

»Verdammtes Singapur«, fauchte er und führte mich durch beleuchtete Alleen, wo Insekten in den Sträuchern zirpten und zertretene Jasminblüten auf dem Gehweg einen erstickenden Geruch verströmten, zum Schiff zurück.

Ich hoffte, dass die Insel noch eine Subkultur hatte, dass irgendwo zwischen der Spuck-Polizei, der Toiletten-Polizei und der Kaugummi-Polizei irgendein Echo der hedonistischen Vitalität des »Scheidewegs des Orients« überlebt hatte. Ich hatte ein Wochenende Landurlaub, um es zu finden. Ich traf mich mit meinem Freund David, mit dem ich verschiedene Abenteuer erlebt hatte, seit wir in Kapstadt zusammen Medizin studiert hatten. Wir checkten im Majestic-Hotel in Chinatown ein und saßen auf dem Balkon, tranken gekühltes Bier und erzählten uns, was passiert war. Auch David war zum Medizin-Vagabunden geworden, er hatte in Afrika, Madagaskar und Südostasien als Arzt für Ölgesellschaften, Bergbauunternehmungen und Ausländergemeinden gearbeitet. Er hatte auch auf Schiffen gearbeitet – so hatte er vorher meine Position innegehabt und würde mich in ein paar Wochen an Bord ablösen. Und wenn Singapur eine Achillesferse hatte, wusste er, wo diese lag.

Sie lag nicht in der Bugis Street, die einst ein weltberühmtes Synonym für Ausschweifungen gewesen war, jetzt jedoch nur eine betonierte Piazza mit ein paar kitschigen Kuriositätenläden. Die Nachtclubs an der Orchard Street waren aufpoliert bis zur Unerträglichkeit. Irgendwann gegen zwei Uhr am Morgen waren wir in Singapurs verkümmertem, zwischen Jalan Besar und dem Kanal eingezwängtem Rotlichtbezirk gelandet. Ein Monsunregen verwandelte die Straße in einen See, und wir saßen vor einer Bar unter einer Markise an einem Tisch, die Füße auf den Sprossen des Stuhls, und plauderten mit einem chinesischen Mädchen namens Honey. Was Schicklichkeit, Geschmack und Verlockung betraf, war sie den Frauen, mit denen ich auf dem Schiff in Kontakt gekommen war, haushoch überlegen. Als Honey entdeckte, dass wir Ärzte waren, kannte ihre Freundlichkeit keine Grenzen, und sie lud uns in ihre Wohnung ein, um unsere professionelle Meinung zu ihrer operativen Geschlechtsumwandlung einzuholen.

Im Haupthafen von Singapur ging ich wieder an Bord des Schiffes, wo man nicht gerade glücklich war. Ein funktionsuntüchtiges Ruder hatte das Auslaufen aus dem Trockendock verhindert. Nachdem dies repariert worden war, war das Schiff von einem Schleppdampfer steuerbord am Bug gerammt worden, wodurch die neue Farbe abgekratzt wurde. Das Gesicht des Kapitäns war bereits puterrot vor Wut, als ich an Bord kam, und die verspätete Ankunft des Dieselschiffes ließ ihn wüste Verwünschungen ausstoßen. Erst am zweiten Tag auf See, als das Kielwasser sich am Heck kräuselte, kamen die Dinge wieder ins Lot. Inzwischen war ich schon wieder mit den kleinen Schwächen meiner neuen Passagiere beschäftigt. Offensichtlich hatte ein leichter Virus die Runde in den Hotels von Singapur gemacht, denn alle Globetrotter hatten leicht gerötete Hälse und ganz geringfügig vergrößerte Halsdrüsen, die sie behandelt haben wollten. Ich war es so leid, immer wieder zu erklären, dass die Antibiotika gegen Virusinfektionen unwirksam waren, dass die Aussicht auf zwanzig Prozent von jeder Zwölf-Dollar-Konsultation jeglichen Anreiz verlor. Angesichts der Tatsache, dass wir mitten in der Taifun-Saison waren, betete ich um schlechtes Wetter, damit sie etwas anderes hatten, worüber sie nachdenken konnten. Das hieß, wie Ihnen jeder Seemann bestätigen kann, den Teufel an die Wand zu malen.

Die Katastrophe kam nicht in der erwarteten Form – die Sonne erhob sich jeden Tag an einem wolkenlosen Himmel –, aber als wir nordwestlich an der Küste von Sumatra entlangfuhren, wurde eine ältere Passagierin ernsthaft krank. Sie hatte ausgedehnten Krebs und nahm zahlreiche Medikamente, und als ich zu ihr gerufen wurde, war sie dehydriert und im Delirium. Im Stethoskop hörte ich das raue Brodeln einer Pneumonie. Ich legte ihr eine Infusion mit Antibiotika. Im Laufe der Nacht hatte sie einige epilepsieähnliche Anfälle, und bei Tagesanbruch war ihre rechte Körperhälfte von einer Lähmung erfasst. Sie war bewusstlos. Ihr langsamer Puls und ihr steigender Blutdruck deuteten auf eine Gehirnblutung hin. Ihr

Mann schien sich mit ihrem nahen Tod abgefunden zu haben. Er
fragte, ob wir einen Priester auftreiben könnten, um ihr die Letzte
Ölung zu geben. Auf der Passagierliste konnte ein pensionierter
Pater ausgemacht werden. Der feierliche Ritus wurde in ihrer
holzverkleideten Kabine abgehalten. Das Licht, das sich auf dem
Wasser brach, tanzte an der Decke. Die Atemzüge der Frau wurden immer seltener, die Stille zwischen dem stöhnenden Röcheln
war so tief, dass ich mir jedes Mal sicher war, sie sei von uns gegangen, aber sie machte diesen und den nächsten Tag noch so weiter,
in ihrem geschundenen Körper war immer noch ein winziger Fun-
ke Leben.

Die Nähe des Todes machte sich auf dem ganzen Schiff bemerk-
bar. Eigentlich sollten nur die Offiziere über den Zustand der Frau
Bescheid wissen, aber die Passagiere vergaßen ihre kleinen Leiden
und kamen nur in die Sprechstunde, um sich zu erkundigen, wie es
ihr ging. Das formelle Abendessen verging in gedämpfter Unterhaltung; selbst der Anblick des Mondaufgangs über der Malacca-
straße konnte die Cocktail-Trinker in der Lounge nicht aufheitern.
Wir legten in Port Kelang an, und die Krankentrage wurde, mitten
in einem Wolkenbruch, unter Schirmen die Gangway hinunter zu
dem wartenden Krankenwagen getragen. Als ich in meinem Regenmantel hinter ihr herplatschte, um meine Patientin dem malaysischen Arzt zu übergeben, warf ich einen Blick zurück auf das
Schiff. Dreihundert Passagiere säumten in dem Platzregen bar-
häuptig die Reling des Promenadendecks.

Als wir nach Pulau Sepa – eines von einer Gruppe niedriger
Atolle in der Javasee, in Sichtweite des orangefarbenen Licht-
scheins von den Feuern auf den Ölfeldern an der Küste – kamen,
hatten sie sich wieder gefangen. Wir ankerten vor den Inseln, und
die Passagiere, die sich auf ein Weihnachts-Barbecue unter Kokos-
palmen freuten, wurden vom Begleitschiff an der langen Mole
abgesetzt. Pulau Sepa lag etwa achthundert Meter hinter einem
muschelförmigen, von Mangrovenrainen gesäumten Strand. Die
Familie, die im Besitz der Kokosnussplantage war, hatte ein kleines
Unternehmen aufgebaut: In einem Becken schwammen Schildkrö-
tenbabys, und die Passagiere konnten je zehn Dollar zahlen, damit
sie aus der Gefangenschaft befreit und wieder ins Meer entlassen

wurden. Der Appell war offensichtlich. Touristen aus dem wohlhabenden Westen – aus Ländern, die zwanzig Prozent der Weltbevölkerung stellten, während sie neunzig Prozent ihrer Ressourcen
aufbrauchten – konnten hier mit einer Geste dazu beitragen, das
Gleichgewicht wiederherzustellen. Es war wirklich ein bewegendes Schauspiel.

Die zehn Zentimeter langen Schildkröten, deren
Flossen sich bewegten wie kleine mechanische Paddel, stürzten
sich tapfer in die dreißig Zentimeter tiefe Brandung und tauchten,
was deutlich zu sehen war, wenn sie über den sandigen Boden hinwegglitten. Draußen vor dem Riff wurden sie von der Strömung
erfasst und, kräftig schwimmend, um das Ende der Bucht getragen.
Außer Sichtweite wurden sie von den Kindern der unternehmerischen Inselbewohner mit Netzen wieder eingefangen und in das
Becken zurückgebracht.

Ein Voraustrupp aus der Schiffskombüse war bereits vor Tagesanbruch an Land gegangen und hatte in einer mit Steinen gesäumten Grube ein Feuer gemacht. Am Vormittag waren in Bananenblätter eingewickelte ganze Spanferkel gebraten worden, während
die Barmänner auf Zeichentischen über Wannen mit Eis ihre
Mischungen und Shaker aufbauten. Cocktails wurden in Kokosnussschalen serviert, verziert mit Fruchtspießen und kleinen
Schirmchen. Champagner schäumte in Pappbechern. Die Passagiere trugen ihre Drinks und gefüllten Teller in den Schatten oder
räkelten sich im flachen Wasser wie sonnenbadende Walfische, ihre
Bäuche bildeten neue Inseln. Die Abenteuerlustigeren schwammen hinaus zum Riff, kletterten zwischen die Mangroven und fielen in den Sand.

Bei meiner abendlichen Sprechstunde meldeten sich viele Verwundete, die die schriftlichen Warnungen vor Sonnenbrand und
Seeigeln nicht beachtet hatten und mir jetzt ihre scharlachroten
Knie mit den schwarzen Stummeln abgebrochener Stacheln zeigten. Für einen Mann war die Freiheit zu viel gewesen. Beim Erkunden hatte er sich an einem Palmwedel am Bein geschnitten und
bat mich nun, seine Verletzungen zu behandeln und einen Bericht
zu schreiben, weil er gerichtliche Schritte unternehmen wollte. Irgendjemand, versicherte er mir, war verantwortlich; jemand würde
für den Schmerz und das Leiden, das er durch die gleichgültige

Natur erlitten hatte, bezahlen. Ich bestrich seine Wunde mit Jod
und wünschte ihm Glück.

Die Gaben des Weihnachtsfestes waren wie immer gemischter
Natur. Die meisten Beschenkten aßen zu viel oder bekamen Katzenjammer. Eine Frau war jedoch immer noch in phantastischer
Feststimmung, als sie zwei Tage später in meine Nachmittagssprechstunde kam. Es war alles in Ordnung mit ihr, meinte sie,
aber ihr Mann hatte sie zu mir geschickt, weil sie nicht schlafen
konnte. Sie wusste, dass das Problem nicht medizinischer, sondern
elektrischer Natur war, obwohl der verdammte Kühlingenieur ihr
gesagt hatte, sie solle den Arzt aufsuchen. Verwirrt über diesen ein-
leitenden Trugschluss, beobachtete ich, wie sie mit zitternden
Händen eine weitere Zigarette anzündete, obwohl schon eine im
Aschenbecher glühte. Dann lehnte sie sich zurück und stieß keuchend Rauch aus. Sie schien Ende dreißig zu sein, schlank und
blond, obwohl ein rascher Blick auf ihre Krankenakte mir verriet,
dass sie gut zehn Jahre älter war. Sie krallte die Finger auf merkwürdig unordentliche Art in ihr Haar und ließ direkt hinter den
Ohren die verräterischen feinen Narben einer teuren Gesichts-
straffung sehen. Ich bemerkte, dass ihr ganzer Körper zitterte und
dass ihre Bewegungen die Fahrigkeit von jemandem hatten, der
vergeblich um Fassung ringt.

»Wie kann ich Ihnen helfen?«, fragte ich sie.

»Es sind diese verdammten Cowboys«, schrie sie und warf ihre
Handtasche durch den Raum, sodass deren Inhalt sich überall verteilte. »Sobald nachts das Licht aus ist, kommen sie aus ihren elek-
trischen Leitungen und reiten auf ihren winzigen Pferden durch
die Kabine. Die ganze Nacht. Ich kann nicht schlafen. Immer rund
und rund und rund.« Ihr Kopf drehte sich ruckartig, als folgte sie
mit dem Blick einem Miniatur-Rodeo. »Kleine Cowboys, etwa so
groß.« Sie hielt inne, um vom Fußboden eine Höhe von etwa fünfzehn Zentimetern zu zeigen, und fiel auf Hände und Knie, wo sie
hektisch herumkrabbelte, um ihre verstreuten Besitztümer einzusammeln. Ich sah, dass darunter auch eine kleine Flasche Wodka
war.

»Ehm … woher wissen Sie, dass es Cowboys sind?«, fragte ich,
als sie sich wieder gesetzt hatte.

»Weil sie kleine Hüte aufhaben und kleine gelbe Westen an«, kreischte sie, dass die Adern an ihrem Hals hervortraten. »Ich weiß, wie Cowboys aussehen, Sie Idiot! Sie sind genauso dumm wie mein Mann!« Damit brach sie zitternd in Tränen aus und versuchte, eine weitere Zigarette anzuzünden.

»Wo ist Ihr Mann?«

»Besäuft sich wahrscheinlich in der Bar«, sagte sie und sengte sich die Haare an. »Er ist Alkoholiker.«

Das Schiff war eine einzige protzig aufgemachte Kneipe. Abgesehen von den drei Hauptbars gab es noch eine am Pool, und beim Essen im Restaurant, einschließlich des Frühstücks, wurde stets Alkohol serviert. Irgendwie musste die Frau von diesen Versuchungen und den auf Knopfdruck zur Verfügung stehenden Diensten des Kabinenservices fern gehalten werden. Mein erstes Ziel war, ihre alkoholbedingte Demenz in den Griff zu bekommen. Mit Sandras Hilfe begleitete ich sie aus dem Behandlungszimmer an den Reihen faszinierter Gesichter im Wartezimmer vorbei in ihre Kabine. Vor der Tür stand ein Tablett mit Martinigläsern. Die Vorhänge vor dem Bullauge der Kabine waren gegen die Sonne zugezogen, überall auf dem Boden lagen Kleider. Sandra beruhigte die Frau und brachte sie zu Bett, und ich verabreichte ihr eine Chlorpromazin-Spritze, ein starkes Antipsychotikum. Ich blieb bei ihr, während die Krankenschwester den Ersten Offizier und den Mann der Frau suchen ging. Er stolzierte ein paar Minuten später in die Kabine, groß und gebieterisch, das Gesicht von den ersten Anzeichen der Auflösung gezeichnet.

»Ich verlange zu wissen, was hier vorgeht«, sagte er mit der kontrollierten Aufsässigkeit eines Säufers.

»Ihre Frau hat Delirium tremens«, sagte ich. »Es ist sehr wichtig, dass sie auf dieser Reise keinen Alkohol mehr bekommt.«

Die Frau wollte aus dem Bett nach mir schlagen, aber durch das Medikament konnte sie ihre Bewegungen nicht mehr koordinieren und fiel murmelnd in die Kissen zurück. Der Mann war wütend.

»Hören Sie, Sie junger Emporkömmling«, setzte er an, und sein Gesicht lief knallrot an, während er die Stimme hob, »wir haben für diese Reise bezahlt, und wir werden bekommen, was wir verlangen.« Er machte einen Schritt auf mich zu und hob die Faust, und ich roch den sauren Gin in seinem Schweiß.

»Wenn Sie meinen Offizier schlagen, werde ich den Schiffsprofos anweisen, Sie unter Arrest zu stellen«, dröhnte eine Stimme von der Tür. Ich glaube, das war das erste Mal, dass ich froh war, den Kapitän in meiner Nähe zu sehen. Sandra winkte mir hinter ihm zu. »Ihre Frau darf die Bars nicht mehr betreten, und der Steward wird angewiesen, keinen Alkohol mehr in Ihre Kabine zu bringen«, fuhr er fort. »Wenn ihr Benehmen auf diesem Schiff zu weiteren Störungen führt, werden Sie beide im nächsten Hafen an Land gehen. Ich schlage vor, Sie entledigen sich, um Ihrer beider willen, aller zollfreien Vorräte, die Sie noch in der Kabine haben.«

»Keine Chance«, sagte der Mann frostig. »Die Schlampe hat alles leer getrunken.«

Am Abend ging ich nach meiner Patientin sehen. Ihr Mann machte mir die Kabinentür auf. Er trug einen Smoking.

»Wie geht es ihr?«, fragte ich ihn.

»Sie sind der Arzt«, sagte er mit unverhüllter Feindseligkeit und schob sich leicht schwankend an mir vorbei den Flur hinunter.

Die Frau saß aufrecht im Bett. Sie hatte es geschafft, sich zu waschen und sich das Haar zu bürsten, und sie wirkte weniger erregt. Ohne Make-up sah ihr Gesicht seltsam jung und verletzlich aus, ein Eindruck, den das mit Volants besetzte Babydoll, das sie trug, noch verstärkte.

»Es tut mir Leid wegen heute Nachmittag, Herr Doktor«, sagte sie. »Ich glaube, Sie sollten mir noch so eine Spritze geben. Mein Mann ist ins Casino gegangen und wird die ganze Nacht nicht zurückkommen. Ich fürchte mich, allein zu schlafen.«

Sie zog hinter dem Kopf ein Kissen heraus, schob es unter sich und drehte sich um, sodass es unter ihrer Hüfte lag. Dann schlug sie die Bettdecke zurück und entblößte ihren nackten, hochgereckten Hintern. Ich zog das Medikament auf und spritzte es ihr in den Muskel. Als ich ein Pflaster auf die Einstichstelle klebte, nahm sie

meine Hand und drückte sie gegen ihre weiche Haut. Sie sah mich
verträumt über die Schulter an. »Bleiben Sie bei mir, Doktor«, murmelte sie und bewegte meine Hand in kleinen Kreisen.
»Natürlich«, sagte ich und zog die Decke hoch. Dann setzte ich
mich neben sie, während sie murmelnd in einen ruhigen Schlaf
fiel.

Den Rest der Reise saß sie allein in der Lounge oder ging langsam über das Promenadendeck, das Gesicht hinter der Sonnenbrille kreidebleich. Obwohl ihr Mann im Zustand kontrollierter Trunkenheit blieb, unternahm die Frau anscheinend keinen Versuch, an
Alkohol zu kommen, aber ich bemerkte die gespenstische Intensität, mit der sie sich im Laufe des Tages auf jeden zitternden Schritt
konzentrierte. Ich vermutete, dass ihr dies kaum über die erzwungene Nüchternheit in unserer schwimmenden Welt hinaus gelingen würde, ihr kalifornisches Traumhaus lockte sie sicher schon in
die Vergessenheit seiner wohlgefüllten Hausbar. In der Zwischenzeit legte sie eine spröde Würde an den Tag. Sie riss sich so zusammen, dass sie nicht in Jakarta an Land gesetzt wurde – wo der Hafen unter einem heißen Himmel so brutzelte, dass man sich
wünschte, ein Wasserbüffel zu sein, und Abfälle sich in der Mittagssonne spontan entzündeten –, und war offensichtlich immer
noch nüchtern, als wir Padang Bai an der Ostküste Balis erreichten, wo die Reise für sie und ihren verderblichen Partner zu Ende
ging.

Bei Tagesanbruch ratterten die Ketten im Vorpiek, und unsere
Anker plumpsten in das ruhige Wasser. Durch mein Bullauge sah
ich Nebel oberhalb der Palmen und Sonnenschein auf zerfurchten
Berggipfeln. Ein rostiges Küstenmotorschiff und ein kleiner Tanker schaukelten in unserer Nähe in der Dünung, lange, schmale
Kanus drängten sich an ihren Leitern, und Matrosen feilschten
mit Bootsführern um frischen Fisch. Ich schaffte es, für ein paar
kurze Stunden vom Schiff zu entkommen, indem ich auf eines der
Begleitschiffe sprang, das die Passagiere an Land brachte. Einige
wollten zu den Touristenläden von Denpasar und Kuta Beach, andere zum Flughafen, um nach Hause zu fliegen, und ich verabschiedete mich mit einer aus unserem gemeinsamen kleinen Sieg

heraus geborenen Zärtlichkeit von meiner trinksüchtigen Patientin. Dann nahm ich ein Taxi die Serpentinen hinauf ins bergige Inselinnere. An einem Teehaus machte ich eine Pause, um mich zu erfrischen und über die jadegrünen, terrassierten Reisfelder zu schauen. Als meine kurze Pause vorbei war, eilte ich zum Schiff zurück, denn jetzt war es die Mannschaft, die mir Probleme bereitete.

Ted und Alicia waren verheiratet – beide gehörten zum Unterhaltungspersonal –, und ich hatte mich stets gern in ihrer Gesellschaft aufgehalten. Ted und ich sprachen über Bücher, und Alicia neckte mich, wenn wir zusammen sonnenbadeten, freundlich mit der Attraktivität der Tänzerinnen. Aus solch zarten Vertrautheiten bestanden die Bindungen an Bord eines Schiffes. Die beiden waren freundlich zu jedermann und schienen über dem kleinlichen Misstrauen zu stehen, zu dem das übrige Personal neigte. Wir trafen uns regelmäßig zu einem spätabendlichen Drink in der Bar achtern unter den Sternen. Eines Nachmittags kam Ted in meine Mannschaftssprechstunde, schob sich in die Krankenstube und setzte sich unsicher auf einen Stuhl. Er wollte wissen, welche Symptome AIDS verursachte. Ich erklärte ihm, dass die frühen Anzeichen für eine HIV-Infektion sehr unspezifisch waren: Müdigkeit, Fieber und vergrößerte Lymphdrüsen. Wenn AIDS dann ausbrach, zeigte sich die Krankheit durch das Auftauchen anderer Infektionen – Pneumonie, Gastroenteritis, Augen- und Hauterkrankungen –, Ergebnis der Unterdrückung des körpereigenen Immunsystems. Auszehrung und Gewichtsverlust waren späte Symptome. Er nickte und starrte zu Boden. Ich fragte ihn, was genau ihn beunruhigte.

»Also«, sagte er zögernd, »ich habe ein Symptom, aber es ist keines von denen, die Sie erwähnt haben. Es ist wie ein merkwürdiges Kratzen am Penis.«

»Sie meinen, beim Urinieren?«, fragte ich. »Gibt es Ausfluss?«

»Kein Ausfluss, und es juckt die ganze Zeit«, antwortete er, »wie etwas, was in mir gräbt. Seit Monaten. Deshalb bin ich mir sicher, dass es AIDS ist.«

Er erzählte, dass er nach einer Nacht in Bangkok, wo er mit ein paar Kollegen an Land gegangen war und sich von einer Prostituierten einen hatte blasen lassen, mit diesem Gefühl aufgewacht war. Jetzt war er überzeugt, dass der Virus bei der Arbeit war und sich in dem Organ seiner Sünde vermehrte. Ich untersuchte ihn von Kopf bis Fuß, einschließlich seiner Genitalien, und testete den Urin auf Anomalien. Dann erklärte ich ihm ausführlich die vielen Gründe, warum es unwahrscheinlich war, dass er sich bei seiner betrunkenen Untreue angesteckt haben konnte.

»Erstens scheint der Virus im Speichel nicht aktiv zu sein«, erklärte ich ihm, »Zungenküsse zum Beispiel sind nirgends als Übertragungsweg in Erscheinung getreten. Zweitens, eine HIV-Infektion würde nicht das von Ihnen beschriebene Gefühl in Ihrem Penis verursachen. Drittens, selbst Gonorrhö und andere Infektionen der Urethra, die bei oralem Kontakt denkbar sind, brauchen mehrere Tage, bis sie sich zeigen, Sie hätten die Symptome nicht gleich am nächsten Morgen gehabt. Und wenn Sie keinen Ausfluss bemerkt haben, ist es unwahrscheinlich, dass Sie eine solche Infektion haben.«

Es war offensichtlich, dass Ted mir nicht zuhörte.

»Es ist AIDS«, sagte er. »Ich weiß es. Und wenn ich es mir nicht bei dieser Prostituierten geholt habe, dann gibt es nur eine andere Möglichkeit, woher ich es haben kann.«

Mit ungläubiger Angst erkannte ich plötzlich, wie stark seine Obsession war.

»Ted, es ist höchst unwahrscheinlich, dass Sie sich mit HIV infiziert haben«, sagte ich energisch. »Wenn Sie sich solche Sorgen machen, können wir das nächste Mal, wenn wir in einem ordentlichen Hafen sind, einen Bluttest machen.«

»Es ist zu spät, nicht wahr?«, sagte er leise. »Sie wissen, von wem ich es habe, Doc. Von der verdammten Hure, meiner Frau.«

Alicia nahm keine Sonnenbäder mehr. Ich sah sie auf dem Rettungsboot-Deck, wo sie mit hochgezogenen Schultern an der Reling stand und auf das Wasser schaute, das fünfundzwanzig Meter unter ihr am Rumpf vorbeischäumte, und bemerkte einen blauen Fleck an ihrem Oberarm.

»Kommen Sie in meine Sprechstunde«, sagte ich, auch wenn

ich mir der Grenzen meines Jobs überaus bewusst war. Die Schweigepflicht gegenüber meinem Patienten erlaubte mir nicht, Teds Problem ihr gegenüber zu erwähnen.

»Mir geht's gut«, sagte sie, aber ich sah, dass sie geweint hatte. »Wie lange sind Sie jetzt auf See, vierzehn Monate?«, fragte ich sie. »Machen Sie mal Urlaub, fahren Sie nach Hause. Bringen Sie Ted dazu, zu einem Facharzt zu gehen.«

Sie schwieg. Am nächsten Hafen waren sie verschwunden.

Andere medizinische Probleme waren heimtückischer. Ein Bordfunker kam zu mir, weil die Spitze seines Penis von einem Haufen winziger verkrusteter Bläschen entstellt war. Ich sagte, das sehe sehr nach Genitalherpes aus, und fragte ihn, in welcher »Hafendisco« er sich das denn wohl eingefangen hatte. Der Mann war verblüfft.

»Ich schlafe nicht mit *Putains*«, widersprach er mir wütend, »und von der Frau, mit der ich zusammen bin, kann es nicht sein. Sie ist sehr sauber.« Aber hinter seinem Geschimpfe konnte ich Zweifel hören.

»Gehört sie zur Crew?«, fragte ich ihn. Zögernd murmelte er den Namen der blonden Masseurin in der Sauna. Ich verschrieb ihm eine Therapie und riet ihm, er solle ihr sagen, sie müsse mich unverzüglich aufsuchen. Als er ging, sah er niedergeschmettert aus. Unter den Krankenakten des Personals fand ich diejenige der Frau und entdeckte, dass ihr Herpes vor einem halben Jahr von einem meiner Vorgänger diagnostiziert worden war. Er hatte sie auch vor der Infektiosität der Krankheit gewarnt. Sie hatte es versäumt, Nachsorge zu betreiben.

Sie kam weder in die nächste Mannschaftssprechstunde noch in die übernächste. Ich sah sie spät am Abend in der Bar, wo sich die Offiziere normalerweise nach dem Dienst auf ein Glas versammelten. Sie saß mit dem schottischen Maschinisten zusammen, der in sie verliebt war, und starrte mich giftig an, als ich die beiden grüßte. Als er eine neue Runde holen ging, fragte ich sie, ob sie meine Nachricht erhalten habe.

»Lassen Sie mich in Ruhe«, zischte sie. »Es geht Sie nichts an, mit wem ich schlafe.«

»Wenn Sie alle anstecken, geht es mich sehr wohl etwas an«,

sagte ich.»Ich habe keine Lust auf noch mehr Arbeit. Lassen Sie sich ein antivirales Medikament geben. Ich erwarte Sie morgen.«

Sie erschien nicht. Stattdessen stürmte der Maschinist selbst ins Behandlungszimmer.

»Was haben Sie zu Amanda gesagt?«, wollte er wissen.»Sie ist stocksauer auf Sie.«

»Hat sie's Ihnen nicht verraten?«

»Nein, verdammt«, antwortete er.»Sie wissen, dass ich dieses Mädchen mag. Ich möchte nicht, dass Sie sie aus der Fassung bringen.«

»Glauben Sie mir, das möchte ich auch nicht. Aber es ist wichtig, dass sie zu mir kommt.« Ich zögerte, suchte verzweifelt nach einer Möglichkeit, die Situation zu klären.»Wenn Sie sie mögen, ist es auch in Ihrem Interesse, dass sie zu mir kommt.«

»Was soll das heißen, in meinem Interesse?« Der Mann kniff die Augen zusammen.»Gibt es da etwas, was ich wissen sollte?«

»Ich kann Ihnen wirklich nichts sagen«, wandte ich ein.»Sie wissen doch, dass ein Arzt nicht über seine Patienten sprechen darf.«

Er stand so abrupt auf, dass die Stuhlbeine über den Boden quietschten.»Ich dachte, Sie wären ein Freund«, sagte er,»Sie Arschloch.«

Neujahr plus drei Stunden. Bis dahin war es eine raue Nacht gewesen. Wir stampften südwärts durch einen Sturm Windstärke acht, das Schwanzende eines Taifuns, der über Bangkok gezogen war. Jenseits der Decklichter donnerte Wasser gegen die Scheiben, während aus der Bar regelmäßig wie ein Metronom das Geräusch von zerschmetterndem Geschirr kam, zerbrochene Gläser rutschten von Schott zu Schott über den glatten Fußboden. Das Schiff hatte ein eigentümliches Gieren, das ich noch nie zuvor gespürt hatte, eine seitwärts kippende Schlängelbewegung, die sich jedes Mal selbst wieder zu fangen schien, nur um mit einem den Magen herausfordernden Schlingern ins nächste Wellental zu schnellen.

Ich war beschäftigt gewesen an diesem Abend, seit dem formalen Dinner, als mein Tischnachbar plötzlich einen verzückt aufmerksamen Gesichtsausdruck gemacht und dann den Kopf zwischen die Knie gesteckt hatte, um Hummer Thermidor auf seine Schuhspitzen zu erbrechen. Der Speisesaal leerte sich, kurz nachdem ich mich darangemacht hatte, die Länge und Schiffsbreite der Passagierkabinen mit meiner Arzttasche abzuschreiten. Mein Funkgerät rief mich knisternd von einer Kabine zur nächsten, wo ich Patienten, die ihre Götter anflehten, das Schiff möge auf seinen nächsten Sturzflug verzichten, Injektionen gegen Seekrankheit verabreichte. Die Korridore waren verlassen, abgesehen von einer einsamen Champagnerflasche, die bei jedem Rollen vor- und zurücktrudelte, und einem Steward, der auf dem Neptun-Deck rasch seine Uniform glatt strich, nachdem er die Kabine einer drallen weiblichen Reisenden verlassen hatte. Beim Singen von »Auld Lang Syne« war kaum noch jemand zugegen, nur die hartnäckigsten Nachtschwärmer waren auf den Füßen gewesen und wie eine Entfaltung synchronisierter Trunkenheit über den tanzenden Boden der Lounge-Bar gestolpert. Inzwischen waren fast alle entweder der Übelkeit oder dem schlechten Champagner erlegen und hatten sich schwankend auf den Weg ins Bett gemacht.

Ich lehnte an der Bar und sah mich unter meinen Seefahrerkollegen um – Offizieren, Unterhaltungskünstlern, Servicepersonal –, wie sie in ihren exklusiven Gruppen zusammensaßen und Alkohol hinunterkippten, während die dienstfreie Nachtclubsängerin sich an eine Säule klammerte und zu der fachmännischen Begleitung des Manns am Klavier leise schmachtend ins Mikrophon sang. Ein Mitarbeiter vom Zahlmeister erzählte mir, den Rücken an den Tresen gelehnt, das Neueste aus der stets lüsternen Gerüchteküche des Schiffes, wobei er mit der Hand, die das Glas hielt, auf das Objekt der jeweils neuesten Enthüllung zeigte: Der da hat Körpergeruch, der kommt zu schnell, und die kleine Tänzerin mag's gerne von hinten. Ich empfand bereits die Mitwisserschaft zu vieler vertraulicher Mitteilungen, medizinischer und persönlicher. Ich kannte die Bäuche und die privaten Körperteile dieser kranken Gesellschaft, ihre Rachegefühle, Unzulänglichkeiten und Treuebrüche. Dies war kein Ort, an dem Freundschaft gedieh.

Ich verließ die Reste der Party und machte mich auf zu meiner

Kabine. Das Meer brauste gegen den Rumpf, meine Leselampe, die auf das Bullauge gerichtet war, zeigte Strudel voller Blasen, die in Wellen gegen die Scheibe schlugen. Ich war nicht einmal betrunken, legte mich ins Bett und überlegte, ob ich die Energie hatte zu masturbieren; das Geschenk meines Vorgängers hatte auf dieser langen Reise bereits seinen Wert unter Beweis gestellt. Da klopfte es an der Tür. Im Glühen der Notfallbeleuchtung im Korridor stand eine ziemlich hübsche Französin. Sie war eben erst an Bord gekommen, bisher kannte sie noch niemanden im Ausflugsbüro, wo sie arbeitete. Ich grub eine Flasche aus dem Schrank, und wir tranken auf die Traurigkeit eines alleine verbrachten Silvesterabends. Sie fragte, ob sie bei mir bleiben könne. Ich schlief, die Nase an eine ihrer kühlen Brüste gedrückt, ein. Nach ein paar Tagen hatte sie ihre Gruppe gefunden und war wieder eine Fremde, eingebunden in das inzestuöse Netz der Beziehungen an Bord.

Solche Enttäuschungen dauerten nicht lange an. In der Nacht, als wir südlich des Äquators durch die Floressee glitten, stand ich auf dem Vorpiek-Deck, um uns herum schaukelte eine Flotte Tintenfischboote. Jedes trug einen Rahmen aus Lichtern, die in einem Quadrat um seinen Rumpf herum an einem Rahmen hingen. Am Himmel standen so viele Sterne, dass es keinen Fleck gab, der wirklich dunkel war, und die Lichter der Boote waren nach unten auf das grüne Meer gerichtet, sodass die Schiffe auf Pyramiden aus milchigem Licht zu schwimmen schienen, in dem gespenstisch Tintenfische wimmelten. Die einzigen Geräusche waren das rollende Wogen der Bugwelle und das Seufzen des warmen Winds in meinen Ohren.

Die Limousine war lang und schwarz und hatte getönte Scheiben und eine sehr kalt eingestellte Klimaanlage, die mich durch den Baumwollstoff meiner Sommeruniform frösteln ließ. Vor uns fuhr ein schwarzweißer Polizeiwagen mit kreisendem Blaulicht, hinter uns ein Minibus, in dem die Gäste des Kapitäns samt Familien saßen, und dahinter eine Reihe Reisebusse mit den Passagieren, am

Ende bewacht von einem weiteren Polizeiauto. Wir waren auf dem Weg nach Borobudur, einem buddhistischen Monument aus dem achten Jahrhundert, das ein paar Fahrtstunden südlich des javanischen Hafens Semarang lag. Der Konvoi sauste die Bergstraßen entlang, Ochsenkarren und Radfahrer gerieten vor dem Heulen der Polizeisirene in Panik. Die indonesische Regierung, die fürchtete, ein neues Massaker in Osttimor würde erneut zu bedauerlichen internationalen »Missverständnissen« führen, hatte alle Zwischenstopps gestrichen. Selbst Züge von Soldaten, die als frühmorgendliche Trainingsrunde in voller Montur und mit Gewehr im Schnellschritt die Straße entlangmarschierten, machten uns Platz. Schließlich bogen wir in das Touristendorf ein. Die traurigen Klänge eines Gamelanorchesters folgten uns zwischen den Bäumen, wo sich vor einem Hintergrund aus blauen Bergen ein großes pyramidenähnliches Gebäude aus Basalt erhob, ein von Menschenhand errichteter Hügel.

Es hatte fünfzigtausend Männer und siebzig Jahre gebraucht, um diesen geometrischen Schrein zu bauen, dessen Terrassen und Galerien die aufsteigenden Sphären des buddhistischen Kosmos verkörperten. Borobudurs Ebenen erhoben sich wie ein Licht absorbierender Hochzeitskuchen, die Flachreliefs in den galerieähnlichen Umgängen zeigten den Weg der Erleuchtung. Die obersten Terrassen waren mit durchbrochenen Stupas besetzt, jede Steinglocke beherbergte die Statue eines besonders rätselhaften Buddhas. Andere richteten ihre Gelassenheit – kopflos – über die Reisfelder. Horden schnaufender Touristen kämpften sich durch das Gewirr schmaler Treppenschächte, die alle Ebenen miteinander verbanden. Verfolgt wurden sie von den Postkartenverkäufern mit ihren hundert verschiedenen Abbildungen des finster dreinblickenden Suharto und von den Fotografen, die mit Mappen voller sonnengebleichter Gruppenfotos prahlten. Nach einer Stunde schlug einer der französischen Offiziere, die als Geleitschutz dabei waren, vor, uns aus diesem *Bordell* davonzuschleichen und was zu trinken zu suchen.

Ein paar Kilometer vom Tempelkomplex entfernt war ein Nest von Bars. Es war schwer zu sagen, ob sie gut liefen; hier gab es keine Touristen, aber auf den Terrassen saßen etliche Indonesier – einige in Militäruniformen – an Tischen und tranken Whisky. Drinnen wanden sich spärlich bekleidete Frauen wie Katzen um die besetzten Barhocker. Ein paar hängten sich auch sofort an uns, das aufmerksame Mädchen an meiner Seite schob mir mit einem verführerischen Murmeln ihre Zungenspitze ins Ohr. Mein Kollege blinzelte mir über den Rand seines Glases hinweg zu. »Isch glaube, isch gehe mit diesem übschen Mädchen sswanssig Minuten nach oben«, sagte er und schob einen Arm um seine Begleiterin. »Das ist besser als Bangkok.« Er schüttete seinen Drink hinunter. »Gute Gesundheit, mein Freund, gute Gesundheit.«

Oh, die Schwäche der Seeleute. Bangkok mag den entsprechenden Ruf haben, aber für die Heimsuchungen der Venus gab es nirgends auf der Welt solche Fleischtöpfe wie auf dem indonesischen Archipel: Furunkel, Schanker, Bubo und Schorf, Hautausschlag und Knötchen und die multiplen Geschwüre von Lymphogranuloma venerum, die das sinnträchtig benannte »Gießkannen«-Phänomen der Genitalien hervorrufen. Eine einzige unvorsichtige Begegnung konnte einem Ansturm von Organismen Tür und Tor öffnen: Trichomonaden, Chlamydien und einer Auswahl von Viren. An dem Schott über meinem Tisch in der Mannschaftssprechstunde hing eine Karikatur. Ein Schiffsarzt wird von einem Matrosen konsultiert, einem stereotypen alten Seebären aus den Tagen der Segelschiffe. Der Mann trägt einen tätowierten Anker und eine Augenklappe, und beide Hände sind durch Stahlhaken mit scharfen Spitzen ersetzt. »Doktor«, sagte der Matrose, »es tut weh, wenn ich pinkel.«

In der Welt der maritimen Medizin hatte sich eindeutig wenig verändert, denn mit diesen Worten fing fast jede Konsultation mit den Männern der Besatzung an, vom Müllmann vom untersten Unterdeck aus Zamboangan bis zum kultiviertesten französischen Funkoffizier.

Auf dem Computer im Ausflugsbüro des Schiffes hatte ich ein Informationsblatt mit den häufigsten venerischen Erkrankungen zusammengestellt. Kopien davon waren jedem Offizier unter der Tür durchgeschoben und unter der Mannschaft verteilt worden. Infektionswege, Symptome, Folgen und Behandlung wurden mit einfachen und doch anschaulichen Worten beschrieben. Ich versuchte, vor der Selbstbehandlung zu warnen, indem man einfach eine Mischung verschiedener Antibiotika schluckte, die es auf jedem indonesischen Straßenmarkt zu kaufen gab; diese Cocktails förderten, wenn sie nicht abgelaufen oder Blindgänger waren, nur die Entwicklung der Bakterienstämme, die damit gegen jede weitere Behandlung resistent waren. Noch wirkungsloser waren die schleimigen Tränke – chinesische Kräutermedizin –, die die Filipinos wahllos gegen alle Beschwerden schluckten, von eingebildeter Impotenz bis Sekundärsyphilis. Meine Abhandlung hatte einen heilsamen Effekt. Plötzlich war meine Mannschaftssprechstunde wie eine Fahnenparade; in Reih und Glied traten sie an, um mir ihre privatesten Körperteile, die grünen Tropfen gonorrhoischen Ausflusses und die schmerzlosen Geschwüre des Schanker zu zeigen. Sandra legte Spritzen und Antibiotika-Ampullen heraus, und wir setzten zu unserer Heilungsmission an, indem wir in einen zuckenden Hintern nach dem anderen eine Spritze jagten.

Das Schiff selbst ließ nach. Ich hörte, dass es Probleme mit den Pumpen gab, die den Kielraum leer pumpten. Es war nur noch eine Maschine in Betrieb, und die Hilfsgeneratoren liefen die ganze Zeit auf Höchstleistung, um die Klimaanlage am Laufen zu halten. Auch die Gefrieranlage, die den Laderaum kühlte, in dem der gesammelte Müll des Schiffes gelagert wurde, bis wir einen Hafen anliefen, fiel zeitweise aus. Als der scharfe Fäulnisgeruch die Gänge hochstieg und unerbittlich aufwärts in Richtung der kritischen Nasen der Passagiere drang, kam der Befehl, den Müll über Bord zu werfen, und die Müllleute arbeiteten die ganze Nacht daran. Mittendrin fraß sich beim letzten Motor ein Kolben fest, und er musste abgeschaltet werden. Am Morgen lag das Schiff manövrierunfähig auf dem flachen Meer, ein leichter Nebel stieg aus dem Schornstein. Die Passagiere, die sich auf dem Achterdeck unter den Sonnensegeln zum Frühstück versammelten, bemerkten einen unangenehmen Geruch. Sie fanden bald heraus, wo er herkam. Auf dem Wasser hinter dem Schiff schwammen, wie der Schwanz eines schwächer werdenden Kometen, Plastikmüllsäcke auf dem Wasser, aufgebläht durch die Gase der Zersetzung. Unter dem Heck scharten sie sich zusammen und sonderten einen öligen Schimmer ab.

Gelegentlich riss ein kleiner Hai, der aus den Tiefen angelockt wurde, einen Sack mit viel Planschen in Stücke und entließ weitere Satelliten von schwimmendem Müll.

Gegen Abend waren wir wieder unterwegs, und mein ehemaliger Freund, der Chefingenieur, trat neben mich, als ich in der Bar einen Dämmerschoppen trank. Trotz seines forschen weißen Overalls und der glitzernden Streifen sah er so erschöpft aus, dass ich ihm einen Dreifachen spendierte. Er zögerte einen Augenblick, dann kippte er ihn runter.

»Ich habe mehr zu tun als ein einarmiger Taxifahrer mit Sackratten«, sagte er. »Ich dürfte gar nicht hier sein, aber ich musste mal an die frische Luft.« Er schaute hungrig zum Horizont. »Der Alte spuckt Gift und Galle, sagt, es sei alles meine Schuld. Alle anderen scheinen das auch zu glauben. Ich weiß, dass Sie mit dieser Typhusgeschichte was Ähnliches durchgemacht haben, und das macht uns irgendwie zu Kumpeln; vielleicht sind Sie sogar der Einzige, den ich auf diesem Scheißeimer hier habe.« Er streckte mir die Hand hin. »Es tut mir Leid, ich habe Ihnen arg zugesetzt wegen Amanda.«

»Oh, ja, wie geht's Ihnen mit ihr?«

»Sie ist eine verfluchte Plage, das ist sie. Hab irgendwelche Pocken bekommen, die sie auf dem ganzen Schiff verbreitet. Ich habe ein paar Erkundigungen eingeholt, nachdem wir uns unterhalten hatten. Sie haben mir einen Gefallen getan, Doc.«

»Noch ein Glas?«, meinte ich.

»Ich muss los«, sagte er, »aber ich würde Ihnen gerne in meiner Sprechstunde einen anbieten. Kommen Sie doch morgen runter in den Maschinenraum.«

Nur wenige Menschen betraten je diesen Höllenort, wenn sie nicht mussten, und die, die dort arbeiteten, blieben unter sich. Einige kamen gelegentlich – wegen Atemwegsbeschwerden – in meine Sprechstunde, aber an Deck sah man sie selten. Ich fand den Chef in seinem Büro, einer fensterlosen, vibrierenden Nische am Ende des Hauptgangs. Technische Blaupausen und Schaltpläne bedeckten die Tische. Aus einem Kühlschrank unter dem Tisch fischte er eine Flasche eisgekühlten Wodka, schenkte ein und holte hinter der Tür ein paar Overalls vom Haken.

»Nehmen Sie einen Schluck davon«, brüllte er über das Dröhnen der Maschine, »und ziehen sie das hier an. Ich möchte Ihnen mein Reich zeigen.«

Wir gingen die steilen Stufen des Gangs hinunter. Es wurde so heiß, dass einem das Atmen schwer fiel. Ich fing an zu husten. Wir traten auf einen Steg über einem dunklen Abgrund voller lärmender Maschinen. Die Flanken der vier großen Motoren schimmerten im Scheinwerferlicht.

Zwei liefen, die Kipphebel auf den Zylinderdeckeln hoben und senkten sich in einem Schwindel erregenden Tanz. Die anderen standen ausgeweidet zwischen überall verstreuten Einzelteilen, aus einer bauten die Mechaniker mithilfe einer Kranwinde gerade eine riesige Kurbelwelle aus. Tief unter den Gitterrosten, auf denen sie standen, schaukelte ein schwarzer Teich Diesel verdrießlich im Rhythmus des langsam rollenden Schiffes. Ich wischte mir mit dem Ärmel über die Stirn. Auch der war hinterher schwarz.

»Wir haben immer noch dieses Leck im Tank«, brüllte der Chef mir ins Ohr. Er drehte sich zu einer Konsole um, zog einen Lumpen aus der Tasche und wischte das Schott darüber sauber. Eine Glasscheibe kam zum Vorschein, die eine glühende Neonröhre schützte. Das Glas wurde sofort wieder schwarz, ein feiner Ölnebel legte sich darauf. Die Tröpfchen verbanden sich, bis das Licht im Düstern des Maschinenraums nicht mehr zu erkennen war. Der Maschinist sagte etwas, was womöglich mit Amanda zu tun hatte, aber in dem ohrenbetäubenden Lärm der Maschine nicht zu verstehen war. Schweiß bahnte sich seinen Weg durch den Schmutz auf seinem Gesicht wie Tränen. Ich hustete geronnenen Diesel hoch. Wir standen wahrlich in der Hölle.

Meine Ablösung stand bevor; mein Freund David würde den Posten des Schiffsarztes wieder übernehmen. In Kuala Lumpur aßen wir zusammen im Planter's Club zu Mittag, und ich erzählte ihm, wie ich die absonderliche Parade des Lebens an Bord erlebt hatte.

»Diese Amanda«, kicherte er und schüttelte den Kopf, »ich erinnere mich gut an sie. Gerade wenn du glaubst, du gewinnst den Kampf gegen die venerischen Krankheiten, setzt sie an einer ganz neuen Stelle wieder an.«

Wir nahmen ein Taxi nach Port Kelang und zerrten Davids Tasche und seine Kiste mit Büchern an Bord, Zeitvertreib für die nächsten sechs Monate auf See. David meldete sich beim Zahlmeister und wurde angemustert. Dann begaben wir uns auf einen Nachmittags-Dreifachen in die Bar, während das Schiff majestätisch aus dem Hafen auslief. Wir beobachteten, wie das Lotsenboot im Hafen zurückblieb, und ich entspannte mich, weil ich jetzt nicht mehr im Dienst war. Meine letzte Woche verbrachte ich als nicht zahlender Passagier an Bord, bis wir wieder in Singapur an Land gingen, wo ich das Schiff verließ. Wir tranken ein Glas auf unsere lange Freundschaft und dann noch eins. Ein unverdorben schöner Sonnenuntergang färbte die fernen Berge Sumatras.

»Warum tragen Sie keine Uniform?«, brummte der Kapitän hinter mir.

»Außer Dienst, Herr Kapitän«, sagte ich und zeigte auf David. »Der neue Arzt ist an Bord.«

»Sie sind außer Dienst, wenn ich es sage«, brüllte er. »Bis dahin sind Sie immer noch Offizier auf meinem Schiff.«

»Der alte Scheißkerl, ganz der Alte«, sagte David, als wir wieder allein waren. »Kann nicht mal nett sein, wenn er einem einen Gefallen tut.«

»Einen Gefallen?«

»Na ja, du bekommst deinen vollen Lohn, ohne dass du was dafür tun musst. Ich würde das einen Gefallen nennen«, bemerkte er. Also tranken wir auch noch einen auf den Kapitän. Ich erzählte David vom Zustand der Schiffsmotoren. Er lachte.

»Auf diesem Kahn hier ändert sich auch nie was«, sagte er. »Der frühere erste Maschinist hat immer gewitzelt, die Eigner hätten sich verschworen, das Schiff durch eine Explosion im Maschinenraum im tiefen Wasser zu versenken, damit sie die Versicherungssumme kassieren könnten. Obwohl ich eigentlich bezweifle, dass es eine Police gibt.«

Zum ersten Mal, seit ich an Bord gekommen war, hatte ich genügend Zeit. David machte die Passagiersprechstunde – er war sowohl ein freundlicherer Mensch als auch ein besserer Arzt als ich und genoss die formellen Abendessen, die für mich so quälend gewesen waren –, während ich weiterhin die Mannschaftssprechstunden machte. Diese blieben spannend. Ein junger Mann wurde zu mir gebracht, ein ziemlich begriffsstutziger Tellerwäscher vom Hauptlaufgang. Er hatte zu lange Messer poliert, sagte man mir, und war kürzlich angetroffen worden, als er, ein Hackbeil in der Hand, durch die unteren Decks wanderte. Er hörte auch Stimmen. Der Patient sprach kein Englisch, und die Konsultation wurde von einem Tagalog-Dolmetscher geführt. Der junge Mann glaubte, er wäre verhext. Einer der chinesischen Wäschereiarbeiter, behauptete er, hatte einen Fluch über ihn verhängt, der dazu führte, dass sein Penis sich in seinen Körper zurückzog. Nur der Tod desjenigen, der ihn verflucht hatte, konnte diesen unerbittlichen Prozess aufhalten.

Ich dachte, der Mann wäre schizophren, aber David hatte seine Zweifel; er hatte schon einmal von dieser speziellen Fixierung gehört, aber nur bei Dschungelbewohnern der Inselwelt Malaysias. Wie sie sich bei einem Katholiken aus Quezon City offenbaren konnte, war ein interessantes diagnostisches Rätsel. »Wahnvorstellungen sind kulturell bestimmt«, sagte David. »Dieser Typ sollte sich wie die anderen durchgeknallten Christen mit der Jungfrau Maria unterhalten. Vielleicht ist er wirklich verhext. Du kannst dem Überweisungsschreiben, das ihn in die psychiatrische Klinik von Manila begleitet, wohl nicht noch eine Zeile hinzufügen und sie bitten, jeden Tag seinen Penis zu messen und uns auf dem Laufenden zu halten?«

Ein paar Tage später tranken wir in der Bar unseren Abschiedstrunk. An der Decke hing ein kleiner Holzengel, ein Stück bunt angemalter Zauber, der für den Touristenhandel auf Bali hergestellt wurde. Unter diesem geschmacklosen Schicksalssymbol prosteten wir uns zu.

»Auf das Reisen«, sagte ich. »Auf ein abwechslungsreiches Leben.«

»Was ich an diesem Job vermisst habe, als ich an Land war, war die Routine«, sagte David. »Auf Frieden und Ruhe.«

Unter uns betraten die Vertäuungstrupps das Dock und bereiteten das Ablegen vor. Eine Regenböe drohte, als meine Taschen an
Land gehievt wurden. In letzter Minute sprang ich von der sich
bereits hebenden Gangway. Der Sturm kam, verhüllte die Kräne
und Ausleger, und ich sah das Schiff abfahren. Seine dahinziehen-
den Lichter strahlten in der hereinbrechenden Dunkelheit. David
stand am Heck, bis der Regen ihn hineintrieb.

Sein nächster Bericht kam in Form eines Zeitungsausschnitts.
Auf den Umschlag waren mehrere postalische Nachsendeadressen
gekritzelt worden, bevor er mich ein paar Monate später in Mosambik schließlich erreichte. Der Artikel war aus der *Straits Time*
ausgeschnitten und exakt vier Wochen, nachdem ich ihn und das
Schiff in Singapur verlassen hatte, datiert.»Maschinenfeuer beendet Bangkok-Kreuzfahrt« hieß die Überschrift. In seinem Brief
berichtete David mir die Einzelheiten. Der Alarm war während des
Mittagessens losgegangen, und zuerst hatte die Mannschaft wie am
Schnürchen darauf reagiert. Dann waren die Flammen, durch das
aus dem Tank leckende Öl genährt, in Richtung der Treibstofftanks gewandert, und die Feuerwehrteams waren geflohen. Plötzlich standen sie mitten unter den Passagieren, die an ihren Sammelpunkten warteten. Der erste Maschinist und einige leitende
Offiziere blieben an den Schläuchen, während der Kapitän die
Feiglinge über die Bordverständigungsanlage zur Schnecke machte. Seine glühende Wortwahl hatte eine Passagierin in Ohnmacht
fallen lassen, was David seinen einzigen wirklichen Notfall beschert hatte. Schließlich waren sie in die Rettungsboote gestiegen
und von einem vorbeikommenden Linienschiff aufgenommen
worden. Da das Schiff für unbestimmte Zeit zur Reparatur im Trockendock lag, hatte David keinen Job. War ich gerade mit etwas
Interessantem beschäftigt?

# 7

## Mosambik

Der Mann, den ich untersuchte, hatte eine Reihe von Kratzern auf der Brust wie eine dünne Halskette. Sein linkes Bein hing über die Bettkante. Es war lang und schlank, die dunkle Haut unversehrt. Das rechte Bein endete unterhalb des Knies in einem bandagierten Stumpf, aus dem ein rosafarbener Ausfluss sickerte. Schwer zu sagen, ob er wusste, dass er das Bein verloren hatte. Er schaute, die Hände um das Bettgestell geklammert, starr vor sich hin. Ein Sanitäter erklärte mir, dass der junge Mann nicht sprach; er hatte, seit eine Kugel vor mehreren Tagen sein Schienbein zerschmettert hatte, kein einziges Wort gesagt. Als er ins Krankenhaus kam, war die Wunde infiziert, sodass eine Amputation notwendig war. Ein Patient mit einer Beinprothese schwankte über die Station, sein Metallknie klickte bei jedem Schritt. Der Sanitäter sprach zu dem jungen Mann, zeigte ihm, dass auch er wieder würde laufen können, aber der ließ nicht erkennen, ob er ihn verstand. Er hatte kein Vertrauen mehr. Der Sanitäter zeigte auf die symmetrischen Narben auf der Brust des Mannes.

»Die Zeichen hat der *Curandeiro* gemacht, der Medizinmann«, sagte er. »Sie sollen ihn vor Kugeln schützen. Es scheint, als wäre die Medizin des Feindes stärker gewesen.«

Wer in den Kriegsjahren durch Mosambik kam, lernte mindestens ein Wort Portugiesisch: *confusão*. Transport war *confusão*, Kommunikation war *confusão*, aber vor allem der Krieg war *confusão*. Er war in jeder Hinsicht ein merkwürdiger Konflikt. Er wurde als Bürgerkrieg bezeichnet, obwohl die aufrührerische Armee – die *Resistência Nacional Moçambicana* (Renamo) – von dem benachbarten, von Weißen regierten Rhodesien gegründet worden war, um die linke Regierung des seit kurzem unabhängigen Mosambik zu destabilisieren. Es war ein Wirtschaftskrieg, in dem Südafrika die Aufständischen benutzte, um mosambikanische Verkehrswege zu sabotieren, damit der Handel durch Südafrika ging. Es war ein »moralischer« Krieg, in dem eine bizarre Sammlung rechter Christen und evangelischer Bewegungen im Westen Renamo im Kreuzzug gegen den gottlosen Kommunismus unterstützten. Es war auch ein Krieg der Medizinmänner, ausgetragen von mystisch inspirierten Soldaten feindlicher Armeen überall in dem von Hungersnöten geplagten Land. Mosambik war eine leere Leinwand, auf die man alles projizieren konnte, was man wollte. Passenderweise war ich nicht als Arzt dort, sondern um einen Film zu drehen. Die Arbeit in Kurdistan hatte mich gelehrt, wo die Grenzen der medizinischen Intervention waren, und ich fragte mich, ob man mit dem Journalismus mehr bewirken konnte. In Südafrika, wo ich aufgewachsen war, war guter Journalismus eine Waffe gewesen. Die Presse wurde durch eine strenge Zensur kontrolliert, und die Wahrheit zu berichten war eine heroische Mission. In Bezug auf meinen Beruf war ich womöglich ein wenig zynisch geworden, aber in Bezug auf den Wert von Zeugenaussagen bewahrte ich mir eine unverdorbene Naivität. In Mosambik verlor sich das schnell. Kriege ermutigen zu Plünderungen, selbst wenn das, was man stiehlt, nur Bilder des Leidens sind. Und Leiden gab es im Überfluss.

Nachdem die Portugiesen das Land 1975 verlassen hatten, hatte Rhodesien Renamo aufgebaut, um Mosambik durch wahllose Überfälle zu vernichten. Zivilisten wurden entführt, um als Hausdiener oder Soldaten zu dienen. Eine neue Brutalität bestimmte den Krieg nach 1980, als Südafrika die Kontrolle über die aufständischen Streitkräfte übernahm. Sie wurden von zweitausend auf zehntausend Mann ausgebaut, und Spezialisten des südafrikanischen militärischen Geheimdienstes arbeiteten daran, die Effektivität von Renamo zu verbessern. *Curandeiros* – traditionelle Medien, die die Äußerungen der Geister der Vorfahren übersetzten – wurden dafür gewonnen, die Nachricht zu verbreiten, die Stammesahnen stünden der Renamo wohlwollend gegenüber. Besonders Gebiete, in denen die Bevölkerung die mosambikanische Frelimo-Regierung (*Frente de Libertação de Moçambique*) unterstützte, wurden von den südafrikanischen Lenkern Renamos als Angriffsziele ausgewählt. Lehrer und Krankenschwestern wurden ermordet, Schulen und Krankenhäuser abgebrannt und Transporte wiederholt überfallen. Spirituelle Kräfte wurden auch benutzt, um Terror auszuüben, um an diesen Orten nicht nur die Unterstützung für die Regierung zu zerschlagen, sondern die Bevölkerung selbst. Von der Renamo gefangen genommene Zivilisten wurden symbolisch verstümmelt – man schnitt ihnen Lippen und Nasen, manchmal sogar die Augenlider ab, um sie in die unerschrockenen Ghule der Stammesfolklore zu verwandeln – und dann freigelassen, um in dem verwüsteten Land herumzuspuken. Das abergläubische Landvolk floh und weigerte sich zurückzukehren. Hunderttausende wanderten, versteckten sich im Busch und kamen nur nachts heraus, um nach Nahrung zu suchen, bis sie schließlich, verhungert und mittellos und von unbegreiflichen Gräueltaten stammelnd, eine Regierungsenklave erreichten. Renamos Lenker hatten eine unbezwingbare Macht geschaffen.

Dann erschien in der verwüsteten zentralen Provinz Zambesia ein mystischer Führer. Manuel Antonio behauptete, er sei unsterblich, er sei gestorben und von Gott wieder erweckt worden, um das Land von den Renamo zu befreien und den Krieg zu beenden. Bei rituellen Zusammenkünften auf Lichtungen im Dschungel rieb er seinen Anhängern magische Asche in Schnitte auf der Brust, um sie gegen Kugeln unverletzlich zu machen. Innerhalb weniger Monate hatte Manuel Antonio einen lockeren Haufen Dorfmilizen und Flüchtlinge in eine »*Naprama*«-Armee verwandelt, ein Wort, das »unwiderstehliche Macht« bedeutete. Sie rückten durch den Busch vor und schrien und klapperten mit Blechdosen, die sie mit Kieselsteinen gefüllt hatten. Die Renamo-Soldaten flohen, und bald waren große Gebiete im Inneren Mosambiks wieder unter der Kontrolle der Frelimo-Regierung.

Schließlich wurde Manuel Antonio in einem Renamo-Hinterhalt getötet, sein Körper war von Kugeln durchsiebt. Renamo hatte eine spirituelle Gegenmacht gegründet, ein mächtiger Medizinmann aus der nördlichen Provinz Zambesia, der eine rivalisierende, magische Armee führte, die sich »*Mukuepas*« nannte. Er behauptete, seine Medizin sei noch wirkungsvoller als die der

*Naprama*, und seine Anhänger malten sich, um sich von ihren Widersachern zu unterscheiden, die Gesichter mit einer weißen Paste an. *Mukuepa*-Überfälle hatten die Regierungssoldaten zurückgedrängt, und täglich kamen weitere Flüchtlinge in die übervölkerten *barrios* um die Küstenstädte. Die *Food and Agriculture Organization* (FAO) der Vereinten Nationen schätzt, dass drei Millionen Menschen in der Region verhungerten, da die anhaltenden Kämpfe eine Verteilung von Nahrungsmitteln unmöglich machten. Im Krieg der Medizinmänner hatte Renamo die Oberhand zurückgewonnen.

In der Bar des Hotel Cardoza in Maputo, der Hauptstadt Mosambiks, ging es recht lebhaft zu. Die Gäste drängten sich bis auf die Terrasse. Die meisten arbeiteten für überstaatliche Organisationen – die Weltbank, UNDP, UNHCR, UNICEF, das Rote Kreuz – und rund zweihundert weitere Hilfsorganisationen, Wohltätigkeitseinrichtungen und Nichtregierungsorganisationen, deren Mitarbeiter in einem Anfall von Altruismus in das Land eingefallen waren. Es dämmerte, und in der blauen Luft über unseren Köpfen zogen Flughunde ihre Kreise. Unter dem Steilufer, auf dem das Hotel stand, lagen Frachtschiffe voller Nahrungsmittelpakete in einer Reihe, um in dem heruntergekommenen Hafen der Stadt entladen zu werden. In diesem Stadium des Krieges machten die Hilfsleistungen fast achtzig Prozent des Bruttoinlandsprodukts aus. Die Fachpresse der Hilfsgüterindustrie brachte stets eine Menge über Mosambik, mit den Projekten hier waren Schlagzeilen zu machen, was Prestige bedeutete und Spendengelder anlockte. Der IWF und die Weltbank wollten, dass Mosambik ein ökonomisches Struktur-Sanierungsprogramm akzeptierte, die staatlichen Ausgaben für Gesundheit und Bildung reduzierte und auf regierungssubventionierte Preise für Grundnahrungsmittel verzichtete und diese den »Gesetzen des Marktes« überließ. Entwicklungsagenturen boten »zweckgebundene« oder »bilaterale« Hilfen: subventionierte Programme, die Mosambik zu Service- oder Ersatzteilverträgen mit Lieferanten aus den Geberstaaten zwangen, die auf diese Weise die Hilfsdollars wieder ins eigene Land zurückführten.

Verloren gegangene Kinder – verwaist oder bei Angriffen der Renamo von ihren Eltern getrennt – schliefen auf den Bürgersteigen der Städte und in einem Labyrinth zerstörter Gebäude in der Nähe des Marktes. Sie durchstöberten Abfalleimer nach etwas zu essen und folgten, zerlumpt und aufdringlich, den Schritten der Fußgänger in den Straßen. Andere spielten Fußball in den Höfen der überfüllten staatlichen Waisenhäuser oder saßen stumm in den speziell für die Kinder eingerichteten Rehabilitationszentren, die gezwungen gewesen waren, für Renamo als Kindersoldaten Gräueltaten zu begehen. Um die Hauptstadt herum erstreckten sich jetzt über viele Kilometer Barackensiedlungen, *barrios*, ein Gewirr dürftiger, von den Vertriebenen aus Stöcken und platt gedrückten Ölfässern erbauter Hütten. In der Stierkampfarena war ein Zentrum zur Kleiderausgabe für die *deslocados*. Auf den zerstörten, löchrigen Straßen suchten sich zwischen den Armeelastern und den Handkarren der Holzkohleverkäufer qualmende, zerbeulte Busse ihren Weg.

Im Besitz der Opportunisten, die ein Krieg stets anzieht, gab es auch schmucke Mercedes und Toyotas. Sie importierten Luxusgüter aus Südafrika und waren die Besitzer der unpassend feinen Restaurants und Clubs, in denen das UN-Personal seine Härtezulage ausgab. Diese UN-Leute hatten vielleicht das Gefühl, sie hätten es verdient, denn die Hauptstadt Mosambiks wurde mehr oder weniger von Renamo-Streitkräften belagert, die täglich die umliegenden Dörfer angriffen und den Verkehr auf den Straßen zu den Grenzen nach Südafrika und Swasiland überfielen. Verzweifelt um Frieden bemüht, war die Regierung Mosambiks für ein Jahr bislang fruchtloser Gespräche über eine Waffenruhe an den Verhandlungstisch gezwungen worden, während der Krieg das Land weiter in Ruin und Bankrott trieb. Eine hohe Inflationsrate bedeutete, dass bei den meisten Transaktionen dicke, mit Bindfäden zusammengehaltene Bündel Geldscheine im Spiel waren. Das betraf nicht das UN-Personal, das in Dollar bezahlt wurde, oder die Geschäftsleute, und Maputos Nachtleben war überraschend lebendig, trotz der häufigen Stromausfälle, wenn Renamo die Strommasten der Hochspannungsleitungen sprengte, die die Stadt versorgten. Ich saß mit einem Mann bei einem Drink auf der Terrasse des Cardoza. Er arbeitete für eine Tochtergesellschaft von Armscor – dem südafrikanischen Rüstungskonzern –, die von der mosambikanischen Regierung beauftragt worden war, die Landminen zu bergen, die die beiden Regierungsstreitkräfte und Renamo entlang der Starkstromleitung von der südafrikanischen Grenze nach Maputo verteilt hatten. Viele Südafrikaner profitierten jetzt vom Krieg. Die Renamo-Sabotage von Mosambiks hydroelektrischer Produktion hatte verhindert, dass das Land seinen eigenen Strombedarf decken konnte, sodass das südafrikanische Versorgungsnetz den ganzen Krieg hindurch Maputo zu einem ansehnlichen Preis mit Elektrizität versorgt hatte. Seit 1984 hatte Südafrika die Unterstützung für Renamo offiziell eingestellt – obwohl nachts immer noch geheimnisvolle Militärflugzeuge über die Grenze flogen und per Fallschirm Versorgung abwarfen –, und Pretoria war jetzt sehr daran interessiert, Angriffe auf die Starkstromleitungen zu verhindern, denn das bedeutete Einnahmeeinbußen für die staatliche südafrikanische Elektrizitätsgesellschaft Escom.

Ich spendierte dem Minenräumspezialisten ein Bier. Balzac war Afrikaner, mit seiner Größe und seiner leisen Stimme wirkte er ein wenig bedrohlich. Er trug einen Vollbart, wie südafrikanische Spezialeinheiten und Anti-Rebellen-Einheiten der Polizei ihn bevorzugten. Die meisten seiner Kameraden waren im Anschluss an den südafrikanischen Rückzug aus Namibia zu privaten »Sicherheitsdiensten« gegangen, aber Balzac zog das Leben in Mosambik und die Risiken seines Jobs vor. Er war in den letzten zwei Monaten mehrmals aus dem Hinterhalt überfallen worden; in der vergangenen Woche war er mit seinem gepanzerten Fahrzeug über eine Schützendruckmine gefahren, die ihm einen Vorderreifen weggepustet hatte. Balzac erwähnte, dass er am nächsten Tag zur Grenzstadt Ressano Garcia fahren würde, und fragte, ob ich ihn begleiten wolle. Die Stadt beherbergte ein kleines Krankenhaus – das von medizinischen Hilfslieferungen über diese hundert Kilometer lange gefährliche Strecke von Maputo abhängig war –, das ich besuchen wollte.

Ich traf mich bei Tagesanbruch mit Balzac auf dem Gelände des Minenräumkommandos am Stadtrand. Wir luden unsere »*escorta*« – sieben knabenhafte Regierungssoldaten mit ihren AK-47-Gewehren, zwei russischen Maschinengewehren aus dem Zweiten Weltkrieg, Munitionsgürteln, Ladestreifen und Tornistern – in einen sandfarbenen Casspir. Schon bevor Stefan mir von ihrem Einsatz als Folterinstrumente erzählt hatte, hatte ich die martialischen Konturen dieser gepanzerten Fahrzeuge nicht gemocht. Ich hatte in Südafrika viele davon gesehen: Die gelben der Polizei parkten wie mobile Festungen an den Zufahrten zu den Townships, und die braune Variante, die die Armee benutzte, hatte zahlreiche Ersatzräder und ein großes Maschinengewehr obendrauf, umgeben von einem gepanzerten Schild. Jetzt zählte ich auf die Unverwüstlichkeit des Fahrzeugs, denn die Straße zwischen Maputo und der Grenzstadt Ressano Garcia war als »Allee der Hinterhalte« berüchtigt. Die Stahltüren wurden zugeschlagen, und mit Balzac am Steuer rollten wir auf die ruhige Straße. Aus den hohen Auspuffrohren des Casspirs kam ein Dröhnen. Die Soldaten überprüften ihre Waffen, legten Ladestreifen bereit, spannten Patronengurte in die Maschinengewehre und steckten diese durch die Schießscharte. Einer zeigte auf einen ausgebrannten Laden am Straßenrand. »Vor sechs Nächten haben die *bandidos* dort geplündert«, sagte er. »Sie rücken mit ihren Überfällen immer näher an die Stadt heran, wir müssen also bereit sein.«

Wir eilten über die Sandpiste, die als Servicestraße für die Starkstromleitung diente, die den Strom aus Südafrika lieferte. Über den Dornenbäumen ragten die verdrehten Gerüste zerstörter Masten auf. Alle paar Kilometer kamen wir an einem Blockhaus vorbei, dessen Garnison winkte, wenn wir vorbeiwirbelten und sie in eine Staubwehe hüllten. Neben der Straße lag, mit schiefem Panzerturm, die Hülle eines explodierten Panzers, Sträucher wuchsen durch seine zerstörten Ketten. Ich stand hinten im Casspir und spähte über den Rand der oberen Luke. Plötzlich brach Feuer aus, und ich duckte mich. Die Soldaten lachten und zeigten auf die Messing-Patronenhülsen, die auf dem Fahrzeugboden hin und her rollten. Balzac gratulierte mir ostentativ für meine schnellen Reflexe. »Mann, Sie sind in die Knie gegangen wie ein

Sack Scheiße«, sagte er. »Vor einer Woche bin ich hier getroffen worden, also befehle ich, wenn ich hier vorbeifahre, den Schützen immer, ein paar Salven in die Büsche zu feuern.«

Moamba lag auf halbem Weg zur Grenze und war der letzte von der Regierung gehaltene Punkt bis Ressano. Das Dach des Stationsgebäudes war von einem Mörserangriff zerbeult, und gepanzerte Fahrzeuge parkten an den Straßen, Eskorte für einen Konvoi von LKWs, die in Moamba eine Erfrischungspause einlegten. Stadtauswärts führte die Straße an zwei Panzern vorbei, deren Besatzungen uns zuwinkten, als wir vorbeifuhren. Dornenbäume wucherten über die Straße und verwandelten sie in einen engen Tunnel. Anhänger von zerstörten LKWs säumten den Straßenrand. Wir fuhren um aufgebrochene Koffer herum, die Opfern von Überfällen gehört hatten. Neben einem ausgebrannten Pick-up lag die Leiche einer Frau, ihre Füße in grell-lila Turnschuhen. Sie lag schon seit Wochen dort und wurde von der heißen Sonne mumifiziert, aber es war zu gefährlich, anzuhalten und sie zu begraben. Unser schweres Fahrzeug verlangsamte die Fahrt, wenn es bergab ging, und die Soldaten hielten ihre Waffen im Arm und suchten in Erwartung einer plötzlichen Salve die Bäume ab. Am Stadtrand von Ressano Garcia atmete Balzac erleichtert auf. »Zwei Mal bin ich dort beschossen worden. Aber freuen Sie sich nicht zu früh; dass wir auf dem Rückweg angegriffen werden, ist sehr viel wahrscheinlicher.«

Die Bevölkerungszahl der Grenzstadt war durch eine riesige Ansiedlung von *deslocados*, die am Stadtrand aus dem Boden geschossen war, stark gestiegen. Von Positionen in den umliegenden Hügeln setzte Renamo die Stadt regelmäßig unter Granatenbeschuss. Die Mauer eines Ladens in der Hauptstraße, mit Schlamm rot gefärbt, der vom Regen wieder abgewaschen worden war, trug die strahlenförmigen Kratzer einer Mörserexplosion. Am Bordstein stand ein ausgebranntes Auto. Das Krankenhaus war eine Sammlung von Bungalows an einem Hügel. Auf einer Veranda waren blutverschmierte Tragen aufgebockt, ein Sanitäter versuchte, das Segeltuch mit Eimern voll Wasser sauber zu spülen. Der Arzt zeigte mir die Behandlungsräume und den einfachen Operationssaal. Drei Frauen, eine davon hochschwanger, lagen auf Pappstücken auf nackten Bettgestellen, die Beine kreuz und quer mit Verbänden eingewickelt.

»Sie wurden getroffen, als das *deslocado*-Lager letzte Nacht bombardiert wurde«, erklärte der Arzt. »Zwei sind gestorben.«

In dem Film, den ich machte, ging es nicht um das Leiden der Menschen. Mein Vertrauen in den Wert der Berichterstattung hatte den ersten Schlag bekommen, als ich versuchte, meinen Vorschlag durchzubringen. Es stellte sich nämlich heraus, dass die einzige Möglichkeit, das Interesse der Fernsehkanäle zu erregen, die war, Mosambik als Dokumentation über wild lebende Tiere zu verkaufen. Das organisierte Schlachten von Elefanten, von dem ich beim namibisch-angolanischen Grenzkrieg vor zwei Jahren gehört hatte, spielte auch im Krieg in Mosambik eine Rolle: Südafrikanische Versorgungsflugzeuge, die auf Renamo-Stützpunkten landeten, brachten haufenweise Stoßzähne mit, weitere kamen auf den Rücken zwangsrekrutierter Träger über die Grenze. Frontkompanien des Militärischen Abschirmdienstes verkauften das Elfenbein in den Fernen Osten. Man schätzte, dass von den etwa fünfzigtausend Elefanten im Vorkriegsmosambik bis dato nur ein paar tausend überlebt hatten. Es war nicht leicht gewesen, den Programmchef der Dokumentarabteilung davon zu überzeugen, dass es da überhaupt eine Geschichte gab. »Wo sind die Bilder?«, wollte der kleine Medienmogul wissen. »Ich will keine sentimentale, menschliche Geschichte, ich will tote Elefanten. Kein Mensch interessiert sich für einen weiteren Film über einen ›Krieg in Afrika‹.«

Er hatte Recht. Es gab praktisch kein Interesse an den menschlichen Opfern dieses tückischen Renamo-Krieges. In Wahrheit war die Renamo das Schoßhündchen eines kleinen Kerns des britischen Establishments. Das Renamo-Büro in London – das *Mozambique Institute* – wurde von den wunderlichen Lords und Marquis und von einigen erklärtermaßen erzkonservativen englischen Finanziers unterstützt, von denen einer regelmäßig seine Bewunderung für Adolf Hitlers extreme Politik zum Ausdruck brachte.

Unterstützung aus England und den USA kam auch von rechten christlichen Organisationen. Das Washingtoner Büro der Renamo (in dem Gebäude, in dem auch das Hauptquartier der *Heritage Foundation* liegt) wurde von einem amerikanischen Prediger geleitet, für den die Aufständischen eine Streitmacht der christlichen Erweckung in einem von kommunistischem Atheismus überschatteten Land waren. Fundamentalistische Kirchen in den USA wie etwa die »Christ for the Nations Inc.« und eine Gruppe mit dem dämlichen Namen »Endzeit-Dienerinnen« spendeten Geld für die missionarische Arbeit in den von Renamo »befreiten Zonen«, während Fernsehevangelisten wie Jimmy Swaggart, Teil der Moral-Majority-Bewegung, die geholfen hatte, Reagan ins Amt zu bringen, Renamo-Stützpunkte mit religiösen Traktaten versorgten.

Mein Filmauftrag brachte mich nördlich von Maputo in eine von der Regierung gehaltene Stadt an der Küste. Die Straßen waren nicht sicher; einige Tage zuvor war ein Nahrungsmittelkonvoi angegriffen worden, zahlreiche LKWs waren zerstört und Zivilisten, Insassen eines Busses, getötet worden. Das Flugzeug flog über das Meer. Im Binnenland erstreckte sich das vom Krieg verwüstete, verlassene Land, dem die Renamo die christliche Erlösung gebracht hatte. Wir kreisten über einer Bucht mit schillernd grünem, seichtem Wasser und machten plötzlich einen Sturzflug, um auf der staubigen Rollbahn zu landen. Die Stadt, ein rechtwinkliges Straßennetz mit Häusern mit Weißblechdächern, lag an einem palmengesäumten Steilufer, das den Indischen Ozean überblickte. Hölzerne Daus waren auf den Strand gezogen. Das Filmteam würde ein paar Tage später kommen; und während ich auf sie wartete, stellte ich mich dem jungen Arzt von *Médecins sans Frontières* vor, der vorübergehend für das kleine Krankenhaus verantwortlich war. Er hatte Arbeit für mich; in einem Bett lag ein Mann mit einer Bajonettwunde am Rücken. Der *technicão surgico* des Krankenhauses war nicht da, und der Arzt wollte den Verletzten in die Hauptstadt verlegen, aber er war besorgt, dass der Flug nicht sicher sein würde. Vom Fußende des Bettes aus sah ich, dass der Mann um jeden Atemzug kämpfte, die Sehnen an seinem Hals waren straff von der Anstrengung. Die Stichwunde war direkt oberhalb der achten Rippe, eine zweieinhalb Zentimeter tiefe Wunde, durch die bei jedem verzweifelten Einatmen Luft eindrang. Ich tastete die Vorderseite des Halses ab. Seine Trachea war zu einer Seite verschoben.

»Er hat eine Spannungspneumothorax«, sagte ich. »Auf der verletzten Seite des Brustkorbs ist die Lunge kollabiert, mit jedem Atemzug wird Luft in den Zwischenraum gesogen. Der steigende Druck auf dieser Seite belastet die Luftwege und das Herz, sodass das Atmen immer schwerer und die Herzförderleistung immer geringer wird.«

»Ich habe noch nie so einen Fall gesehen«, sagte der junge Arzt. »Ich weiß nicht, wie man so was behandelt.«

»Wir müssen die zu sehr ausgedehnte Seite mit einem Brustdrain dekomprimieren.«

Er runzelte die Stirn. »Wir haben keinen.«

»Vielleicht können Sie die größte Kanüle suchen, die Sie finden«, schlug ich vor.

Er eilte zum Operationssaal und kehrte zurück mit einer Sammlung intravenöser Kanülen, mit denen man Flüssigkeit in Venen injiziert. Ich wählte die größte davon, entfernte die sterile Verpackung und wischte die Brust des Mannes rasch mit Alkohol ab. Er zuckte, als ich die Nadel unterhalb des Schlüsselbeins hineinstieß. Es gab ein Plopp, als sie die Pleura durchstieß – die feste Membran, die die Brusthöhle umschließt –, und dann entwich pfeifend Luft. Ich zog die Stahlnadel wieder heraus und ließ die Kanüle, die diese umschlossen hatte, in seiner Brust stecken. Rasch nähte ich das Plastikende der Kanüle an der Haut fest, damit sie nicht herausrutschte, dann nähte ich den Bajonettstich zu und versiegelte die Wunde mit einem Vaseline-Verband. Der Mann atmete bereits leichter, und der Arzt sah ihn hoffnungsvoll an.

»Jetzt müssen wir ein Heimlich-Ventil machen«, sagte ich.

Wieder runzelte er die Stirn. »Was ist das?«

»Die Kanüle kann nur den Druck zwischen Brustkorb und Umgebung ausgleichen, sie kann nicht dafür sorgen, dass die kollabierte Lunge sich wieder ausdehnt. Mit einem Heimlich-Ventil kann sich die Lunge wieder füllen, denn es lässt Luft aus der Brusthöhle, aber nicht wieder hinein. Ich habe noch nie eines gemacht, aber jemand [ein Arzt einer amerikanischen Spezialeinheit in Kurdistan] hat mir mal erzählt, wie's gemacht wird.«

Von einem OP-Handschuh schnitt ich den Mittelfinger ab und band das offene Ende des Fingers fest um das Ende der Kanüle. Der Patient, der froh war, dass er leichter atmen konnte, sah mir lächelnd bei der Arbeit zu; er sprach nur Shangaan, sodass ich ihm während der Prozedur nicht erklären konnte, was ich gerade machte. Der blasse Latexfinger, der jetzt an seiner Brust baumelte, irritierte ihn, und er atmete nur flach. Ich nahm eine Schere und schnitt vorsichtig ein kleines Loch in die Fingerspitze. Der Mann atmete aus, und der Finger füllte sich mit einem Puff und zitterte, als die Luft entwich. Sobald der Mann einatmete, wurde der Finger flach gesaugt und kollabierte wie ein Scherzartikel-Penis. Der Mann lachte, und der Ballon blähte sich mit jedem Glucksen auf.

Eine Krankenschwester würde den Mann auf dem Flug in die Hauptstadt begleiten, wo man ihn röntgen und ihm einen richtigen Brustdrain legen würde. Ich besprach mit ihr, wie sie das improvisierte Ventil überprüfen sollte. Dann entschuldigte ich mich und machte mich auf die Suche nach meiner Kontaktperson in der Stadt, einem ortsansässigen Händler, der uns mit dem Transport, den ich für das Filmteam brauchte, behilflich sein konnte. Suleiman machte in seinem Lager gerade die Abrechnung, er saß zwischen Traktorteilen, Ölfässern und aufgestapelten Säcken mit Mais, Cashewnüssen, getrocknetem Fisch und Kokosnüssen, die bis hoch hinauf in die Dachsparren reichten und deren von der Sonne erwärmten Düfte sich mit der staubigen Luft mischten. Der lächelnde, bärtige Muslim war Besitzer der Tankstelle und der Reparaturwerkstatt, und seine LKWs brachten den größten Teil der Nahrung in die Stadt und die spärlichen Exporte hinaus. Wir hatten uns schnell über die Miete unserer Transportmittel – einen Landrover und ein Motorboot – geeinigt, und Suleiman lud mich zu sich nach Hause zum Mittagessen ein.

Später begleitete ich ihn zum Militärposten außerhalb der Stadt, um den täglichen Konvoi in Empfang zu nehmen. Er rollte spät ein, eine müde Kavalkade arg verbeulter Fahrzeuge mit Schweißnähten im Lack. Einige schleppten sich auf abgenutzten Stoßdämpfern dahin, andere fuhren wie im Krebsgang auf Fahrgestellen, die bei Unfällen verzogen worden waren, und alle waren bis an den Rand beladen. Säcke waren auf Fässer gestapelt, Bündel auf Säcke, und obendrauf schwankten Passagiere, die sich an der Last und aneinander festhielten. Suleiman musterte die Reihe. Ein Transporter mit dreitausend Liter Diesel fehlte. Er sprach mit der Mannschaft des gepanzerten Begleitfahrzeugs: Der Konvoi war nicht angegriffen worden; der LKW konnte immer noch auftauchen. »Inschallah«, meinte Suleiman. Konnte.

Das örtliche Krankenhaus führte in einem Flüchtlingslager nördlich der Stadt ein Kinderernährungsprogramm durch. Sie versammelten sich schon früh am Morgen: In Lumpen gekleidete Kinder saßen in langen Reihen geduldig im nackten Sand. Die Kinder hielten Schüsseln oder Töpfe in der Hand und bewegten sich nicht von der Stelle, selbst wenn die Sonne am Himmel hochstieg und die Erde die Hitze in pulsierenden Wellen reflektierte. Ab und zu jammerte ein Baby, dann wurde es von seiner Mutter beruhigt, oder ein paar Jungen liefen im Spiel ein paar Schritte, bevor sie wieder in wartender Reglosigkeit versanken. Bei fast allen Kindern waren die Folgen von *kwashiorkor* – Unterernährung durch Proteinmangel – zu beobachten: angeschwollene Bäuche und rötliches Haar und die damit einhergehende Apathie. Wenn die Reihen langsam auf den Wiegeschuppen und die Fässer vorrückten, in denen Bohnen und Mais auf offenen Feuern kochten, blieb eine seltsame kleine Gestalt zurück, weil sie zu schwach war, um sich von da zu erheben, wo sie lag, neben ihrem Topf, ihrem einzigen Besitz. Der Anblick dieser zerbeulten Töpfe – der absolut rudimentären Überbleibsel entwurzelten Lebens – machte mich unendlich traurig. Ich half, die federleichten Körper zu dem Landrover zu tragen, der dem Krankenhaus als Krankenwagen diente. Wo ist die Mutter dieses Kindes, wo die Familie von jenem?, fragte ich die Krankenschwester. *Perdido*, verloren, war die Antwort; die Banditen haben sie mitgenommen, wir wissen es nicht.

Das MSF-Personal zeigte ehrliches Engagement. Sie hatten sich für sechs Monate zu dieser aufreibenden Arbeit verpflichtet und versuchten, einen Sumpf des Leidens trockenzulegen, der durch den Krieg beständig gespeist wurde. Wenn sie abends beisammensaßen und ein Bier tranken, beneidete ich sie um ihre Ju-

gend und ihren Optimismus. Abgesehen von einem Radio – das an
diesem Abend die Nachricht brachte, dass die Renamo in eine
Stadt hundertsechzig Kilometer weiter nördlich eingefallen war,
sodass sie sich Sorgen um ihre Kollegen machten, die dort im
Krankenhaus arbeiteten –, waren die einzige Gesellschaft der
MSF-Leute ein halbes Dutzend deutscher und norwegischer Freiwilliger und die verstreuten Ausländer, die in der Stadt oder auf
den Inseln in der Bucht wohnten. Die meisten von ihnen träumten
von einer Rückkehr des Friedens und damit der Urlauber, die einst
die Haupteinnahmequelle der Stadt waren. Schon jetzt bewohnte
eine Vorhut von reichen afrikanischen Fischern ein paar Bungalows auf den nächstgelegenen Inseln.

Ein wagemutiger Australier baute sich ein Haus oberhalb des
Meeres, genau dort, wo es die abendliche Brise abbekam. Er hatte
mir ein Zimmer zum Wohnen angeboten, und wir saßen gerade
beim Essen, als es an der Tür klopfte. Draußen stand der Fahrer
des Krankenhauses; ich wurde sofort gebraucht. Vor dem Haus
ging der MSF-Arzt unter den Bäumen auf und ab. Aus einer Dorf-
klinik war eine Frau gebracht worden. Sie hatte offensichtlich
zwanzig Stunden in den Wehen gelegen, und dann hatten die Kon-
traktionen plötzlich aufgehört. Sie blutete aus der Vagina, also hatten sie sie in einen LKW geladen und mehr als achtzig Kilometer
über eine halsbrecherisch holprige Straße gebracht. Ich begrüßte
die Patientin und fragte sie mittels einer Krankenschwester, die
dolmetschte, wie sie sich fühlte. Die Frau schüttelte verängstigt
den Kopf. Ihr Zahnfleisch war sehr weiß, und zwischen ihren
Oberschenkeln war geronnenes Blut. Ihr Blutdruck war schwach,
ihr Puls ging rasch; sie glitt in einen Schock, und ihr kollabierter
Zustand bedeutete, dass wir einige Probleme hatten, eine größere
Vene zu finden, um ihr eine Infusion zu legen.

»Haben wir die Möglichkeit, eine Kreuzprobe zu machen?«,
fragte ich den Arzt.

»Ja«, antwortete er, »aber kein Blut. Normalerweise nehmen
wir es aus der Familie, wenn wir sie davon überzeugen können,
dass es notwendig ist. Sie ist allein gekommen. Es gibt um diese
Zeit keine Möglichkeit, einen anderen Spender zu finden.«

Die Gebärmutter der Frau fühlte sich etwas kleiner an, als ich

erwartet hatte, wenn die Schwangerschaft im neunten Monat war.
Sie stöhnte, als ich ihren Bauch untersuchte. Ich konnte weder die
Bewegungen des Babys spüren noch fötale Herztöne hören, aber
als ich das letzte Mal Geburtshilfe geleistet hatte, war ich noch
Student gewesen. Ich meinte, mich vage zu erinnern, dass die Symptome auf eine vorzeitige Ablösung der Plazenta deuten konnten,
was für das ungeborene Kind katastrophal und für die Mutter
manchmal tödlich sein konnte.

»Wissen Sie, wie man einen Kaiserschnitt macht?«, fragte ich
den Arzt.

»Nein.« Er sah verstört aus. »Normalerweise macht der *technicão surgico* ...«

»Ist in Ordnung, ich kann's machen«, sagte ich und versuchte,
zuversichtlich zu klingen. »Lassen Sie uns in den OP gehen.«

Während die Anästhesieschwester die Frau für die Operation
vorbereitete, überflog ich rasch den einzigen greifbaren Text über
Geburtshilfe – auf Portugiesisch – und führte, sobald sie bewusstlos war, eine innere Untersuchung durch. Ihre Zervix war nur zum
Teil geweitet, und mein Handschuh war mit Mekonium verschmiert, der grünlich-schwarzen intestinalen Exkretion, die ein
gepeinigtes Baby ausscheidet. Es gab auch sehr viel Blut. Ich
schrubbte mir schnell die Hände und deckte den Bauch der Frau
mit Tüchern ab, dann öffnete ich ihn mit einem vertikalen Schnitt,
der auf einmal alle Schichten der Abdominalwand durchtrennte;
für den ordentlichen, langsamen Oberbauchschnitt, der in westlichen Krankenhäusern gemacht wurde, war keine Zeit. Der untere
Teil des Uterus quoll aus der Wunde hervor. Ich schnitt ihn mit
einem Skalpell ein und ließ meine Operationsschere über die Vorderseite gleiten, während ich gleichzeitig mit der anderen Hand
den empfindlichen Inhalt schützte. Die Muskelfasern trennten sich
zwischen den Klingen.

Ein winziges Ohr kam zum Vorschein. Ich schob die Hand unter den Kopf und hob ihn vorsichtig an, und plötzlich kam das
Baby in einem glitschigen Strom aus Blut und Mekonium heraus.
Ich klammerte und schnitt die Nabelschnur durch und reichte der
Krankenschwester das reglose Baby. Sie machte sich sofort daran,
seine Nase und seinen Mund auszusaugen und ihm Sauerstoff zu-

zuführen, um seine Lungen zu füllen. Ich musste die Plazenta her-
ausholen, damit der Uterus aufhörte zu bluten. Sie löste sich leicht
– wahrscheinlich war es zu einer vollständigen Ablösung gekommen –, aber darunter sah ich etwas, was für mein Chirurgenauge
unverwechselbar war, eine Darmschleife. Ich schob den Uterus
nach vorne, um dahinter zu schauen. Ein riesiger ausgefranster
Riss verlief schräg über die Rückseite, dunkles Blut füllte das Abdomen. Mich durchfuhr plötzlich ein Frösteln der Angst.
»Von allen Geburtshilfekomplikationen ist die Uterusruptur
wohl die am meisten gefürchtete.« So verstand ich den einleiten-
den Satz des entsprechenden Abschnitts in dem portugiesischen
Lehrbuch, das der OP-Pfleger mir unter die Nase hielt.

»Das Baby ist tot«, hörte ich die Krankenschwester sagen, als sie
ein Handtuch über den leblosen kleinen Körper legte. »Es hat
nicht geatmet.«

Ich hatte keine Zeit, darüber nachzudenken; ich versuchte, die
Mutter zu retten. Ich saugte und wusch das Blut aus ihrem Bauch
und schob den Darm an seinen Platz zurück. Dann flickte ich den
Uterusriss mit schnellen Stichen zusammen und schloss das Abdomen. Das Ganze hatte weniger als dreißig Minuten gedauert, aber
die Zunge der Frau war blau, und ihr Blutdruck sehr schwach. Mit
einer Sauerstoffmaske brachten wir sie rasch zurück auf die Station
– es gab in diesem Krankenhaus keine intensivmedizinischen Möglichkeiten, nicht einmal einen Herzmonitor – und machten uns
verzweifelt an die Wiederbelebung.

Ohne Bluttransfusion waren unsere Behandlungsmöglichkeiten
sehr beschränkt. Wir hoben das Fußteil ihres Betts an, damit das
Blut aus den Beinen in den Kreislauf geriet, und drückten Haemaccel in ihre Venen. Die Zunge der Frau wurde ein wenig heller,
aber ihr Zahnfleisch war immer noch fast weiß. Durch einen zweiten intravenösen Zugang führten wir ihr Antibiotika zu, um die
Sepsis, die ihren Schock noch verschlimmerte, zu bekämpfen.
Dann saßen wir an ihrem Bett, warteten und überprüften alle paar
Minuten ihren Blutdruck. Beunruhigenderweise leitete der Bla-
senkatheter keinen Urin ab, die Nieren hatten ausgesetzt, und als
ihr Herz schwächer wurde, wurde langsam auch der Puls an ihren
Gliedmaßen schwächer und konnte nicht mehr gemessen werden.

Wir versuchten es mit einer letzten, verzweifelten Adrenalininfusion, dem einzigen herzstimulierenden Mittel, das uns zur Verfügung stand. Um sieben Uhr früh starb sie.

Gegen sieben wurde auch das Flugzeug erwartet, mit dem das Filmteam aus der Hauptstadt kam. Ich lief den Hügel zu Suleimans Werkstatt hinunter und hämmerte gegen das Tor. Sein Fahrer erschien mit müden Augen, lächelnd, den Mund voller Porridge. Er war bereit, sagte er, aber der Landrover nicht – er hatte eine Reifenpanne –, stattdessen stand mir ein LKW zur Verfügung. Er zeigte auf einen alten blauen Hanomag ohne Windschutzscheibe. Ich sah ihm mit knurrendem Magen zu, wie er den Rest seines Frühstücks hinunterschlang. Wir bogen auf die Straße, als das Flugzeug gerade mit ausgefahrenem Fahrgestell im Landeanflug über unsere Köpfe dröhnte. Ziegen stoben vor unserer Hupe auseinander. Wir waren in zwanzig Minuten am Rollfeld. Dort, außerhalb des Flughafenschuppens, standen die Regisseurin und ihre drei Leute mit ihrer Ausrüstung. Es war ein heißer Morgen, und sie kochte vor Wut.

»Was ist das für ein Schrotthaufen?«, wollte sie wissen und starrte wütend auf den LKW. »Und warum kommen Sie zu spät? Sie hatten Tage, um sich auf unsere Ankunft vorzubereiten, und trotzdem schaffen Sie es nicht pünktlich. Wir sind seit vier Uhr auf den Beinen, und ich schätze es nicht, in der Sonne warten zu müssen.«

Ich half ihr schweigend in die Fahrerkabine. Das Filmteam half mir mit einem Zwinkern, Stativ, Objektivkoffer, Tonaufnahmegerät und Vorräte auf die offene Ladefläche des LKW zu laden, und wir machten uns auf zum Hafen. Der Fahrer manövrierte das Fahrzeug geschickt über die Straßen. Ich war erleichtert, als ich sah, dass das Motorboot am Dock schaukelte. Wir schafften uns und die Ausrüstung an Bord. Die Regisseurin nahm neben dem Bootsmann im Heck Platz, die Halteleine wurde losgemacht, und wir fuhren gen Norden entlang der Küstenlinie der friedlichen Bucht. Außerhalb des Schutzes durch das Riff schaukelte das Boot auf dem offenen Meer. Ich war verärgert über den Rüffel, den ich bekommen hatte, und zornig über den Tod meiner Patientin und ihres Babys. Also beschloss ich, der Regisseurin zu erklären, warum ich so spät gekommen war. Ich ging zum Heck hinüber und lieferte ihr einen anschaulichen Bericht über meine Arbeit in der letzten Nacht. Es ging ihr nicht gut, weil das Schiff so schaukelte, und sie übergab sich über die Seite. Ich setzte mich wieder und versuchte, mich zu entspannen. Ich fühlte mich kein bisschen besser.

Wir sollten zu einer Insel knapp fünfzig Kilometer im Norden, eine Zufluchtsstätte, die durch ihre isolierte Lage die Auswirkungen des Krieges kaum zu spüren bekommen hatte. Dort waren ein paar Flüchtlinge vom Festland, aber die natürlichen Reichtümer – Korallenriffe, Schildkröten und ein Süßwassersee voller Krokodile – machten die Insel zu einer kleinen Perle des Naturschutzes in einem ansonsten arg geplünderten und erniedrigten Land. Der leitende Ranger war Südafrikaner, er war mit der Unabhängigkeit nach Mosambik gezogen, nachdem er von der Regierung unter falschen Beschuldigungen inhaftiert gewesen und erst durch direkte Intervention des Präsidenten freigekommen war. Sein Forschungsstipendium von einer kalifornischen Universität – aufgestockt durch die Einnahmen aus den Häuten und dem Fleisch von einer Krokodilfarm an einem Ende des Sees – hielt das Reservat am Leben, ein Projekt, für das die unter großem Druck stehende Regierung kein Geld zur Verfügung stellen konnte.

Die Dünen der Insel erhoben sich sanft aus den Wellen. Als wir ins seichte Wasser kamen und das Boot auf den Strand unterhalb der Hütte zogen, hatte die Regisseurin sich erholt, machte aber durch ihr Verhalten deutlich, dass sie mir nicht verziehen hatte. Nicht einmal ein kaltes Bier unter dem Strohdach der Veranda konnte sie aufheitern, und ihre Kommentare ließen darauf schließen, dass sie glaubte, ich hätte mir die Geschichte mit der Operation nur ausgedacht. Es brauchte ein weiteres kleines Drama, um mich zu erlösen. Ein offener Landrover quälte sich mit dröhnendem Motor den Strand herauf. Etwa auf unserer Höhe schlingerte er und würgte ab. Sein Insasse, ein junger Mann in Khakishorts, stieg nicht aus.

»Das ist Grant von der Krokodilfarm«, sagte der Lodge-Manager. »Warum kommt er nicht auf einen Drink herauf?«

»Helfen Sie uns!«, rief seine Frau, die ausgestiegen war. »Er ist verletzt!«

Grant hing mit bleichem Gesicht über dem Steuer des Landrovers. Seine linke Wade war zerfetzt, und geronnenes Blut war über die Pedale geflossen und sammelte sich auf dem Boden des Fahrzeugs. Wir hoben ihn aus dem Sitz und trugen ihn in den Schatten. Er war einem entwischten Krokodil nachgesetzt, sagte er leise, und hatte seinen Schwanz zu packen bekommen. Dann stand er mit gespreizten Beinen über dem ein Meter achtzig langen Reptil und riss es nach hinten, um die Schnauze zu packen, wenn es zwischen seinen Beinen durchkam. Stattdessen hatte es ihn an der Wade erwischt und zugebissen. Nachdem sie das Krokodil in seinen Pferch zurückgeschafft hatten, hatten Grants Arbeiter – von denen keiner fahren konnte – ihn ins Auto gesetzt, und er war im ersten Gang hergefahren, weil er die Kupplung nicht bedienen konnte.

Ich schaute mir die Wunde genauer an. Sie war eingerissen, und ein Stück Fleisch fehlte. In den Tiefen des zerfetzten Loches sprudelte es aus einer Arterie. Nerven schienen nicht zerstört zu sein: Grant konnte Zehen und Fußgelenk bewegen. Während mein Operationsbesteck im Desinfektionsbad lag, injizierte ich um die Verletzung herum ein lokales Anästhetikum, dann schnitt ich die zerrissenen Fetzen Muskelgewebe ab. Die Blutung stoppte ich mit einem Katgutstich, der durch das umgebende Gewebe ging und dort verknotet wurde, um das Gefäß zusammenzudrücken. Mit ein paar weiteren Stichen aus sich selbst auflösendem Nahtmaterial zog ich die Muskelscheide zusammen und benutzte einen Seidenfaden, um die Hautränder in der Mitte einigermaßen in eine gerade Linie zu bringen. Zwei große Lücken ließ ich, damit die darunter liegende Wunde absondern konnte. Ich hatte noch nie einen Krokodilbiss behandelt, aber wenn sie genauso verunreinigt waren wie Bisse von menschlichen Zähnen, würde es auf jeden Fall zu einer Entzündung kommen. Nachdem ich die Wunde verbunden hatte, gab ich ihm Anweisungen, wie sie zu pflegen war, und eine Penizillinspritze. Es war Zeit fürs Mittagessen. Mein Bier war warm geworden. Auch die Regisseurin war besänftigt, und als sie während der Filmaufnahmen quälende Schmerzen bekam und ich ihre durch den Abgang eines Nierensteins ausgelöste Nierenkolik behandelte, wurde sie sogar ausgesprochen nett. Zwei Tage lang genossen wir die friedliche Atmosphäre der Insel, interviewten den leitenden Ranger – er wusste einiges aus erster Hand über das Elefantenschlachten – und filmten, wie Naturschutzbeamte für die Aufgabe ausgebildet wurden, die Wildreservate des Landes wieder instand zu setzen, sobald der Krieg vorbei sein würde. Beira war einst der beliebteste Urlaubsort von Rhodesiern gewesen, die am Strand gelegen, Meeresfrüchte gegessen und die berühmte Tier- und Pflanzenwelt des Gorongosa-Nationalparks im Norden besucht hatten. Jetzt war Gorongosa ein wichtiger Stützpunkt der Aufständischen und Elfenbeinjagdgebiet, und Beiras Feriencharme hatte sich verflüchtigt. Die Wasserhähne der Stadt waren trocken – Renamo hatte die Pumpstation gesprengt –, und das einzig verfügbare Wasser war eine brackige, sandige Suppe, die einen Rückstand hinterließ, der ebenso unerfreulich war wie der Schweiß, den man sich damit abzuwaschen versuchte. Der Zusammenbruch des Kanal- und Abwassersystems hinterließ ein Effluvium von Fäkalien, das die Straßen füllte und von der stickigen Meeresbrise kaum aufgerührt wurde. Das englische Filmteam zeigte sich unerschrocken.

»Ist mal wieder schön«, witzelten sie jeden Morgen, wenn wir in die Hitze hinaustraten, um einen weiteren Tag zu drehen.

Wir interviewten Beamte und Elfenbeinhändler, die uns Informationen über den Handel mit Stoßzähnen geben konnten. Unsere Dreharbeiten brachten uns auch nach Dondo, etwa vierundzwanzig Kilometer westlich. Staubstürme wanderten durch die Straße, und in der Schmelzofenhitze bauten sich Windhosen auf, die den Müll von der Straße aufsammelten und an den Dächern rüttelten, bevor sie plötzlich in sich zusammenfielen. Die Rangiergleise waren ein Schrottplatz voller zerstörter Eisenbahnwagen, die bei Renamo-Angriffen getroffen worden waren. In der Nähe befanden sich Lager mit *deslocados*. Im Umkreis von vielen Kilometern waren die Hügel kahl, jeder Ast war für die Kochfeuer eingesammelt worden. Cholera war in den Lagern weit verbreitet. In einem Zeltkrankenhaus saßen Mütter mit ihren hohlwangigen Kindern auf dem Boden, während Krankenschwestern Infusionen in winzige Kopfvenen legten. Dondo war eine Art Front, falls man in diesem Krieg der Blitzüberfälle von einer solchen sprechen konnte. Nach Einbruch der Dunkelheit schossen Mörserstellungen der Regierung im Norden der Stadt planlos Granaten in den Busch, um die Aufständischen am Näherrücken zu hindern. Am Horizont flackerten trockene Blitze auf, die ihre Bemühungen zu verhöhnen schienen. Es hätte der Höhepunkt der Regenzeit sein sollen.

Aber in Maputo schlug das Wetter um, als wir zurückkamen. Ein blaugrauer Himmel hing über der Stadt, zerrissen von knisternden Lichtzweigen, die sich zum Horizont spannten. Mit dem Donner kam der Regen; er schlug Löcher in den Staub, frischte die verblichenen Farben der Häuser wieder auf und spritzte von den metallgrau schimmernden Straßen hoch. Zwischen den Störungen durch die Blitze berichtete das Radio von Fortschritten bei den in Rom stattfindenden Verhandlungen über eine Waffenruhe. Eine Gruppe Renamo-Funktionäre war in Begleitung internationaler Berater in den italienischen Club am Strand von Maputo gezogen. Die Förderer der Verhandlungen über eine Waffenruhe – der südafrikanische Präsident, das amerikanische Außenministerium und der Vatikan – konnte man kaum als unbeteiligte Parteien betrachten, denn Südafrika und die USA hatten der Renamo militärisch geholfen, während rechte Gruppen von Katholiken sie unterstützt hatten.

Aber die Hintermänner der Renamo hatten jetzt Probleme, Dhlakama, den Anführer der Aufständischen, davon zu überzeugen, dass Frieden notwendig war. Er hockte in seinem Hotel in Rom und brachte gegen eine Klausel der Vereinbarung nach der anderen Einwendungen vor. Das letzte Thema war die Größe des Gebiets, das von beiden Seiten kontrolliert werden sollte. Renamo forderte achtzig Prozent des Landes – das Territorium, das von ihren plündernden Banden durchstreift wurde –, hielt aber keine Städte; sie waren eine Streitkraft von Vandalen und Zerstörern ohne politische Agenda, und mit ihren administrativen Fähigkeiten hätten sie nicht einmal ein Süßwarengeschäft führen können. Während ihre Unterhändler die Gegenseite hinhielten, lancierte Renamo Angriffe, um Bezirks- und Provinzhauptstädte zu erobern. Frelimo trieb Geld auf, um die Regierungstruppen zu bezahlen, und brachte sie per Flugzeug an die entscheidenden Stellen, um die Angriffe zurückzuschlagen.

Schließlich war der Waffenstillstand unterzeichnet, aber Angriffe und Gegenangriffe wurden fortgesetzt: Der sterbende Krieg hatte immer noch ein paar synaptische Zuckungen in den Gliedern. Ein Gebiet, das gefährlich blieb, war eine Region an der Küste südlich der Hauptstadt, die ehemals der berühmte Maputo Elefantenpark gewesen war. In seiner Blütezeit hatte dieser rund zehntausend Elefanten beherbergt, aber ähnlich wie der Gorongosa-Nationalpark im Inneren Mosambiks hatten die Aufständischen die Wildnis des Tierreservats zu ihrem Stützpunkt gemacht. Die Elefanten waren gejagt worden, bis sie fast ausgestorben waren. Vor kurzem hatte man jedoch in den Küstenwäldern des Maputo-Parks sechsundzwanzig überlebende Tiere gesichtet. Wir fuhren hin, um zu sehen, ob wir sie finden würden.

Dafür brauchten wir Balzac und zwei seiner Casspirs, denn die Reise würde uns mitten ins Ödland führen. Ich traf ihn an seinem Lieblingsplatz – der Bar im Caroza – mit ein paar Kumpanen. Spider – Balzacs Ex-Feldwebel – war ein halsloser, kurz geschorener Kerl, der, wie Balzac mir versicherte, ständig unter Beschuss geriet. Spider blickte finster drein. Auch zugegen war Micky, ein portugiesischer Siedler mit stürmischem Temperament, der Probleme gehabt hatte, weil er mit der Renamo sympathisierte. Er besaß eine ums Überleben kämpfende Farm südlich der Stadt und kannte die Gegend bis zum Elefantenpark. Micky führte den Niedergang der Landwirtschaft in Mosambik nicht auf die ökonomische Destabilisierung durch Südafrika zurück, sondern auf »die Art und Weise, wie die Schwarzen dieses schöne Land versaut haben«. Er würde, meinte er, für mich eine zusätzliche Waffe mitbringen, damit ich »auf die Schlitzaugen schießen« konnte. Ich lehnte höflich ab, und er sah mich an, als zweifelte er daran, dass ich tatsächlich ein Weißer war.

Wir machten uns am nächsten Morgen noch im Dunkeln auf den Weg. Das Dröhnen der Auspuffrohre der Casspirs hallte an den verschlossenen Läden wider. Die Regisseurin und Micky fuhren mit Balzac, während das Filmteam und ich in dem zweiten

Fahrzeug folgten, das der mürrische Spider lenkte. Die *escorta* wirkte entspannt, sie saßen aufrecht hinter der Panzerung, ihre Silhouette hob sich vor der glühenden Morgendämmerung am Horizont ab. Unser erster Halt war Mickys Farm. Er brüllte die Arbeiter an, weil ein Traktor einen platten Reifen hatte. Er hob die Faust, um einen Schlag zu verabreichen, doch der Kameramann visierte ihn durch seine Arriflex, und so stapfte Micky ins Haus, um Kaffee herbeizuschaffen. Dann fuhren wir weiter, die Straße wurde mit jedem Kilometer schlechter. Inzwischen waren die Waffen der *escortas* gespannt und geladen, Sturm- und Maschinengewehre steckten in den Schießscharten.

Der letzte von der Regierung gehaltene Außenposten in Changalane war ein Wulst quer über die Straße, kreuz und quer von Gräben durchzogen und von zwei zerbeulten Panzern gesichert. Der Kommandant an der Straßenblockade wollte wissen, wohin unsere Reise ging, und einer von Balzacs *escorta*-Soldaten hielt vom vorderen Panzerturm aus einen freundlichen Schwatz mit ihm. Das gepanzerte Fahrzeug fuhr langsam weiter, bis die Männer die Hürden aus Benzinfässern aus dem Weg geräumt hatten, damit wir sie nicht platt fuhren. Sie hatten versucht, uns einen Zoll abzupressen – in bar –, denn sie waren seit Monaten nicht bezahlt worden und ernährten sich von dem Wegezoll, den sie den wenigen Reisenden abnahmen.

Hinter diesem Punkt war die Straße überwuchert, am Wegesrand lagen verlassene Farmen und zerstörte Felder. Die Soldaten, gespannt hinter ihren Waffen, stießen einen Schrei aus – »*bandido*!« –, am Rand der Fahrspur war hinter uns ein Mann mit einem Gewehr aufgetaucht, der uns jetzt hinterhersah. Stunden holpriger Fahrt folgten. Wir verlangsamten oft, um tiefe, von den Aufständischen quer über die Straße gegrabene Gräben zu umfahren. Frischer Regen hatte den Busch dichter werden lassen, und in den grünen Schatten lauerte Gefahr. Schließlich zeigten die Ruinen eines Torhauses und ein durchschossenes Schild die Grenze des Parks an. Bei uns war ein Aufseher, der früher im Park gearbeitet hatte. Er führte uns an den zwischen kleinen Hügeln kaum erkennbaren Reifenspuren entlang zum Fluss Futi. Im Schlamm am Flussufer waren zwar frische Spuren, aber kein Elefant in Sicht.

Der Aufseher war der Meinung, die durch die vielen Schießereien
scheu gewordenen Tiere würden sich von Menschen fern halten.
In der Ferne schimmerte ein Süßwassersee; dahinter markierte ein
Dünenstreifen die Küste. Abgesehen von Vögeln sahen wir kein
einziges Lebewesen.

Wir kamen an die Büros der Wildhüter und die Busch-Schulen,
wo früher Ranger ausgebildet worden waren. Unsere Begleiter
hielten von den Casspirs aus Wache, während wir in den Trümmern herumstocherten. Im langen Gras neben den eingestürzten
Garagen lagen ein menschliches Skelett und das Magazin einer
AK-47; die Patronen darin waren explodiert, sodass das Metallge-
häuse in schartige Stücke gerissen war. Balzac drehte die Einzelteile in den Händen.

»Ich war mal bei einem Kontakt dabei«, sagte er, »im Busch in
Ovamboland. Kugeln flogen herum, man konnte nicht sagen, von
wo. Plötzlich sah ich diesen Typ vor mir vorbeilaufen und schoss
auf ihn. Ich traf die Ladestreifen, die er in seinen Munitionstaschen
trug, und sie gingen ab wie bei einer Kettenreaktion. Vielleicht
hatte er Schnaps im Rucksack, denn als Nächstes verwandelte er
sich in eine große gelbe Flamme, dabei lief er noch. Dann fiel er
vornüber und brannte weiter.«

»Was haben Sie gemacht?«, fragte ich ihn. »Haben Sie ihn tot-
geschossen, damit er nicht noch mehr leiden musste?«

Balzac runzelte die Stirn. »Wissen Sie was, Doc, ich kann mich
nicht erinnern.«

Vieles von dem, was der Mann getan hatte, war grausig – einige
Jahre später würde er wegen seiner angeblichen Rolle bei der Er-
mordung einiger junger schwarzer Aktivisten in Eastern Cape vor
der »Südafrikanischen Wahrheits- und Versöhnungskommission«
um Straferlass bitten –, aber an diesem Tag rettete er uns das Leben. Ich saß, als wir vom Elefantenpark zurückfuhren, im ersten
Fahrzeug. Die Sonne stand tief hinter den Bäumen, und Schatten
fielen auf die Staubpiste. Wir riskierten, die grundlegendste Regel
des Verhaltens in Kampfgebieten zu brechen – sei nie nach Einbruch der Dunkelheit auf der Straße –, und die Casspirs polterten
ohne anzuhalten über die Gräben. Wir brausten an einem längst
zerstörten landwirtschaftlichen College vorbei, in dessen Nähe wir

am Morgen den bewaffneten Aufständischen gesehen hatten. In einer Kurve krabbelte ein Bauernpaar in Lumpen in den überwachsenen Randstreifen. Balzac winkte ihnen hinter dem gepanzerten Glas zu. Der Mann hob zögernd einen Arm. Die Frau ließ mit ängstlichem Gesicht ihr Bündel Feuerholz fallen und schlug sich die Hände über die Ohren. Sofort kurbelte Balzac das schwere Steuer zu einer Seite. Der Casspir sprang mit einem Klirren auf die Böschung am Straßenrand und brach durch ein angrenzendes Gehölz aus jungen Schösslingen und walzte sie mit der Stoßstange platt. Dreißig Meter weiter brachen wir plötzlich aus und waren wieder auf der Straße, fuhren Richtung Norden durch eine Staubwolke. Hinter uns sah ich den zweiten Casspir wie einen Büffel hüpfen, als er das gleiche Manöver ausführte.

Ich rieb mir den Kopf, den ich mir am Schott gestoßen hatte.
»Was zum Teufel war das denn?«, fragte ich Balzac.
»Eine Landmine auf der Straße«, sagte er. »Als die Alte sich die Ohren zuhielt, war mir klar, dass sie eine Explosion erwartete. Ich schaute nach vorne, und weil die Sonne tief stand, konnte ich sehen, dass die Piste, über die wir heute Morgen kamen, aufgegraben und dann glatt gemacht worden war. Sie haben gewusst, dass wir auf diesem Weg zurückkommen. Sie haben sicher was Schweres reingetan – vielleicht eine doppelte Anti-Panzer-Mine, die Hackfleisch aus uns gemacht hätte.«

Micky stellte seine politischen Verbindungen unter Beweis, indem er uns half, Zugang zu der Renamo-Delegation im italienischen Club zu bekommen. Der Club war ein bezaubernder Ort in einem Palmenhain neben dem Strand mit einer schönen, strohgedeckten, halb eingefriedeten Bar, deren Tische über eine Freilufttanzfläche schauten. Hier trafen sich die Schwulen der Stadt, alle mit Pomade im Haar, goldenen Ohrringen und sehr engen Hosen. In einem der diskreten Bungalows lag auch das Büro der Renamo-Delegation. Die Leibwächter saßen den ganzen Tag im Vorzimmer und schauten Fernsehen, einfache Männer, die Busse aus dem Hinterhalt überfielen. Offensichtlich hatte man ihnen verboten, in die Stadt zu gehen, weil ihr Verhalten ihre Organisation womöglich in Misskredit bringen konnte.

In einem Büro saß der Repräsentant der Renamo – ein Klotz von einem Mann mit freundlichen Gesichtszügen in einem italienischen Anzug –, der die Macht besaß, das lebenswichtige *Credençial* auszugeben, das einem erlaubte, von Dhlakama empfangen zu werden, der inzwischen in sein Hauptquartier nach Gorongosa zurückgekehrt war.

Wir wollten den Rebellenführer nach seiner Meinung über das Material fragen, das wir für unseren Film gesammelt hatten: erbeutete Renamo-Dokumente, die Kilopreise für Elfenbein und den Wechselkurs für Waffen detailliert aufzählten, Nachrichtenaufnahmen, gefilmt nach dem Regierungsangriff auf einen Stützpunkt der Aufständischen, die Gewehre und Stapel von Stoßzähnen zeigten, und, absolut vernichtend, die Zeugenaussage eines leitenden Offiziers der südafrikanischen Spezialeinheiten, der Renamo-Guerillas ausgebildet hatte und erklärte, dass der militärische Abschirmdienst ihnen in einer groß angelegten Operation im Austausch für Elfenbein Waffen geliefert hatte. Und wir wollten den Mann selbst sehen – den Anführer einer Streitkraft, dem eine halbe Million Tote, vireinhalb Millionen Flüchtlinge, Verstümmelung und Zerstörung zur Last gelegt wurden –, der jetzt behauptete, für das mosambikanische Volk die Demokratie zu repräsentieren.

Es gab nur einen Weg in das Hauptquartier der Renamo: mit den Nahrungsmittelflügen, die im Anschluss an die Kämpfe die Zivilisten in der Gegend versorgen sollten. Wir schafften es, einen Transport mit dem ersten Flugzeug zu bekommen, einer Antonov mit amerikanischem Weizen und EU-Bratöl vom Roten Kreuz. Im Getöse der Motoren hockten wir im Frachtraum auf den Lebensmittelsäcken. Die Sonne, die durch Luken hereindrang, schien auf die in der Luft schwirrenden Sonnenstäubchen. Das leere, staubige Land strich unter uns vorbei, ein Gewirr aus trockenen Flussbetten und verlassenen Dörfern. Mit einem Rums und viel Gepolter setzten wir auf dem holprigen Rollfeld auf dem Gorongosa-Stützpunkt der Renamo auf, das ursprünglich gebaut worden war, damit Versorgungsflugzeuge der südafrikanischen Armee landen konnten. Der russische Pilot rollte ans Ende der Rollbahn und wendete

das Flugzeug, während der Ingenieur den Mechanismus der Heck-
laderampe einrasten ließ.

Sie senkte sich und gab den Blick auf ein Meer von Gesichtern
frei. Tausende in Lumpen oder zerrissene Felle gekleidete Menschen standen hinter dem Flugzeug. Dunkle Haut schien durch die
Risse in ihren Kleidern. Die Frauen trugen alle Büstenhalter – aus
Stückchen Fallschirmseide genäht oder auch gebrauchte, rosafar-
bene Unterwäsche mit steifen Körbchen –, eine von den evangelischen Unterstützern der Renamo durchgesetzte moralische Verbesserung. Die Menschen schauten schweigend und ohne in dem
von den Propellern aufgewirbelten Staub zu blinzeln in den düsteren Frachtraum des Flugzeugs, aus dem das Essen kommen würde.
Hinter ihnen stieg zwischen den Dornenbäumen der Rauch von
hundert Kochfeuern auf, die in Erwartung einer Mahlzeit angezündet worden waren.

Wir sahen zu, wie sie mit dem Ausladen begannen. Eine Kette
von Männern kam zur Rampe gelaufen. Jeder bekam einen Mais-
sack auf die Schultern und lief, um ihn abzulegen. Die Aufsicht
führten junge bewaffnete Renamos mit Pistolen im Hosenbund.
Kinder suchten im Staub nach einzelnen Körnern, die sie sich in
den Mund stopften, die Soldaten scheuchten sie mit Stöcken weg.
Eine Staubwolke am fernen Ende der Rollbahn entpuppte sich als
uniformierter Motorradfahrer, der herbeikam, um sich uns näher
anzusehen. Ein Protokolloffizier und ein paar Berater in forschen
»Viva Dhlakama!«-T-Shirts kamen auf ähnlichen Maschinen an-
gefahren, und bald wurde jeder von uns auf einen Soziussitz verfrachtet. Wir mussten unsere Filmausrüstung festhalten, als wir
über schmale Buschpfade zu den beiden Grashütten fuhren, in denen die Fäden der Renamo zusammenliefen. Eine beherbergte einen Funker. Wir wurden gebeten, uns in der anderen, die mit roten Betten möbliert war, auszuruhen; der »Doktor Präsident« war
auf dem Weg von den Bergen hinunter, um uns zu empfangen. Ein
paar Stunden später wurden wir durch eine Lichtung geführt, die
um eine strohgedeckte Hütte freigeräumt worden war. In einem
Lehnstuhl saß der Renamo-Führer höchstpersönlich.

Dhlakama war ein kleiner Mann mit einem offenen, einneh-
menden Gesicht und entwaffnend freundlichen Benehmen. Wäh-

rend das Kamerateam sich fertig machte, forderte er die Regisseurin und mich auf, uns zu setzen, und fragte höflich nach unserem Befinden. Er sah recht elegant aus in seiner frisch gebügelten, maßgeschneiderten Tarnuniform. Von dem großen Kreuz, das er seinen amerikanischen evangelischen Unterstützern zufolge stets trug, war nichts zu sehen. Stattdessen wurden seine Schultern von großen roten Epauletten geschmückt. Jede trug die vier Sterne des Generals, drei gekreuzte Pfeile – ein faschistisches Symbol aus Spanien, das auch als *flechas* bekannt war, das Zeichen der berüchtigten portugiesischen Kolonialpolizisten, von denen zahlreiche jetzt zu Renamos innerem Kreis gehörten – und ein hübsch gesticktes Perlhuhn. Letzteres war, wie verlautet, die Arbeit der Frau des Professors für Ausländisches und Vergleichendes Recht an der Universität von Südafrika (UNISA), an der Dhlakama seinen Doktor gemacht hatte. Der Professor wurde als Autor der »Renamo-Verfassung« gehandelt – Hochglanzkopien davon wurden uns von einem der Berater des »Doktor Präsidenten« ausgehändigt –, eines Dokuments, das, wie ich bemerkte, »Folter und andere grausame oder unmenschliche Strafen« verbot.

Die Regisseurin fragte Dhlakama nach den vielen Gräueltaten, die seinen Soldaten nachgesagt wurden, und erwähnte, dass sie einige der verstümmelten Opfer im Krankenhaus gesehen habe. Er machte ein unglaublich trauriges Gesicht. »Frelimo hat all diese Menschen so zugerichtet«, sagte er, »hat sie in Betten gesteckt, um zu den Journalisten sagen zu können: Seht die Gräueltaten, die Renamo begangen hat.« Inzwischen lief die Kamera, und er erwärmte sich für seine Aufgabe. »Es war leicht für Frelimo, zu jemandem im Krankenhaus zu sagen: Sieh mal, heute kommen ein paar Journalisten, und du musst sagen, dass Renamo dich verletzt hat, angegriffen hat, in Brand gesteckt hat, sogar deine Kinder gegessen hat.«

Die Regisseurin zitierte aus einem Bericht des US-Außenministeriums, in dem es hieß, die Renamo führe »einen systematischen und brutalen Krieg gegen unschuldige Zivilisten … Prügeleien, Vergewaltigung, Plünderungen, Abbrennen von Dörfern, Entführungen … eine der brutalsten Massenvernichtungen gegen ganz normale Menschen seit dem Zweiten Weltkrieg«. Das Barett gerade, die Hände im rechten Winkel auf den Oberschenkeln, nahm Dhlakama ausführlich Stellung, bezeichnete die Aussagen als Beweise für die gegen ihn geführte Desinformationskampagne. Zum Beispiel die Behauptung, Renamo setze Kindersoldaten ein: »Frelimo hat diese Kinder rekrutiert. Sobald ein Journalist nach Maputo kommt, ist das Erste, was Frelimo tut, eine Gruppe dieser Kinder zu präsentieren, die behaupten, sie seien Soldaten gewesen …« Er ließ seine Stimme zittern wie ein winselndes Kind. »Meine Mama ist tot, Renamo hat mir eine Waffe gegeben, Renamo ließ mich kämpfen.« Dhlakama lachte. »Das war nicht so, und es gibt Zeugen, die das belegen können.«

Aber die Frage nach der Elfenbeinjagd machte ihn wieder traurig. Den Tod von Elefanten empfand er als Tragödie, denn Renamo war in Wirklichkeit eine Bewegung, die sich für die Rettung wild lebender Tiere engagierte. »Unsere Soldaten wurden während des Krieges angehalten, keine Tiere zu töten, nicht nur keine Elefanten, sondern auch keine Bäume«, verkündete er. Die Behauptung, in Renamo-Stützpunkten sei Elfenbein gefunden worden, sei eine reine Lüge. All diese Elefanten waren von simbabwischen und Regierungstruppen getötet worden, denn »Frelimo weiß, dass es in der Welt bestimmte Menschenrechtsorganisationen gibt, die für die Umwelt eintreten, auch auf diese Weise wollen sie den Ruf Renamos in der ganzen Welt zerstören«.

Ich hatte mich oft gefragt, wie es sein würde, einen der wahren Urheber des Schmerzes kennen zu lernen: nicht nur jemanden, der einzelne Taten begangen hatte, sondern jemanden, der verantwortlich war für eine breit angelegte Politik der Brutalität, jemanden, dessen Wirken wesentlich zum Leiden in der Welt beigetragen hatte. Und jetzt saß ich einem solchen Mann gegenüber, und er war unergründlich. Nachdem er vor zehn Jahren die Führung der Renamo an sich gerissen hatte – während eines nächtlichen Blutbades im Basislager der Renamo in Südafrika, das damit endete, dass alle Konkurrenten tot waren –, mangelte es Dhlakama sicher nicht an Selbstbewusstsein. »Der Sieg ist sicher«, zitierte er den offiziellen Renamo-Schlachtruf. »Das werden die Menschen am Ende des Krieges durch ihr Votum bezeugen; ich weiß, dass meine Partei gewinnen wird.«

Dhlakama stieg rittlings auf seine Kommandomaschine und fuhr mit majestätischer Geschwindigkeit zum Flugplatz, um uns zu zeigen, wie er sich unter seinen Leuten bewegte. Wir überholten ihn auf den anderen Motorrädern, richteten die Kamera ein und filmten, wie er ankam und abstieg. Eine Menschenmenge wogte um die Rampe des Flugzeugs, das seither mit einer zweiten Ladung zurückgekehrt war. Die Menschen schienen ihn nicht zu bemerken, bis die Renamo-Soldaten rhythmisch zu klatschen begannen. Dhlakama ging auf die Säcke zu, die neben der Rollbahn aufgestapelt waren, und die Menschenmenge folgte ihm wie eine begeisterte Flut. Er kletterte auf den kostbaren Hügel mit Hilfsgütern und wandte sich an die Menschen.

»Ich habe euch diese Nahrungsmittel gebracht, mein Volk«, verkündete er. »Ich habe diese internationale Presse hergebracht, damit sie sieht, wie ihr leidet. *Viva* Renamo!«

»VIVA!«, kam die höfliche Antwort. Dhlakama strahlte. Dieser Mann hatte eindeutig das Zeug zum Präsidenten.

Den Film zu schneiden war schwierig. Wir hatten eine Geschichte von *confusão*, ein zerstörtes Land, dessen wichtigster natürlicher Reichtum – Elfenbein – von vielen Einzelnen geplündert wurde. Allein Renamo hatte jedoch die Weisung und den Exportweg über Südafrika, um dies systematisch zu betreiben, und es gab eindeutige Beweise, dass sie es auch tat. Sie hatten noch sehr viel mehr – und sehr viel Schlimmeres – getan, es war alles dokumentiert. Aber der Programmchef blieb seinen Prinzipien treu: keine Geschichte über Menschen. Er war verärgert, dass wir nicht das Filmmaterial brachten, das er verlangt hatte, rennende Elefanten, eine Kugel in Zeitlupenaufnahme, Blut im hohen Gras. Er feuerte die Regisseurin und zog einen Freund hinzu, der zwar nicht die Geschichte kannte, dafür aber Zugang zu Filmarchiven hatte. Dieser Mann setzte Aufnahmen der Tiere im Todeskampf ein und beschwor eine gewaltige Dokumentation herauf. Ich sah den Film, als er im Fernsehen gezeigt wurde, in einem Londoner Wohnzimmer, zusammen mit einigen Bekannten – rücksichtsvollen, engagierten Men-

schen –, die für eine sehr bekannte, weltweit agierende Umwelt-
schutzorganisation arbeiteten.

»So viel Leiden, so viel Schlachten«, sagte eine Frau, die neben
mir saß. »Es ist unerträglich. Man muss wirklich mehr für den
Schutz der Elefanten tun.«

# 8

## Transithallen

»Fliegende Ärzte gesucht«, stand in der mehrspaltigen Anzeige. »Ärzte mit umfassenden medizinischen Erfahrungen gesucht für einträgliche Arbeit beim flugmedizinischen Begleitdienst.« Mit einem Gefühl der Verzagtheit studierte ich in einer medizinischen Fachzeitschrift die Liste der offenen Stellen für chirurgische Krankenhausärzte, als ich auf der Rückseite unter »Verschiedenes« über dieses Juwel stolperte. Seriöse Ärzte betrachteten diese Rubrik als leicht anstößig; die angebotenen Jobs – Militärarzt auf den Salomoninseln, Arzt bei einer ethnographischen Expedition in Papua-Neuguinea – lockten sie wie die Stimmen der Sirenen von ihrem geordneten Leben fort. Solche Anzeigen wurden heimlich gelesen oder im Aufenthaltsraum in einem obszön neidischen Tonfall laut vorgelesen. Die medizinische Zeitschrift veröffentlichte sogar eine Art Gegenerklärung – »Warnung: Diese Stellen sind nicht als Ausbildungsstellen anerkannt« –, um sich von der Verantwortung für jegliche lebensverändernden Folgen freizusprechen. Mein Entschluss, zu einer Vollzeitstelle als Chirurg ins Krankenhaus zurückzukehren, war so gut wie gefasst. Aber ich erinnerte mich auch daran, dass ich als Medizinstudent irgendwann einmal geglaubt hatte, als fliegender Arzt zu arbeiten sei die befriedigendste Position, die ich anstreben könnte.

Im zweiten Jahr unserer klinischen Ausbildung hatten mein Freund David und ich unsere seltenen freien Tage einmal genutzt, um das Königreich Lesotho zu besuchen. Umgeben von Südafrika, war dieses kleine Land niemals kolonisiert worden; sein zer-

klüftetes Hochland wurde sowohl vom jähen Steilabbruch der
Drakensberge im Süden geschützt als auch von der Streitlust der
Sotho, die von hoch gelegenen Höhlen auf eindringende Buren-
Kommandos schossen. Die Briten, denen es bei dem Versuch, das
Gebiet zu unterwerfen, nicht besser ergangen war, bezeichneten es
als »Protektorat« und gewährten ihm 1966 bereitwillig die Unab-
hängigkeit. Anglikanische Missionare hatten dafür gesorgt, dass
Lesotho die niedrigste Analphabetenrate Afrikas hatte, und einen
medizinischen Dienst aufgebaut. Zwischen dessen mit steinernen
Säulen und Wellblechdächern versehenen Gebäuden rühmte sich
die Hauptstadt Maseru jetzt mit einem Casino – gefördert von
Weißen aus Südafrika, wo das Glücksspiel verboten war – und einem nach der englischen Monarchin benannten Allgemeinkran-
kenhaus, gemeinhin »Queen Two« abgekürzt.

Das zerklüftete Landesinnere des Königreiches blieb isoliert.
Keine Straßen versorgten die Dörfer, die auf den Rändern steiler
Täler kauerten. Gegen die Kälte in Decken gewickelt, hüteten die
Männer ihr Vieh vom Rücken zottiger Basuthu-Ponys. Sie stellten
auch das Hauptexportgut des Landes, Arbeitskräfte: Jedes Jahr verließen Zehntausende die hohen Berge und zogen in die Minenge-
biete um Johannesburg, um in den tiefsten Stollen der Welt nach
Gold zu graben. In Anerkennung des Geldes, das sie ins Land
schickten, stellte die Regierung in Lesotho einen ärztlichen Flug-
begleitdienst zur Verfügung, der die Heimatdörfer der Männer
medizinisch versorgte. An Hängen oder am Rand von Flussbetten
waren per Hand Rollbahnen gerodet worden, und je zwei Rondavels – strohgedeckte Rundhütten – dienten als Ambulanz. Diese
wurden ein paar Mal pro Woche von einmotorigen Flugzeugen
angeflogen, die morgens einen Arzt und eine Krankenschwester
absetzten und vor Einbruch der Dunkelheit zur Rollbahn zurückkehrten, um sie wieder abzuholen. Mein Vater hatte manchmal als
orthopädischer Chirurg im Krankenhaus von Maseru gearbeitet,
und seine Kontakte zum Gesundheitswesen des Landes dienten
mir als Einführung. David und ich wurden eingeladen, vorübergehend als Assistenten zum ärztlichen Flugdienst Lesotho zu kommen.

Ich erinnerte mich an unseren ersten Abflug, an das graue,

dämmrige Licht, das in dem Tal um die Hauptstadt immer noch herrschte, und an die breiten Sonnenstrahlen, die das Cockpit durchfluteten, als das Flugzeug aufstieg und den Gebirgskamm überwand. Wir flogen nach Süden, über ein Gewirr von Bergspitzen, getrennt durch schattige Klüfte, während der australische Pilot – trotz der Kälte in Shorts – mit dem Finger auf die Anzeigen kaputter Instrumente klopfte. David und der Pilot unterhielten sich, ich konnte sie über dem Dröhnen des Motors nicht verstehen. Neben mir, auf dem vierten Platz im Cockpit – der andere Rücksitz war durch eine Krankentrage ersetzt worden, die bis in den Rumpf reichte – döste eine junge Ärztin aus Neuseeland. Das kleine Flugzeug schaukelte, und der Motor schien zu stocken, als wir in eine Tasche mit kalter Luft fielen und einen schroffen Hang entlangflogen. Der Pilot gab Gas, und das Flugzeug fing an zu vibrieren.

Durch die Bergkette vor uns lief eine schmale Rinne. Ich beobachtete durch die schimmernde Scheibe des Propellers, wie sie näher kam, und konnte am Rand die stacheligen Umrisse von Aloen erkennen. Die Seiten wirkten viel zu nah, als dass das Flugzeug hindurchfliegen konnte. Der Pilot zeigte David etwas; eine dunkle Schramme hoch an der Klippe. David warf, ein unsicheres Lächeln auf den Lippen, einen Blick nach hinten und zeigte mit den Händen, wie ein Flugzeug den Fels streifte. Ich wies nach vorne, wo die Wände unseren Flügelspitzen immer näher rückten. Mit einem Schlingern, das mich an die Wand des Cockpits drückte, drehte der Pilot das Flugzeug um neunzig Grad, und wir glitten senkrecht durch den schmalen Schlitz, schossen aus der Wand und waren plötzlich über einem unermesslichen Raum.

Die Nase des Flugzeugs neigte sich und zeigte in ein von Steintafeln durchschnittenes Tal. Das Flugzeug stieß auf gewundene Flussbetten hinunter. Am gegenüberliegenden Berg stürzte aus einer Senke auf halber Höhe der Flanke ein dünner Wasserfall zu Tal. Jetzt zog der Pilot den Steuerknüppel an, und wir stießen nach oben über den Rand und stiegen weiter über steil ansteigende Stufen Grasland. Wir wurden langsamer, obwohl der Motor mit Vollgas brummte. Ein Warnsignal zeigte an, dass der Motor abzuwürgen drohte. Über der Flugzeugnase sah ich nur Himmel.

Einen Augenblick schien das zitternde Flugzeug stillzustehen.
Dann sank es sehr exakt auf das Ende einer Rollbahn, die zur
Kuppe des Grats hinauflief, und rollte aus. Die neuseeländische
Ärztin wachte auf. »Sieht nach einem arbeitsreichen Tag aus«,
meinte sie. Eine Menge Schirme drängten sich um das Flugzeug,
ihre Schatten im Sonnenlicht scharf umrissen. Weitere Gestalten
näherten sich auf einem Gewirr von Pfaden, die an den weiß getünchten Wänden des Rondavels zusammenliefen. Ein Mann in
einem weißen Kittel stand neben der Tür der nächstgelegenen
Hütte.

Der Pilot startete den Hügel hinunter, sein Flugzeug tauchte
außer Sichtweite über die Kante der Landebahn und erschien eine
halbe Minute später wieder, um wie eine ferne Fliege vor der weit
entfernten Wand des Tals aufzusteigen. Um die Rondavels herum
saßen in Decken gehüllte Frauen mit ihren Kindern in ordentlichen Reihen. Sie waren einen weiten Weg gekommen, um behandelt zu werden: Das nächste Dorf, das zum Einzugsbereich der
Ambulanz gehörte, war zwei Stunden weit weg, das weiteste einen
Tagesmarsch. Da etwa hundert Patienten behandelt werden mussten, bevor das Flugzeug zurückkehrte, war keine Zeit zu verlieren.
Der Krankenpfleger in dem weißen Kittel, der in einem nahe gelegenen Dorf wohnte, stellte jeden Fall mit einer kurzen Geschichte
vor. Der Arzt nahm eine rasche Untersuchung vor und verschrieb
eine Arznei, die von dem Krankenpfleger aus dem Weißblech-
schrankkoffer, der Krankenhausapotheke, sparsam verteilt wurde.
David und ich erhielten einen Schnellkurs in der Pathologie der
Berge: Ältere Frauen mit leichter Herzinsuffizienz waren auf ge-
schwollenen Füßen viele Kilometer gelaufen, es gab zahlreiche
Babys mit Lungenentzündung, aber die am weitesten verbreiteten
Leiden von allen waren venerische Erkrankungen, die von den
Männern auf ihrem jährlichen Besuch von den Goldfeldern ins
Dorf gebracht wurden.

Trotz dieser allgegenwärtigen Krankheit trugen die Frauen und
Freundinnen der Bergleute mit Stolz die leuchtenden Plexiglas-
Armbänder, die ihre Männer zur Identifikation tragen mussten.
David und ich wurden mit einem Tablett voller Spritzen, einem
Vorrat an Penizillin und einer ständig länger werdenden Liste von

Patienten in die andere Hütte gesetzt. Selbst nachdem das Flugzeug zurückgekehrt und ohne uns wieder weggeflogen war – auf den Flügeln spiegelte sich die Sonne, als es aus dem Tal aufstieg, voll besetzt mit der Ärztin, einer Frau im beginnenden Diabeteskoma und einem jungen Mann mit einer akuten Appendizitis –, machten David und ich weiter, injizierten Antibiotika in die Hintern, die im gelben Schein der Paraffinlampe vor uns aufmarschierten. Eine Gruppe koketter Frauen lud uns in ihr Dorf zu einer »Party« ein: Angesichts der dreistündigen Wanderung und dem Wissen um ihre venerischen Leiden lehnten wir ab und sahen zu, wie sie lachend in einer Reihe auf die Berge zugingen, hinter denen die Sonne verschwunden war. Nachdem der Krankenpfleger uns den Inhalt eines zweiten Weißblechschrankkoffers – Decken und Konserven – gezeigt und uns auf einen Stoß Feuerholz unter dem Dachgesims der Hütte hingewiesen hatte, bestieg er sein Pferd und verschwand in der Dunkelheit. Unser Feuer flackerte im Nachtwind. Es war sehr still in den Bergen.

Der nächste Tag verlief genauso. Weitere hundert Patienten standen uns gegenüber, als wir, steif vor Kälte, erwachten. Der Krankenpfleger kam herbeigeritten, kurz darauf hörte man das Summen des näher kommenden Flugzeugs. Es landete mit einem Schlag und rollte die Böschung hinauf auf uns zu. Die Ärztin stieg aus dem Cockpit und reckte sich, und bald waren wir wieder bei der Arbeit. Ab und zu rief sie uns, um einen pathologischen Befund zu bezeugen – etwa den Fall eines jungen Mannes, der von seinen Eltern hergebracht worden war, weil er »im Kopf Stimmen hört«; die vorläufige Diagnose der Ärztin lautete auf Schizophrenie, aber es stellte sich heraus, dass sich eine große Viehzecke am Rand des Trommelfells des jungen Mannes festgesetzt hatte und in blutgesättigter Seligkeit mit ihren winzigen Beinchen darauf trommelte – oder um den Kopf eines sich windenden Patienten zu halten, während die Ärztin die Zahnextraktionszange ansetzte und ihm ohne örtliche Betäubung seine faulen Zähne zog.

In den folgenden Wochen arbeiteten wir in einer Reihe weiterer Rollfeld-Ambulanzen. Manchmal wurde der Platz im Flugzeug für Patienten gebraucht, oder ein böiger Abendwind hinderte den Piloten daran zu landen und uns abzuholen, dann kreiste er über uns und wedelte mit den Flügeln, bevor er sich auf den Heimweg machte. David und ich sahen ihn nie über den staubigen Bergen verschwinden, ohne die Aufregung zu empfinden, dass wir eine weitere Nacht in den Bergen verbringen mussten. Ich glaube, es war das erste Mal, dass wir uns klar machten, wie sehr das Medizinstudium unser Leben bereichern konnte.

Die Arbeit als fliegender Arzt, die jetzt in meiner medizinischen Fachzeitschrift annonciert war, war eine ganz andere. Statt eines leichten Flugzeugs, das mich zu abgelegenen Rollfeldern flog, war mein neues Verkehrsmittel normalerweise ein Passagierflugzeug und meine Patienten waren Touristen, die im Urlaub krank geworden waren. Ihre Reiseversicherung deckte die Kosten der Notfallbehandlung, falls angezeigt, die Einweisung in ein Krankenhaus und – das erste Gebot der Versicherungsgesellschaft – den schnellstmöglichen Rücktransfer nach England und die kostenlose Inanspruchnahme des staatlichen Gesundheitsdienstes. Die Fluggesellschaften verlangen, dass Passagiere, die bestimmte gesundheitliche Probleme haben – Herzanfälle, ernste Infektionen, Schlaganfälle, verschiedene Brüche –, von einem Arzt begleitet werden, wenn sie innerhalb einer bestimmten Frist nach dem Vorfall fliegen. Das war meine Aufgabe. Außer für die wirklich kranken Patienten war ich kaum mehr als ein besserer Flugbegleiter: Ich kümmerte mich um verloren gegangenes Gepäck, schob Rollstühle durch die Gänge von Duty-Free-Läden, beruhigte die begleitende Familie und sorgte dafür, dass die oder der mir Anvertraute die Heimreise ohne Beschwerden überstand.

Die meisten Agenturen für flugmedizinische Begleitdienste agierten von Büros in den kahlen Hochhäusern in Croydon aus, einer mittelmäßigen Gegend im Süden Londons, in der sich Teppichmärkte, Gebrauchtwagenhändler und die Büroblöcke der Regierungsbürokratie angesiedelt haben. Mein Arbeitsalltag pendelte sich rasch ein. Am Abend klingelte mein Telefon. Der Leitstellenkoordinator der Agentur gab mir eine Zusammenfassung vom Zustand des Patienten und seines Aufenthaltsortes – Atlanta, Buenos

Aires, Wellington oder Zagreb –, und dann bekam ich einen Flugplan gefaxt. Um vier Uhr früh stand ein Fahrer vor meiner Tür, um mich durch die leeren Straßen der Stadt zum Büro der Firma zu bringen. Dort grüßte ich mitten im vielsprachigen Geplapper der Telefone und dem Lärm des Fernschreibers die Nachtschicht und kippte eine Tasse Kaffee hinunter, während ich meine Ausrüstungskisten überprüfte, nachschaute, ob die Batterie des Defibrillators aufgeladen war, und auf der Suche nach den aktuellsten medizinischen Daten meines Patienten meterweise Faxpapier durchsah. Am Flughafen schob ich mich mittels meines orangefarbenen Notfallkoffers und dem roten Kreuz auf der Wiederbelebungskiste an der Schlange vorbei, ging an Bord des Flugzeugs und schlief sofort ein.

Am Ziel angekommen, schnappte ich mir ein Taxi zum Krankenhaus, um den Patienten zu treffen, der normalerweise in einem Privatzimmer lag. Meist wurde ich dort wie ein Retter begrüßt, der gekommen war, um ihn aus unbegreiflichen medizinischen Ränken und von dem beunruhigend schmackhaften Krankenhausessen zu erlösen. Der behandelnde Arzt gab mir einen Zustandsbericht und stellte fest, ob mein Schützling transportfähig war. Dann fuhr ich zu meinem im Voraus gebuchten Hotel und meldete dem Büro in London, dass alles in Ordnung war, oder informierte es, falls es Komplikationen gab. Danach hatte ich in der Regel bis zum Rückführungsflug am nächsten Morgen frei. Diese Stippvisiten besaßen eine eigentümliche Intensität. Manchmal war ich in Urlaubsorten, dann ging ich zum Schwimmen an den Strand oder bummelte zwischen den vielen Urlaubern über die Promenade. Manchmal war ich in großen Städten voller berühmter Sehenswürdigkeiten, doch meine Erkundungen wurden meist dadurch bestimmt, wie weit ich laufen wollte. Oft war ich schon zufrieden, wenn ich ein eigenwilliges Viertel fand, wo ich in einer Bar oder auf der Terrasse eines Cafés saß und las oder zeichnete, dann lief ich weiter, bis das Licht, das durch die Tür eines Restaurants fiel, mich anlockte.

Am Morgen war ich wieder im Krankenhaus, um meinen Patienten im Krankenwagen zum Flughafen zu begleiten. Dies wurde zuweilen äußerst theatralisch inszeniert. Nachdem sie uns im Heck des Fahrzeugs verstaut hatten, traten die Sanitäter ihre Zigarettenkippen aus und nahmen ihre Plätze ein wie Bomberpiloten. Sirene und Blaulicht wurden eingeschaltet, der Krankenwagen schoss, haarscharf an Fußgängern vorbei, kopfüber in den Verkehr und brach bei jeder sich bietenden Gelegenheit auf die Gegenfahrbahn aus, worauf der Herzmonitor, an den mein bis dato stabiler Patient angeschlossen war, heftige Ausschläge verzeichnete. Ohne die Geschwindigkeit zu verringern, erzwang sich der Fahrer den Weg durch die Flughafensicherheit auf das Rollfeld, wo er sich zwischen den Servicefahrzeugen hindurchschlängelte, um mit ersterbendem Sirenengeheul und quietschenden Reifen neben dem geparkten Flugzeug zum Stehen zu kommen. Selbst Patienten, die gehen konnten, mussten auf der Trage liegen bleiben, die dann mit viel dramatischem Gestöhn von Menschenhand die Gangway hinaufbefördert wurde. An Bord wurde der Kranke, der unter den Blicken einer ganzen Flugzeugladung von Passagieren vor Peinlichkeit ein ganz starres Gesicht machte, von dem freundlichen Bordpersonal zu seinem Platz gebracht, während ich meine – hoffentlich überflüssige – Kiste mit der Wiederbelebungsausrüstung verstaute und mich neben ihn setzte.

Erst jetzt konnte mein Schützling sich entspannen und mir gestehen, wie froh er war, nach Hause in die ruhige Sicherheit eines Bettes in einem britischen Krankenhaus gebracht zu werden. Ich sagte es ihnen nicht, aber oft waren die Krankenhäuser, in denen sie behandelt worden waren, weitaus besser und moderner als in England. Von opportunistischen Politikern seines Wesens beraubt, war es mit dem staatlichen Gesundheitswesen noch weiter bergab gegangen. Das Verhältnis von Ärzten zur Bevölkerung und selbst die Qualität der Behandlung bei ganz gewöhnlichen Erkrankungen waren schlechter als fast überall in Europa; die Überlebensrate nach Herzanfällen – worunter meine Patienten oft litten – war geringer als in Polen oder Mexiko. Sobald wir wieder in England waren (manchmal nach einem Anschlussflug von London zu einem kleineren Flughafen und einer weiteren Krankenwagenfahrt), lieferte ich ihn in seinem örtlichen Krankenhaus ab, wo er auf einer Fahrtrage in einer überfüllten Ambulanz warten musste, bis man auf einer Station ein Bett für ihn gefunden hatte. Ich übergab den

Patienten einem gequälten Arzt, verabschiedete mich und wünschte ihm eine rasche Genesung. Manchmal versuchte ein dankbarer
Verwandter, mir einen Zwanzig-Pfund-Schein in die Hand zu
drücken, »für meine Mühe«.
Ich brauchte das zusätzliche Geld nicht. Die Arbeit als fliegender Arzt war weitaus besser bezahlt als alles, was ich bisher getan
hatte, besonders während der Urlaubszeit war der Bedarf so groß,
dass ich einen Flug nach dem anderen machte. Wenn ich nach
Hause kam, blinkte auf dem Anrufbeantworter schon der nächste
Auftrag. Es war mir sogar schon gelungen, den Großteil der Schulden, die ich während meiner reisenden Vergangenheit gemacht
hatte, zurückzuzahlen. Und die Arbeit wurde interessanter. Einige
medizinische Rückführungen konnten nicht mit normalen Passa-
gierflugzeugen durchgeführt werden. Bei den ernsten Fällen wurde ein spezielles Lazarettflugzeug gebraucht: ein zweimotoriges
Flugzeug mit einer Kabine, die auf Normaldruck gehalten werden
konnte, Überwachungs- und Wiederbelebungsgeräten und genug
Platz für mich und eine Krankenschwester, damit wir während des
Flugs am Bett des Patienten arbeiten konnten. Die Flugzeuge flogen von einem ländlichen Flugplatz südlich von London aus: ein
Kontrollturm aus den Tagen, als hier während des Krieges ein
Jagdgeschwader-Stützpunkt war, ein paar Hangars und ein kleiner
Zollposten.
    Bei diesen Flügen gab es keine gemütlichen Hotelaufenthalte.
Innerhalb von einer Stunde brauste ein Auto mit mir zum Flughafen. Normalerweise hoben wir nach Einbruch der Dunkelheit ab
und stiegen durch den dichten Flugverkehr, dessen Positionslich-
ter ich durch die Bullaugen der Kabine aufleuchten sah. Sobald wir
auf Flughöhe waren, wurde das Motorengeräusch leiser, und der
Kopilot kam mit einem Stoß Faxe aus dem Cockpit: das Krankenblatt des Falls, den wir abholten. Nachdem die Krankenschwester
und ich die Ausrüstung überprüft hatten, las ich im gelben Licht
einer Schottlampe das Krankenblatt und trank Kaffee und aß
Sandwiches aus der kleinen Küche. Ab und zu gab einer der Piloten einen per Funk übertragenen aktualisierten Befund des Patienten oder den Wetterbericht durch.
    Wir bekamen noch vor anderen Flugzeugen stets sofort Lande-

erlaubnis – Hilfsflüge hatten Vorrang – und rollten hinter dem Fahrzeug der Bodenkontrolle in eine Ecke des Flugfelds, wo mit kreisendem Blaulicht der Krankenwagen wartete. Der Kopilot öffnete die Tür, und ich ging die Treppe hinunter, leicht taub von dem langen Dröhnen der Motoren, die jetzt schwiegen, auf das Licht zu, das aus den Fenstern und offenen Türen des Krankenwagens drang. Ein Arzt saß drin, die Übergabe war schnell erledigt: Hier waren die Diagramme des Flüssigkeitshaushalts, die Medikation und die Röntgenaufnahmen. Rasch koordinierten wir den Transport des Patienten ins Flugzeug – die Trage die Treppen hoch, die Sauerstoffversorgung wieder angeschlossen – und beobachteten einen Augenblick den Herzmonitor. Dann war der Arzt mit einem Händeschütteln und einer letzten Anweisung verschwunden: »Achten Sie auf seine Atemwege. Viel Glück.«

Wenn die Türen sich schlossen und das vor dem Abheben ansteigende Heulen der Motoren einsetzte, war ich bereits mit dem Patienten beschäftigt: maß den Blutdruck, stellte die Infusion richtig ein, überprüfte die zerebrale Reaktionsfähigkeit, indem ich testete, wie die Pupillen auf den Lichtstrahl meiner Taschenlampe reagierten. Während des gesamten Rückflugs arbeiteten die Krankenschwester und ich zusammen, sprachen über unsere Beobachtungen, schrieben sie in die Krankenakte und überprüften – falls zusätzliche Beatmung erforderlich war – die Einstellung des stetig seufzenden Beatmungsgeräts. In Flughöhe kam einer der Piloten nach hinten in die Kabine, um sich nach dem Befinden unseres Patienten zu erkundigen. Wir wurden alle ganz von unseren Aufgaben in Anspruch genommen, und so gab es im Team kaum Gespräche, nur ein Gefühl schweigenden Zusammenhalts, isoliert, hoch oben über der Erde auf dem Weg nach Hause.

Oft waren die Patienten jung, Opfer eines Drangs zum Risiko, der in einem Motorradunfall oder einem Absturz beim Drachenfliegen oder einer Schlägerei in einer Kneipe kulminiert war. Ich saß neben der Krankentrage, betrachtete ihre Gesichter in dem trüben Kabinenlicht und überlegte, wer mich nach Hause bringen würde, falls mir bei meiner Arbeit je etwas zustieße: Reiseversicherungen deckten Verletzungen in Kriegsgebieten nicht ab. Aber die nächste Überprüfung des Blutdrucks oder die nächste Medikamentengabe in die Infusion forderte meine Aufmerksamkeit und verscheuchte den Gedanken wieder aus meinem Kopf.

Lazarettflugzeuge wurden wegen ihrer Geschwindigkeit und ihrer Treibstoffkapazität nur auf kurzen oder mittleren Strecken eingesetzt. Langstreckenrückführungen ernster Fälle waren von planmäßigen Passagierflügen abhängig, dann wurde in den Sitzreihen im hinteren Teil eines Jumbojets eine Krankentrage fixiert. Obwohl man diesen Bereich mit einem Vorhang abtrennen konnte, ging es dort selten ruhig zu. Auf Langstreckenflügen über Los Angeles nach Australien oder Neuseeland etwa, die vierundzwanzig Stunden und länger dauern konnten, wurde der hintere Bereich schnell zu einer Art informellem Treffpunkt. Partytypen, Trinker und Raucher, selbst Bordpersonal, das kurz Pause machte, versammelten sich ermüdet und vom Jetlag mitgenommen dort in der ausgedehnten Dunkelheit der westwärts vordringenden Nacht. Der Zirkus konnte unterhaltsam sein – wenn ich mich um einen sehr kranken Patienten kümmerte, hatte ich eh wenig Zeit zum Ausruhen –, während einer schwierigen medizinischen Rückführung aber auch störend.

Ich begleitete einen Mann zurück nach Tasmanien. Er hatte in London gearbeitet, wo er Gewicht verloren und Abdominalschmerzen bekommen hatte und in ein Krankenhaus eingeliefert worden war. Untersuchungen ergaben, dass er an einer ansteckenden Form von Leukämie litt. Das Zytotoxin, das man ihm gegeben hatte, um die Produktion von bösartigen weißen Blutkörperchen zu unterdrücken, hatte auch sein Immunsystem angegriffen, was ihn anfällig machte für Sekundärinfektionen – bakterielle sowie Pilzinfektionen –, während die durch sein schlecht funktionierendes, karzinöses Knochenmark geringe Zahl von Blutplättchen bedeutete, dass er anfällig war für gastrointestinale Blutungen. Sein Zustand hatte mit Mühe stabilisiert werden können, und jetzt war ein Wettrennen im Gange, um ihn nach Hause zu seiner Familie zu bringen, bevor er starb.

Ich reiste mit einer Krankenschwester. Der kritische Zustand des Mannes bedeutete, dass keiner von uns beiden viel Ruhe haben würde. Blutdruck, Flüssigkeitsaufnahme und Urinausscheidung mussten ständig überwacht werden. Druckgeschwüre würden sich entwickeln, wenn wir ihm während des langen Fluges nicht regelmäßig halfen, sich anders zu legen. Wir mussten ihm häufig Medikamente geben, sowohl oral als auch intravenös: zwei Anti-Pilz-Medikamente, vier Antibiotika, drei zytotoxische Mittel, Magensäurehemmer, um die Magenblutung zu unterbinden, und Diuretika, um seinen Körper von überschüssiger Flüssigkeit zu befreien, die in seine Lungen einzudringen drohte. Schmerzmittel und Mittel gegen Übelkeit wurden ebenfalls gebraucht. Neben meinem normalen Medikamentenvorrat und der Wiederbelebungskiste hatte ich auch eine Kühltasche mit vierundzwanzig Packen konzentrierter menschlicher Thrombozyten dabei, damit seine Blutgerinnungsfunktion erhalten blieb; davon bekam er jede Stunde eine Infusion.

Kurz nach dem Abheben hatte unser Patient einen Diarrhöanfall, eine Nebenwirkung seiner Medikamente. Dann zeigte der Herzmonitor Ausbrüche von schnellen Herzschlägen. Neben den regelmäßigen Beobachtungen und Injektionen auch noch mit dieser Entwicklung umzugehen erforderte unsere ganze Aufmerksamkeit, und unsere Welt konzentrierte sich auf den kleinen beleuchteten Raum hinter den zugezogenen Vorhängen: den leise sprechenden, ruhig leidenden Mann auf der Trage, die Infusionsflaschen über ihm und den Katheterbeutel darunter. Die Hauptkabine war nach dem Bordfilm in Dunkelheit getaucht, die meisten schliefen. Aus der hinteren Region, wo die Schlaflosen versammelt waren, kam ein Murmeln. Ich hatte keine Ahnung, wie lange wir schon in der Luft waren, als es ein erstes Problem gab. Ein Rums und ein Aufschrei, und dann steckte eine aufgeregte Stewardess den Kopf durch den Vorhang und bat mich um Hilfe.

Ein Mann hatte im Gang gestanden und mit einem neuen Bekannten eine Flasche zollfreien Brandy geteilt. Die Stewardess zog mich dahin, wo er jetzt lag, offensichtlich mitten in einem ausgewachsenen Anfall. Ich schob ihm eine Rettungsweste unter den zuckenden Kopf und verpflichtete seine Trinkkumpanen, aufzupassen, dass er sich nicht verletzte, während er um sich schlug, und durchsuchte rasch seine Taschen. Ich entdeckte keine verräterische Flasche mit einem Medikament gegen Krämpfe, und weder in seiner Brieftasche noch auf seinem Armband fand sich ein Hinweis darauf, dass er Epileptiker war. Ich bat die Krankenschwester, mir unsere Medikamententasche zu bringen, holte eine Ampulle Valium heraus und injizierte es ihm langsam in eine Armvene. Die Bewegungen des Mannes wurden langsamer und hörten dann ganz auf, und er fing an, tief und rhythmisch zu atmen. Er hatte sich auf die Lippe gebissen, ein dünnes Rinnsal Blut tropfte ihm aus dem Mundwinkel. Ein Mitglied der Crew half mir, ihn in die stabile Seitenlage zu legen, sodass seine Atemwege offen blieben, und bot an, sich um ihn zu kümmern. Ich ging zu meinem Patienten zurück.

Kurz darauf kam die Stewardess wieder. Eine Passagierin in der Businessclass hatte sich über den Lärm beschwert, durch den sie plötzlich geweckt worden war. Seither hatte sie Brustschmerzen und verlangte nach einem Arzt. Man wäre sehr dankbar, wenn ich einen Blick auf sie werfen würde. Die Frau, die alleine reiste, beugte sich mit schmerz- und angstverzerrtem Gesicht in ihrem Sitz vor. Sie drückte die Hände aufs Brustbein. Es fühle sich an, sagte sie, als würde etwas auf ihr Herz drücken. Ich fühlte ihren rasenden Puls und sah, dass ihr Gesicht von einem Schweißfilm überzogen war. Plötzlich begann sie zu würgen, und ich konnte ihr gerade noch eine Spucktüte unter den Mund halten, die sie dann mit regurgitiertem Businessclass-Essen füllte. Während die Flugbegleiterin meine Medikamententasche holen ging, legte ich die Frau auf eine Sitzreihe, schob ihr ein Kissen unter den Kopf, damit sie es bequemer hatte, und eines unter die Knie, damit ihre Beine etwas höher lagen und das Herz nicht so schwer arbeiten musste. Dann nahm ich aus dem orangefarbenen Päckchen, in dem meine Notfallmedikamente waren, ein Glyceroltrinitrat-Spray und sprühte ihr eine Dosis unter die Zunge. Innerhalb weniger Sekunden wurden die Schmerzen schwächer, und ihre schnellen Atemzüge normalisierten sich.

Die Stewardess war ebenso erleichtert wie die Frau, was ich nicht teilen konnte: Dass sie auf das Spray ansprach – das die Koronararterien, die den Herzmuskel versorgen, erweiterte –, deutete auf einen Herzanfall hin. Ich überredete die Frau, eine halbe Aspirin zu schlucken – dessen blutgerinnungshemmende Eigenschaft eine Thrombose daran hindern konnte, die Koronararterien noch mehr zu verstopfen – und eine Sauerstoffmaske aufzusetzen. Sie wehrte sich mit aller Macht und bestand darauf, es gehe ihr wieder gut. So musste ich die alte Lüge – »Ich weiß, dass Sie es wahrscheinlich nicht brauchen, aber tun Sie's für den Seelenfrieden des Arztes« – einsetzen, um sie zu überreden. Dann entschuldigte ich mich, um mit dem Chefsteward zu sprechen.

Außer Hörweite der Frau erklärte ich ihm, dass sie dringend ins Krankenhaus musste. Das Flugzeug sollte, falls notwendig, umgeleitet werden, damit sie so schnell wie möglich zur Erde runterkam. Der Steward ging zum Kapitän und kam mit der Nachricht zurück, dass wir in weniger als einer halben Stunde in Los Angeles landen würden; wir befanden uns bereits im Sinkflug, in diesem Stadium würde eine Umleitung nicht zu einer wesentlich kürzeren Landezeit führen. Ich bat darum, dass man per Funk einen Krankenwagen bestellte, und schlug vor, dass auch der Mann mit dem epileptischen Anfall aussteigen sollte. Angesichts des labilen Zustands meines Patienten konnte ich nicht auch noch die Verantwortung für ihn übernehmen, falls er an Bord weitere Anfälle bekam.

Die Schwester war sichtlich erleichtert, als ich zurückkehrte. Unser Mann sollte seine nächste intravenöse Medikamentengabe bekommen, die ich überwachen musste. Ich untersuchte ihn – seine Basis pulmonis knisterte leise bei jedem Atemzug, was eine Ansammlung von Flüssigkeit bedeutete, und so fügte ich der Infusion eine kleine Dosis eines Diuretikums zu –, dann entschuldigte ich mich bei der Schwester, dass ich sie schon wieder alleine ließ, und ging zu der Frau mit dem Herzanfall, um ihr zu erklären, was los war. Den Defibrillator nahm ich mit und schob ihn diskret hinter einen Sitz. Ich setzte mich neben sie und fragte sie, wie es ihr gehe.

»Gut«, fuhr sie mich an, »ich brauche das Ding hier nicht mehr.« Sie zeigte auf die Sauerstoffmaske, die sie weggelegt hatte.

»Also, ich mache mir immer noch Sorgen um Sie«, sagte ich. »Ich glaube, es wäre besser, wenn Sie sich in einem Krankenhaus in Los Angeles das Herz untersuchen ließen. Bei Brustschmerzen …«

»Mit mir ist alles in Ordnung«, unterbrach sie mich. »Ich gehe zu meinem Hausarzt, wenn wir in Australien sind. Wenn Sie glauben, ich würde dieses Flugzeug in Los Angeles verlassen, irren Sie sich.«

»Wenn der Arzt sagt, Sie sind nicht fit für den Flug, müssen wir Sie, fürchte ich, an Land setzen«, erklärte der Steward. Die Frau sah mich wütend an. »Wie können Sie so einen Unsinn von sich geben?«, wollte sie wissen. »Als Arzt ist es Ihre Pflicht, sich während des Fluges um mich zu kümmern. Wenn Sie mich aus diesem Flugzeug werfen, werde ich Sie verklagen.«

»Vorschrift der Fluggesellschaft«, warf der Steward höflich ein. »Wenn die Möglichkeit besteht, dass Sie ein Herzproblem haben, können wir Sie nicht transportieren.«

»Sie werde ich auch verklagen«, rief die Frau. »Ich habe für mein Ticket bezahlt, und ich habe vor, es auch zu nutzen!«

Wir landeten und rollten zum Terminal, wo ein Ärzte-Team vom Flughafen an Bord kam. Ich stellte dem Dienst habenden Arzt die Patientin mit den Brustschmerzen vor und erklärte ihm meine Diagnose. Die Frau warf ein, ich sei inkompetent und wahrscheinlich nicht einmal ein richtiger Arzt.

»Da haben Sie wahrscheinlich Recht, Madam«, sagte der amerikanische Kollege und zwinkerte mir zu. »Wir bringen Sie besser irgendwohin, wo man sich richtig um Sie kümmern kann.«

Immer noch schimpfend, wurde sie auf eine Trage gelegt und hinausgebracht. Auf dem Weg nach hinten kam ich an einer zweiten Trage vorbei, auf der der Mann mit dem Anfall leise vor sich hin schnarchte.

Wir hoben wieder ab, und als wir hoch über dem Pazifik waren, wurde ein Mann ohnmächtig. Ich hatte ihn flach hingelegt und ihm Sauerstoff gegeben, da wurde ich zu einer Passagierin gerufen, die sich heftig übergab. Sie sprach auf eine Injektion eines Antiemetikums an. Ich hoffte schon, dies sei die letzte Störung auf dieser verhexten Reise, doch der Vorhang wurde zur Seite geschoben, und die Stewardess stand schon wieder da.

»Wir brauchen Ihre Hilfe, Herr Doktor«, sagte sie. »Ein Mann hat sich mit einer Fünfzehnjährigen in einer der hinteren Toiletten eingeschlossen. Wir können die Tür aufschließen und ihn rausziehen, aber wir haben uns gefragt, ob Sie nicht mit ihm reden und überzeugen könnten, friedlich herauszukommen.«

Dies schien keine medizinische Angelegenheit zu sein, aber ich hatte das Gefühl, ich konnte mich nicht weigern. Ich hatte das betreffende Mädchen ein paar Stunden früher kennen gelernt, als sie, unaufgefordert, mit kaltem Mineralwasser für die Krankenschwester und mich vor dem Vorhang gestanden hatte. Christine hatte vom Bordpersonal erfahren, dass ich aus Südafrika stammte, und wollte guten Tag sagen. Als ich irgendwann eine Pause machte, sprachen wir über Kapstadt, wo sie lebte. Trotz ihrer Jugend war ich überrascht gewesen über ihre Zurückhaltung und ihre Aura unschuldiger Sinnlichkeit. Ich hatte bemerkt, welche Wirkung das auf einen Mann in der Nähe hatte, einen leicht angetrunkenen Australier Mitte vierzig, der sie, ein dämliches Grinsen im Gesicht, mit mondsüchtiger Aufmerksamkeit betrachtete. Ich hatte sie gefragt, ob der Mann sie belästige.

»Oh, das ist Munroe«, antwortete sie. »Ich habe ihn auf dem Flug kennen gelernt. Er ist ziemlich harmlos. Er behauptet, in mich verliebt zu sein.«

Munroe war unerschrocken auf mich zugekommen und hatte mir die Hand geschüttelt. »Ist sie nicht schön, Doc?«, fragte er, und Christine hatte mit überraschend erwachsener Toleranz aufgelacht.

Ich ließ die Krankenschwester allein – unser Patient schlief, sein Zustand war im Augenblick stabil – und gesellte mich zu den Flugbegleitern, die sich um die Toilettentür versammelt hatten. Der Bordingenieur hatte einen Generalschlüssel. Ich schob ihn beiseite und drückte das Ohr gegen die Tür. Von drinnen war Gemurmel zu hören.

»Alles in Ordnung, Christine?«, fragte ich.

»Ja«, antwortete sie. »Munroe erzählt mir nur etwas.«

»Munroe, ich denke, Sie sollten rauskommen«, meinte ich.

»Einen Augenblick noch, Doc.«

»Hören Sie, Munroe, helfen Sie mir«, sagte ich. »Christine ist eine alte Freundin von mir aus Kapstadt.« Ich hoffte, er war betrunken genug, um mir das abzukaufen. »Solange sie da drin ist, muss ich hier draußen stehen bleiben, um zu sehen, ob sie in Ordnung ist. Wenn Sie rauskommen, kann ich wieder nach hinten gehen und mich um meinen Patienten kümmern.«

Es war still. »In Ordnung, Doc«, sagte er traurig. Die Tür ging auf, und Christine erschien, gefolgt von einem zerknirschten Munroe. Während ein Steward ihn zu seinem Sitz begleitete, fragte ich Christine, ob er sie verletzt oder ihr Angst eingejagt habe. »Nichts dergleichen«, sagte sie mit ihrer gewohnten Ruhe. »Er hat sich nur hingekniet und mich gebeten, ihn zu heiraten. Ich habe ihm gesagt, ich würde darüber nachdenken.«

Glücklicherweise vergingen die verbleibenden Stunden bis Sydney ohne weitere Unterbrechungen. Die Krankenschwester streckte sich auf einer Sitzreihe aus, um etwas zu schlafen, während ich neben der Trage saß und die intravenöse Infusion des Mannes regulierte. Ich war so müde, dass die Berechnung seines Flüssigkeitshaushalts – einschließlich des Inhalts der Thrombozytenpäckchen plus dem Inhalt sämtlicher Medikamentenampullen, die seiner Infusion zugefügt worden waren, minus der Summe, die auf verschiedenen Wegen ausgeschieden worden war, einschließlich des unmerklichen Verlusts durch Schweiß und der Feuchtigkeit der Atemluft – endlos dauerte. Kurz bevor wir landeten, gab ich ihm eine weitere kleine Dosis eines Diuretikums; der höhere Luftdruck auf dem Boden würde den Druck auf sein Herz erhöhen und damit die Gefahr, dass sich Flüssigkeit in der Lunge sammelte. Er lebte noch, als wir landeten, und lächelte, als wir – nach einem Tiefflug mit einem Lazarettflugzeug entlang der Küste – ein zweites Mal aufsetzten, diesmal in Tasmanien. In der hämatologischen Station im Krankenhaus von Hobart wurde er von seiner Familie erwartet. Seine Tochter umarmte ihn, Tränen strömten ihr übers Gesicht, und sie wandte sich ab und umarmte auch mich.

»Vielen Dank«, flüsterte sie. »Der Arzt in London hat uns gesagt, er würde es vielleicht nicht schaffen.«

»Alles war ganz unkompliziert«, sagte ich mit einem Frosch im Hals. »Wir hatten überhaupt keine Probleme.«

Inzwischen kannte ich das Geschäft des flugmedizinischen Begleit-
dienstes durch und durch. Ich hatte herausgefunden, dass ich überhaupt nicht gerne mit British Airways flog – mürrisches Bodenper-
sonal, die Flugzeuge, mit denen ich reisen sollte, wurden kurz vor
dem Abflug verschoben, Passagiere saßen stundenlang an Bord
und mussten dann ohne Erklärung für Stunden in die Abflughalle
zurückkehren –, und diejenigen Fluggesellschaften zu schätzen gelernt, deren Rücksichtnahme und Hilfsbereitschaft mir die Arbeit
erleichterten. Ich hatte entdeckt, dass die Leitstellenkoordinatoren
einiger Agenturen solche Primadonnen waren, dass jeder Vorschlag des Arztes, die organisierte Reiseroute zu ändern – etwa
vielleicht ein Hotel im Stadtinnern statt desjenigen am fernen
Flughafen oder die Bemerkung, ein Anschlussflug könnte für den
Patienten weniger ermüdend sein als über dreihundert Kilometer
auf der Straße –, als persönliche Kritik aufgefasst wurde und dazu
führte, dass der lästige Arzt von der Liste der für die Agentur tätigen Ärzte gestrichen wurde.

Von größerem Wert war die klinische Erfahrung, die ich bekam.
Ich kümmerte mich um Patienten mit instabilen Wirbelbrüchen,
bei denen jeder Transfer – vom Krankenhaus in den Krankenwagen, vom Krankenwagen ins Flugzeug und das Gleiche noch einmal umgekehrt – eine peinlich genaue Choreographie erforderte,
um weitere Schäden zu vermeiden. Ich begleitete Menschen mit
Malaria, die im Delirium schrien, und unruhige psychiatrische Fälle, die mittels improvisierter Psychotherapie und Sedierung an
Bord besänftigt werden mussten. Einmal war ich bei einer groß
angelegten Rückführung von Opfern eines Busunfalls im Urlaub
dabei. Die Kabine des Flugzeugs war in eine fliegende Station verwandelt worden, die fünfzehn Tragen beherbergte. Die einzige
Patientin, die in der Luft starb – eine ältere Dame, die einen
schweren Schlaganfall erlitten hatte und nicht bei Bewusstsein
war –, tat dies irgendwo über dem Atlantik ganz ruhig, und alles,
was ich tun musste, war, die Vorhänge um ihre Trage zuzuziehen
und dem Protokoll zufolge dem Kapitän Bescheid zu sagen, bevor
ich mir einen kleinen Whisky bestellte, der mir, solange ich im
Dienst war, verweigert wurde.

Meine Bereitschaft, auch kurzfristige Aufträge zu übernehmen und – ungeachtet allen Zitterns – selbst schwer kranke Fälle zu begleiten, machte mich nach einem Jahr zu einer Art Veteran der Luftfahrtmedizin. Aber jeder Flug erschien mir wie eine unglaubliche Improvisation, eine Übung im Treffen medizinischer Entscheidungen ohne Handbuch. Gelegentlich organisierte eine der größeren Flugbegleitagenturen auf einem ländlichen Flughafen einen Trainingskurs für ihre Ärzte. Ich nahm an einem solchen teil und fand, dass es eine wunderliche Mischung aus Theorie – über den unterschiedlichen Sauerstoffdruck in verschiedenen Flughöhen und das Verhalten bei Feuer, wenn es etwa durch einen Kurzschluss ausgelöst wurde oder die Treibstofftanks brannten – und unzureichender Information über die klinische Praxis war. Nach dem Mittagessen übten wir am Rand der Rollbahn, kleine Feuer zu löschen, dann streiften wir Rettungswesten über und sprangen in einen nahe gelegenen Swimmingpool. Ein Multiple-choice-Test wurde ausgeteilt, gefolgt von Drinks. Die Teilnahme an dem Kurs wurde als bedeutender Schritt auf der kurzen Karriereleiter im flugmedizinischen Dienst betrachtet.

Für diejenigen, die weiter aufsteigen wollten, war der höchste anzustrebende Posten der des Leitstellenkoordinators. Das waren die Ärzte, die in den Zentralen die Entscheidungen über die Rückführung trafen, die aufgrund von telefonischen Konsultationen mit denjenigen, die sich in fernen Ländern um die Patienten kümmerten, einschätzten, ob diese transportfähig waren, die das benötigte medizinische Personal und die Ausrüstung für den Flug organisierten und falls erforderlich die Überweisung ins Heimatkrankenhaus arrangierten. Eine große Gesellschaft hatte drei oder vier Einsatzkoordinatoren, eine kleine nur einen, und der Dienstturnus ging rund um die Uhr. Die Arbeit bot verschiedene Vorteile und ein großzügiges Einkommen. Mein Freund David, der notorische Reisende, hatte ein Jahr vor mir als fliegender Arzt angefangen, aber er flog nicht mehr. Vorübergehend verführt von dem Firmenwagen und der betrieblichen Altersversorgung, pendelte er jetzt zur Arbeit nach Croydon, von wo aus er, wenn er Dienst hatte, mir bei den einfacheren Flügen die erste Wahl überließ.

Das Geschäft mit dem flugmedizinischen Begleitdienst war ein sehr harter Wettbewerb, die Agenturen taten alles, um einander bei den Verträgen mit den Sachverständigen der Versicherungen zu unterbieten. Kompetente Einsatzkoordinatoren waren ein wichtiger Aktivposten – sie sorgten dafür, dass das Rückführungsgeschäft reibungslos lief –, und sie wurden oft von rivalisierenden Anbietern mit mehr Geld und anderen Vergünstigungen abgeworben. Dann mussten die Gesellschaften, um ihre Gewinnspanne zu halten, einen anderen Bereich finden, in dem sie sparen konnten, normalerweise, indem sie ihrem fliegenden Personal die Gehälter kürzten. Plötzlich bekam man für die Zeit, die man bei einem Auslandseinsatz im Hotel schlief, nur den halben Stundensatz, oder sie beschlossen, dass dies ein Luxus war, für den sie einen überhaupt nicht bezahlen wollten. Ungeschützt durch Verträge, hatten die Ärzte und Krankenschwestern, die die eigentliche Arbeit der Rückführung der Patienten machten – von Natur aus ungebundene Selbständige –, wenig Einfluss auf ihre Arbeitsbedingungen.

David schlug mir vor, mich von den Unsicherheiten dieser periodischen Beschäftigung zu befreien und die Karriere des Leitstellenkoordinators einzuschlagen. Eine kleine Firma, die ihren Marktanteil vergrößern wollte, hatte ihm eine Stelle angeboten und suchte nach einem weiteren Arzt. Die Idee war oberflächlich betrachtet sehr attraktiv, aber dann besuchte ich David in seinem Büro und beobachtete die merkwürdige Mischung aus Ehrerbietung und Ressentiment, die die Haltung der leitenden Angestellten der Agentur kennzeichnete, für die er arbeitete. Von Natur aus Arbeitstiere – von der Reise- und Versicherungswirtschaft hervorgebrachte Hybriden –, schienen sie medizinische (und womöglich auch andere) Professionalität als eine Art subversives Unkraut zu betrachten, das ihre wirtschaftliche Wettbewerbsfähigkeit untergrub. Noch schlimmer fand ich das Schreckgespenst, bei Zusammenkünften nach Feierabend und sommerlichen Barbecues geselligen Umgang pflegen zu müssen; eine Aussicht, die sogar den normalerweise geselligen David erbleichen ließ.

Ich dachte über andere Möglichkeiten nach, meinen Lebensunterhalt zu verdienen. Die Arbeit als Arzt in Kriegsgebieten war freiwillig und unbezahlt. Meine Karriere als Krankenhauschirurg sah zunehmend unsicher aus – mein Curriculum Vitae war ein seltsames Flickwerk aus Jobs, die das Zartgefühl seriöser Fachärzte verletzten –, und ich erwog, eine Vollzeitstelle in einer Unfall- und Notfallstation anzunehmen, wo ich hoffte, ein abwechslungsreicher Lebenslauf würde die Vorstellungsgremien weniger provozieren. Zwischen Rückführungsflügen und Schichten in der Unfallabteilung arbeitete ich weiterhin als freier Journalist, schickte Nachrichten und Features an Zeitschriften und Nachrichtenagenturen. Ich freute mich, wenn sie veröffentlicht wurden, trotz der lächerlichen Bezahlung. Ein Text von achthundert Worten, für den ich mehrere Tage recherchierte und schrieb, brachte mir vielleicht hundertzwanzig Dollar ein. Ein glattzüngiger Bekannter – erfolgreicher, freiberuflicher Werbetexter, der über mein mangelndes finanzielles Geschick spottete – schlug mir vor, mit ihm ins Geschäft zu kommen.

Er hatte seine selbstsichere Zungenfertigkeit der Vermarktung aller möglichen Dinge, von Hygieneartikeln bis zu Urlaubsreisen, gewidmet und vor kurzem ein lukratives Expansionsfeld entdeckt: die Gesundheitsindustrie. Meine Fähigkeit, medizinische Zusammenhänge auf einfache Art darzustellen, war in seinen Augen etwas, von dem wir beide profitieren konnten. Ich war skeptisch, bis ich erlebte, wie er sein Konzept einer neuen Biotechnologiefirma verkaufte, die mit der Identifikation von Pilzverbindungen für die Krebsbehandlung befasst war. Er elektrisierte die leitenden Angestellten mit beißenden Schlagworten – »Fokus-Effekt«, »Visions-Ausdehnung« sogar »Schimmelpilzvernichtung« (niemand lachte) – und zog für uns den Auftrag an Land, den jährlichen Firmenprospekt zu texten. Ich fügte ihren knöchernen Forschungszahlen das klinische Fleisch zu, während er das Ergebnis mit der atemberaubenden »Dies ist die Investition Ihres Lebens«-Übertreibung erfüllte, die risikobereite Kapitalisten sich auf ihre Scheckbücher stürzen ließ. Ermutigt von unserem Erfolg, bezahlte er mich fürstlich und sah sich nach weiteren Vermarktungsmöglichkeiten für unsere gemeinsamen Fähigkeiten um.

Ein paar Tage später wurde ich vom Seniorpartner einer führenden internationalen Public-Relations-Agentur luxuriös zum Essen eingeladen. Nachdem er mit ihrem weltumspannenden Ruf geprahlt hatte – ein wichtiger Klient war die indonesische Regierung, die sie beauftragt hatte, den »negativen Eindruck«, der in der Öffentlichkeit durch bestimmte Massaker in Osttimor entstanden war, zu bekämpfen –, machte der Mann mir einen Vorschlag: ihre neu geschaffene Abteilung »Gesundheitswissenschaften« zu leiten und ein Team von engagierten Mitarbeitern zu führen. Mein erster Auftrag wäre, einen bestimmten Kunden bei der effektiven Präsentation komplizierter medizinischer Themen zu beraten.

»Wer ist der Kunde?«, fragte ich.

Er konzentrierte sich ganz darauf, eine große Zigarre auszuwickeln. Er fragte, ob ich den Bericht der International Agency for Research on Cancer (IARC) über das Passivrauchen gelesen hatte. Ich sagte, ich hätte eine Zusammenfassung davon in einer medizinischen Fachzeitschrift überflogen, und erinnerte mich, dass darin stand, bei Menschen, die dem Tabakqualm anderer ausgesetzt sind, sei die Häufigkeit von Lungenkrebs berechenbar höher.

»Das ist genau die Art von Missverständnis, die Sie korrigieren müssen«, sagte er und lächelte milde. »Die Zahl der untersuchten Fälle war in Wirklichkeit zu klein, um statistisch signifikant zu sein, also können von diesen Feststellungen keine fundierten Schlussfolgerungen gezogen werden. Der Spielraum der mathematischen Abweichung war derart, dass Passivrauchen auch so interpretiert werden könnte, dass es sogar eine Schutzwirkung gegen Lungenkrebs hat. Ihre Aufgabe wäre es, der Öffentlichkeit diese Kontroverse bewusst zu machen.«

»Es ist wohl kaum eine Kontroverse«, wandte ich ein. »Die Tatsache, dass Passivrauchen ein gesundheitliches Risiko birgt, wurde durch andere Studien längst bewiesen.«

»Sehen Sie sich die Zahlen an«, sagte er und zog eine Reihe großer Musterkarten heraus, wie sie bei Kundenpräsentationen benutzt werden. »Statistisch ist das Risiko, daran zu sterben, dass Sie den Rauch von jemand anderem inhalieren, geringer, als an einem Haferkeks zu ersticken.« Er zeigte auf ein Bild des tödlichen Kekses, darunter ein Block kunstvoll gestalteten Textes, und blätterte zur nächsten Karte weiter. »Sie sterben eher an einem Glas Leitungswasser.«

Meine stumme Reaktion als Zeichen dafür interpretierend, dass er einen Punkt gemacht hatte, fuhr der Mann mit einer Stimme siegreicher Vernunft fort. »Als Leiter der Abteilung für Gesundheitswissenschaft wäre es Ihre Aufgabe, über die wahre statistische Stichhaltigkeit dieser und anderer Studien zu schreiben, die die Produkte unseres Kunden verunglimpfen. Ihre medizinische Qualifikation macht Sie zum idealen Kandidaten für diesen Posten.« Er lehnte sich zurück und spreizte die Finger auf der Tischdecke. »Sie können, innerhalb eines vernünftigen Rahmens, Ihren Preis bestimmen.«

Ich stand auf. »Vielen Dank für das Essen«, sagte ich. »Sehen Sie sich die Zahlen an«, rief er hinter mir her, als ich rausging. Mein kurzer Ausflug in die Welt der medizinischen Werbetexte war zu Ende.

Ein gutes Essen kann noch besser schmecken, wenn mit der Rechnung ein richtiger Idiot abserviert wird, und ich hatte die Erinnerung daran gebraucht, dass die Arbeit als Luftfahrtmediziner zwar nicht immer ernsthafte medizinische Arbeit bedeutete, aber doch zumindest eine relativ redliche Sache war. Sie schien auch meinem ungeselligen Wesen zu entsprechen; ich war zum Stammgast in Transithallen geworden, von Taxi- und eiligen Krankenwagenfahrten durch die Straßen unbekannter Städte, deren Topographie mir für immer fremd bleiben würde. Ich begleitete weitere Rückführungen nach Australien und Neuseeland, alles schwere Fälle. Um die Hotelkosten zu reduzieren, verlangten die Schadenssachverständigen der Versicherungen manchmal, dass die Krankenschwester und ich weniger als achtundvierzig Stunden auf dem Boden verbrachten, was uns wenig Zeit zur Erholung gab, bevor wir die lange Rückreise antraten.

Einige der flugmedizinischen Begleitagenturen, für die ich arbeitete, waren damit einverstanden, dass ich den Rückflug in Singapur unterbrach – unbezahlt natürlich und nur unter der Voraussetzung, dass sie mich nicht für einen anderen Flug brauchten –, um ein paar Tage zu entspannen, während die Krankenschwester mit der Ausrüstung nach Hause flog. Ich machte es mir zur Gewohnheit, in dem chinesischen Hotel zu übernachten, in dem ich auch gewohnt hatte, als mein Schiff dort vor Anker lag. Das ältere

Paar, das es führte, gab mir immer dasselbe Zimmer im ersten Stock, und wenn ich auf die hektische Straße hinunterschaute, fühlte ich mich dort allmählich genauso zu Hause wie irgendwo anders. Ich spazierte durch das Viertel, um im Freien an den Tischen des nahe gelegenen Markts der Straßenhändler zu essen, und überlegte, ob die Standinhaber mich wieder erkannten. Dann kehrte ich in mein Zimmer zurück, setzte mich im warmen Abendlicht auf den Balkon, las und trank zollfreien Scotch.

Bevor ich mich schlafen legte, lehnte ich mich, ein Glas in der Hand, an das Geländer. Mit dem klaren Blick des leicht Angetrunkenen blickte ich auf meine Wurzellosigkeit, den Zustand, zu dem meine Wanderexistenz mich geführt hatte. Ich hatte nichts angesammelt: keine Pension, keinen Besitz, keine Lebensversicherung, keine dauerhafte Beziehung. Ich lebte von einem Auftrag zum nächsten und genoss die spezielle Mischung aus Erfüllung und Enttäuschung, die sie boten. Es gab sogar Gelegenheit für intensive, flüchtige Treffen. In London hatte ich mich in einer Bar einen Abend lang mit einer Frau unterhalten. Bevor wir uns verabschiedeten, gab sie mir ihre Telefonnummer in Düsseldorf, und ich notierte sie, ohne zu erwarten, die Frau je wieder zu sehen. Aber eine Rückführung führte mich durch Zufall eine Woche später in diese Stadt. Zwei Monate später war ich wieder da, und drei Wochen danach. Jedes Mal verbrachten wir einen Abend und eine Nacht zusammen, bevor ich meinen Patienten nach Hause begleitete; das war nicht viel, aber eine Zeit lang das, was einer Beziehung am nächsten kam.

Es gab jedoch noch merkwürdigere Zusammentreffen. Einmal flog ich nach Zakinthos, um in dem Krankenhaus der kleinen griechischen Insel eine Frau abzuholen. Sie hatte am zweiten Urlaubstag eine Fehlgeburt erlitten und war eingewiesen worden, nachdem sie eine Menge Blut verloren hatte. Die beiden Vertreter der Reiseagentur, die mich am Flughafen abholten, sahen abgespannt und erschöpft aus und sagten, sie hätten den größten Teil der vergangenen Woche am Bett der Patientin verbracht. Im Krankenhaus traf ich den Partner der Frau. Auch er war blass unter seiner Sonnenbräune und sah aus, als hätte er kaum geschlafen. Die Patientin begrüßte mich mit blassen Lippen. Ich bat um ein Treffen mit dem Arzt und die Ergebnisse der letzten Blutuntersuchungen.

Der Hämoglobinwert – ein Hinweis darauf, wie viel Sauerstoff das Blut transportieren kann – betrug nur rund ein Drittel des Normalwerts: Das reichte, um auf Meereshöhe im Bett zu liegen, aber nicht, um sich bei geringem Sauerstoffdruck in einem Flugzeug in neun Kilometer Höhe aufzuhalten. Der Krankenhausarzt kam und entschuldigte sich nervös: Die Frau hatte in den vergangenen Tagen zehn Bluttransfusionen bekommen. Das hätte ihren Hämoglobinwert so weit anheben sollen, dass sie hätte fliegen können, aber sie hatte erneut geblutet. Das Krankenhaus hatte nur noch wenige Blutkonserven, die es nicht ausgeben konnte, bevor sich keine neuen Spender gefunden hatten. Plötzlich begriff ich, warum die Vertreter der Reiseagentur und der Freund der Frau so blass waren: Sie bestätigten, dass jeder im Laufe der Woche einen halben Liter oder mehr Blut gespendet hatte, um die Vorräte des Krankenhauses wieder aufzufrischen, genau wie mehrere andere Gäste in ihrem Hotel. Jetzt gab es kaum noch jemanden, der spenden konnte. Der Arzt sah mich abschätzend an: Würde ich vielleicht ein paar rote Blutkörperchen spenden?

Ich hatte als Medizinstudent Blut gespendet, als ich jünger und fitter war, und ich erinnerte mich, wie erschöpft ich mich danach ein oder zwei Tage lang gefühlt hatte. Ich versprach, darüber nachzudenken, während ich mit meinen Auftraggebern Rücksprache nahm, obwohl die Aussicht, mich während des Fluges um eine schwer kranke Patientin zu kümmern, wenn ich mich selbst nicht vollkommen fit fühlte, nicht sehr verlockend war. Ich rief vom Hotel aus an. Das Londoner Büro der Agentur war – was kaum überraschte – für mein Opfer, jedoch weniger begeistert, als ich ihnen erklärte, dass die neue Transfusion, sobald genügend Spender gefunden worden waren, sehr langsam über einen Zeitraum von vierundzwanzig und mehr Stunden gegeben werden müsste. Dann musste sie einen oder zwei weitere Tage im Kreislauf der Empfängerin sein, bevor die frischen roten Blutkörperchen effizient arbeiteten; das bedeutete, dass ich mehrere Tage auf der Insel bleiben musste, bevor ich meine Patientin sicher nach Hause bringen konnte. Der Schadenssachverständige würde sich gegen die zusätzlichen Hotelkosten sträuben, vermutete der Einsatzkoordinator und sagte, er brauchte Zeit, darüber nachzudenken. Ich beschloss, an den Strand zu gehen.

Die Nachmittagssonne schien warm auf die Felsen der kleinen Bucht. Ich tauchte ins Meer und schwamm, so tief es ging, über den sandigen Boden. Als ich rauskam, ging ich zurück zu der Höhle zwischen den Geröllblöcken, wo ich mein Handtuch hingelegt hatte, und traf auf zwei Frauen, die dort lagen und das Buch musterten, das ich las. Sie waren Holländerinnen und sehr attraktiv; eine blond, die andere dunkelhaarig. Wir sprachen über Amsterdam und die dortige Zeitung, für die ich manchmal schrieb. Sie zogen ihre T-Shirts aus und streckten sich mit nacktem Oberkörper neben mir in der Sonne aus. Ich versuchte, den Lichteinfall auf der felsigen Landzunge zu zeichnen. Wir verabredeten uns zum Abendessen. Als ich in mein Hotel zurückkam, war noch keine Antwort aus London da. Ich traf mich mit den Frauen in einem Restaurant an der Hafenmauer, und wir aßen, während unter unserem Tisch gelegentlich kleine Wellen über das Pflaster liefen und uns die Füße nass spritzten.

Der Abend besaß eine anmutige Vollkommenheit. Nachtleuchten kräuselte sich um die Rümpfe der Fischerboote, die ein paar Meter weiter vor Anker lagen. Das Essen war ausgezeichnet, und selbst der örtliche Wein schien in der weichen Nachtluft, die von dem Tang auf den Felsen einen Hauch von Jod herüberwehte, seine Strenge zu verlieren. Wir unterhielten uns über das Schreiben, die Philosophie und das Reisen und lachten übertrieben über die Witze der anderen. Die Frauen luden mich in ihre Pension ein, und wir drei spazierten Arm in Arm die kopfsteingepflasterte Gasse hinauf. Wir öffneten die Fensterläden über dem schlafenden Hafen, saßen auf dem Bett und tranken Ouzo. Die Matratze war so weich, dass wir zueinander rutschten, was ihnen nichts auszumachen schien. Wir tranken noch etwas. Ich streichelte die zarte Haut eines Arms, der auf meinem Schoß lag. Die Besitzerin – das dunkelhaarige Mädchen – kicherte. Ihre Freundin legte den Arm neben mich, und ich spielte mit der kitzligen Region in der Armbeuge. Ihre festen Körper lagen nah an meinem. Ich betrachtete die zarten Schatten der Venen direkt unter der durchscheinenden Haut.

»Könntet ihr beiden«, fragte ich, »jeweils einen halben Liter Blut erübrigen?«

Ich musste nach Dubrovnik fliegen, um einen Engländer abzuholen. Einen pensionierten Nuklearphysiker, der jetzt in einer kleinen Wohnung in der Nähe des Hafens lebte. Dem Krankenblatt zufolge hatte der Mann ein chronisches Emphysem, möglicherweise von den vierzig Zigaretten, die er täglich rauchte. Eine Lungenentzündung hatte ihn ins Krankenhaus gebracht. Jetzt hatten die sich mehrenden Anzeichen für einen drohenden Krieg auf dem Balkan seine Familie in England davon überzeugt, dass er nach Hause geholt werden sollte. Ich flog zu dem kleinen Flughafen in den Bergen, und ein örtlicher Vertreter der Versicherungsgesellschaft fuhr mich die kurvenreiche Straße an der Adriaküste entlang, vor der pinienbestandene Kalksteininseln lagen. Meinen Patienten fand ich auf dem Balkon des Krankenhauses, in seinen Bademantel gewickelt wie ein Mönch. Er gestikulierte mit seiner Zigarette.

»Das ist das Paradies hier, Doktor«, sagte er keuchend, »sogar die Krankenschwestern sind hübsch.«

Er fügte ein paar Worte auf Serbokroatisch hinzu, und auf den kräftigen Gesichtern der beiden weißbekittelten Krankenpflegerinnen erschien ein Grinsen. Auf ihre Antwort brüllte er vor Lachen, was in einem dermaßen langen Hustenanfall endete, dass ich schon dachte, er würde nicht mehr zu Atem kommen. Er wirkte sehr viel lebhafter, als ich erwartet hatte, schließlich war er dem Krankenbericht zufolge neunzig.

Von meinem hoch oben gelegenen Zimmer im Grand Hotel Imperial konnte ich den ganzen Kreis der gewaltigen Stadtmauern und Bastionen bis zum Meer hinunter überblicken. Die Abendsonne schien auf die Dächer, Kuppeln und Kirchtürme über den schattigen Straßenschluchten. Ich hatte eine ganze Dachgeschoss-Suite: Die Kämpfe in Slowenien und der Krajina weiter oben an der Küste hatten die Touristen bereits verjagt, und das Hotel – ein Kurhotel für den europäischen Adel aus dem neunzehnten Jahr-

hundert mit einer Kutschenauffahrt und einem Casino – war fast
leer. In der Altstadt nahm ich an einem Cafétisch an einer Piazza
einen Drink. Tauben liefen auf Kalksteinpflaster herum, das jahr-
hundertelang von Füßen ganz blank poliert war. Ich beneidete den
alten Engländer um seinen Altersruhesitz.

Am nächsten Morgen fuhren wir auf dem Weg zum Flughafen
an seiner Wohnung vorbei. Sie lag am oberen Ende einer schmalen, von zahlreichen Katzen bevölkerten Gasse, die in Richtung
der Stadtmauer anstieg. Die stämmigen Sanitäter trugen seinen
Rollstuhl die langen Treppenfluchten hinauf, als würde der Mann
nichts wiegen. Seine Wohnung war klein; ein Schlafzimmer, ein
Wohnzimmer voller Bücher und eine Küche, die zu einer winzigen
Terrasse hinausging, wo Geranien im Sonnenlicht strahlten. Eine
ältere Nachbarin hatte einen kleinen Koffer gepackt, den sie mir
jetzt reichte. Er gab ihr seine Schlüssel, und sie küssten sich auf
beide Wangen. Ich wandte mich ab, um sie nicht weinen zu sehen.

Als das Flugzeug stieg, schaute der Mann aus dem Fenster und
versuchte, einen letzten Blick auf die Stadt zu erhaschen. Das »Bitte nicht Rauchen«-Licht ging aus, und er fragte, ob er eine Zigarette rauchen könne. Angesichts des schwindenden Vorrats an
Dingen, die ihm das Leben verschönerten, sagte ich ihm, er solle
sich eine anstecken.

»Ich glaube nicht, dass ich noch mal zurückkehre«, sagte er
zwischen heftigen Hustenanfällen. »Ich glaube, als Tito starb,
wussten wir, dass der Traum vorbei war. Ich war Kommunist, wissen Sie. 1934, als ich in Cambridge studierte, fuhr ich in das sowje-
tische Georgien, um als Erntehelfer zu arbeiten. Da waren Freiwillige aus der ganzen Welt. Wir haben den ganzen Tag gearbeitet,
Weizen geschnitten und ihn auf Wagen geladen. Nachts lag ich
mit einem Mädchen mitten im Weizenfeld. Einem sehr schönen
Mädchen. Wir wussten nicht, dass eine Hungersnot kommen und
viele bei Säuberungsaktionen sterben würden. Stalin zerstörte diesen Traum, und Tito schaffte es, ihn wiederzubeleben. Als ich in
den siebziger Jahren in Rente ging, um mich hier niederzulassen,
fühlte ich mich, als wäre ich wieder jung. Jetzt ist es vorbei.«

Ich übergab ihn den Ärzten in dem Londoner Krankenhaus, wo
man ihn erwartete. Die Röntgenaufnahmen, die ich bei mir hatte,

zeigten eine bösartige Geschwulst in seiner Lunge, die, wie ich wusste, nicht operiert werden konnte. Drei Wochen später sah ich Dubrovnik wieder. Diesmal in den Abendnachrichten. Flammen schlugen von dem Balkon des Hotelzimmers, in dem ich gewohnt hatte, und dichter Rauch stieg von den Dächern der mittelalterlichen Stadt auf, wo serbische Granaten einschlugen.

Ich hatte einst geglaubt, die menschliche Evolution würde die Entwicklung von Krankheiten zum Stillstand bringen, die Wissenschaft würde neue Heilmethoden bereitstellen. Es stimmte, dass einige Formen medizinischer Hilfe inzwischen überall auf der Welt per Telefon verfügbar waren, sodass ich mich innerhalb einer Stunde mit der entsprechenden Ausrüstung in der Hand auf dem Flug in ein anderes Land wiederfinden konnte, um eine komplizierte Rückholung durchzuführen. Aber die ganze Zeit fingen überall auf der Welt neue Kriege an. Die Zahl der Verletzten und Toten stieg, Epidemien breiteten sich aus, soziale Systeme brachen zusammen, und die Schreie von Flüchtlingen und Waisen erhoben sich zum Himmel, immer weiter, ohne Ende. Ich hatte vielleicht gehofft, es sei möglich, Ferien vom Krieg zu machen – ja, sogar völlig das Interesse daran zu verlieren –, aber der Krieg blieb, wie Lenin gewarnt hatte, an mir interessiert.

# 9

## Birma

Dies war unzweifelhaft die prächtigste Geburtstagsfeier, die ich je gefeiert hatte. Fünfhundert Gäste, die absolute Creme der örtlichen Gesellschaft, drängten sich in dem Bankettsaal. Eine Seite öffnete sich zu der warmen Nacht, wo die Partygäste, hätten sie sich weniger formell verhalten, unter dem tropischen Mond über den Rasen spaziert wären. Es gab sogar eine Ehrenwache, die an der Gartenterrasse strammstand. Jeder Soldat hielt eine Bambusfackel, die in der stillen Luft flackerte und knisterte und die roten Stoffstreifen beleuchtete, die um die Gewehrläufe gebunden waren. In der Halle servierten schlanke junge Chinesinnen in seitlich geschlitzten Kleidern den wichtigsten Gästen Regency-Grape-Brandy und den übrigen Hsan-Loi-Reiswein. Gefangene Bären grunzten in Käfigen am Rand des Geländes. Es war weder mein Haus noch meine Gästeliste. Ich hatte nur zufällig am gleichen Tag Geburtstag wie der Gastgeber, und er hatte nachdrücklich darauf bestanden, dass ich vorbeikam.

Khun Sa war ein Mann, dem man nicht widersprach. In seinem Hauptquartier in Ho Mong in Birmas südlichem Shanstaat war er »Der General«, Shan-Führer und Beschützer seines Volkes. Die Garde bei seiner Party setzte sich aus Truppen seiner zwanzigtausend Mann starken Mong-Tai-Armee (MTA) zusammen, und die Hügel ringsum, über denen der Mond aufstieg, versteckten Flugabwehrkanonen und -raketen für den Fall eines birmesischen Luftangriffs. Im Dezember 1993 hatte Khun Sa die Enklave, die er kontrollierte – ein grobes Rechteck, begrenzt vom Fluss Salween im Norden und der thailändischen Grenze im Süden –, für unabhängig und Ho Mong zur Hauptstadt erklärt. Seither wurde sein Freier Shanstaat belagert. Fünfzehn Meilen weiter hatten sich auf den Hügeln nördlich des Salweenufers birmesische Truppen verschanzt und blockierten den Fährverkehr, der den Jade- und Edelsteinhandel – der, wie verlautet, jährlich eine Million Dollar Steuern einbrachte – durch Ho Mong brachte. Weitere feindliche Divisionen näherten sich am östlichen Rand des freien Staats, ihr Vorrücken wurde durch den Rauch brennender Dörfer markiert.

Gefangen genommene – und durch Vergewaltigungen und Morde terrorisierte – Bauern arbeiteten in Arbeitstrupps, rodeten Dschungelstraßen für die birmesische Armee, die mit ihrer Artillerie und ihren Panzern immer näher rückte.

Diese Gräueltaten erweckten bei der internationalen Gemeinschaft nur verhaltenen Protest, denn Khun Sa hatte effektiv keine Freunde. Er war von einem US-amerikanischen Großen Geschworenengericht verklagt worden, weil er ein sich von seinem Dschungelstützpunkt bis in die Städte im Innern Amerikas erstreckendes Opium-Netzwerk führte, und weltweit zum Staatsfeind erklärt worden. Ein Beamter der US-Drogenbehörde (*Drug Enforcement Administration*, DEA) in Washington hatte Khun Sa zum Ergötzen der Medien und zum Ruhm seiner eigenen Organisation »Prinz des Todes« tituliert. Die CIA, die nach dem Ende des Kalten Krieges um ihr Mandat besorgt war, hatte sich in den Kampf gegen Drogen gestürzt und arbeitete ebenfalls an Khun Sas Untergang. Sogar die birmesische Militärjunta – der »Staatsrat für die Wiederherstellung von Recht und Ordnung« (*State Law and Order Restoration Council*, SLORC) – behauptete, ihre Angriffe gegen den Freien Shanstaat seien eine Antidrogenoffensive, obwohl Zyniker bemerkten, dass achtzig Prozent des Opiums des Landes jetzt in Regionen unter Aufsicht der birmesischen Armee eingebracht wurden, wo die Produktion kürzlich verdoppelt worden war und neue Raffinerien aus dem Boden schossen, um den Samen in Heroin zu verwandeln. Khun Sa blieb der letzte Drogenhändler, der nicht ihrer Kontrolle unterstand.

Falls Khun Sa wusste, wie prekär seine Situation war, dann war bei seiner Geburtstagsfeier in Ho Mong davon nichts zu spüren. Unter seinen Gästen waren chinesische Geschäftsleute, thailändische Nachrichtenoffiziere, Shan-Nationalisten und Kommandeure der MTA, sie saßen entsprechend der Rangordnung in Reihen von Lehnstühlen. Khun Sa – das Haar mit Pomade nach hinten gekämmt und äußerst elegant in einem Haifischhautanzug – ging von einer Gruppe zur anderen und toastete überall mit Brandy. Sein Glas wurde von herumeilenden Burschen ständig nachgefüllt. Er hatte dem amerikanischen Präsidenten geschrieben und ihm US-Investitionen in einen Vernichtungsfeldzug gegen Mohnpflanzungen vorgeschlagen und an das Entwicklungsprogramm der Vereinten Nationen, wo er um landwirtschaftliche Berater und Hilfe für Ernteersatz gebeten hatte. Er hatte keine Antwort bekommen. Er blieb gleichermaßen freundlich, als er zu seiner Familie trat, um die Kerzen auf dem Geburtstagskuchen auszupusten, und die Versammlung unterhielt, indem er Karaoke auf thailändische Schlager sang. »Der General ist glücklich heute Abend«, murmelte ein Beamter, als Kinder sich in einer Gartenlaube versammelten und vor Khun Sa niederknieten, um glänzende rote Umschläge mit Geldgeschenken in Empfang zu nehmen. »Wir sind alle glücklich.«

Ich war nicht besonders glücklich. Ich war im Freien Shanstaat, um eine medizinische Evaluation vorzunehmen und Menschen zu untersuchen, die an Malaria, Amöbenruhr, Leberegeln, Fadenwürmern und Lepra litten. Einige waren hungrige, mittellose Flüchtlinge, deren Häuser von vorrückenden Birmesen zerstört worden waren. In den Krankenhäusern der MTA lagen junge Männer mit Schussverletzungen und amputierten Beinen. Die Bewohner von Khun Sas kleiner Enklave wurden aus allen Richtungen unterdrückt: Sie waren Bauern in einem Machtkampf rivalisierender Regierungsorgane in Washington, und sie waren Tauschobjekte bei zwielichtigen Geschäften zwischen birmesischen und thailändischen Generälen. Die großen humanitären Organisationen wollten nicht in diese tragisch-absurde Situation hineingezogen werden. Selbst die Absichten der medizinischen Nichtregierungsorganisation, unter deren Leitung ich die Einschätzung durchführte, waren nicht ganz klar. Die Shan und die Dorfbewohner der Gebirgsstämme sahen aus, als würden sie in jeder Hinsicht verlieren. Es war eine entmutigende Angelegenheit.

Ein Jahr zuvor hatte ich während der Schneidearbeiten an dem Film, an dem ich in Mosambik gearbeitet hatte, zum ersten Mal von Khun Sa gehört. Das Büro der Fernsehproduktionsfirma beherbergte einen Dokumentarfilmer, der den Shanstaat seit den siebziger Jahren besucht und die komplizierte Karriere dieses nationalistischen Shan-Führers, Drogen-Kriegsherrn und internationalen Verbrechers aufgezeichnet hatte. Der Filmemacher hatte von meiner Arbeit als Arzt für internationale Hilfsorganisationen gehört und mich um Rat gefragt. Khun Sas Untertanen mangelte es an einem grundlegenden Gesundheitsdienst, sie brauchten Hilfe, um ein Zivilkrankenhaus einzurichten: Kannte ich jemanden, der helfen konnte? Ich gab ihm die Adresse medizinischer Organisationen, für die ich gearbeitet hatte, und erklärte, die Shan müssten sich um Hilfe an diese wenden. Es hatte ein Jahr gedauert, bis die Anträge verfasst, geschickt und abgelehnt worden waren: Diese Gesellschaften waren nicht in der Lage zu helfen und behaupteten bedauernd, sie seien bereits in medizinischen Missionen für andere birmesische Minderheitengruppen – die Karen, Karenni und Mon, die in Flüchtlingslager an der thailändischen Grenze verschleppt worden waren – involviert.

Es gab jedoch eine Organisation, die die Gelegenheit begierig ergriff. *Medical Intervention At Once Worldwide* (MIAOW) war ich zum ersten Mal kurz nach meiner Rückkehr aus Mosambik begegnet. Ein Unterstützer, der gehört hatte, dass sie eine Mission in dieses Land erwogen, hatte mich auf sie aufmerksam gemacht. MIAOW war eine junge Organisation, die bereits in Armenien, dem Sudan und in Sarajevo aktiv gewesen war; aber unter den Hilfsorganisationen herrschte ein starker Wettbewerb, und in überfüllten Interventionsgegenden wie diesen war es schwierig, unter den vielen dort tätigen Gruppen bemerkt zu werden. Jetzt suchte die Führung von MIAOW nach einer hochrangigen Mission, die öffentliche Aufmerksamkeit und Spendengelder anziehen würde. Der Freie Shanstaat war jungfräuliches Gebiet – wo bislang keine internationale Intervention stattfand –, auf dem eine wagemutige Nichtregierungsorganisation sich einen Namen machen konnte. MIAOW wollte ein Team schicken, um dort eine medizinische Evaluation durchzuführen, und bat mich, es zu leiten.

Die öffentlichen Aspekte der Mission interessierten mich nicht; was mich überzeugte, war ein klagender Brief, den der Filmemacher von seiner letzten Reise mitgebracht hatte. Er war von einer Menschenrechtsstiftung, die sich »Freiwillige für die vertriebenen Shan« (*Volunteers for the Displaced Shans*, VDS) nannte. »Das Volk des Shanstaates flieht eilig in alle Richtungen, lässt seine wenigen Besitztümer zurück, hat keine Zeit, sie zusammenzuraffen, vor dem Ansturm der SLORC-Streitkräfte«, hieß es. »Dies hat uns veranlasst, internationale Nichtregierungsorganisationen um Hilfe zu bitten … Möge Gott dem Volk helfen, das mit allen Mitteln versucht, den grausamen und schrecklichen Ereignissen, die dem unschuldigen und Mitleid erregenden Volk der alten Birmanischen Union geschehen, ein Ende zu bereiten.« Die Stiftung fügte hinzu, sie sei bereit, sofort ein Krankenhaus zu errichten, eine Dreißig-Betten-Einheit mit Wänden aus Teakholz und einem Weißblechdach, einem Operationssaal und Räumlichkeiten für das Personal. Sie würde Freiwillige unterstützen, die als Krankenschwestern und medizinische Hilfskräfte ausgebildet würden. Sie hatte sogar einen Ort in der Nähe der thailändischen Grenze ausgesucht (eine handgezeichnete Karte war angehängt) und wartete auf grünes Licht und die Zusage, dass medizinisches Personal geschickt werde.

Das Evaluationsteam von MIAOW würde aus einem Arzt (das war ich), einem Logistiker namens Stevie, der für andere Nichtregierungsorganisationen in Äthiopien und Afghanistan gearbeitet hatte, und Virginia, einer Einsatzkoordinatorin aus dem Hauptquartier von MIAOW, bestehen. Wegen Khun Sas schlechten Rufs verlangte die Mission von uns in allem, was seine Verwaltung oder seine Armee betraf, beachtliche Umsicht. Diese heikle Diplomatie wurde Virginia anvertraut. Sie würde auch die Verhandlungen mit den »Freiwilligen für die vertriebenen Shan« bezüglich des geplanten Krankenhauses führen. Ich machte mir Sorgen, als ich erfuhr, dass sie ihre Felderfahrung offensichtlich in Kenia gemacht hatte, wo sie einen Vorrat an Wissen über die Schwierigkeiten im Umgang mit Hausangestellten erworben hatte, »Haus-Boys«, wie sie sie nannte. Mein Auftrag war unkompliziert: die Krankheitsbilder einzuschätzen, Statistiken zu erstellen und eine medizinische

Evaluation durchzuführen. Es war unvermeidlich, dass ich mir die
Hände mit den alltäglichen Ausscheidungen – Schweiß, Rotz, Ex-
krementen und auch Blut – schmutzig machte, aber ich hatte keine
Medikamente dabei und nur ein winziges Chirurgenbesteck, sodass ich das Leiden, das mir begegnete, kaum lindern konnte.
Ein paar Tage vor unserer Abreise von Bangkok wurde ich gebeten, eine Ausrüstungsliste für die Mission zu erstellen. In Erinnerung daran, dass es an Orten wie Kurdistan oder Mosambik fast
unmöglich gewesen war, ordentliche Karten aufzutreiben, hatte
ich betont, wie wichtig es sei, detaillierte Karten der Grenzregion
und des südlichen Shanstaates zu bekommen. Am Abend des Fluges besuchte ich das Büro von MIAOW zu einer letzten Einsatzbe-
sprechung. Derjenige, der für unsere Bedürfnisse zuständig war,
hatte mit Virginia Rücksprache gehalten, und sie waren zu dem
Ergebnis gekommen, dass solche Karten dort, wo wir hingingen,
leichter zu bekommen sein würden. Sie hatten jedoch, erzählten
sie mir stolz, die Unterstützung einer Firma für Designerstiefel
gewinnen können, und zwar in Form von einem Paar Stiefel für
jeden von uns. Alles, worum man uns bat, war, dass der »Teamfoto-
graf« (ich) einige qualitativ hochwertige Dias von den Stiefeln organisierte, wie sie im Shan State getragen wurden, und zwar in
Posen, die später zu Werbezwecken benutzt werden konnten. Jetzt
war es zu spät, mich um Karten zu kümmern, aber die Stiefelfirma
hatte versprochen, über Nacht zu liefern. Als wir Bangkok verließen, waren die Stiefel noch nicht da.

In Chiangmai im Norden Thailands lernten wir Kya Nu kennen,
den Autor der Bittschrift der Shan. Er war ein kleiner Mann, vollkommen kahl, und erinnerte in seinem heiteren Betragen rundum
an einen buddhistischen Mönch. Nur sein weißer, ordentlich ge-
stutzter Schnurrbart verriet eine gewisse Eitelkeit. Gekleidet in einen blassbraunen Umhang, trank er Tee, während er uns die Kom-
pliziertheit der thailändischen Unterstützung für den Freien
Shanstaat erklärte. Gegenwärtig konnten Reis, Medikamente und
Treibstoff nach Ho Mong eingeführt werden, im Austausch gegen

Teakholz, das von thailändischen Holzgesellschaften geschlagen und per LKW abtransportiert wurde. Die Militärregierungen in den thailändischen Grenzprovinzen waren an dem Handel beteiligt: Wenn sie nicht Besitzer der Holzgesellschaften waren, forderten sie einen Prozentsatz der Zölle, die sowohl von den Holzarbeitern als auch von den Shan erhoben wurden. Aber die thailändischen Generäle des Nationalen Sicherheitsrats (*National Security Council*, NSC) in Bangkok planten längerfristig, sie traten für eine Partnerschaft zwischen ihren eigenen Firmen (Bau, Energiegewinnung, Hotels) und den von SLORC-Militärs in Birma geführten Unternehmen ein. Mit Unterstützung der chinesischen Regierung wurde für die Region ein riesiges Entwicklungsprojekt mit Highways, Industrie und hydroelektrischer Energiegewinnung aus dem Salween geplant, und die Generäle wollten alle viel investieren. Zu diesem Zweck war der Kommandant der Ho Mong benachbarten thailändischen Grenzregion vor kurzem versetzt worden, was die Chance, dass unsere medizinische Gruppe die Genehmigung bekam, die Grenze legal zu überschreiten, verringerte. Stattdessen, sagte Kya Nu, konnte es notwendig werden, dass wir zu Fuß in die nördlichen Berge geführt wurden, wo wir Mong-Tai-Soldaten treffen würden, die uns über die Grenze begleiten und deren Maultiere unsere Ausrüstung tragen würden.

»Wenn wir doch nur diese Stiefel hätten«, sagte Virginia, vielleicht in der Vorstellung, ein Bild von ihr rittlings auf einem edlen Packtier würde die Seiten der *Vogue* zieren.

»Vielleicht sollten wir uns nach ein paar Karten umschauen«, schlug ich vor, nachdem ich in Bangkok vergeblich danach gesucht hatte. Vier Stunden Stöbern in den Läden von Chiangmai hatten bestätigt, dass der Verkauf von Blatt 47–2 des internationalen Kartennetzes – der thailändischen Grenze und des südlichen Shanstaates – »aus Sicherheitsgründen« verboten war.

»Sehr merkwürdig«, sagte Virginia.

In Chiangmai lagen die Hauptquartiere einer Reihe von Nichtregierungsorganisationen, die genauso miteinander stritten und sich gegenseitig einverleibten, unterstützten und behinderten wie die ethnischen Faktionen jenseits der birmesischen Grenze, denen sie eigentlich beistehen wollten. Einige Organisationen waren her-

vorragend, andere – ältere Gruppen mit Verbindungen zur US-
*Agency for International Development* (USAID) und einigen Mis-
sionsgruppen – waren durch angebliche CIA-Verbindungen ver-
dorben, und einige waren einfach grässlich, die so genannten
»Schwindel«-NGOs. Diese waren gewöhnlich von Rucksackrei-
senden aufgebaut worden, die in den nebligen Hügeln und reichlich vorhandenen (emotionalen und pharmazeutischen) Rausch-
mitteln, die es im Norden Thailands gab, eine Berufung verspürt
hatten und nicht mehr nach Hause gefahren waren. Einige bezeichneten sich als Umweltberater, andere als Entwicklungshelfer,
und diejenigen, die keinen Nebenverdienst hatten, exportierten
das Kunsthandwerk der örtlichen Gebirgsstämme, das in der esote-
rischen Währung des »Informationsaustauschs« gehandelt wurde.

Wir fingen mit der erfolgreichsten NGO an, die Flüchtlinge an
der westlichen Grenze mit Medikamenten und Reis versorgte. Die
Organisation arbeitete von einem Bungalow am Hang aus, der
über die Dächer von Chiangmai blickte, die jetzt durch den nachmittäglichen Smog nur verschwommen zu erkennen waren. Die
zum Teil von den Shan abstammende Frau, die sie leitete, hatte vor
kurzem eine nicht publik gemachte Reise nach Ho Mong unternommen, um die Gründung eines Mutter-und-Kind-Gesund-
heitsprogramms zu prüfen. Ihre Gruppe hatte es durch stillen
Fleiß auch geschafft, einige Nahrungsmittel an die Punkte an der
Grenze zum Freien Shanstaat zu bringen, wo sich Angehörige der
durch die birmesische Offensive vertriebenen Gebirgsstämme versammelt hatten. Sie wies darauf hin, dass die harte Haltung Bang-
koks eine medizinische Gruppe daran hindern würde, »offiziell«
im Shanstaat zu arbeiten. Dies wäre kein Problem, solange
MIAOW – wie andere internationale, unter Birmas ethnischen
Minderheiten arbeitende Organisationen – operierte, ohne die
thailändische Regierung zu belästigen. Erst wenn dieses Einver-
nehmen verletzt wurde – eine Gruppe von Ärzten, die in Maner-
plaw, der Karen-»Hauptstadt«, arbeitete, war vor kurzem in einer
Fernsehdokumentation zu sehen gewesen, deren Ausstrahlung in
Europa zu offiziellen Einwänden seitens der birmesischen Regierung geführt hatte –, waren die Thailänder gezwungen zu handeln,
indem sie Visa widerriefen.

Ich sah die Karten in dem Büro der Organisation durch, um das
Blatt zu finden, das wir brauchten, und eilte in die Stadt, um es
kopieren zu lassen. Dann ging ich, während der Abend herein-
brach und Stevie und Virginia sich in die Pension zurückzogen, um
über die Konsequenzen der Einschränkungen zu diskutieren – wie
sollte MIAOW mit einem Projekt, das nicht bekannt gemacht
werden konnte, öffentliche Aufmerksamkeit und damit Spendengelder bekommen? –, zu einer der anderen Nichtregierungsorganisationen, die in Chiangmai gediehen. Ein knatterndes Tuk-Tuk
brachte mich zu einem Haus am Rand eines Kanals, wo Glüh-
würmchen und Moskitos durchs Schilf schwärmten. Ich klopfte an
die Tür und wurde hereingebeten; eine Gruppe saß mit ernsten
Gesichtern auf dem Boden, und eine dicke Frau in einem Sarong
und vielen bunt bedruckten Tüchern sprach zu ihnen. Sie leitete
das Asia-Zentrum für Daten-Distribution und glaubte inbrünstig
an ihre Arbeit. Ich konnte mir nur vorstellen, dass die thailändischen Behörden sie gewähren ließen, weil sie so erfolglos war, denn
verschwiegen war sie bezüglich ihres Tuns ganz und gar nicht.

Sie hatte diese Gruppe besorgter Menschen – einige amerikanische Umweltaktivisten, einen Schweizer Apotheker, einen australi-
schen Optometristen, einen neuseeländischen Schweinefarmer
und einen »qualifizierten Therapeuten alternativer Heilmethoden« – gerade »ins Hauptquartier der Aufständischen« gebracht,
wo sie »eine tolle Zeit« gehabt hatten, »sehr dramatisch und sehr
herzzerreißend«. Ihnen wurde jetzt gerade ein Vortrag darüber gehalten, wie jeder von ihnen die Daten distribuieren konnte, um die
Notlage dieses wunderbaren, leidenden Volkes bekannt zu machen. Als sie fertig war, fragte ich sie, was sie über den Konflikt im
Shanstaat wusste. Sie ließ eine Rede voller übertriebener Allge-
meinheiten vom Stapel, die nichts über die Shan enthielt. Dann
schlug die Frau, die sich durch ihr entschiedenes Auftreten in eine
leicht hysterische Erregung hineingesteigert hatte, vor, einen Toast
auszusprechen. Ein widerlicher Wein aus Bangkok wurde uns ein-
geschenkt.

»Nieder mit SLORC!«, rief sie. Ihre Anhänger antworteten mit
Beifall und Gebrüll, als wären sie bereits betrunken.

»Auf all meine wundervollen Freunde!«, schluchzte sie und

kippte überwältigt ihr Glas hinunter. Ich entschuldigte mich. Die Frau begleitete mich zur Tür, wo sie mich kräftig umarmte. »Was Sie nicht erkennen«, hauchte sie mir ins Ohr, »ist, dass sie einen *Genozid* durchführen!«

Die Stadt Mae Hong Son – unser Ausgangspunkt – war ein luftiger Zufluchtsort in den Ausläufern der Gebirgskette, die in dieser Ecke die thailändisch-birmesische Grenze bildete. Kya Nu nahm uns mit zu dem heiligen Karpfen, der träge in einem See unterhalb des buddhistischen Klosters schwamm. Auf dem kleinen Anleger zog er einen Reiskuchen aus dem Ärmel und ließ die Krümel ins Wasser rieseln. Die Fische schäumten um die hölzernen Pfähle wie Piranhas, während Kya Nu uns die nächste Station des schwierigen Kontrapunkts unserer Mission verriet; der Stadtverwalter konnte eigentlich nicht zulassen, dass wir den Shanstaat betraten, aber er hatte diskret wissen lassen, dass er am nächsten Tag in offiziellen Angelegenheiten außerhalb der Stadt sein würde. In dieser Zeit wollten wir den nördlichen Pass überqueren, der mit dem Ho-Mong-Tal verbunden war. Maultiere wurden nicht gebraucht, sie hatten einen LKW mit Vierradantrieb besorgt.

Wir fuhren früh ab. Der Fahrer verließ ein paar Kilometer nördlich der Stadt die Hauptstraße, um eine Nebenstraße zu nehmen, die zwischen verstreuten Dörfern stieg und fiel und sich dann ein steiles Tal hinaufwand. Wald bedeckte die gefurchten Hänge über uns. Die Straße war eine von Holzlastwagen ausgefahrene Rinne voller Felsbrocken und Staub; von einem spritzte auf dem Weg ins Tal ein erklecklicher Haufen Matsch auf unsere Windschutzscheibe. Ein thailändischer Kontrollposten auf dem Kamm schien unbesetzt zu sein, und wir passierten den geöffneten Schlagbaum und das nackte, mit Baumstümpfen bestandene Niemandsland, das zum Freien Shanstaat führte. Fünf Kilometer weiter hielten wir am Shan-Grenzposten. Ein Soldat in Dschungelgrün saß in einer Bambushütte an einem Funkgerät. An der Wand hing die Flagge des Freien Shanstaates: horizontale Streifen in Gelb, Grün und Rot – Kya Nu erklärte uns, dass diese Streifen für Wohlstand, Liebe und Mut standen –, darüber ein weißer Mond, der Frieden bedeutete. Wir bekamen Tee serviert und eine Mahlzeit aus Reis und gekochten Blättern. Für die Dauer unseres Aufenthalts war dies in zum Teil merkwürdig beängstigenden Variationen unsere normale Nahrung.

Die Straße nach Ho Mong klebte zuerst an der Kante einer kurvenreichen Kammlinie mit einem flüchtigen Handlauf in den Kurven, der kaum geeignet schien, uns davor zu bewahren, in die Tiefe zu stürzen. Im Dschungel waren Flecken freigeschlagen worden, nur Stümpfe und niedriges Gestrüpp waren übrig geblieben. Kleine Bambus- und Strohhüttensiedlungen von der gleichen Farbe wie der orangefarbene Staub schmiegten sich an die Hänge. Die Straße fiel allmählich ab. Soldaten marschierten am Straßenrand, jeder trug einen Korb Erde auf dem Rücken. Eine irdene Wand krümmte sich durch die Talsohle, wo Arbeitstrupps eine betonierte Schleusenkammer fertig stellten.

»Dieser Damm wird Wasser und hydroelektrische Energie nach Ho Mong bringen«, sagte Kya Nu, »wie der General befohlen hat. Da drüben«, er zeigte auf eine Planierraupe, die in den Reisfeldern arbeitete und eine Staubwolke aufwirbelte, »kommt der Golfplatz hin.« Er sah ein wenig verlegen drein. »Für die japanischen und koreanischen Besucher, die herkommen, um Edelsteine zu kaufen. Ich nehme an, das ist ein Teil unserer Entwicklung.«

Ho Mong war kein heimliches Dschungelversteck. Zehntausend Zivilisten und etwa genauso viele MTA-Truppen lebten unter Wellblechdächern, die sich in dem zwischen Hügeln eingebetteten Tal ausdehnten. Werkstätten, in denen Edelsteine geschnitten wurden, Schulen, ein Krankenhaus und einige Karaoke-Bars zeugten von seinem Reichtum. Rote Feldwege bildeten ein willkürliches Gitternetz, und zwischen den Häusern gediehen Bananen- und Papayabäume. Man zeigte uns unser Quartier, das unsere Gastgeber besorgt hatten, ein paar Hütten auf einer Terrasse am Hang. Nachdem wir uns den Staub abgewaschen hatten, gingen wir zu unserer ersten Zusammenkunft: mit dem Verbindungsoffizier des Freien Shanstaates. Er traf uns bei Sonnenuntergang in einem mit Bambus gedeckten Pavillon, der über die Stadt blickte, über der wie ein Schleier der Qualm von Kochfeuern hing. Irgendwo in der Ferne sprang stockend ein Generator an, und Straßenlampen flackerten auf.

Das flüssige Englisch des Beamten hatte einen auffälligen amerikanischen Akzent. Durch die umfassenden Instruktionen des Filmemachers vor der Mission wusste ich, dass dieser Mann – wie auch Khun Sa selbst – einst mit der von der CIA gesteuerten Spezialeinheit 111 zusammengearbeitet hatte, einer Einheit aus nationalistischen chinesischen Kuomintang-(KMT)-Streitkräften, die nach dem Sieg über die Kommunisten 1949 in den birmesischen Shanstaat geflohen waren. Sie waren von den Amerikanern beauftragt worden, ihre Heimat zurückzuerobern, doch es hatte sich herausgestellt, dass die KMT-Generäle mehr an der Mohnernte aus den Bergen interessiert waren. Der Opiumsaft wurde unter CIA-Komplizenschaft durch ein Netzwerk chinesischer Syndikate über Ostasien exportiert: der Beginn der modernen Drogenindustrie. Die KMT-Streitkräfte degenerierten schließlich zum Banditentum und wurden zerschlagen. Inzwischen hatte Khun Sa, beeindruckt von der Macht der Drogen, seinen eigenen Opiumhandel aufgebaut und nutzte den Profit, um eine private Rebellentruppe aufzustellen, die sich mit anderen Shan-Streitkräften zur Mong-Tai-Armee zusammengetan hatte.

»Die Shan bauen kein Opium an«, erklärte der Beamte ziemlich unaufrichtig. »Wir besteuern nur seinen Transit durch unser Gebiet. Die Gebirgsstämme bauen es an, und je instabiler die Situation ist, desto mehr bauen sie an. Anders als Reis kann es leicht transportiert werden und in Bargeld für Nahrungsmittel umgesetzt werden, was notwendig ist, falls die Tatmadaw, die birmesische Armee, kommt und ihre Dörfer abbrennt und die Menschen zu Flüchtlingen macht.«

Er zitierte eine Rede, die Präsident Clinton kürzlich gehalten hatte. Er hatte gesagt, dass die Bemühungen der amerikanischen Regierung sich mehr darauf konzentrieren sollten, die Nachfrage nach Drogen zu verringern, statt die Belieferung zu verbieten. Die Feinheiten der US-amerikanischen Drogenpolitik zu interpretieren war die Hauptaufgabe des Verbindungsoffiziers des Freien Shanstaates. Dann klatschte er in die Hände, und das Abendessen – Reis, Blattgemüse und unidentifizierbare Schweineteile – wurde serviert, dazu gab es duftenden Tee.

Auf einem Exerzierplatz unterhalb von uns war ein Fest im Gange, und während wir aßen, drangen die kakophonischen Melo-

dien traditioneller Shan-Musik den Hügel hinauf. Nach dem
Abendessen spazierten wir vorbei an den Silhouetten von Gestalten mit umgehängten Gewehren, die auf dem Hügel Wache hielten, den Weg hinunter, der von Kerzenflammen beleuchtet wurde.
Familien aus den Bergen hockten auf Matten auf dem Boden und
verkauften Shan-Stumpen, Flaschen mit Hustensaft, Reiswein und
Mekong-Brandy. Auf einer Bühne führten singende Schauspieler
in Brokatroben ein traditionelles Stück auf. Bedeutsame Augenblicke voller Klamauk oder Pathos wurden von einem Orchester in
der ersten Reihe musikalisch unterstrichen, eine eiförmige Trommel, eine Zither mit einer Saite und ein Mann, der wie ein Kreisel
im Zentrum eines Kreises aus kleinen Bronzezimbeln herumwir-
belte und nach allen Seiten ausschlug. Gelbes Bühnenlicht flutete
über die Menge, die wie versteinert auf der trockenen Erde saß.
Die meisten waren Shan mit gelbbrauner Haut und hohen Wan-
genknochen, ab und an sah man ein paar Chinesen aus der Provinz
Yun-nan, bartlos und blasser, deren Kinder gegen die nächtliche
Kälte rote Fellmützen trugen. Das Licht glühte auf den Gesichtern
junger MTA-Wehrpflichtiger unter Schirmmützen und schimmerte auf den M-16-Gewehren der Wachposten im Schatten.

Wir machten uns auf weitere Zusammenkünfte gefasst, die am
nächsten Morgen nach dem Frühstück – aus Reis und Blattgemüse
– anfingen. Es wurde bald offensichtlich, dass es unmöglich sein
würde, hier vollkommen unabhängig zu operieren, denn die »Freiwilligen für die vertriebenen Shan« waren Teil der Verwaltung des
Freien Shanstaates und daher dem General gegenüber verantwortlich. Zu versuchen, zu seiner Organisation moralisch auf Distanz
zu gehen, war so, als würde man in einem Moorbad auf perfekter
Sauberkeit bestehen. Strategische Entscheidungen bezüglich eines
neuen Krankenhauses betrafen die Armee, das Gesundheitsministerium, das Wirtschaftsministerium und das Außen- sowie das In-
nenministerium. Jeder Minister hatte seinen Bungalow in einem
anderen Teil von Ho Mong, mit einer schattigen Terrasse und einem kleinen Kontingent an Soldaten, und wir eilten von einem
zum anderen. Wenn unser Fahrer mit hoher Geschwindigkeit irgendwo abbog, sprangen wütende schwarze Schweine im kurzen
Galopp unter unseren Rädern weg.

Bei jedem Zusammentreffen wurde unterschwellig unsere Position neu verortet: was wir hofften, hier tun zu können, was sie von uns erwarteten. Meine Bitte an den Generalstabschef der Armee zum Beispiel – mir zu erlauben, die Front zu besuchen, um ihre Behandlungs- und Evakuierungsmethoden von Verwundeten zu studieren – war, wie sowohl er als auch ich wusste, ein Versuch, wegen der Sicherheit unseres künftigen Krankenhauses die Zuverlässigkeit der Verteidigung einzuschätzen. Kya Nu trank Tee und dolmetschte mit Anstand und Takt, während der Generalstabschef mich mit dem langsamen Blinzeln einer Robbe und einem winzigen Lächeln musterte und das Thema zur angemessenen Erwägung zurückstellte. Ich kannte diese Art der bestimmten Konventionen unterworfenen, weitschweifigen Unterredung von meiner Arbeit an anderen Orten in Südostasien und genoss das Ritual. Ganz im Gegensatz zu meinen MIAOW-Kollegen, die sich darüber ärgerten, dass Dinge niemals ausdrücklich bestätigt oder abgelehnt zu werden schienen.

Ich war jedoch darauf bedacht, mit der Ausführung unseres Auftrags zu beginnen. Das zukünftige Krankenhaus sollte der zivilen Bevölkerung von Khun Sas Reich dienen, sowohl der Shan im Tal als auch den Minderheiten in den Bergen. Ich musste wissen, welche Krankheiten bei ihnen vorherrschten. Es hieß, es gebe mehrere tausend Flüchtlinge, die von den näher rückenden Birmesen vertrieben worden waren und sich im Freien Shanstaat verteilt hatten. Sie mussten ausfindig gemacht werden, um ihre Zahl und ihren Gesundheitszustand einzuschätzen. Wir mussten Straßen und mögliche Evakuierungsstrecken beurteilen, damit das Krankenhaus dort errichtet wurde, wo die Bevölkerung leichten Zugang dazu hatte und wo das Personal im Falle eines birmesischen Durchbruches schnell entkommen konnte.

Ich zog Mister Johnny zurate, den Mann, den der Filmemacher bei seinen Besuchen als Helfer und Dolmetscher beschäftigt hatte. Johnny hatte seinen Namen und sein tadelloses Englisch in einer Missionsschule im Shanstaat erworben und wusste alles über die lokale Machtpolitik. Er war Offizier bei dem von den Chinesen unterstützten Aufstand der birmesischen kommunistischen Partei (BCP) gegen die Regierung im nördlichen Shanstaat gewesen. Als das Niedermetzeln von demokratisch gesinnten Demonstranten durch die Armee auf den Straßen von Rangun 1988 zu internationaler Isolation geführt hatte, hatte China die BCP fallen lassen und sich stattdessen zum Hauptunterstützer der birmesischen Militärregierung gemacht. Johnny war in das Reich von Khun Sa gegangen. Hoch gewachsen, gepflegt und, trotz der vierzig filterlosen »Moon 33«-Zigaretten, die er täglich durch eine Elfenbeinspitze rauchte, fit, unternahm Johnny es, unsere Reisen zu organisieren. In der Zwischenzeit brachte er mich in das Krankenhaus von Ho Mong, dem ich einen Besuch abstatten wollte. Der Zustand der Patienten würde mir einen Hinweis auf die Krankheitsbilder geben, mit denen ich während der restlichen medizinischen Evaluation zu tun haben würde.

Das Krankenhaus war in den fünfziger Jahren des 20. Jahrhunderts von amerikanischen Missionaren gegründet worden. Der Operationssaal und die chirurgische Station stammten aus dieser Zeit, niedrige Betongebäude, die in der Hoffnung, dass die Birmesen sie nicht bombardierten, vor kurzem frisch gestrichen worden waren. Jetzt war es – erweitert auf hundertfünfzig Betten in Stationen aus Teakholz, die auf Terrassen in den staubigen Hügeln standen – das Militärkrankenhaus für die Mong-Tai-Armee. Es gab vier Ärzte. Einer war Chinese, ein Anästhesist aus Yun-nan. Die anderen waren Shan, aber weder Doktor Chai noch Doktor Sen hatte seine Ausbildung an der Universität von Rangun beendet, bevor diese als Folge der pro-demokratischen Demonstrationen 1988 geschlossen worden war. Als Student an der medizinischen Hochschule war Doktor Myint Aktivist gewesen, war verhaftet und von der Tatmadaw gefoltert worden. Als er schließlich freikam, war er seinen Kommilitonen durch die Untergrundnetzwerke in die Grenzregion und in Freies-Shan-Gebiet gefolgt.

Man zeigte mir das Röntgengerät und den einfachen Operationssaal. Der chinesische Arzt verstand ein wenig von Orthopädie, aber die Behandlung von Kriegsverletzten – die in Doktor Sengs Verantwortung fiel – war größtenteils autodidaktisch erworben. Beinverletzungen durch Landminen und verheerende Schussverletzungen führten im Allgemeinen direkt zur Amputation; das Personal hatte keine Erfahrung mit der Fixierung von Knochen und der Behandlung von Wunden, die einige Gliedmaßen hätten retten können. Auch Fälle, bei denen das Abdomen operiert werden musste, gingen nicht gut aus. Wenn die holpernde Evakuierung auf Tragen von der Front die Verwundeten nicht tötete, sorgte die lange Verzögerung, bis sie ein Krankenhaus erreichten, für Infektionen, und die Prinzipien von Darmreparaturen – welche Art von Perforationen einfach geschlossen werden konnten und welche mit einer Kolostomie behandelt werden mussten – wurden nicht beherrscht. Selbst einfache Techniken wie Hauttransplantationen bei dem häufig vorkommenden Ulcus tropicum und infizierten Weichteillazerationen, die einen großen Prozentsatz der Operationswunden ausmachten, konnten verbessert werden. Aber das Hauptproblem waren Krankheiten.

Die Krankenhausapotheke enthielt eine Menge Medikamente, die in Amerika, England, Thailand, Birma und China hergestellt worden waren. Dr. Seng erklärte, dass die pathologischen Befunde saisonbedingt waren: Infektionen der Atemwege und Augen und Krankheiten durch Mangelernährung in der trockenen Jahreszeit, Dysenterie und Malaria in der Regenzeit. Vor kurzem war bei den Truppen Meningitis ausgebrochen, die zwanzig Soldaten getötet hatte, und infektiöse Hepatitis, Amöbendysenterie und Cholera waren endemisch. Die am weitesten verbreitete Diagnose war jedoch »Fieber«, und wenn ein Blutausstrich, der in dem primitiven Labor untersucht wurde, keine Malariaparasiten zeigte, wurde ein Cocktail aus Antibiotika, Steroiden und chinesischer Kräutermedizin verabreicht, mit unvorhersehbarem Ergebnis.

Die Stationen waren mit goldenem Licht erfüllt, das durch die Ritzen in den Wänden aus groben Bohlen fiel. Auf Podesten aus Bambus saßen die Patienten und warteten auf ihre Untersuchung; Jungen mit kurz geschorenen Köpfen und Männer hockten mit verschränkten Beinen auf ihren Decken, den Rücken durchgedrückt, jeder mit einem Bogen Papier – seinem Krankenblatt – direkt vor sich. Wie unterschiedlich ihr Kummer auch war, diese Männer hatten relativ Glück, sie wurden zumindest behandelt. Die Krankenhausärzte führten in der Hauptstraße von Ho Mong auch eine kleine Klinik für Zivilisten. Ernste Fälle konnten manchmal über die thailändische Grenze nach Mae Hong Son gebracht werden, aber die Mehrheit der Patienten blieb, wo sie war, um dort zu überleben oder zu sterben. Doktor Chai erklärte, dass die Shan und die Gebirgsstämme außerhalb von Ho Mong kaum Zugang zu Gesundheitsfürsorge hatten. Wenn es im Dorf nicht einen Ladenbesitzer gab, der rudimentäre Kenntnisse über Krankheiten und ein paar Tabletten hatte, oder ein thailändisches Holzeinschlag-Lager mit einem wohltätigen Manager, der bereit war, aus dem Arzneischrank der Arbeiter etwas abzugeben, litten die Geplagten ganz allein. Diesen Menschen sollte unser zukünftiges Krankenhaus helfen. Johnny hatte einen Wagen organisiert – einen zerbeulten Pick-up mit Vierradantrieb und kaputten Stoßdämpfern –, und bevor es hell wurde, drängten wir uns auf die Ladefläche und wurden durch die erwachende Stadt gefahren. Öllampen glommen in den Marktbuden, und Soldaten, die nach dem Wachdienst in den Hügeln in ihr Quartier zurückkehrten, schienen bis zur Taille durch den tief liegenden Nebel zu waten. Die Straße wand sich die Flanke des Tals hinauf, an den bewachten Toren des Rehabilitationszentrums der Drogenbekämpfungsbehörde des Freien Shanstaates vorbei. Trotz der zwanzig Millionen Dollar, die Khun Sa, wie er zugab, als Anteil an der birmesischen Opiumernte erhielt, verbot er Drogen bei seinen Untertanen. Ich hatte gehört, die Rehabilitation bestünde aus zehn Tagen in einer Grube und Wiederholungstäter würden manchmal in den Wald gebracht und durch einen einzigen Schlag mit einem Knüppel ins Jenseits befördert.

Das Dorf Kun Lung lag in einem Tal, das nach Norden zum Salween führte: eine Sammlung strohgedeckter Häuser und Bananenpflanzen neben einem kleinen Bach. Johnny, Stevie und Virginia machten eine Haushaltserhebung, bei der sie nach der Wasserversorgung, den Reispreisen und der Ernte fragten. Ich ging mit Kya Nu zur Schule, wo ich die Englischstunde störte. Unter einem strohgedeckten Dach lasen etwa zwanzig Kinder aus birmesischen Lehrbüchern – »My name is Za Za. This is my kite« –, und als ich fragte, wer Malaria habe, streckten alle die Hand hoch. Die junge Lehrerin erklärte mir, dass in den letzten Monaten in der kleinen Gemeinde drei Erwachsene und sechs Kinder an dieser Krankheit gestorben waren, der Letzte erst vor wenigen Tagen. Ihr Hals wurde infolge von Jodmangel von einem runden Kropf entstellt. Ein paar ihrer Schützlinge zeigten Anzeichen für Mangelernährung, und mehrere hatten Husten, der ihre kleinen Körper bis zur Atemlosigkeit schüttelte.

Die Straße endete in Num Lung, von wo ein zweistündiger Fußmarsch über einen steilen Maultierpfad zum Ufer des Salween hinunterführte. Auf den schattigen Bänken des Teehauses paffte ein einsamer Alter seine Pfeife. Bis vor ein paar Monaten hatte das Dorf gewuselt vor Geschäften – Edelstein- und Jadehändler, Maultierzüge mit Opium und Verkäufer mit chinesischen Zigaretten, Radios und Nähmaschinen –, aber die Fähre war versenkt worden, und der Mong Tai Armeeposten trieb keine Steuern mehr ein. Stattdessen war er verstärkt und mit einem Netz aus Gräben in den nahe gelegenen Hügeln befestigt worden; falls es dem Feind gelang, den Fluss zu überqueren, war dies der direkte Weg nach Ho Mong. Hoch über uns glitzerte ein Aufklärungsflugzeug der birmesischen Luftwaffe am Himmel, aber von den Soldaten schaute keiner nach oben; alle wussten, dass die Flugzeuge keine Bomben an Bord hatten. Die Shan-Ladenbesitzer erlaubten mir, sie und ihre Kinder zu untersuchen. Sie klagten über eine Zunahme von Krankheiten. Sie hatten an einem geschäftigen Handelsweg gelebt, wo regelmäßig Medikamente durchgekommen waren, und jetzt fanden sie sich am Ende der Straße wieder. Der Niedergang des Handels hatte sich auf ihrer aller Gesundheit ausgewirkt.

In Mae Ark, einer Siedlung eines Pa-O-Gebirgsstammes auf einem hohen Bergrücken, gab es andere Probleme. Die auf Pfählen errichteten Hütten wurden von einem großen Strohdach bekrönt, das fast bis zum Boden reichte. Frauen in bunten Sarongs und schwarzen Turbanen kamen mit Lastkörben auf dem Rücken von den Feldern. Männer, die von der Jagd zurückkehrten, trugen langläufige Vorderlader; einer zeigte mir, wie man das Gewehr abfeuerte, indem man eine glimmende Zündschnur an ein Loch hielt. Mein System der medizinischen Untersuchung hatte sich inzwischen eingespielt: Johnny ging zu den Leuten, die am Eingang einer Hütte saßen, und wir zogen, nachdem wir eingeladen worden waren, uns zu der Familie hinzugesellen, unsere Stiefel aus und kletterten die eingekerbten Baumstämme, die als Leiter dienten, hinauf auf die Bambusplattform. Wir setzten uns auf eine Matte, die durch das Strohdach über unseren Köpfen halb im Schatten lag, und dann bot man uns aus einem Kessel, der auf einer Feuerstelle aus flachen Steinen siedete, Tee an. Nackte Kinder und Haustiere wackelten herum und leckten sich gegenseitig das Gesicht ab. Kleine Jungen mit Filzhüten wie ihre Väter saßen mit untergeschlagenen Beinen im Schatten der Türöffnung.

Johnny erklärte den Grund meines Besuches, und die Kinder kamen eines nach dem anderen mit ernsten Mienen zu mir, um sich untersuchen zu lassen, während ihre Geschwister mir über die Schulter auf meine Notizen schauten. Die Eltern besprachen sich über die Krankengeschichte ihres Nachwuchses und dann ihre eigene – wie viele Babys an Dysenterie gestorben waren, wie oft sie Malaria gehabt hatten – und ließen mich ihre Zungen und Augen untersuchen und mein Stethoskop auf ihre Brust halten. Die Großmutter kam als Letzte dran, unbefangen zog sie die Bluse aus, um ihre verwelkten Brüste zu entblößen. Schließlich wurde eine Schüssel Wasser gebracht, in der die Samenkapseln einer Akazie schwammen, und ich wurde aufgefordert, mir darin die Hände zu waschen. Sie hofften alle, dass ich bald mit einem Krankenhaus zurückkehrte, denn sie litten an mancherlei Krankheiten.

Einst hatten diese Menschen auf der anderen Seite des Salween gelebt, wo sie Reisfelder gehabt hatten, aber nachdem die birmesische Armee sie zwangsrekrutiert und mehrfach ihre Ernte beschlagnahmt hatte, war das ganze Dorf umgesiedelt. Jetzt bauten sie Mohn an. Gelegentlich fand einer der Männer Arbeit beim Holzeinschlag und brachte genug Geld mit, um für ein paar Monate Reis zu kaufen. Aber der Kontakt mit den thailändischen Arbeitern blieb nicht folgenlos. Etliche Dorfbewohner hatten Husten mit hellrot-blutigem Auswurf. Gewichtsverlust, Nachtschweiß und die Atemgeräusche in meinem Stethoskop deuteten darauf hin, dass sie sich mit Tuberkulose angesteckt hatten.

Als ich an diesem Ort über den Bericht meiner Erkundungen das Datum in mein Tagebuch schrieb, wurde mir klar, dass ich Geburtstag hatte. Ich erwähnte es Johnny gegenüber, als wir nach Ho Mong zurückfuhren. Die Fahrspur glomm im Zwielicht. Johnny verkündete, dass auch der General Geburtstag hätte, und am Stadtrand wies er den Fahrer an, vor einem bewachten Gelände anzuhalten. Er verschwand durch ein Tor und kehrte nach ein paar Minuten mit einem der Berater des Generals wieder: Die Bedeutung unseres gemeinsamen Geburtstages wurde als verheißungsvoll erachtet, und wir wurden sofort in Khun Sas Villa erwartet, um an seiner Party teilzunehmen. In einem Vorraum brachte man uns Wasser, damit wir uns den Reisestaub abwaschen konnten. Virginia klagte, dass sie nichts anzuziehen hatte. Dann wurden wir an einen Tisch im Bankettsaal gescheucht. Johnny schenkte mir ein Glas Hsan-Loi-Reiswhisky ein – auf dem Etikett war eine von der Abendsonne beschienene Bergspitze – und bot mir einen Shan-Stumpen an, zwanzig Zentimeter lang und fingerdick. Er nahm Haltung an, als sein Kommandant erschien. Khun Sa und ich, wir beiden Wassermänner, schüttelten uns die Hand. Er hielt eine kurze Ansprache. »Wenn wir frei wären, brauchten wir kein Opium«, übersetzte Johnny, »aber sie führen Krieg gegen uns. Wir danken Ihnen, dass Sie gekommen sind, um unserem Volk zu helfen, denn wir brauchen die Unterstützung des Westens.« Khun Sa hielt sein Glas in beiden Händen, seine Finger bildeten ein ordentliches Dreieck, und er hob es hoch, bevor er den Kopf zum Toast senkte. Die Shan-Nationalisten und die chinesischen Geschäftsleute klatschten.

Am nächsten Morgen setzten wir unsere Besichtigungstour durch Khun Sas Reich fort. Drei Täler durchschnitten das gut einhundertzehn Kilometer breite Gebiet des Freien Shanstaates, liefen von der Bergkette, die die Grenze zu Thailand bildete, durch zerklüftete Hügel in Richtung Norden, um dort auf den Salween zu treffen. Maultierpfade entlang dieser Handelsrouten waren im Zuge der thailändischen Holzeinschläge in Straßen verwandelt worden, die den Zugang nach Thailand ermöglichten. Eine Querverbindung folgte Nebenflüssen und wand sich über steile Kämme, um die Täler im Freien Staat miteinander zu verbinden und den Transport von Truppen, Waren und, wie wir hofften, bald auch medizinischer Hilfe zu ermöglichen. Ho Mong lag im westlichen Tal, das wir bereits besucht hatten. Weitere Menschen lebten im zentralen Tal entlang den Flüssen Nam Me Mark und Nam Me Pate, und das östliche Tal ernährte eine große Siedlung und Reis produzierende Gegend um Mong Hta am Fluss Nam Pang Hang mit weiteren Dörfern flussaufwärts um Mai Soong in der Nähe der thailändischen Grenze. Wir mussten sie alle besuchen.

Ein zuverlässiger Pick-up war uns zur Verfügung gestellt worden, und Johnny und ich standen direkt hinter dem Fahrerhaus, als wir in der frühmorgendlichen Kühle aus Ho Mong hinausfuhren. Die Ladefläche war voll gepackt mit Frauen und Kindern, die die Gelegenheit nutzten, Besuche abzustatten und Handel zu treiben. Nahe dem Heck hatten Stevie und Virginia sich zwischen Stapeln von Säcken und Körben mit lebenden Hühnern bequem ausgestreckt. Ein kurzes Stück nördlich von Ho Mong bogen wir nach Osten ab und folgten einer ansteigenden Straße, die wundersame Ausblicke bot. Sie führte an Bergkämmen entlang, über rasiermesserschmale Rücken und wand sich im Zickzack steile Hänge hinunter. Im Talboden holperte unser Pick-up durch Flussbetten voller Geröll – in einem von ihnen stapelte ein Elefant in einem Holzdepot neben der Fahrspur Stämme auf – und kämpfte sich an der anderen Seite wieder hinauf. Stets zogen wir eine Staubwolke hinter uns her, fein wie Mehl, die am Heck des Pick-ups aufwirbelte und die Passagiere mit einer fleckigen Ockerschicht überzog. Ich hatte mir ein buntes Halstuch vor das Gesicht gebunden und schaute nach vorne. Wir fuhren durch schattige hohe Bambusgehölze und grünen Dschungel, wo die Bäume mit weißen Blüten bedeckt waren, und brachen dann ins helle Sonnenlicht, sodass man eine blaue Bergkette nach der anderen überblicken konnte, die in der Ferne im blauen Dunst verblassten.

Der Rauch von den Feuern der Holzarbeiter, mit denen sie das Unterholz rodeten, begleitete unseren Weg. Graue Wolken hüllten die Täler ein, von innen erhellt durch das Aufblitzen des hell flackernden Bambus, und von fernen Hügeln erhoben sich dichte weiße Säulen. In den Dörfern der Gebirgsstämme, wo wir hielten, um unsere Erkundigungen einzuholen, drängten sich barfüßige Kinder um den Pick-up. Auf den nach Osten gewandten Hängen, so steil, dass sie fast vertikal waren, standen noch die stachligen Reste der Mohnernte der letzten Saison, deren Samenkapseln von den Saftsammlern angeritzt worden waren. Wir schliefen im Rückgebäude eines Ladens in einer Siedlung im Tal am Rand einer Wüste eben gerodeten Dschungels. Aus dem Lager der Holzfäller waren Ket-

tensägen zu hören, wo diese Baumstämme zurichteten. Abfall –
Plastiktüten und Coladosen – trübte den Rauch. Wir frühstückten
Reis und Blattgemüse und in Chiliöl gebratenes Schlangenfleisch
und machten uns, mit noch mehr Passagieren beladen, wieder auf
den Weg. Die Straße kletterte durch weitere Bergketten. Ab und an
kündigte eine Staubwolke das Nahen eines anderes Fahrzeugs an:
ein LKW mit Baumstämmen und Dachstroh und einer schaukeln-
den Ladung Männer in MTA-Uniformen, an deren Gewehrläufen
rote Stofffetzen flatterten. Sattelschlepper, deren Anhänger hoch
mit Teakholz beladen waren, schoben sich auf dem Weg an die thailändische Grenze in den Haarnadelkurven an uns vorbei.

Um Mong Hta herum weitete sich das Tal zu einer wahren
Oase. Zwischen üppigen Reisfeldern flossen schäumende Bewässe-
rungsgräben, und über einem Hain mit Obstbäumen leuchtete die
weiße Glocke eines buddhistischen Stupas. Wir wussten bei unserer Untersuchung, dass diese Gemeinschaft womöglich bald evakuiert werden würde. Die Birmesen waren bis auf rund fünfundzwanzig Kilometer vorgerückt, sie würden bestimmt versuchen,
dieses Tal mit seiner Industrie, einer Heroinraffinerie, die von
Khun Sas immer noch in Mong Hta operierenden Männern bewacht wurde, einzunehmen. Weiter südlich schloss sich das Tal
wieder, und die Nacht fiel herein. Rote Feuerlinien krochen die
Hügel hinauf und marschierten über ferne Gipfel. Unser Weg
führte immer wieder über Flüsse; das Scheinwerferlicht des Pick-
ups, das in dem Nebel, der aus dem Wasser aufstieg, weich und
verschwommen war, wurde grell und hart, wenn die Straße anstieg
und es auf die Bambuswände einer Siedlung fiel. Entlang der Straße glühten in kleinen Geisterhäusern Kerzen, die die Dorfbewohner bei Anbruch der Dunkelheit angezündet hatten. Schließlich
sahen wir in der Ferne auf einem Hügel elektrisches Licht: das
Haus des Shan-Forstwirtschaftsbeamten in Mai Soong, bei dem
wir übernachten sollten. Unser Fahrzeug arbeitete sich eine grobe
Zufahrt hinauf. Hunde bellten, aus einer offenen Tür flutete Licht
in einen Hof, und wir stiegen, kalt und staubig, aus, um unseren
Gastgeber zu begrüßen. Er bot uns Tee an.

Die Bevölkerungszahl dieses östlichen Tals war durch die vor dem birmesischen Näherrücken geflohenen Flüchtlinge stark angestiegen. Es waren größtenteils Palaung-Gebirgsstämme, die sich in Mai Soon so nah wie möglich an der thailändischen Grenze versammelt hatten. Die Thais hinderten sie daran, die Grenze zu überschreiten, erlaubten aber, dass einige Säcke Reis für die Vertriebenen in die andere Richtung über die Grenze gingen. Diese armen Menschen besaßen kaum einen Kochtopf; die meisten hatten in den Feldern gearbeitet, als Geschützfeuer und der Anblick der aus ihren Dörfern aufsteigenden Flammen sie von der Ankunft der birmesischen Armee unterrichtet hatten. Wer konnte, floh in den Dschungel. Sie hatten mehr als eine Woche gebraucht, um über steile Bergkämme hierher zu kommen. Tagsüber hatten sie sich versteckt, und kleine Gruppen waren ausgezogen, um etwas zu essen zu suchen. Einige waren nicht zurückgekehrt, man fürchtete, dass sie gefangen genommen oder getötet worden waren. Die Überlebenden wohnten jetzt in primitiven, in wogenden Linien an den Hängen aus Bambus und Gras errichteten Schuppen. Die Familien standen zusammen draußen, jede ein farbiges Knäuel. Die grünen Jacken und tiefroten Sarongs der Frauen glühten im Sonnenlicht, das sich auf silbernen Armbändern und den lackierten Ringen aus Silber und Bambus brach, die sie wie Rettungsringe um die Taille trugen.

Wir stiegen zu den Hütten hinauf. Niemand sprach. Die kleinen silbernen Glöckchen, die die Frauen an ein Band genäht um den Oberarm trugen, klingelten leise, aber von nahem besehen, waren ihre Brokatjacken schmutzig und abgetragen. In den Hütten roch es nach Schweiß, Rauch und dem sauren Gestank von Diarrhö. Die nackten Füße der Frauen waren schmutzverkrustet, und die winzigen Babys an ihren Brüsten nuckelten schwach, scheinbar ohne etwas zu bekommen. Ich ging an ihnen vorbei und katalogisierte ihre Krankheiten – Malaria und Dysenterie, Lungenentzündung und Tuberkulose –, eine Tätigkeit, deren Motivation für sie ebenso unergründlich war wie das Wetter oder die Tatmadaw. Sie beantworteten meine Fragen mit der Resignation von Enteigneten. Mit leiser, matter Stimme zeigten sie mir ihre Zunge und ließen mich ihre Brust abhören und sie nach ihren lebenden wie toten Babys fragen.

Die Mong-Tai-Armee betrieb im nahe gelegenen Tal ein kleines Krankenhaus, eine Bambushütte auf einer Erhebung neben der Straße. In dem Licht, das in Streifen durch die Wände schien, kauerten Patienten unter Decken auf Holzbetten. Ich fragte den Sanitäter, ob ich mich bei ihm umsehen könne, und wurde mit überschwänglicher Dankbarkeit hereingebeten, was meine Hilflosigkeit nur noch vergrößerte. Die meisten Soldaten sahen aus wie Kinder. Einige hatten rote Gesichter und schwitzten ruhelos in Malariaalbträumen; andere, die bei den aktuellen Kämpfen verletzt worden waren, standen durch die Feindberührung noch unter Schock. Einem hatte es ein Bein weggehauen, und jetzt hatte er Gangrän im Stumpf. Fliegen drängten sich auf dem stinkenden Verband, während der Sanitäter auf die Erlaubnis wartete, ihn über die Grenze in eine chirurgische Einrichtung nach Thailand zu verlegen. Andere Männer hatten vergrößerte Lymphknoten oder aufgeblähte Bäuche, Opfer tropischen Fiebers, deren Ursache und Behandlung ich – da ich keinerlei diagnostische Möglichkeiten zur Verfügung hatte – nur erraten konnte.

Danach saßen wir im Sommerhaus unseres Gastgebers, einem offenen Pavillon aus Bambus, auf einer Klippe am Ende des Gartens. Er hatte uns Flaschen und Gläser gebracht, und wir tranken Sun-Thip-Whisky und schlugen auf die Moskitos ein, die aus den jetzt im schwindenden Licht schimmernden Reisfeldern kamen. Die traurige Aufgabe, Menschen zu untersuchen, gegen deren Schmerzen ich nichts tun konnte, hatte mich völlig erschöpft. Doch jede Tragödie trug einen Hauch von Hoffnung in sich: Jede pathologische Statistik ergänzte die Information, die wir brauchten, um die Einrichtung eines zivilen Krankenhauses im Freien Shanstaat durchzusetzen, mit engagiertem Personal und einem Ausbildungsprogramm für dörfliche Gesundheitsassistenten. Ich hoffte, dass es dazu beitragen würde, dass die Gebirgsstämme, deren Existenz jetzt von Krankheiten und Krieg bedroht war, überlebten. Ich spürte, wie der Whisky sich brennend seinen Weg durch meine Kehle bahnte, und beschloss, als Freiwilliger unter den ersten Ärzten des neuen Krankenhauses dabei zu sein.

Wir hatten Besuch vom örtlichen Mong-Tai-Kommandanten, einem ungehobelten Menschen mit einem Revolver an der Hüfte.

Zwischen Schlucken Whisky verkündete er, dass er das Krankenhaus gerne hier in Mai Soong bauen würde, um die Flüchtlinge zu
behandeln. Mit Johnnys Hilfe versuchte ich, ihm zu erklären, dass,
falls die Birmesen Mong Hta einnahmen, die Straße abgeschnitten
werden würde, wodurch dieses östliche Tal vom übrigen Freien
Shanstaat isoliert würde. Das Krankenhauspersonal – sowie die
Flüchtlinge – wäre gezwungen, nach Thailand zurückzukehren,
oder alle würden gefangen genommen. Der Kommandant unterbrach mich verärgert. Die Shan seien unbesiegbar, erklärte er
(Johnny dolmetschte leise), glaubten wir etwa nicht, dass der General die Tatmadaw verteidigen würde? Ich widersprach, natürlich
hatten wir vollstes Vertrauen in die MTA …

»Der General hat die Situation unter Kontrolle«, verkündete
der Kommandant. »Ich habe auch alles unter Kontrolle.« Damit
zog er seinen Revolver heraus und fuchtelte betrunken damit herum.

Alle außer Johnny fuhren zusammen und wedelten mit den
Händen in der Luft herum. Er legte dem Kommandanten einen
Arm um die Schulter, schenkte ihm eine ordentliche Portion
Whisky ein, goss einen ähnlichen Schuss auch in sein eigenes Glas
und hob dieses zum Gruße. Der Mann langte nach dem randvollen
Glas. Da die Pistole ihn dabei störte, suchte er nach dem Holster,
fand es nicht und ließ die Waffe in den Schmutz fallen. Johnny
stellte seinen Stiefel darauf und schob dem Offizier gleichzeitig das
Glas in die Hand. Beide Männer kippten ihren Whisky herunter.
Die leeren Gläser donnerten auf den Tisch, und Johnny füllte sie
gleich wieder. Der Kommandant fuhr sich auf der Suche nach seiner Waffe mit ausholenden Bewegungen über die Hüfte, aber jetzt
ging er auf Johnnys Toast ein und trank wieder. Dann erhob er sich
stolpernd und übergab sich über den Handlauf des Pavillons.
Johnny hob die Waffe auf, schob den Zylinder auf und ließ die Patronen herausplumpsen. Automatisch blies er den Staub vom Rohr
und der Mechanik, bevor er um den Tisch ging, um dem Kommandanten in sein Fahrzeug zu helfen. Als er den Mann dem Fahrer überreichte, schob er die leere Pistole wieder in ihr Futteral.

Wir fuhren wieder zurück Richtung Westen, um unsere Erhebung im zentralen Tal zu vervollständigen. In einer fruchtbaren Senke lag eine Anhäufung von Siedlungen, deren größte Nam Cut hieß. Mitten hindurch lief ein Weg von Thailand Richtung Norden, der dort in die große Querverbindung mündete. Ich brauchte, unterstützt von Johnny, mehrere Tage, um die Einschätzung aller Dörfer in diesem Gebiet zu beenden, während Kya Nu, Virginia und Stevie Erkundigungen über Transportverbindungen – die Straße schien auch in der Regenzeit passierbar zu sein – und die Qualität des Wassers einholten. Nam Cut schien ein idealer Ort für das Krankenhaus zu sein. Es lag an einem sauberen Fluss, der von einigen schlanken Bambusbrücken überspannt wurde, und war weit genug weg von der Front, um keine MTA-Garnison zu werden. Wasserbüffel grasten neben einer Pagode, die ein kleines buddhistisches Kloster bezeichnete. Wir wohnten im Haus eines pensionierten thailändischen Holzarbeiters, der Mönch geworden war und jetzt ein kleines Zentrum für die Behandlung von Malaria leitete. Nach unserem abendlichen Mahl aus Reis, Blattgemüse und geräuchertem Affenfleisch – die kleinen Hände, die man uns als Delikatesse aufnötigte, waren knorpelig und zäh – spielte Johnny Gitarre und sang alte Bluesnummern. Es stellte sich heraus, dass er irgendwann in seinem komplizierten Leben in Rangun als Nachtclubsänger gearbeitet hatte.

Bang Kank war die letzte Siedlung, die wir im Nam-Me-Kun-Tal besichtigten. Ich saß im Teehaus und wurde zum Opfer einer Spezies Stechmücken, die zarte Haut bevorzugten – den Knöchel oder die Innenseite des Arms – und stecknadelkopfgroße rote Bläschen hervorriefen. Ein trockener Wind fuhr durch die Straße und wirbelte kleine Staubwolken auf, die die Augen reizten. Ich hatte eben meine medizinische Evaluation fertig gestellt, nachdem ich bei dem letzten Mann, den ich untersucht hatte, ein bezeichnendes Krankheitsbild gefunden hatte. Seine Zehen und Finger waren Stümpfe, und ein tiefes Geschwür hatte seine Ferse ausgehöhlt und den darunter liegenden Knochen bloßgelegt. Er hatte Verdickungen der Ellennerven, die in der Armbeuge wie Schnüre zu ertasten waren: Der Mann hatte Lepra. Ich verzeichnete die klinische Entdeckung in meinem Tagebuch und machte eine Notiz, dass das zukünftige Krankenhaus auch auf die Behandlung dieser Krankheit eingestellt sein musste. Kya Nu war mit den MIAOW-Leuten bei einer ökonomischen Einschätzung der Haushalte. Er hatte mit dem Besitzer des Teeladens gesprochen, wo wir wohl eine Unterkunft für die Nacht finden würden, aber Johnny und ich wollten, nachdem unsere Arbeit beendet war, eigentlich weiter.

Ein Pick-up, bis oben hin beladen mit Dieselfässern, ratterte die Straße entlang. Er war auf dem Weg zu einem Holzeinschlaglager in der Nähe von Nong Aw, einem Dorf an der Straße in Richtung Ho Mong, und Johnny handelte aus, dass wir beiden oben auf der Last sitzend mitfahren konnten. Der Fahrer jagte den Motor hoch, wir warfen unsere Taschen auf und flohen vor der Schwermut der übrigen Gesellschaft. Der Pick-up holperte über Unebenheiten und pflügte die Wagenspuren noch tiefer, während wir, eingemummt gegen den Staub – Vitamin S, wie Johnny immer sagte –, hoch oben auf den schwankenden Fässern saßen und froh waren, unterwegs zu sein. Nach ein paar Stunden wilder Fahrt durch die Hügel hielt der Wagen schließlich auf dem Gelände eines Holzlagers neben der Straße. Wir schulterten unsere Taschen und machten uns zu Fuß auf den Weg über den langen Kamm, der nach Nong Aw führte. Eine Kolonne Soldaten kam auf uns zumarschiert. Sie gingen in zwei Reihen und hielten sich in der schwachen Deckung der überhängenden Äste der Teakholzbäume. Der Abhang war steil, und die Männer, beladen mit Gewehren, Raketenwerfern und Tornistern, plagten sich wie Zugtiere, die Augen fest auf den Boden gerichtet.

Oben auf dem Kamm befahl der Kommandant ihnen, auf einem grobknochigen Maultier reitend, zu halten. Die Männer warfen sich neben der Straße zu Boden. Johnny sprach mit dem Offizier, während ich am Straßenrand saß und weitere Männer den Hang hinaufkommen sah. Einige trugen Kopfschmuck aus frischen grünen Blättern als Sonnenschutz, die meisten die Mützen der MTA. Auch Maultiere waren in der Kolonne, die Lastkörbe mit Raketengeschossen beladen. Sobald die Soldaten die Maultiere nicht mehr antrieben, blieben sie mit gegrätschten Beinen mitten auf der Straße stehen.

»Sie sind auf dem Weg nach Mong Hta«, erklärte Johnny. »In den nächsten paar Tagen werden sie einen Gegenangriff starten, um die Birmesen zurückzuschlagen. Die Trockenzeit endet bald. Wenn der Regen kommt, geht nichts mehr, dann haben wir vor der nächsten Offensive der Tatmadaw ein paar Monate zur Vorbereitung.«

Der Weg neigte sich in Richtung einer Siedlung, die unter uns auf einem Bergsattel lag und deren Umrisse im Staub verschwanden. Unsere Füße bewegten sich lautlos durch den dicken Staub. Der Mond schien über einem zerzausten Rand von Bäumen, den die Waldarbeiter stehen gelassen hatten, von den Baumstümpfen wehte der reine Harzduft herüber. Zwischen den Hütten schlugen Hähne und Hunde an, und hinter den hölzernen Einpfählungen flackerten Kochfeuer. Wir kamen an der ersten, halb am Rand des Dschungels verborgenen Behausung vorbei. Eine winzige Flamme brannte zwischen den Bambusstöcken, und über den Weg breitete sich ein widerlicher, beißender Geruch wie brennende Pfirsiche aus.

»Opium«, sagte Johnny.

Im Zentrum des Dorfes, wo der Weg abbog, hing unter dem Dachgesims des Teeladens eine Lampe. Wir ließen unser Gepäck fallen und setzten uns auf grobe Bänke um einen kleinen Tisch. Wir aßen und tranken, während die Sterne herauskamen und der Abend abkühlte. Dann fing Johnny, eine Flasche Dschungelwhisky – scharfen Reisschnaps – und eine Packung Xinxing-Zigaretten auf dem Tisch, an zu reden.

»Ich habe Opium geraucht«, sagte er. »Als ich mit den Einheiten der BCP im Osten des Shanstaates in der Nähe der Grenze nach Yun-nan war. Wir hatten Stellungen in den Hügeln, und die Birmesen versuchten, in die von uns kontrollierte Zone einzudringen. Es waren Jungen aus der Stadt und dem Flachland, die keine Erfahrung mit dem Dschungel hatten, sie fürchteten sich, den Weg zu verlassen. Ich habe mit meinen Männern ihre Linien durchbrochen und im Hinterhalt gelegen. Wir haben viele von ihnen erschossen. Wenn wir nachts zu unserem Lager zurückkamen, habe ich über Funk berichtet, wie viele wir erschossen hatten, und dann bin ich baden gegangen. Danach habe ich ein paar Pfeifen

Opium geraucht und die Geister der Männer, die ich getötet hatte, um Vergebung gebeten.«

In jener Nacht nahmen wir im Hinterzimmer des Teeladens Quartier. Ich lag unter meiner Decke und dachte an die jungen Soldaten, die am Nachmittag auf dem Weg zur Front den Hügel hinaufgestapft waren. Abgesehen von einer vagen Vorstellung ihrer Shan-Identität – womöglich kaum substanzieller als die winzige Flagge des Freien Staates auf ihrem Ärmel –, waren sie mit einfachen Dingen beschäftigt: ihren Füßen, die wegen der dünnen Sohlen ihrer Segeltuchstiefel voller blauer Flecken waren, dem Gewicht des Gewehrs, das ihnen in die Schulter schnitt. Und doch würden sie, falls man es ihnen befahl, für Khun Sa sterben, einen Mann, der für viele ein amoralischer Gangster war. Ich überdachte meine eigene Situation. Durch reines Glück war es mir bislang gelungen, nicht auf jemanden schießen zu müssen oder für jemand anderen zum Kanonenfutter zu werden. Ich hatte die Entscheidung, hierher zu kommen, aus eigenem freien Willen fällen können. Es war zu kalt, um zu schlafen, und so lag ich auf der Bambusliege und dachte darüber nach, dass diese Wahl die Verantwortung nach sich zog, diesen Menschen zu helfen. Ich konnte nur wenig tun, um die Umstände zu verändern, die gegen sie waren; womöglich bewirkte selbst meine medizinische Evaluation nichts. Unter solchen Umständen sollte ein Arzt zumindest versuchen, den Menschen, der vor ihm steht, zu behandeln. Bisher war es mir auf dieser Reise nicht gelungen, einem einzigen Menschen sein Los zu erleichtern.

Am nächsten Morgen führten Johnny und ich im Dorf unsere medizinische Erhebung durch. Das Pa-O-Volk war verarmt, seine Kinder hatten Rotznasen und trugen Lumpen. Die Familien der Gebirgsstämme bauten alle Opium an, und einige brachten ihre Ernte herbei, um sie mir zu zeigen; formbare Klumpen aus dunklem Saft, jeder einen *wis* – ein traditionelles Maß für Rohopium, knapp 1,4 Kilo schwer –, eingewickelt in getrocknete rote Mohnblüten. In einem guten Jahr konnte eine Familie vier *wis* ernten, das reiche, um ihren Bedarf an Lebensmitteln zu decken. In einer schlechten Saison mussten sie Reis vom Ladenbesitzer borgen und die Ernte des nächsten Jahres für die Schulden verpfänden. Selbst wenn Khun Sas Hoffnung für Ersatzfeldfrüchte sich erfüllte, war schwer vorstellbar, dass auf diesen Hügeln mehr gedieh als das Lebensnotwendigste.

Es gab in Nong Aw keinerlei medizinischen Dienst. Der Ladenbesitzer hatte einen kleinen Vorrat an Tabletten, aber die meisten Menschen waren vom ortsansässigen Kräuterarzt abhängig. Ich traf ihn im Teeladen, wo er seine Ausrüstung ausbreitete, damit ich sie inspizierte: Beutel, Dosen und Schachteln mit Hornspänen, Gallenblasen und Wurzeln, die zu Pulver gerieben und mit roten und schwarzen Tränken aus getrocknetem Blut und Opium vermischt wurden. Seine kostbarsten Mittel waren einige Scherben alten chinesischen Porzellans, dessen Farben immer noch leuchteten, deren Kanten jedoch ganz rund waren, weil er sie zu Medizin pulverisiert hatte. Eine Scherbe meergrünen Seladons, erklärte er, war ein Heilmittel gegen Vergiftung. Ich fragte mich, ob er wusste, dass der chinesische Kaiser einst Seladonplatten benutzt hatte, weil die Glasur in dem Ruf stand, bei Kontakt mit Gift die Farbe zu verändern. Die Tränke des Mannes dienten meist zur Behandlung von Fieber, das er in »feuchtes« und »trockenes« Fieber unterschied, die auf kaum nachvollziehbare Weise jeweils weiter unterteilt waren.

In der Annahme, dass die meisten Fieber auf Malaria zurückzuführen waren, fragte ich ihn, woher er wüsste, welchen Typ er behandelte. Das war einfach, erklärte er, wenn eine Kombination von Ingredienzien nichts bewirkte, versuchte er es mit einer anderen, bis der Patient reagierte. Wenn er die richtige Arznei gefunden hatte, wusste er auch die Diagnose. Er war ein entschlossener Empiriker und sprach verächtlich über Menschen, von denen er gehört hatte, dass sie versuchten, Fieber auszutreiben, indem sie den Erkrankten mit Blättern schlugen. Dr. Myint hatte mir von dieser Behandlungsmethode erzählt. Im nördlichen Shanstaat bestand eine traditionelle Behandlung darin, dass die Leidenden sich selbst mit Ästen eines bestimmten Strauches traktierten. Chinesische Forscher hatten diese merkwürdige Therapie untersucht und herausgefunden, dass sie meist half, die Temperatur zu senken. Sie hatten eine Zusammensetzung isoliert, die von den zerbrochenen Blättern durch die Haut aufgenommen wurde, ein natürlicher Anti-Malaria-Wirkstoff, der jetzt weltweit in Tablettenform vermarktet wurde.

Mir fiel auf, dass die Augenlider des Mannes fortwährend zuckten; seine gräuliche Haut und seine verengten Pupillen deuteten darauf hin, dass er opiumabhängig war. Er gab zu, dass er zwanzig Pfeifen pro Tag rauchte, und bot mir – meine Neugier als Kollege bemerkend – an, ihn nach Hause zu begleiten um zuzusehen, wie er sich eine ansteckte, und mitzurauchen, falls ich wollte. Er wohnte in der Hütte am Ende des Dorfes, an der Johnny und ich am Abend zuvor vorbeigekommen waren. Drinnen war es dunkel und einfach, die einzigen Möbel waren eine Schlafbank und ein Kessel. Von einem Balken holte er eine Tasche herunter und breitete deren Inhalt auf dem Boden aus. Er entzündete eine kleine Spirituslampe, die tanzende Schatten auf die gewebte Matte warf. Auf einen Ellenbogen gestützt, legte der Mann ein Stückchen Opium in eine Kelle und erhitzte es über der Flamme, bis es geschmolzen war. Er zog ein kleines Plastiksäckchen auf, streute seinen Inhalt in den schwarzen Saft und verrührte die Mischung mit einer langen Eisennadel. Ich fragte nach den hinzugefügten Ingredienzien, und er reichte mir die Verpackung: eine Portion »Rotes Kreuz Schmerzmittel Pulver«. Der Mann holte seine Pfeife hervor – ein schlanker, mit Messing umwickelter Stiel aus poliertem Ebenholz mit einem Specksteinkopf – und wärmte sie über der Lampe an. Seine Wangen waren hohl, und die Pfeife keuchte und blubberte. Er schloss die Augen. Sein Kopf sank langsam aufs Kissen, und ich stahl mich davon.

Am nächsten Tag kam der LKW mit Virginia, Stevie und Kya Nu an Bord, und wir kehrten nach Ho Mong zurück. Sie stürzten sich gleich wieder in ihre Besprechungen, während ich mich in der Hoffnung, dort etwas tun zu können, zum Krankenhaus aufmachte. Doktor Seng und Doktor Myint begrüßten mich und versprachen mir, eine umfassende Runde zu machen, um alle Patienten zu besuchen. Wir fingen in den Isolierkabinen an – wie große hölzerne Packkisten –, in denen die schwersten Fälle lagen. In einer lag ein vierzehnjähriger Junge mit zerebraler Malaria halb unter einer Decke, der ein saurer Geruch nach Krankheit entstieg. Er schnarchte, das Gesicht nach oben gewandt, Schweiß lief ihm wie Tränen über die geschwollenen Wangen. Seine Gliedmaßen waren am Bett festgebunden, damit er im Delirium nicht um sich schlug, und eine Infusion tropfte in einen mageren Knöchel, Chloroquin, das ihm vielleicht das Leben rettete.

Der schwerste chirurgische Fall des Krankenhauses war, in Erwartung neuer Verwundeter durch die Gegenoffensive der MTA, nach Bezahlung einer großzügigen Summe an die thailändischen Beamten, über die Grenze nach Mae Hong Son verlegt worden. Diejenigen, die blieben, waren weniger schwere Fälle, hauptsächlich Männer mit Fleischwunden und Ulcus tropicum. Schmeißfliegen hatten ihre Eier in die Wunden gelegt, sodass sich unter den Verbänden Maden wanden und den Schorf vom abgestorbenen Fleisch wegfraßen. Ich schlug vor, die Wunden, sobald sie sauber waren, mit Hauttransplantaten zu versorgen. Dr. Myint sagte, seine Versuche mit dieser Behandlungsmethode seien stets gescheitert. Er hatte es mit der Reverdin-Transplantation versucht, indem er Haut von einer entfernten Stelle – normalerweise der Innenseite des Arms oder des Oberschenkels – genommen hatte. Die Haut hatte er zwischen Daumen und Zeigefinger gepackt und die kleine Spitze mit einem Skalpell abgetrennt. Diese Hautfetzen hatte er auf die raue Oberfläche der Wunde gelegt und mit einem Verband zugedeckt. Nur wenige Fetzen wuchsen an, während die Hautentnahmestelle sich manchmal ebenfalls infizierte.

Ich erklärte ihm, dass man bei der Reverdin-Transplantation die ganze Dicke der Haut brauchte, einschließlich der tiefsten Schichten und sogar etwas von dem darunter liegenden Fettgewebe: Oft starb die Haut ab, bevor von der Oberfläche der Wunde eine neue Blutversorgung in das Implantat wachsen konnte. Eine bessere Technik war, nur die dünnste oberste Schicht zu nehmen – ein Spalthauttransplantat –, aber das erforderte eine besondere Ausrüstung, ein Humby-Messer oder ein Dermatom. Dr. Myint schüttelte den Kopf.

»Unter unseren chirurgischen Instrumenten haben wir keine speziellen Geräte, nur Scheren, Klemmen und Wundhaken.«

»Ich habe gelesen, wie sich aus einem Rasierer ein Hautmesser herstellen lässt«, sagte ich. »Wir brauchen einen aus Metall, einen von der Art, die man aufschrauben kann, um eine Gillette-Klinge einzulegen. Und eine kleine Feile.«

Ein Pfleger wurde zum Markt geschickt. Er kehrte mit einem stabilen in China hergestellten Rasierer, einem Päckchen Klingen und einem Palaung-Metallarbeiter mit seinem Werkzeug wieder. Wir untersuchten den Rasierer. Die flache Seite, auf der die Klinge ruhte, hatte eine weiche, untergeschlagene Kante, die über die Gesichtshaut gleiten sollte. Parallel zu dieser Kante verlief ein Schlitz, durch den beim Rasieren der Schaum und die Stoppeln drangen. Ein kleines Metallstück überbrückte den Schlitz in der Mitte. Meinen Anweisungen gemäß feilte der Handwerker die Metallbrücke weg, sodass der Schlitz auf seiner ganzen Länge von knapp vier Zentimetern nicht mehr unterbrochen wurde. Ich bat ihn, auch die Kante einer Klinge abzuschmirgeln, sodass diese vollkommen stumpf war. Dann legte ich die auseinander genommenen Teile in Desinfektionslösung, während Dr. Myint nach unserem ersten Hauttransplantationspatienten schaute.

Ein junger Soldat auf der nahe gelegenen Station hatte auf der Rückseite des Oberschenkels eine große rohe Stelle. Die Wunde sah sauber aus, aber aufgrund ihrer Größe würde es Wochen dauern, bis die Haut von den Rändern aus zusammenwuchs. Unser Patient hatte noch keinen Frühstücksreis bekommen, und der Anästhesist war bereit, ihn sofort zu betäuben; der Junge, der bereits eine Woche auf dem Bauch lag, willigte froh in jede Behandlung ein, die seinen Aufenthalt im Krankenhaus abkürzen konnte. Sobald er auf dem Operationstisch eingeschlafen war, legten wir ihn auf die Seite, um an die Wunde zu kommen, und reinigten diese energisch mit Gaze und Kochsalzlösung. Wir rieben das Granulationsgewebe – die raue Schicht neuer Zellen und kleiner Kapillargefäße, die sich gebildet hatte – so fest, dass es blutete. Dann deckten wir es zu und wuschen die Hautentnahmestelle am anderen Oberschenkel mit antiseptischer Seife ab. Ich steckte die Einzelteile des Rasierers zusammen, wobei ich die stumpfe Klinge als

Abstandhalter unter eine scharfe legte, und schraubte den Griff drauf, der das Ganze zusammenhielt. Während Dr. Myint die Außenseite des gesunden Oberschenkels zwischen zwei Spateln streckte, drückte ich die Kante meines improvisierten Hautmessers gegen die weiche Haut, die er unter Spannung hielt. Ich hielt den Rasierer so, als wollte ich rasieren, und zog ihn nach unten. Eine durchsichtige Schicht Haut schob sich durch den Schlitz und knüllte sich in feine Falten zusammen. Hinter der Klinge war eine Schneise so breit wie der Rasierapparat, wo die braune Hautoberfläche vor Schock ganz blass geworden war. Dann erschienen winzige Bluttröpfchen, die größer wurden und sich vereinigten, bis es so aussah, als würde ich das Bein rot anmalen. Dr. Myint schob den Spatel nach unten, um die Rundung des Oberschenkels vor der Klinge abzuflachen. Am Ende eines fünfzehn Zentimeter langen Streifens stoppte ich und hob den Rasierer hoch. Daran hing ein durchscheinendes Band, eine Schicht Oberhaut. Dr. Myint sah mich an und zog über seiner Gesichtsschutzmaske die Augenbrauen hoch.

»Ein ausgezeichnetes Spalthauttransplantat«, sagte ich beeindruckt. »Die Abstandshalterklinge hat die Dicke bestimmt, sodass wir wirklich nur die oberste Schicht haben. Daran, dass das Blut in so winzigen Tröpfchen ausgetreten ist, kann man sehen, dass wir nur die äußersten Spitzen der winzigen Kapillare abgetrennt haben, die die Schweißdrüsen versorgen.«

Mit einer Schere schnitt ich den Streifen Haut vom Oberschenkel ab. Er fühlte sich kaum anders an als feuchtes Seidenpapier, und ich breitete ihn mit Pinzetten vorsichtig über einer mit Salzlösung angefeuchteten Gaze auseinander. Dann führte Dr. Myint den Rasierer und schnitt neben dem ersten noch einen zweiten und einen dritten Streifen ab. Wir bedeckten die raue Oberfläche mit einem Druckverband, damit sie nicht weiter blutete, und wandten unsere Aufmerksamkeit der ursprünglichen Wunde zu.

Das Granulationsgewebe hatte aufgehört zu bluten, es wurde jetzt mit einer Schicht klebrigen Plasmas bestrichen. Dr. Myint wies darauf hin, dass das raue Gebiet, das bedeckt werden musste, sehr viel größer war als unsere Hautstreifen. Ich zeigte ihm, wie die Hautstreifen auseinander gezogen werden konnten, indem man sie

sorgfältig über einen Holzspatel hängte und mit dem Skalpell die
Oberfläche mit vielen winzigen parallelen Schnitten versah; durch
sanftes seitliches Ziehen konnte man die Hautstreifen zu einem
Gitternetz auseinander dehnen, das so groß war wie die gesamte
Wunde. Rechtzeitig erinnerte ich mich, dass die Haut mit der
stumpfen Seite – der ursprünglichen Oberfläche der Haut – nach
außen aufgelegt werden musste, sonst würde sie nicht anwachsen.
Die dünne Schicht klebte bereitwillig an dem gerinnenden Plasma,
winzige Perlen drangen durch die Löcher. Sie konnte die Flüssigkeit transportieren, sodass diese sich nicht unter dem Transplantat
sammelte und es ablöste. Ich nähte die neue Haut mit einer Reihe
winziger Stiche an den Rändern fest und deckte sie mit feuchter
Watte ab, bevor ich die Wunde verband.

Der Patient wachte auf, und ich bat den Anästhesisten, ihn für
vierundzwanzig Stunden ruhig zu stellen, damit er sich nicht die
Verbände runterriss. Dies war die kritische Zeit, in der zarte Kapillare in die neue Haut wachsen und sowohl in den winzigen Lücken
des Hautnetzes als auch an der Hautentnahmestelle Epidermiszel-
len wuchern würden.

»Sie können die Verbände sieben Tage drauflassen«, erklärte
ich. »Schauen Sie nur täglich nach, ob sie nicht feucht geworden
sind oder angefangen haben zu riechen. Am Ende der Woche be-
feuchten Sie den Verband mit Kochsalzlösung, damit das Transplantat nicht mit abgerissen wird. Dann können Sie die Fäden ziehen und müssen die Wunde nur so lange mit Gaze schützen, bis sie
vollkommen verheilt ist.«

Dr. Myint war hocherfreut über die neue Technik, obwohl ich
mich noch mehr freute. Das improvisierte Instrument hatte funktioniert, und die Operation hatte die Frustration über die Grenzen
meiner Evaluationsmission vertrieben.

Nicht einmal die Enttäuschung des übrigen Teams konnte meiner Zufriedenheit etwas anhaben. Virginia und Stevie berichteten,
dass ein schwieriges Treffen mit Shan-Funktionären, das den ganzen Tag gedauert hatte, in eine Sackgasse geraten war, da der Gesundheitsminister erklärt hatte, das neue Krankenhaus werde südlich von Ho Mong an der Straße nahe der thailändischen Grenze
gebaut. Da dieser Teil des Freien Shanstaates relativ gut mit medi-

zinischen Einrichtungen versorgt war und das Mae-Hong-Son-Krankenhaus in Thailand nur gut dreißig Kilometer weiter südlich lag, würde es der örtlichen Zivilbevölkerung an dieser Stelle wenig nutzen. Verärgert beschlossen die MIAOW-Leute, unverzüglich nach Chiangmai zurückzukehren. Ich wollte noch ein paar Tage bleiben, um noch einmal mit dem Minister zu sprechen. Zudem war meiner Anfrage an den Mong-Tai-Armeechef, die Front besuchen zu dürfen, plötzlich stattgegeben worden.

Dr. Myint und ich fuhren früh am Morgen im zerbeulten LKW des Krankenhauses ab. Er brauchte uns nicht weit zu bringen; in Num Lung, sechzehn Kilometer nördlich, endete die Straße, von dort mussten wir zu Fuß weiter. Hinten saßen zwei Soldaten mit unseren Sachen und Verpflegung. Wir fuhren aus der Stadt hügelaufwärts, der LKW schaukelte durch die Wagenspuren wie ein Surfbrett. Die Straße dehnte sich, mit Schatten gestreift, vor uns aus. Dschungelkämme stiegen im weichen Morgenlicht darüber auf. In den Serpentinen kamen wir an absteigenden Maultierkarawanen vorbei, deren Tragekörbe leer waren, nachdem sie Reis an die Front geliefert hatten. Die Maultiertreiber saßen seitlich auf ihren Packsätteln. Die Nachhut bildete ein Junge auf einem großen Rotschimmel, er trug ein rotes Hemd und ein rotes Halstuch und hatte seinen Karabiner quer über die Brust gehängt. Wenn er durch einen Streifen Sonnenlicht ritt, schien er vor dem dunklen Waldrand zu leuchten.

In dem Dorf Num Lung versteckten wir den LKW in einer Bananenplantage in der Nähe des Armeepostens und machten uns zu Fuß weiter. Der Pfad senkte sich in ein Tal, das steil zur Salweenschlucht abfiel. Wir folgten Maultierpfaden und den Abdrücken der Segeltuchstiefel von MTA-Truppen. Unter den Bäumen war die Luft still und heiß. Vögel zwitscherten, und von jenseits eines Bergrückens im Westen drangen, gedämpft durch den Dschungel, Schüsse zu uns. Ein paar Stunden Fußmarsch brachten uns zu einem kleinen Hohlweg. An seinen Hängen standen Bambushütten, auf ihren erhöhten Fußböden waren schlafende Soldaten auszumachen. Ein Offizier grüßte uns und nahm, im Namen seiner Männer, dankbar die Zigaretten in Empfang, die wir als Geschenk mitgebracht hatten. Dann führte er uns eine Rinne hinunter, die

hinter einem verlassenen Dorf herauskam. Die Bambuswände der
Hütten standen schräg, und große Flecken Stroh waren von den
Dachsparren gerutscht. Dreißig Meter unter uns glitt das saphir-
grüne Wasser des Salween zwischen felsigen Ufern dahin.
»Dieser Ort ist oft von birmesischen Kanonen getroffen worden«, sagte der Offizier. »Sie sind da oben.« Er zeigte auf die Höhen des gegenüberliegenden Ufers, das mit dünnem, trockenem
Wald bestanden war. »Wir müssen uns versteckt halten.«
      Wir hielten uns also im Schutz der Häuser und gingen hinter-
einander den Hügel hinunter. Der Pfad verschwand in einem Hain
von Bäumen, wo der Offizier bei einer kleinen, überdachten Platt-
form stehen blieb – einem Schrein, in dessen dunkler Nische auf
einem rotkarierten Stück Stoff ein paar Blumen lagen –, um eine
Kerze anzuzünden. Er verbeugte sich und klatschte einmal leise in
die Hände. Dann sprang er, uns hinter sich herwinkend, in ein
Loch, das sich zu seinen Füßen auftat.
      Der Dschungel am Flussufer war von Verteidigungsanlagen ge-
säumt. Kriechend folgten wir dem Offizier durch einen Graben,
der Baumwurzeln streifte und um Geröllblöcke herumlief, um die
Unterstände mit den Dächern aus Baumstämmen zu verbinden. In
den Löchern war es dunkel, und die Erdwände verströmten einen
feuchten, an Sauerteig erinnernden, gärenden Geruch. Er ver-
mischte sich mit dem Holzrauch, der aus den Uniformen der Soldaten drang. Einige Männer hielten Wache, sie starrten durch
Schießscharten über die spiegelnde Wasseroberfläche. Andere
schliefen auf dem Boden oder in groben, in die Wand gehauenen
Nischen. Der Offizier zeigte auf ein paar Malariafälle, die in ihren
Decken zitterten; er hatte weder einen Sanitäter noch Medikamente, aber der Zustand war so weit verbreitet, dass die Kranken im
Dienst blieben und ihr Fieber in den vorgezogenen Positionen
ausschwitzten. Die Evakuierung der Verletzten war jedoch, wie er
uns erklärte, ein Problem. Vor einer Woche hatten die Birmesen
versucht, den Salween zu überqueren, dabei hatten sie drei Boote
und die Fähre, die sie als Landungsboot beschlagnahmt hatten,
verloren. Sein Wrack, sagte der Offizier, lag gleich um die Bie-
gung. Es hatte MTA-Opfer gegeben, und die einzige Möglichkeit,
sie rauszubringen, war durch das Dorf, das die ganze Zeit unter

Mörserfeuer gelegen hatte; sie hatten zwei Tage in den Unterständen warten müssen, bis das Feuer beendet wurde. Dr. Myint versprach, die Zuweisung eines Sanitäters mit dem Generalstabschef in Ho Mong zu besprechen, obwohl er sich nicht allzu große Hoffnungen machte. Die Hauptoffensive der Tatmadaw im Osten zog die meisten Mittel der MTA ab.

Wieder in Ho Mong, arrangierte ich ein Treffen mit dem Gesundheitsminister. Johnny begleitete mich. Er fasste meinen Lebenslauf für den Mann zusammen und erklärte ihm, dass ich in anderen Kriegsgebieten gearbeitet, Verletzte behandelt und den Ärzten im Krankenhaus in Ho Mong assistiert hatte. Der Minister schien erfreut zu sein, dass ich die Salween-Front besucht hatte, und nach den normalen Weitschweifigkeiten und mehreren Tassen Tee fragte er mich, zu welchen Schlüssen ich hinsichtlich der Einrichtung eines Krankenhauses im Freien Shanstaat gekommen sei.

Ich erklärte ihm die Vorteile des Nam-Cut-Tals: seine zentrale Lage, seine Zivil- und Flüchtlingsbevölkerung und, taktvoll, die Tatsache, dass es dort keinen MTA-Standort gab, durch den unsere Tätigkeit als Unterstützung von Khun Sas Streitkräften missverstanden werden könnte. Der Minister lachte.

»Die beiden, die mit Ihnen gekommen sind, waren so nervös, dass sie die ganze Zeit herumschrien. Wir dachten, es wäre besser, ihr Krankenhaus in der Nähe von Ho Mong zu haben, um es beschützen zu können. Sie können es bauen, wo Sie wollen. Nennen Sie uns nur das Datum, wann Sie mit Ihrer medizinischen Ausrüstung zurückkommen, und die Leute fangen an zu bauen.«

Ich traf Johnny am nächsten Morgen auf dem Marktplatz, und wir tranken heiße Sojamilch mit rohen Eiern, während wir auf eine Transportmöglichkeit warteten. Ein Pick-up kam, der über die Grenze nach Mae Hong Son fuhr. Johnny fragte beim Fahrer nach, ob er auf den Nebenstraßen bleiben würde, und ich brachte mein Gepäck an Bord. Ich schüttelte dem Mann die Hand, dessen Kameradschaft mir sehr geholfen und der mit seinen Fahrkünsten auf dem Motorrad in der Nacht zuvor für die gefährlichste Situation der ganzen Mission gesorgt hatte: Nach einer Party mit den Krankenhausärzten, die in den meisten Bars von Ho Mong stattgefunden hatte, waren wir vom Reiswein so betrunken, dass wir direkt in

einen Straßengraben gefahren waren. Der Pick-up füllte sich mit
Frauen der Gebirgsstämme, die auf dem Weg nach Thailand waren, und ich setzte mich zwischen sie, als der Fahrer losfuhr. Ich
sah Johnny durch die Staubwolke winken, bis er und die Häuser
von Ho Mong in der Ferne verschwanden. Dann lehnte ich mich
auf meine Tasche und fiel, umgeben von den schwankenden Körpern meiner Mitreisenden, in ein von Katzenjammer durchwachsenes Dösen.

Geweckt wurde ich von einem plötzlichen »Pst«, das Geplauder
um mich herum war verstummt, und der Pick-up wurde rasch langsamer, der Fahrer setzte Motorbremse und Bremsen ein, um die
Geschwindigkeit zu verringern. Die Staubwolke, die wir hinter uns
hergezogen hatten, holte uns ein und hüllte die Ladefläche des
Pick-ups in einen gelben Nebelschleier. Ich linste über die Fahrerkabine. Ein paar LKWs vor uns waren angehalten worden, auf der
Straße war eine Barriere. Sie war mit thailändischen Rangern in
Tarnkleidung bemannt. Die Frauen bedeuteten mir, den Kopf runterzunehmen, und ich kauerte mich zwischen sie, als die Soldaten
langsam am Rand vorbeigingen und auf die Ladefläche des Pickups schauten. Niemand sagte etwas oder schaute auf. Der abkühlende Motor tuckerte in der Stille, und von vorne kam die metallische Stimme eines Funksprechgeräts. Es gab Geschrei, als jemand
aus einem LKW gezogen und abgeführt wurde. Die Frauen um
mich herum erhoben kurz ein leises Murmeln wie ein Aufstöhnen.
Sie duckten sich noch tiefer und machten sich unter den Schatten
ihrer schwarzen Turbane unsichtbar. Neben unserem Pick-up wurde ein Befehl gebrüllt, und sie zuckten zusammen; eine Hand erschien über ihren gesenkten Köpfen und zeigte direkt auf mich.

Ich stieg aus. Meine Tasche und meine Umhängetasche wurden
auf die Straße geworfen. Ein Soldat stieß mit dem Fuß dagegen,
was hieß, ich sollte sie aufheben. Ein anderer nahm hinter mir Stellung, und ich wurde an den Fahrzeugen vorbei zum Kontrollpunkt
geführt. Ein Offizier musterte mich von oben bis unten und brüllte
Fragen auf Thai. Ich zuckte die Schultern, um anzudeuten, dass ich
ihn nicht verstand. Ein Gewehrlauf schlug mir die Tasche aus der
Hand. Meine Umhängetasche wurde mir weggenommen, und ich
wurde in Richtung der Bäume geschoben, wo eine kleine Gruppe

Gefangener unter Bewachung auf dem Boden hockte. Ich kauerte mich, die Ellenbogen auf den Knien, zwischen sie. In der Nähe der Straße war, abgeschirmt von dünnen Bambuswänden, ein Tisch aufgestellt worden, wo die Offiziere neben dem Funkgerät saßen und Einsätze anordneten. Diese Männer trugen schwarze Uniformen, Kennzeichen der Thai-Spezialeinheiten. Die Einheit, die für diesen Abschnitt der Grenze verantwortlich war, war berüchtigt; dem Vernehmen nach war sie aus Gefängnissen rekrutiert und vor ein paar Jahren für ein Massaker an Zivilisten in Bien Luang verantwortlich gemacht worden. Einer von ihnen, mit schulterlangem Haar und Sonnenbrille, blätterte jetzt in meinem Pass. Er rief etwas, und ein Soldat stieß mich zu dem Tisch hinüber, wo der Inhalt meiner Umhängetasche ausgebreitet war.

»Was machen Sie im Shanstaat?«, wollte er wissen. Seine Augen waren hinter den dunklen Gläsern nicht zu sehen. »Was arbeiten Sie?«

»Ich bin Arzt.«

»Sie sind ein Freund von Dzao Mong Khawn« – ich erkannte eines von Khun Sas Pseudonymen –, »Sie verkaufen Waffen.« Er klopfte auf die Pistole, die er in der Achselhöhle trug.

»Nein, ich bin Arzt.« Ich zeigte auf das Stethoskop, das unter meinen Besitztümern lag.

»Sie sind vielleicht ein Söldner.«

»Ich bin Arzt.« Ich griff nach dem abgewetzten Exemplar von *A Simple Guide To Trauma*, das ich auf Reisen immer dabeihatte, und schlug es bei der Zeichnung einer Amputation auf. Er schaute nicht hin. Ein zweiter Mann in einem schwarzen T-Shirt und einer Baseballkappe schlug es mir aus der Hand.

»Sie sind vielleicht Drogenhändler.«

»Nein, ich bin Arzt.«

Der Mann im T-Shirt hatte meine Karten entdeckt und studierte sie aufmerksam, versuchte, die Notizen über Straßenzustand und Dorfbevölkerungen zu entziffern. Der andere blätterte in meinem Tagebuch. Er gab einen Befehl. Ich musste meine Tasche hochheben. Flankiert von zwei Soldaten wurde ich hinter dem Kommandoposten einen schmalen Weg entlanggeschoben. Er endete an einer Erdwand, wo in die Flanke des Tals eine Art Steinbruch gehauen worden war. Ich wurde an den Wall gestellt. Die Schwarzhemden leerten meine Tasche und machten sich daran, ihren Inhalt sorgfältig anzuordnen; Kleider und Stiefel, Filme, Bücher und mein kleines Instrumenten-Set, das aufgeschlagen wurde. Mein Moskitonetz und mein Regenmantel waren aus Armeeüberschüssen, und sie untersuchten sie eingehend, dann legten sie auch diese Dinge aus. Mein Kameragehäuse und die Objektive wurden in einer Reihe angeordnet, die medizinischen Texte und Dokumente an ausgewählten Stellen aufgeschlagen. Mein Hut wurde mir vom Kopf genommen und der Auslage in der ersten Reihe hinzugefügt. Der Mann mit dem Schulterhalfter zog aus der Tasche seiner Kampfhosen eine Kamera, und ich und meine Besitztümer wurden aus allen Winkeln fotografiert. Zwischen den Fotos schoss ein Untergebener vor, um ein noch inkriminierenderes anatomisches Schaubild aufzuschlagen oder meine Operationsschere ein wenig zu öffnen, damit ihre Gefährlichkeit nicht zu übersehen war.

Als sie eine Rolle Film verknipst hatten, wurde ich angewiesen, alles wieder einzupacken. Ich trug mein Gepäck den Pfad zurück. Die Gefangenen saßen immer noch unter den Bäumen. Das Gesicht eines Mannes war geschwollen und zwischen seinen nach oben zeigenden Knien voller Blut; er war wohl geschlagen worden. Auf der Straße warteten die LKWs im Sonnenlicht, ihre Insassen saßen mit niedergeschlagenen Augen in dieser stillen, bedrohlichen Luft. Am Tisch war ein anderer Typ mit Sonnenbrille dabei, einen Brief zu lesen, den ich an meine Freundin geschrieben hatte und noch nicht zur Post hatte bringen können. Der Langhaarige, der die Leitung zu haben schien, schob die Segeltuchbrieftasche, in der ich meine Reisedokumente aufbewahrte, vor.

»Pass, Ticket, Geld, alles korrekt. Zählen Sie.«

Ich schaute in die Fächer. Es war alles da, sogar die fremde Währung, aber der Packen thailändischer Baht, mein Bargeld, hatte sich auf einen einzigen Schein reduziert. Der Mann starrte mich mit seinen undurchdringlichen Brillengläsern an. »Alles korrekt«, sagte er nachdrücklich.

Ich nickte und warf meine Sachen wieder in meine Umhängetasche. Ich wusste, was ein Handel war, wenn ich einen sah.

Ich verfasste einen Bericht über meine medizinischen Beobachtungen, die in die von MIAOW vorbereitete Evaluation des Freien Shanstaates integriert waren. »Es besteht ein dringender Bedarf an Verstärkung der geringen existierenden medizinischen Mittel«, stand da. »Endemische Tropenkrankheiten und der fortdauernde Konflikt ... haben die Zivilbevölkerung Krankheiten ausgesetzt, die leicht zu behandeln sind. Das Fehlen öffentlicher Gesundheitsversorgung, die Unzugänglichkeit der Behandlungszentren und die Tatsache, dass keine ausländischen Hilfsorganisationen vor Ort sind, haben eine verletzliche Bevölkerung isoliert.«

MIAOW veröffentlichte auch einen Rundbrief, der zum Spenden aufrief. Er enthielt ergreifende Fotos von Menschen der Gebirgsstämme und hob den einzigartigen Zugang der Organisation zu dem Gebiet hervor: »Die politischen Konsequenzen des Opium- und des Holzhandels schaffen eine empfindliche Umwelt, wo nur eine neutrale, unpolitische Organisation wie MIAOW zurückhaltend zivile Hilfe leisten kann.«

Keines dieser Schriftstücke brachte den Menschen des Freien Shanstaates irgendeine Hilfe. Die Regierungsbeamten, die für die Verteilung ausländischer Hilfe – MIAOWs Hauptquelle für Spendengelder – verantwortlich waren, weigerten sich, eine Operation dort zu unterstützen: Offensichtlich hatte Druck vonseiten des US-amerikanischen Außenministeriums die Einrichtung einer humanitären Mission im Gebiet eines »Feindes« der amerikanischen Außenpolitik verhindert. Ich traf den Filmemacher auf einen Drink und berichtete ihm, was bei der Sache rausgekommen war. Er war enttäuscht über die Nachricht, aber nicht überrascht. Er war 1975 zugegen gewesen, als Khun Sa das erste von mehreren ausreichend publik gemachten Angeboten auf den Tisch gelegt hatte, seinen Opiumvorrat für einen Bruchteil seines Marktwertes an die Amerikaner zu verkaufen. Er hatte das Treffen mit den Vertretern der Narcotics Commission des US-Kongresses gefilmt, die von thailändischen Militärhubschraubern von Bangkok aus zu Khun Sas Stützpunkt geflogen worden waren.

»Khun Sa hat der Kommission die ganze Ernte zum Borderpreis von zwölf Millionen Dollar angeboten«, sagte der Filmemacher. »Angesichts der Tatsache, dass die USA damals siebenhundert Millionen ausgegeben haben, um den Opiumhandel an dieser Grenze zu unterbinden, schien das kein schlechtes Geschäft zu sein.«

Stattdessen hatte die US-Drogenbekämpfungsbehörde (DEA) zusätzliche Gelder erhalten, mit denen sie Hubschrauber und Schädlingsbekämpfungsflugzeuge für die birmesische Armee beschafft hatten, um Khun Sas Mohnanbaugebiete im Shanstaat anzugreifen. Im Kampf gegen die Rebellen waren über den Dörfern aufständischer ethnischer Minderheiten Agent-Orange-ähnliche Entlaubungsmittel versprüht worden, die Nahrungsmittelfelder vernichtet und vor Ort zu einer Hungersnot geführt hatten. Jetzt wollte man sich in Washington nicht gerade auf Khun Sas Namen berufen, um Spendengelder für die Unterdrückung des Drogenanbaus in der Region zu sammeln. Einige übten sogar Druck auf die Clinton-Regierung aus, dem »Drogen-Ausrottungs-Programm« der birmesischen Armee wieder materielle Hilfe zukommen zu lassen, die die USA seit 1998 aus Protest gegen den katastrophalen Menschenrechtsbericht der Militärregierung eingefroren hatten. Ich erinnerte mich an etwas, was Khun Sa bei seiner Geburtstagsfeier zu mir gesagt hatte, während unten in dem Gehege die Bären in ihren Käfigen heulten. Er sprach über die DEA, aber seine Worte passten genauso gut auf alle anderen Organisationen, die ihn ausbeuteten, um ihre eigene Existenz zu rechtfertigen. »Sie benutzen mich wie einen Weihnachtsbaum«, hatte er lächelnd gesagt. »Wenn sie mehr Geld brauchen, schütteln sie mich, Khun Sa, und das Geld rieselt heraus.«

# 10

## Südafrika und Brasilien

Durban kam unter einer Dunstglocke feuchter Hitze fast um. Vor dem Fachbereich für Arbeitsmedizin der medizinischen Hochschule kreischten Beos in einem Hain von Avocadobäumen. Mark und ich saßen in einem fensterlosen Raum im matten Licht einer Wand von Lichtkästen. Auf jedem Schirm war das Röntgenbild eines Brustkorbs: die Streben des Schlüsselbeins, die parallelen Kurven der Rippen. Auf allen Bildern war die dunkle Lichtdurchlässigkeit der Lungenflügel durch Verwehungen und Schneestürme in Weiß beeinträchtigt.

»Entschädigungsforderungen«, sagte Mark. »Mesotheliom durch die Asbestmühlen, Lungenfibrose bei den Arbeitern in den Versilberungskammern, Lungenkrebs durch die Aluminiumschmelzanlagen.«

In Reichweite waren weitere Röntgenbilder in braunen Umschlägen gestapelt: die Geister von Arbeitern, die wie Rohmaterial im Herstellungsprozess verbraucht worden waren. Diese geschädigten menschlichen Nebenprodukte riefen bei Mark ein ganz unindustrielles Mitleid hervor.

»Hier haben wir einen Lehrbuchfall einer Quecksilbervergiftung«, sagte er. »So einen schweren Fall dürfte es in der modernen Industrie gar nicht mehr geben. Ich glaube nicht, dass in den letzten fünfzig Jahren in einem industrialisierten Land ein solcher Fall aufgetreten ist.«

Er schob eine Kassette in ein Videogerät.

»Peter war zweiundzwanzig Jahre alt, vollkommen gesund«, sagte Mark. »Er bekam Arbeit bei der Firma, und innerhalb von ein, zwei Monaten bekam er Schwindelanfälle. Nach drei Monaten wurde er entlassen. Seine Familie hat ihn ins Krankenhaus gebracht. Er hatte Schwierigkeiten mit dem Gehen und Sprechen, Taubheit in den Händen und Füßen. Wir haben eine Blutprobe genommen und fanden viel zu hohe Quecksilberwerte.«

Auf dem Bildschirm erschien eine Gestalt: ein schlanker schwarzer Mann in einem zu großen Krankenhauspyjama watschelte einen neongrün erhellten Korridor hinunter auf die Kamera zu. Er konnte kaum die Füße heben; seine Knie flatterten, seine Arme tanzten, und Wirbelsäule und Hals verdrehten sich in schlängelnden Bewegungen.

»Das ist Peter, als er eingeliefert wurde«, sagte Mark. »Er brauchte anderthalb Jahre zum Sterben.«

Durch die Erzählungen südafrikanischer Exilanten hatte ich zum ersten Mal von der Sache gehört: einem eigentümlichen Ausbruch von Verrücktheit unter schwarzen Arbeitern in einer Chemiefabrik auf halbem Weg zwischen den Städten Durban und Pietermaritzburg. Offensichtlich gesunde junge Männer bekamen nach einer Zeit in der Fabrik, so wurde berichtet, paranoide Wahnvorstellungen oder manifeste Psychosen. Diese Berichte über absonderliche Symptome riefen beträchtliches medizinisches Interesse hervor – Mark, Spezialist für Berufskrankheiten am Fachbereich für Arbeitsmedizin der Medizinischen Hochschule von Durban, war der Meinung, es könnte eine Form von Schwermetallvergiftung sein –, aber das Unternehmen verweigerte ihm die Erlaubnis, die Belegschaft zu untersuchen. Stattdessen ließ man durchblicken, die Epidemie sei Verhexung oder einer örtlich begrenzten ethnischen Prädisposition für Schizophrenie geschuldet.

Die Fabrik gehörte einem britischen multinationalen Chemieunternehmen namens Thor – benannt nach dem nordischen Donnergott, dessen Symbol das Element Quecksilber ist –, und die Absage an den Arzt des Fachbereichs für Arbeitsmedizin war aus der Zentrale in Großbritannien gekommen. Die südafrikanischen Unternehmungen von Thor waren bereits in den örtlichen Schlagzeilen, nachdem man bei Routineuntersuchungen in einem nahe gelegenen Fluss, dem Umgeni, der wichtigsten Trinkwasserquelle

für Durban, Quecksilber gefunden hatte. Um den Grad der Ver-
schmutzung festzustellen, wurden Proben in internationale Labo-
re geschickt. Der Quecksilbergehalt des Sediments eines Flusses in
einem Tal unterhalb der Fabrik war mehrere hundert Mal höher als
die Konzentration, die den Fluss in den USA zum gefährlichen
Abwasser gemacht hätte. Das Unternehmen hatte reagiert, indem
es den Kritikern mit Prozessen drohte, und die südafrikanischen
Behörden schienen nicht gerüstet zu sein, die Angelegenheit entweder als Gesundheitsrisiko für die Arbeiter oder als Umweltrisiko
zu verfolgen.

Ich gewöhnte mich allmählich an den Anblick der eklatanten
Folgen von Kriegen und politischen Zwistigkeiten in verschiedenen Teilen der Welt und daran, ihre Opfer zu versorgen. Die toxi-
sche Wirkung von Quecksilber war im Vergleich dazu weitaus
heimtückischer, aber sie spielte sich an einem Ort ab, den ich kannte. Das breite Umgenital – der Fluss war braun von dem Mutterbo-
den, den er aus den kleinen Maisfeldern an den Ufern wusch – war
Teil meiner Kindheit gewesen. Später hatte ich als Arzt in einem
Krankenhaus in dem wuchernden Township außerhalb von Pietermaritzburg gearbeitet, ich wusste Bescheid über die Deprivation in
den Städten – und die schlechte Bildung, die Südafrikaner erhielten –, die die Arbeiter überwinden mussten, um als Facharbeiter in
der chemischen Industrie arbeiten zu können. Bittere Ironie, dass
ausgerechnet arme Subsistenzbauern und fleißige Schüler diejenigen sein sollten, die den größten Preis für die Industrialisierung
Afrikas bezahlten. Ich nahm die Geschichte genauer unter die
Lupe.

Thor Chemicals hatte ursprünglich in England, in einer Fabrik
in Kent, einer von vielen Tochtergesellschaften des Unternehmens,
Quecksilberverbindungen hergestellt. In den achtziger Jahren des
20. Jahrhunderts – zu einer Zeit, als die Gefängniszellen Südafrikas
voller Folteropfer waren, auf den Straßen der Townships Blut floss
und internationale Unternehmen ihre Investitionen, so schnell sie
konnten, aus Südafrika abzogen – erweiterte Thor seine Unternehmungen in diesem Land beträchtlich. Die Herstellung von Quecksilberverbindungen wurde in eine Fabrik in Südafrika umgesiedelt,
und mit dem Segen der Regierung wurde eine Wiederverwer-

tungsanlage für Quecksilberabfälle gebaut – die größte der Welt –, wo quecksilberverseuchtes Material aus Europa, den Vereinigten Staaten, Südamerika und dem Fernen Osten verarbeitet werden sollte.

Da die meisten Industrieländer sich gesetzgeberischem Druck gegenübersahen, den Ausstoß solcher gefährlichen Substanzen zu stoppen, war logischerweise Südafrika der Ort für ein solches Unternehmen. Gesetze zum Schutz der Umwelt und der Arbeiter – besonders der schwarzen – gab es kaum. Pretoria suchte nach Wegen, die internationalen Sanktionen gegen den Verkauf von Kriegsgerät an Südafrika zu umgehen. Einige Quecksilberprodukte von Thor fanden strategische Verwendung, und unter Thors Kunden waren auch Rüstungsfirmen, die zu Armaments Corporation of South Africa Ltd. (ARMSCOR) gehörten, dem Konglomerat von Waffenfabriken der südafrikanischen Regierung. Es schien unwahrscheinlich, dass die Arbeitsbedingungen einer derart lebenswichtigen Industrie in diesem Land allzu genau untersucht werden würden.

Erst als Männer, die für Thor arbeiteten, im Krankenhaus auftauchten, konnte Mark sie untersuchen. Seine klinische Einschätzung wurde von Neurologen und Psychiatern bestätigt. Die Männer zeigten Störungen – Gleichgewichtsstörungen, Persönlichkeitsveränderungen, Tremor und Gedächtnisstörungen –, die symptomatisch waren für eine schwere Quecksilbervergiftung. Eine offizielle Untersuchung wurde eingeleitet, bei der medizinische Beweise vorgelegt wurden, dass die Symptome der Männer auf andauernde, chronische Exposition des Toxins deuteten. Hydrologen zeigten auf, dass Sedimentproben auf fortgesetzte Kontamination des Grundwassers unterhalb der Fabrik hinwiesen. Dann wurde der britische Präsident und Besitzer der Thor-Gruppe aktiv, er kam aus seinem Haus in Südfrankreich geflogen, um auszusagen. Er präsentierte eine verblüffende These: »Umweltterroristen« waren für die vorsätzliche Verseuchung des Grundwassers mit Quecksilber verantwortlich; die gleiche unwirkliche Macht hatte auch Quecksilber in den Kompressor geschüttet, der auf der Produktionsebene Luft in die Atemschutzmasken der Arbeiter pumpte. Dies war geschehen, um die Produktion zu stören, indem man die Firma in Misskredit brachte, und war Teil».... einer langen Reihe von Ereignissen, die wir als Sabotage kennen«.

In jedem anderen Land wären solche Ideen als lächerlich abgetan worden, aber in Südafrika – bei den weißen Beamten, die diese Untersuchung durchgeführt hatten und die mit Verschwörungstheorien vom totalen kommunistischen Angriff (dem »Total Onslaught«) und der Bedrohung durch den Weltkommunismus aufgewachsen waren – stießen sie auf eine gewisse Resonanz. Das Unternehmen wurde von der Verantwortung freigesprochen und bekam die Erlaubnis, die Produktion und Wiederverwertung von Quecksilberverbindungen fortzusetzen. Im Laufe des folgenden Jahres fiel der erste Arbeiter von Thor, der ins Krankenhaus eingeliefert worden war, ins Koma, bevor er starb. Eine Autopsie durch einen staatlichen Pathologen ergab gewaltige Mengen von Quecksilber in seinem Hirngewebe. Ein zweiter Mann, dessen Zustand sich langsam verschlechterte, lag auf einer Krankenhausstation. Die Behandlung schlug nicht an, da die neurologischen Auswirkungen des fortgesetzten Kontakts mit dem Metall irreversibel sind. Jetzt reagierten die Behörden.

Zwei leitende Angestellte und der Betriebsingenieur der südafrikanischen Tochtergesellschaften von Thor wurden wegen fahrlässigen Totschlags und weiterer zweiundvierzig Anklagepunkte wegen verschiedener Verstöße gegen die Arbeitssicherheitsvorschriften angeklagt, darunter der Vorwurf, neunundzwanzig Beschäftigten gesundheitliche Schäden zugefügt zu haben. Die Angeklagten plädierten, offenbar zuversichtlich, dass man sie freisprechen würde, auf nicht schuldig. Aber egal, wie das Verfahren ausgehen würde, den geplagten Arbeitern würde es nichts nützen: Das südafrikanische Arbeitsrecht verhinderte, dass sie gegen ihre Arbeitgeber klagten. Ihre einzige Zuflucht war die Arbeiterunfallversicherung, die nicht gerade für ihre Großzügigkeit bekannt war. Die Familie des Toten bekam eine nicht übertragbare Pension von neunhundert Rand – rund hundert Pfund – pro Monat. Die Thor-Chemicals-Gruppe machte einen jährlichen Umsatz von fünfzig Millionen Pfund, aber sie war unangreifbar; frühere Urteile britischer Gerichte hatten ergeben, dass Muttergesellschaften, die ihren Sitz im Vereinigten Königreich hatten, nicht für ihre ausländischen Tochtergesellschaften haften mussten.

Ich legte die Ereignisse in einem Entwurf für einen Dokumentarfilm dar und nahm Kontakt zum Programmchef von *World in Action* auf, einem britischen Fernsehsender, der als Inbegriff des Enthüllungsjournalismus galt. In meinem Film sollte es um die Schuld der Industrie gehen und den mangelnden Schutz für die Arbeiter, die von ausländischen Zweigen multinationaler Firmen beschäftigt wurden. Es gab Hinweise darauf, dass das Problem der Quecksilbervergiftung seinen Ursprung in England hatte. Sieben Jahre lang hatten Inspektoren britischer Gesundheits- und Sicherheitsbehörden die Standards des Quecksilber-Betriebs von Thor in Margate in Kent kritisiert und merkliche Luftverschmutzung und den hohen Quecksilbergehalt im Urin der englischen Belegschaft angeführt. 1987 war die Firma schließlich gewarnt worden, man werde sie wegen wiederholter Verstöße gegen Sicherheitsbestimmungen anklagen. Thor schloss den Quecksilber-Betrieb in England und verlegte die ganze Herstellung von Quecksilberverbindungen nach Südafrika. Auch der britische Betriebsingenieur war ins Land gekommen, um die Arbeit zu überwachen. Kurz darauf waren bei den südafrikanischen Arbeitern die ersten absonderlichen Symptome aufgetaucht. Der Betriebsingenieur war einer der örtlichen Manager von Thor, die jetzt angeklagt werden sollten. Der Redakteur von *World in Action* wollte Namen genannt, die Schuld zugewiesen und das Leiden der Opfer gezeigt haben. Ich flog nach Südafrika, um die Geschichte zu recherchieren.

Als Erstes traf ich Mark, einen Spezialisten für Arbeitsmedizin. Er brachte mich in das Krankenhaus, in dem das jüngste Opfer sich befand, ein starker Mann, der stumm und abgezehrt unter den Decken lag. Er wurde mittels einer Nasensonde ernährt. Ein Katheter leerte seine Blase. Der Patient starrte teilnahmslos an die Decke, seine Augen flackerten im Zustand des Rückzugs, der auf starke neurologische Schäden deutete. Die Krankenschwester hatte seine Hände in Boxhandschuhe aus sauberer weißer Gaze gesteckt und diese an den Handgelenken festgeklebt, damit er sich in seinem Dämmerzustand nicht die Schläuche rausziehen konnte. Sie sollten jeden Tag seine Beine eine Zeit lang dehnen, um einer Deformation der Muskulatur vorzubeugen, aber das Personal war im höchsten Maße überarbeitet. Also übernahm seine Frau diese Aufgabe. Sie fuhr eine Stunde mit dem Bus aus dem Township hierher, um bei ihm zu sitzen, ihm die Wange zu streicheln und seine steifen Beine und Arme zu dehnen.

Ich lernte Chris kennen, einen Umweltschützer, dem die Anwälte des Unternehmens mit einer Klage gedroht hatten, weil sie ihn beschuldigten, die Entdeckung einer »unbedeutenden« Kontamination von Quecksilberabfall im Fluss-Schlamm aus politischen Gründen aufzubauschen. Er war ein großer, ruhiger Mann, der eine bäuerliche Gediegenheit ausstrahlte. Er zeigte mir die Fabrik am Rand der Wasserscheide, die in das Umgenital abfloss. Die Fabrik war ein glänzendes Labyrinth aus Rohren und Leitungen, überragt von stählernen Druckbehältern. Aus Schornsteinen stieg grauer Qualm auf.

»Das ist der so genannte ›Recycling‹-Teil des Betriebs«, sagte Chris. »Sie verbrennen Abfall. Nur sehr wenig Quecksilber wird wieder verwendet. Das meiste verdunstet und treibt zusammen mit anderen Verbindungen wie etwa Dioxinen mit dem Wind das Tal hinunter.« Er zeigte auf das Fabrikgelände. »Diese Lagerhäuser und Lagerteiche sind mit Tausenden Tonnen quecksilberverseuchtem Abwasser gefüllt. Sie verseuchen das Wasser.«

Am Rand der Hochebene standen noch andere qualmende Fabriken; unter ihnen wellte sich das Land hinunter in die breit gefältelte Spalte des Umgeni – auf Zulu »das Tal der tausend Hügel« genannt. Kegelförmige Strohdächer von Rondavels standen in Gruppen an den Hängen, begrenzt von kleinen rechteckigen Feldern und verbunden mit Pfaden, die sich an den Flüssen trafen, aus denen sie ihr Wasser bezogen.

»Viele der neuen Bewohner hier sind vor politischer Gewalt geflohen«, sagte Chris. »Sie sind in dieses Tal gezogen, um den Todesschwadronen in den Townships zu entkommen. Aber die Gefahr durch die Umweltverschmutzung hier ist gewissermaßen auch politisch.«

Er erklärte, dass diese dicht besiedelte ländliche Gegend als Teil des KwaZulu-»Homelands« abgegrenzt worden war. Dass diese Fabriken am Rand lagen, war kein Zufall. Die Strategen der Apartheid hatten davon geträumt, die ganze schwarze Bevölkerung des Landes in dieser »Grenzindustrie« als Arbeitskräfte auszubeuten, sobald sie in ihre unabhängigen Stammes-Homelands eingepfercht – und damit keine Bürger Südafrikas mehr – wären.

S'bu, ein Organisator der Gewerkschaft der Chemiearbeiter, die jetzt die Belegschaft von Thor vertrat, fuhr mich durch die gefährlichen Straßen eines Townships im Tal. An seinen Rändern lebten an Feldwegen, die der Regen in die rote Erde gewaschen hatte, einige ehemalige Beschäftigte, die dauerhaft arbeitsunfähig waren. Albert hatte einst Klavier und Fußball gespielt, jetzt konnte er sich nicht einmal mehr die Schnürsenkel binden. Erik, fünfundzwanzig, hatte große Schwierigkeiten beim Sprechen. »Ich habe von Kopf bis Fuß gezittert«, stammelte er, als würde seine zuckende Zunge ihm nicht gehorchen, »mein Zahnfleisch wurde blau. Sie sagten, ich sei geisteskrank … ich müsste ein Kündigungsschreiben unterzeichnen.« Sein Mund zitterte. »Es war mein erster Job und mein letzter«, sagte er. »Sie haben mein Leben zerstört. Ich bin ruiniert.«

Ich besuchte die Mutter des Mannes, der im Krankenhaus lag. Sie lebte mit sieben weiteren Familienmitgliedern in einem Zementwürfel – einer Standard-Township-Wohneinheit. Sie waren einst vom Gehalt ihres Sohnes abhängig gewesen, ein seltener Segen in einer Gemeinschaft, in der Arbeit schwer zu finden war. Solange ihr Fall von der Unfallversicherung geprüft wurde, lebten sie von der Wohlfahrt. Sie war in der Kirche gewesen und kochte gerade das Mittagessen, als ich sie besuchte. Sie war eine große traurige Frau in den Fünfzigern. Ein Gemeindemitglied hatte ihr etwas für das Mittagessen der Kinder gegeben, eine große Konservendose gebackene Bohnen und einen Laib geschnittenes Weißbrot. Die Kinder spielten draußen Gangster. Ein Junge hatte sich unter dem abgetragenen Pullover eine Spielzeugpistole vorne in die Hose gesteckt. Er zog sie heraus und hielt sie seinem kleineren Bruder an den Kopf. Das Haus stand auf einer leichten Anhöhe über einer Kreuzung, eine strategische Position im Townshipkrieg.

Ihre Seite der Siedlung unterstützte den ANC, auf der anderen Straßenseite war Inkatha-Gebiet. Diese Kinder, die in dem kahlen Hof harte Jungs spielten, hielten Ausschau. Auf dem Hügel stand vor einem mit Eisengittern verriegelten Laden die »Selbstverteidigungs-Einheit«, eine Gruppe Jugendlicher mit selbst gebauten Schrotflinten unter den Jacken.

An dieser Front gab es keinen Platz für mich. Ich zog mich in die Wohnung zurück, die ich an der Küste von Durban benutzte und die über die Wellen des Indischen Ozeans blickte. Es regnete jeden Nachmittag, ein Sturzregen, der den vom Wind auf die Straßen gewehten Sand wieder wegwusch. Dann kam die Sonne hervor und tauchte die Stadt in ein dunstiges, ätherisches Licht, in dem die sich kräuselnden Spitzen der Brandung zu rauchen schienen, wenn sie auf dem hellen Strand ausrollten. Ihr stetiges Donnern drang bis zu mir in den neunzehnten Stock, wo ich über toxikologischen Texten über Quecksilbervergiftungen brütete.

Quecksilber steht auf der »roten Liste« der dem Menschen bekannten dreiundzwanzig giftigsten Stoffe der Weltgesundheitsorganisation. Es wirkt auf verschiedene Weise auf den Menschen. Der Wahnsinn der Hutmacher war schon Ende des 18. Jahrhunderts beschrieben worden, zurückzuführen auf die emotionalen Schwankungen und Verhaltensstörungen durch Quecksilberverbindungen, die bei der Bearbeitung von Filz benutzt wurden. Die erste von Paracelsus 1520 schriftlich festgehaltene Behandlung einer Berufskrankheit beschrieb die psychischen und physischen Symptome von Minenarbeitern, die Zinnober förderten, das rötliche Oxid von Quecksilber, die in der Natur häufigste Form. Ich erfuhr, dass das Metall in den motorischen Zentren des Gehirns abgelagert wird und unklare Symptome erzeugt: Gleichgewichtsstörungen, Zittern und körperlichen Verfall. In schweren Fällen gehören zu den Persönlichkeitsveränderungen auch Psychosen, Wahnvorstellungen und paranoide Ängste. Mir fiel ein, dass Eric mir erzählt hatte, dass jemand bei ihm schlief, der ihn die ganze Nacht bewachte, weil er voller Entsetzen aufwachte und mit nackten Füßen durch die Straßen des Townships zu fliehen versuchte.

Ich berichtete dem Programmchef, was ich in Erfahrung gebracht hatte, und sagte ihm, dass ich der Meinung sei, es gebe genug Fragen medizinischer und moralischer Schuld, um einen guten Dokumentarfilm daraus zu machen. Die Regisseurin, der Produzent und ein Kamerateam kamen zu mir geflogen. Wir filmten die kranken Männer, die in der hoffnungslosen Umgebung des Townships zu überleben versuchten, und die verarmten Familien der Kranken und Sterbenden. Mit dem örtlichen Gewerkschaftsführer besuchten wir Menschen, die in dem Tal unterhalb der Fabrik lebten. Sie erzählten uns, dass sie das Wasser des Flusses zum Waschen benutzten. Es sei daran schuld, dass die Haut an ihren Armen ganz weiß geworden war – Quecksilber ist ein Bestandteil der gefährlichen Hautaufhellungscremes, die in Südafrika überall als Kosmetika verkauft werden – und dass ihr Vieh krepierte. Wir zogen einen Biologen hinzu, der in den nahe gelegenen Tälern Fallen aufstellte. Die kleinen Säugetiere, die er fing, wurden auf Quecksilber im Körper untersucht. Die Werte direkt unterhalb der Fabrik waren siebenmal höher als die in angrenzenden Tälern, was darauf hindeutete, dass die Verseuchung fortgesetzt wurde.

Wir legten unsere Beweise dem Hauptgeschäftsführer von Thor Südafrika vor, einem großen Mann mit einem dichten kurzen Bart, der an seinem Gesicht klebte wie Fettschminke. Er saß mit verschränkten Armen in seinem Büro und ließ sich durch die Kamera nicht aus der Ruhe bringen.

»Es gibt seit langer, langer Zeit eine Kampagne gegen die Firma«, sagte er, »sie reicht zurück bis in die Zeit, als man uns beschuldigte, Flüsse und Trinkwasser zu verunreinigen. Das war in der Tat nicht der Fall. Man beschuldigte uns auch, eine große Zahl Arbeiter vergiftet zu haben. Auch das war, medizinisch, nicht der Fall.« Er war bereit, nur einen einzigen »Vorfall« zuzugeben: die von den britischen Eigentümern von Thor behauptete Sabotage. »Das ist die einzige Quecksilbervergiftung, die sich bei Thor je ereignet hat, trotz der vielen Anschuldigungen.«

Während er sprach, blinkte das reflektierende Glas seiner Armbanduhr wie ein Heliograph und verriet entweder ein nervöses Flattern oder das körperliche Zittern einer Quecksilbervergiftung. Jetzt leierte der Geschäftsführer die beispielhafte Liste der Vorsorgemaßnahmen für seine Arbeiter herunter. Alle wurden regelmäßig auf Quecksilberaufnahme untersucht; diejenigen, deren Urinprobe gelegentlich einen inakzeptabel hohen Wert anzeigte (sein Wert lag viermal höher als die Gefahrengrenze der Weltgesundheitsorganisation), wurden aus der Produktion genommen und bekamen Orangensaft zu trinken. Dies sollte die Ausscheidung von Quecksilber unterstützen. Dann wurden sie, um weiteren Kontakt zu vermeiden, eine oder zwei Wochen in den Gärten um die Firma herum beschäftigt.

Ich wusste ein wenig über diesen Mann. Als Teenager hatte er mit ein paar Freunden in einer Bluesband Gitarre gespielt: In den wohlhabenden weißen Vorstädten von Johannesburg, wo sie lebten, hatten sie zum politisch bewussten Nachwuchs gezählt und bei den improvisierten Partys der schwarzen Hausangestellten gespielt. Über diese und viele andere Ereignisse hatte einer der Gruppe, Rian Malan, später ein Buch geschrieben, *Mein Verräterherz*, vielleicht die scharfsinnigste Untersuchung der Schuld des weißen Südafrika, die je veröffentlicht wurde. Ich überlegte, wie aus dem Jugendlichen mit sozialem Bewusstsein jemand hatte werden können, der eine solche Firma vertrat. Wir hatten Kopien der firmeneigenen Berichte über den Quecksilberpegel der Arbeiter in die Hände bekommen. Sie schienen darauf hinzuweisen, dass es in der Zeit vor dem Vergiftungs-»Ereignis« dort über fünfhundert Fälle gegeben hatte, bei denen die Urinproben der Männer die Werte der Firma überschritten hatten, und einige Werte waren mehr als zwanzigmal höher als die Grenzwerte der Weltgesundheitsorganisation. Selbst bei Männern, die zum Arbeiten nach draußen geschickt wurden, blieb der Wert übermäßig hoch; ein ehemaliger Arbeiter hatte uns gesagt, dass das Wasser der Teiche mit dem Quecksilberabfall zum Wässern der Landschaftsgärten vor der modernen Backstein-Glas-Front der Fabrik genutzt wurde.

Wir setzten unsere Dreharbeiten in England fort. Die Fabrik von Thor lag in einem Industriegebiet neben dem Seebad Margate, und ihre breite Einfahrt, die Rasenflächen und die glänzende Fassade deuteten darauf hin, dass hier der gleiche Industriearchitekt am Werk gewesen war. Der Hauptgeschäftsführer war ein gutmütig-raubeiniger, sachlicher Typ, der alle Fragen nach Quecksilber-Unfällen in der britischen Firma verneinte. Wir fragten ihn nach den Inspektionen durch die Gesundheits- und Sicherheitsbehörden und deren Berichten über anhaltende Verstöße gegen die Sicherheitsvorschriften über einen Zeitraum von sieben Jahren: Die Quecksilberkonzentration in der Luft in der Firma hatte das erlaubte Maß um das Zwanzigfache überschritten, die Quecksilberkonzentration im Urin der Arbeiter war »unverzeihlich« hoch gewesen.

»Ich weiß von keinem Bericht, in dem das Quecksilber im Urin höher war, als die Gesundheitsbehörde empfiehlt«, sagte er zuversichtlich. »Es gab noch nie ein Problem bei den Arbeitern.«

Aber auf eine in der Zeitung von Margate veröffentlichte Anzeige hatten sich einige ehemalige Thor-Beschäftigte gemeldet, die behaupteten, in der Fabrik Quecksilbervergiftungen erlitten zu haben. Einer erzählte uns, dass er versucht hatte, die Firma zu verklagen, nachdem er Symptome entwickelt hatte – Gefühlsschwankungen, Zittern und eine Blaufärbung des Zahnfleischs –, die medizinisch auf eine Quecksilbervergiftung zurückzuführen waren. Thor hatte sich zu einer außergerichtlichen Einigung herabgelassen, ohne eine Schuld einzugestehen. Der Hauptgeschäftsführer führte uns durch die Fabrik, ein Gebilde aus Rohren und Leitungen, ähnlich der Fabrik, die wir in Südafrika gesehen hatten. Als wir durch die Veredlungsräume gingen, bemerkte ich, dass wir von einer anonymen Gestalt beschattet wurden, groß und grauhaarig und wie die Arbeiter in Schutzhelm und Schutzkleidung. Er ging hinter uns vorbei und lauschte unseren Fragen und den Antworten des Hauptgeschäftsführers. Ich gab der Regisseurin einen Stups; der Mann war der Präsident, der britische Besitzer des weltweiten Firmenimperiums, der Mann, der ausgesagt hatte, Sabotage sei der Grund für die Quecksilberprobleme in Südafrika gewesen. Sie fragte ihn danach, aber er lehnte es ab, eine Aussage zu machen oder gefilmt zu werden. Alles, was wir machten, behauptete er, war, Lügen zu verbreiten.

Der Dokumentarfilm wurde in der normalen wöchentlichen Sendezeit von *World in Action* gezeigt. Er erreichte Zuschauerzahlen von 2,7 Millionen, eine, wie der Programmchef fand, in diesen Zeiten des Wettstreits um Einschaltquoten ziemlich ansehnliche Zahl. Kurz vor der Ausstrahlung kam von den Anwälten von Thor

ein langer, an Nebensätzen reicher Brief, in dem man der Fernseh-
gesellschaft mit einem Prozess vor dem obersten Zivilgericht
drohte, wenn sie Material ausstrahlte, das »unseren Mandanten
verleumdet«. Die Anwälte des Senders antworteten postwendend.
Man sagte mir, ihre Antwort sei ein Muster an juristischer
Prägnanz gewesen. »Sehr geehrte Herren«, hatten sie geschrieben, »bezüglich Ihres Schreibens vom achtundzwanzigsten d. M.
möchten wir Sie auf die bekannte Klagebeantwortungsschrift im
Fall Goldsmith gegen Pressdram von 1976 verweisen.«
Der Text dieses berühmten Briefes, der ebenfalls eine Antwort
auf die Androhung juristischer Schritte gegen angebliche Diffa-
mierung war, war sehr prägnant auf den Punkt gekommen: »Ver-
piss dich!« Man hörte nichts mehr von den Anwälten der Thor-
Gruppe.

Vielleicht hatten sie anderswo alle Hände voll zu tun, denn jetzt
waren zwei Verfahren anhängig, in denen es um die Verantwortung
von Thor ging. In Südafrika sah sich das Unternehmen mit einer
Klage wegen Körperverletzung mit Todesfolge konfrontiert. Ihr
Vertrauen in den Ausgang stellte sich als wohlbegründet heraus. In
den Zeugenstand gerufen, erklärte der staatliche Pathologe plötzlich ganz unerwartet, er wolle die Erkenntnisse seines ursprünglichen Autopsieberichts zurücknehmen. Das Körpergewebe zeige
rückblickend keine »Beweise für gewaltige Quecksilberansammlung«, wie er zunächst behauptet hatte. Der Richter beschloss darauf, auf die Aussage des sachverständigen Zeugen des Klägers zu
verzichten, einer international anerkannten Autorität auf dem Gebiet der Quecksilbertoxizität, der glaubte, dass die Arbeiter symp-
tomatische Anzeichen für eine Quecksilbervergiftung aufwiesen.
Stattdessen erlaubte der Richter dem beschuldigten Management
von Thor, sich der Fahrlässigkeit schuldig zu bekennen. Die südafrikanische Firma zahlte pünktlich ihre Geldstrafe – rund einein-
halbtausend Pfund – und machte weiter wie gehabt.

Es dauerte drei Jahre, bis der andere Fall vor Gericht kam. Eine
Londoner Anwaltskanzlei ersuchte, gerüstet mit den Beweisen und
Zeugenaussagen, die wir bei der Recherche zu unserem Film gesammelt hatten, im Namen der südafrikanischen ehemaligen Arbeiter von Thor und der Familien der Toten um die Gewährung

britischer Prozesskostenhilfe, um Thor vor englischen Gerichten zu verklagen. Sie argumentierten, dass das Unternehmen im Vereinigten Königreich bestimmte Quecksilberherstellungsverfahren benutzt hatte, bis es gezwungen wurde, diese einzustellen, da sie als unsicher beurteilt wurden; die Verlagerung dieser Verfahren und des Betriebsingenieurs nach Südafrika schmälerte nicht die Verantwortung der britischen Muttergesellschaft und deren britischem Präsidenten und Besitzer. In einem Aufsehen erregenden Präzedenzfall wurde Prozesskostenbeihilfe gewährt. Mit der Möglichkeit einer riesigen Schadensersatzklage konfrontiert, bot Thor den Klägern eine außergerichtliche Einigung von 1,3 Millionen Pfund. Die Summe war nur ein Bruchteil dessen, was das Chemiekonsortium jährlich umsetzte, aber sie wurde von den zwanzig ehemaligen Arbeitern und ihren Familienmitgliedern in der Gruppenklage akzeptiert, angesichts der geringen Auszahlungen der südafrikanischen Arbeiterunfallversicherungsgesellschaft eine riesige Verbesserung.

Für einige kam die Schlichtung zu spät. Drei der ehemaligen südafrikanischen Arbeiter von Thor waren tot. Aber der schwer erkämpfte Präzedenzfall bedeutete, dass ausländische Beschäftigte multinationaler Konzerne mit Hauptsitz im Vereinigten Königreich jetzt das Recht hatten, die Muttergesellschaften vor britischen Gerichten zu verklagen. In der Folge bekamen mehrere hundert Südafrikaner Prozesskostenbeihilfe, um eine Gemeinschaftsklage gegen die britische Gesellschaft Cape Asbestos anzustrengen, bei der sie vorbrachten, dass vor Jahrzehnten mindestens zweitausend Arbeiter und Ortsansässige – in der Grube und dadurch, dass sie in der Nähe lebten –, unter asbestbedingten Krankheiten gelitten hatten, und weitere zwanzig ehemalige Thor-Arbeiter erhielten von dem Unternehmen außergerichtliche Abfindungen.

Ein paar Monate später flog ich über den Amazonas. Eine silberne Fläche zeigte den Hauptstrom des Flusses an, dessen Oberfläche von den Schatten kleiner, kugelförmiger Wolken gesprenkelt war, die in gleicher Höhe schwebten wie das Flugzeug. Das entfernte Ufer des Flusses war nicht zu sehen. Mein Freund und Kollege Rob saß völlig versunken in den Anblick auf einem Fensterplatz. Rob war Spezialist für Infektionskrankheiten, er leitete eine internationale Forschungsstudie über neue Behandlungsmethoden für *Kala-Azar*, eine verheerende Tropenkrankheit. Eines der Zentren, in denen die Studie durchgeführt wurde, war ein kleines Krankenhaus in der Fluss-Stadt Santarém, rund fünfhundert Meilen stromaufwärts von da, wo der Amazonas seinen gewaltigen Inhalt ins Meer ergoss. Dorthin waren wir unterwegs, obwohl Infektionskrankheiten nicht mein Gebiet waren. Ich war wegen Quecksilbers hier.

Von allen großen Nebenflüssen des Amazonas war der Tapajos lange Zeit berühmt wegen seines klaren Wassers. Reisende kommen nach Santarém, wo die beiden Flüsse zusammenfließen, um über die Verschmelzung des sauberen Tapajoswassers mit dem milchkaffeefarbenen Wasser des Amazonas und die großen Wirbel von Hell und Dunkel, die sich dreißig Meilen den Fluss hinunter erstrecken, zu staunen. Aber das Wasser des Tapajos ist, obwohl es so rein zu sein scheint, durch große Mengen Quecksilber verunreinigt. Dreihundert Meilen flussaufwärts, jenseits des Flusshafens Itaituba, liegen ausgedehnte Goldlagerstätten. Die nicht konzessionierten Grubenarbeiter – die *Garimpieros* – nutzten primitive Methoden der Gewinnung von angeschwemmtem Gold: mittels Hochdruckschläuchen wird das Flussufer in Matsch verwandelt, der durch hölzerne Schächte geschleust wird, in die Mulden mit flüssigem Quecksilber eingelassen sind. Die dichten Goldblättchen sinken in das Quecksilber, wo sie ein Amalgam bilden. Steine und Abfall fließen darüber und werden weggewaschen, aber Monat für Monat werden auch Tonnen von flüssigem Quecksilber in den Tapajos und seine Nebenflüsse gespült.

Sobald es frei in die Umwelt gerät, wird das Metall zur ernsten und ständigen Bedrohung. Bakterien verwandeln es in äußerst giftige organische Quecksilberverbindungen wie Methylquecksilber, das sich in Fischen und anderen Lebensformen im Fluss anreichert. Von Menschen aufgenommen, konzentriert sich das Quecksilber im Blut und im Nervensystem. Im Gehirn greift es die Zentren für das Gleichgewicht, das Sehen und das Hören an. Anhaltender Kontakt führt zu Sensibilitätsverlust, Ataxie – taumelndem Gang – und schließlich zur Erblindung. Die finalen Stadien einer organischen Quecksilbervergiftung sind Koma und Tod. Für ungeborene Kinder ist Methylquecksilber besonders giftig, denn es schädigt die embryonalen Zellen in der Gebärmutter, was zu Fehlgeburten und Entwicklungsstörungen führt. In den fünfziger Jahren des 20. Jahrhunderts war Methylquecksilber verantwortlich für eine der anschaulichsten Umweltkatastrophen: eine Flut monströs missgebildeter Neugeborener in Minamata Bay in Japan. Die Dorfbewohner hatten mit Quecksilber verseuchten Fisch gegessen, weil eine nahe gelegene Fabrik das Meer verunreinigt hatte.

Das Krankenhaus in Santarém gehörte zu einer medizinischen Nichtregierungsorganisation, einer örtlichen Organisation, die zunächst ein Krankenhaus auf einem Fluss-Schiff geführt hatte, das die Dörfer an den Nebenflüssen des Amazonas versorgte. Mit Spendengeldern war dann ein Stück Land am Stadtrand gekauft worden, um dort Stationen und eine OP-Einheit einzurichten. Gastärzte wohnten in einem angrenzenden Gelände, wo zwischen blühenden Bäumen Hängematten hingen und farbenprächtige Aras auf den Veranden kreischten. Ich half bei Robs ambulanten Sprechstunden mit und schnitt Gewebeproben von den Rändern verkrusteter Geschwüre und den grellen Hautläsionen tropischer Pilzinfektionen. Ein amerikanischer Augenchirurg ließ mich einen Nachmittag assistieren, als er Katarakte operierte. Ein Zahnarzt brachte mir etwas bei, was ich an der Medizinhochschule nie zu sehen bekommen hatte: die Kunst, einen Zahn richtig zu ziehen. Und ein englischer Soziologe, der in Santarém seine Doktorarbeit schrieb, erklärte mir die Studie, die er über das örtliche Überhandnehmen von Quecksilbertoxizität schrieb.

Er hatte das Problem bereits bei Grubenarbeitern und Käufern von Goldfeldern untersucht, unter denen Vergiftungen weit verbreitet waren. Die Standardmethode der Trennung des Amalgams in Gold und Quecksilber bestand darin, dass man mit der Flamme einer Lötlampe darüber fuhr. Wenn das flüchtige Quecksilber verdunstete, drangen große Mengen davon in die Lungen, wo sie rasch absorbiert wurden. Die Männer schienen diese Symptome akuter Vergiftungen – Zittern, vermehrten Speichelfluss, Zahnfleischbluten, Gedächtnisverlust und mentale Störungen – als unvermeidbares Berufsrisiko des Goldabbaus zu betrachten.

Jetzt wollte der Soziologe zusammen mit Ärzten von der Nichtregierungsorganisation aus Santarém und von der medizinischen Hochschule aus dem fernen Manaus herausfinden, ob Quecksilber die anfälligen Bewohner der Fischerdörfer am Tapajos beeinträchtigte. Rob und ich schlossen uns der Forschungsgruppe an, die am folgenden Tag flussaufwärts reiste, um die nächste Etappe der »Projecto Mercurio«-Erhebung in Angriff zu nehmen. Wir schafften die Kisten mit Diagnosegeräten über Leitern zum Fluss hinunter und stapelten sie am Ufer. Dann halfen wir, sie über Gangways aus schwankenden Planken zu einem hölzernen Fluss-Schiff zu tragen, das im seichten Wasser trieb wie eine weiße Hochzeitstorte. Bei Einbruch der Dunkelheit machte das Schiff die Leinen los, und die wirbelnde Strömung trug uns vom Ufer weg. Der Motor erwachte zum Leben, und wir fuhren um die Landzunge herum und in die sechzehn Kilometer breite Mündung des Tapajos' hinein. Im Westen war, umrissen von einem Streifen Sonnenuntergang, der blasse Schatten des gegenüberliegenden Ufers zu erkennen.

Der Kapitän beugte sich aus dem Fenster seines Steuerhauses auf dem Oberdeck. Rauch drang aus dem Schornstein aus der kleinen Kombüse, wo der Koch bei der Arbeit war. Wir aßen an einem Tisch an Deck, während der Wind die nächtlichen Insekten verscheuchte, bevor sie die Primuslampe umkreisen konnten. Unsere leeren Hängematten, die zwischen Dachpfosten hingen, blähten sich in der stetigen Brise. Ich hatte meine der Kühle wegen so weit wie möglich nach vorne gehängt, mich diagonal darin ausgestreckt – was so bequem ist wie jedes Bett – und war erst spät eingeschlafen. Das harsche Heulen der Schiffssirene weckte mich. Vom Steuerhaus erstreckte sich ein heller Lichtstreifen nach vorne, der Suchscheinwerfer, mit dem der Steuermann Baumstümpfe und treibende Stämme ausmachte. Er war auf ein Schiff gerichtet, das achthundert Meter entfernt in der Strömung schwamm und direkt auf uns zukam. Der Lichtstrahl strich über das leere Steuerhaus, schimmerte in den Augen von Vieh, das im Rumpf verstaut war und mit dem Schiff schwankte und schaukelte. Unser Kapitän zog unablässig an der Schnur der Sirene, vergeblich, und der Steuermann warf das Steuer herum, sodass das Boot an uns vorbeischerte und wieder in der Dunkelheit verschwand.

Brasilia Legal, ein Fischerdorf von rund achthundert Seelen und einem Dutzend majestätischer Mangobäume, schlummerte in der vormittäglichen Hitze. Es verdankte seinen pompösen Namen einer Zeit im 18. Jahrhundert, als Brasilien, zerrissen von Aufständen und Abspaltungen, von verschiedenen miteinander streitenden Regierungen geführt wurde: Während eines solchen Aufruhrs war dieses verschlafene Provinznest – für ein paar Monate – zur offiziellen Hauptstadt des ganzen Landes ernannt worden. Wenige Zeichen dieses kurzen Ruhmes hatten überlebt. Eine einst großartige Villa, deren Stuck abblätterte und sich verfärbte, thronte zwischen den Häusern mit Wellblechdächern am hohen Flussufer. Frauen standen bis zur Hüfte im Wasser an hölzernen Tischen, deren Platten rund dreißig Zentimeter aus dem Wasser ragten. An einigen wuschen die Frauen Kleider, andere spülten Töpfe oder badeten. Hier und da war ein Kanu an ein Tischbein gebunden, dort wurden Fische oder Schildkröten gesäubert und ausgenommen.

Wir bildeten eine Kette den Strand hinauf und reichten unsere Ausrüstung von einer Hand zur nächsten bis vor das rustikale Krankenhaus der Gemeinde, wo sie aufgestapelt wurde. An einem Punkt wurde die Kette von einigen Einheimischen auf dem Weg zum Friedhof unterbrochen. Sie trugen einen kleinen blauen Sarg, den Leichnam eines Kindes, das tags zuvor an Fieber gestorben war. Diese Menschen waren sich der Unsicherheit des Lebens wohl bewusst. Malaria, Dysenterie, Meningitis und Schlangenbisse verlangten regelmäßig ihren Tribut, während Insektenstiche, Parasiten und Pilzinfektionen endemische Plagen waren. Sie wussten nichts über die Gefahr, der sie sich mit jedem Mund voll Nahrung aus dem Fluss aussetzten und die man weder sehen noch riechen konnte. Eine Gruppe sammelte sich um unseren Haufen Ausrüstung. Der Toxikologe aus Manaus erklärte den Dorfbewohnern, was wir erforschten. Plötzlich wurden Stimmen laut: Diese Frau hatte drei Fehlgeburten gehabt, jene ein missgebildetes Kind zur Welt gebracht.

In den nächsten drei Tagen kam fast jeder in der Gemeinde, um sich untersuchen zu lassen, selbst die einsiedlerischen Amerindian-Familien, deren strohgedeckte Hütten in verborgenen Lichtungen im Dschungel lagen. Haar-, Blut- und Urinproben wurden genommen und – zusammen mit Proben des Flusswassers und des täglichen Fangs – sorgfältig verwahrt, um später in der medizinischen Hochschule in Manaus auf ihren Quecksilbergehalt untersucht zu werden. Alle Geschichten von Fehlgeburten und angeborenen Missbildungen wurden aufgezeichnet. Alle wurden ärztlich untersucht, und die Kinder – deren sich noch entwickelndes Nervensystem besonders empfindlich auf die Wirkungen von Quecksilberansammlung reagierte – wurden umfassend nach Anzeichen für Gleichgewichtsstörungen oder Probleme mit dem Erinnerungs- und Konzentrationsvermögen untersucht.

Die Sonne, die durch überhängende Äste schien, tauchte die hölzernen Kabinen des Krankenhauses in ein grünes Licht. Kinder schauten durchs Fenster zu, wie ihre Freunde die neurologischen Tests absolvierten. Bei einfachen Aufgaben – bunte Ringe auf einen Stock aufreihen – waren sie langsam und unsicher. Ihre Koordination war schlecht. Wenn man sie bat, mit geschlossenen Augen auf einem Bein zu stehen, fingen sie sofort an zu schwanken und wären gestürzt, hätte der untersuchende Arzt sie nicht aufgefangen. Die methodische Aufzeichnung der Ergebnisse trug dazu bei, unser Gefühl der Hilflosigkeit zu kaschieren: Dies waren eindeutige Anzeichen für Störungen des Nervensystems, doch es konnte kaum etwas gegen die Folgen des fortgesetzten Kontakts mit Quecksilber getan werden, außer jeglichen weiteren Kontakt mit dem Gift zu vermeiden. Aber vor der Schwelle des Krankenhauses floss der breite, stetige Strom des Tapajós'.

Die Welt drang kaum an diesen Ort vor. Ein paar Haushalte hatten Fernseher, die nachts ihr blaues Licht über das Flussufer warfen. Die meiste Zeit waren auf den Bildschirmen nur Schneegestöber und statische Störungen zu sehen. Gelegentlich drang eine Stimme durch, ein nebliges Bild erschien, und plötzlich waren alle ganz gebannt: Etwa alle vierzig Minuten schickte ein vorbeischwebender Satellit schwache, gebrochene Signale aus dem fernen Rio oder São Paulo, ein Stück aus einer Episode einer endlosen Seifenoper. Dann wurde das Bild schwächer, die übertragenen Stimmen wurden wieder zu einem Zischen, und ein Summen von Stimmen ging von Haus zu Haus, wenn alle versuchten, sich die fehlenden Handlungsstränge zusammenzureimen.

Die jungen Männer des Dorfes versammelten sich stattdessen im Laden, Casa do Povo genannt, wo sie an einem ramponierten Tisch Billard spielten, warmes Antarctica-Bier tranken und den Geschichten derjenigen lauschten, die auf den Goldfeldern flussaufwärts gearbeitet hatten. Für sie repräsentierte die Minenstadt Itaituba die Welt da draußen, mit ihren Saloons und Goldhändlern und der Möglichkeit, reich zu werden. Waghalsig, wie die jungen Männer waren, war dies der Ort, an den sie gehen wollten, sie gaben einen Scheiß auf diese Quecksilber-Geschichte.

Itaituba, der Ort ihrer Träume, lag mit einem motorisierten Kanu eine halbe Tagesreise entfernt. Der Bootsführer hielt sich in Ufernähe, im Schatten des Dschungels leuchteten die türkisfarbenen Flügel von Morpho-Faltern auf wie Signallampen. Allmählich öffneten sich die Ufer, die Bäume waren gerodet, um Platz zu machen für neue Siedlungen. Goldsucherkähne spuckten den Schlamm, den sie im seichten Wasser aufsaugten, aus Ausflussröhren. Die Stadt war von weitem zu sehen. Der Landungssteg war mit LKWs überfüllt, und überall waren Versorgungsboote von den Aushubstellen an den Strand gezogen. Zwei- und dreistöckige Läden standen über dem Fluss, auffallend gemalte Schilder zeigten an, womit gehandelt wurde – »Casa Rurale«, »Casa de Garimpo« –, und von großen Lautsprecherwagen, die am Ufer entlangfuhren, dröhnten der Appell zu kaufen und der beschleunigte Gitarrenbeat des örtlichen Ethno-Rock. Am gegenüberliegenden Ufer, wo der Dschungel gerodet wurde, stiegen riesige Rauchschwaden gen Himmel.

Wir gingen an einem Fähranleger an Land und kletterten zwischen den Verkäufern zur Hauptstraße hinauf. Ausgebleichte Plastikfähnchen flatterten im Wind. Alle Läden verkauften Schürfausrüstung – Schürfpfannen, Kreuzhacken, Tragekörbe und Wasserfässer –, und alle Waren konnten mit Gold bezahlt werden: Überall standen Waagen zum Abwiegen der Nuggets neben den Registrierkassen. Es gab Gestelle mit Gewehren, Schrotflinten und Seitengewehren, und ich bemerkte, dass viele der Grubenarbeiter, die über die dicht gedrängten Gehwege gingen, eine Pistole an der Hüfte trugen. Sie machten Platz für einen Mann, der auf der Straße schrie und taumelte. Speichel tropfte ihm vom Kinn, während er tobte und einem Pferd einen Schlag in die Rippen versetzte. Der Reiter wehrte ihn mit den Stiefeln ab und ließ ihn sich wirr im Kreis drehend zurück, bis er in den Dreck fiel.

»Mercurio«, sagten die Goldkäufer, die in den Türen ihrer Läden standen, und tippten sich an den Kopf.

Überall stand »OURO OURO OURO«, auf Häuserfronten, Fenstern, ja sogar auf Laternenpfosten. In den Häusern brannten Gasflammen, die Händler kochten die letzten Spuren des Quecksilbers aus dem Gold heraus, das sie kaufen wollten. Ich sah zu, wie der strahlende Schimmer in einem Tiegel schmolz und in eine Form gegossen wurde, wo kleine Barren entstanden. Der Händler erzählte in schnellem Portugiesisch eine Geschichte.

»Heute Morgen haben Banditen das Passagierflugzeug aufgehalten«, übersetzte der englische Soziologe. »Als es zur Startbahn rollte, kamen einige LKWs auf es zugefahren und fingen es ab. Sie zielten mit Gewehren auf das Cockpit und zwangen die Crew, die Tür des Flugzeugs zu öffnen. Dann haben sie die Taschen mit Gold gestohlen, die sie bei sich hatten, und sind im Dschungel verschwunden. Die Polizei wird sie nicht finden.«

Schon in den Städten stand die Macht der brasilianischen Regierung auf wackligen Füßen, aber auf den Goldfeldern galt sie gar nichts: Beamte beschränkten ihre Aktivitäten hier auf den Versuch, die abgesteckten Schürfgebiete der *Garimpieros* zu registrieren und auf das geschürfte Gold aus den größtenteils unkonzessionierten Lagerstätten Steuern zu erheben. Obwohl die Schürfer eine vage Vorstellung von den Gefahren des Quecksilbers hatten, das sie benutzten, verlieh der Druck der Armut, der sie zwang, eine solch gefährliche Arbeit aufzunehmen, ihnen auch eine ungestüme Unabhängigkeit. Als die Regierung 1984 versucht hatte, die Kontrolle über die wichtigsten Goldvorhaben in Para State zu übernehmen, waren die Schürfer in die Hauptstadt Brasilia marschiert und hatten mit einem Aufstand gedroht. Die Regierung kapitulierte und ließ die *Garimpieros* in Ruhe; es schien hoffnungslos, ein Gesetz zur

Kontrolle des Quecksilberausstoßes in die Umwelt durchsetzen zu wollen.

Die Ergebnisse der »Projecto Mercurio«-Untersuchung waren, als sie schließlich veröffentlicht wurden, eine bedrückende Lektüre. In den Dörfern am Tapajos enthielten Proben von mehr als achtzig Prozent der Kinder Quecksilberkonzentrationen in einer Höhe, von der man wusste, dass sie die Entwicklung des Gehirns störte. Die durchgeführten Konzentrations- und Gleichgewichtstests ergaben eindeutige Beweise für neurologische Schäden, die der im Gewebe gefundenen Quecksilbermenge entsprachen. Ebenso erschütternd waren Mangelkrankheiten bei kleineren Kindern mit niedrigerem Quecksilberwert, was darauf hinwies, dass der Kontakt vor der Geburt für bleibende Schäden verantwortlich war. Konnte Brasilien – das reichste Land Lateinamerikas, dessen Wirtschaft die zehntgrößte der Welt war – es sich leisten, die Vergiftung seiner Flüsse durch die Goldfelder mit monatlich zehn Tonnen Quecksilber weiter zu ignorieren? Ich fragte mich, welches verheerende Ausmaß an Umweltzerstörung und sozialen Schäden zusammenkommen musste, bevor die Gesundheit der Menschen für wichtiger erachtet wurde als das verzweifelte Gerangel der Nation um Wohlstand.

Veränderungen würde es nur durch die Arbeit von Menschen wie Mark in Südafrika, dem englischen Soziologen und den brasilianischen Forschern geben. Ihr Engagement war unanfechtbar. Gegen politischen Druck und persönliche Interessen machten sie entschlossen weiter, und manchmal wurden sie mit dem Sieg belohnt. Ihre Spezialisierungen – Arbeitsmedizin, Epidemiologie, öffentliche Gesundheitsfürsorge – waren die Fächer, die ich als Medizinstudent als uninteressant abgetan hatte, verglichen mit der Aufregung und dem Lohn der akuten medizinischen Praxis. Ich hatte das intensivste Fach von allen gewählt, die Chirurgie. Ich überlegte, welchen Wert das, was ich seither erreicht hatte, im Vergleich dazu besaß, aber die Erinnerung an den Wasserbauingenieur, den ich an Bord des Hubschraubers in Kurdistan kennen gelernt hatte, machte dem schnell ein Ende. Seine Bohrlöcher und Leitungen hatten wahrscheinlich in einem Flüchtlingslager mehr Leben gerettet, als ich je in meinem Leben würde retten können. Ich konnte mich nicht einmal mit einem klar definierbaren beruflichen Rang trösten. Im Gegenteil, die meisten Ärzte meines Studienjahrgangs hatten inzwischen eine Dauerstellung in einem Krankenhaus und waren auf ihrem Gebiet hoch geschätzt.

»Ich schaue mir zum Beispiel Tim [einen Kollegen, der Facharzt für Chirurgie war] und mich an«, sagte Rob, der Spezialist für Infektionskrankheiten, eines Abends, als er ziemlich betrunken war, »und mir wird klar, dass wir's geschafft haben. Und ich sehe Sie an und erkenne, dass Sie's nicht geschafft haben und auch nie schaffen werden.«

Manchmal assistierte ich Tim bei seinen chirurgischen Fällen in der strahlenden Operations-Suite eines privaten Krankenhauses. Wir diskutierten über die neuesten technischen Entwicklungen. Die Weiterentwicklung laparoskopischer Instrumente erlaubte einer neuen Generation von Leistungsmenschen, hoch entwickelte »Schlüsselloch«-Chirurgie durchzuführen: Die Grenzen wurden weiter. Meine Fähigkeiten entsprachen eher den primitiven Extremen des Leidens, die ich in den Jahren zuvor entdeckt hatte, als ich meinen Karriereweg verließ, um in dem Krankenhaus in Zululand den vertraulichen Umgang mit dem Schmerz zu suchen. Es gab kaum einen anderen Markt für sie oder für die eklektische Philosophie eines Katastrophenexistenzialismus, deren einziger brummbäriger Vertreter ich war. Ich war nur ein Arzt mit einer ungewissen klinischen Objektivität, dem Laster der Ruhelosigkeit und einigen gut getarnten Fetzen Idealismus. Nur an den dunkelsten Orten der Welt konnten sie leuchten.

# 11

## Eritrea

Die ganze Nacht hindurch brachten sie über die Straße Verwundete aus Barentu. Zuerst in das Militärkrankenhaus in der alten italienischen Festung auf dem Hügel über der Stadt und dann in das ebenfalls von den Italienern erbaute zivile Krankenhaus in der Hauptstraße. Das Leichenschauhaus war direkt in dem Hof, wo die LKWs wendeten. Auf dem Areal davor wurden die Neuankömmlinge sortiert und für die Behandlung in Kategorien eingeteilt. Ich sah Männer Leichen von der Ladefläche schlammverdreckter Lastwagen heben – ihre Köpfe fielen auf die verrenkte Art nach hinten, die nur dem Tod vorbehalten ist – und in das nach feuchtem Zement riechende Leichenschauhaus tragen. An der Tür stand ein Fass voller blutgetränkter Verbände und Uniformteile, die die Sanitäter an den Nähten aufgetrennt hatten. In der Nähe lehnten die weniger schwer Verletzten an der Wand und warteten. Sie rauchten im frühen Sonnenlicht und kratzten mit schmutzigen Fingernägeln das verkrustete Blut von ihrer Haut und ihren Kleidern.

Man hatte mir gesagt, Eritrea habe die besten Verletztenbehandlungszahlen der Welt. Während des Befreiungskrieges – dreißig Jahre Kampf gegen die Besetzung ihres Landes durch das benachbarte Äthiopien – waren höchst erstaunliche Großtaten der Trauma-Behandlung und Feldchirurgie an der Tagesordnung gewesen, die Überlebenszahlen verletzter eritreischer Guerillas waren beispielhaft. Diese stolze Behauptung war von fast jedem Eritreer, der mir begegnet war – einige von ihnen waren ehemalige Kämpfer –, aufgestellt und von Journalisten wiederholt und als Beweis für eritreischen Einfallsreichtum mit statistischen oder technischen Details ausgeschmückt worden.

»Der Zeitraum zwischen der Verwundung eines Kämpfers und der medizinischen Behandlung lag durchschnittlich bei weniger als dreißig Minuten«, erklärte mir ein Korrespondent von Agence France-Presse, »schneller als die amerikanische Verwundetenevakuierung im Vietnamkrieg.« Ein anderer Lobredner erzählte, welche Schwierigkeiten die westlichen Nachrichtendienste in den achtziger Jahren des 20. Jahrhunderts hatten, mittels Satellitenfotos die eritreischen Verluste einzuschätzen, weil die Eritreer ihre Verletzten »schneller als selbst die entwickeltsten Armeen« vom Schlachtfeld schafften.

Als ich Eritrea zum ersten Mal besuchte, war der Befreiungskrieg seit sieben Jahren vorbei: Im Mai 1991 hatten die siegreichen Kämpfer der Eritreischen Volksbefreiungsfront (EPLF) ihre Hauptstadt Asmara zurückerobert. Oberst Mengistu, der Vorsitzende der äthiopischen Derg-Militärregierung, war ins Exil gegangen, und ein paar Tage später bildete die wichtigste äthiopische Widerstandsgruppe, die Volksbefreiungsfront der Tigrinja (TPLF) in Addis Abeba eine neue Regierung. 1993 wurde in der auf ihren gemeinsamen Sieg gegen Derg folgenden Euphorie Eritreas Unabhängigkeit wiederhergestellt. Die EPLF führte zwar ein verwüstetes Land – es hieß, zweihundertfünfzigtausend Eritreer seien in dem Konflikt ums Leben gekommen –, aber eines mit einem glühenden nationalistischen Geist und einer Folklore des Opferns. Der lange Kampf hatte überall seine Spuren hinterlassen. Der Hafen von Massaua war zerbombt, und im nördlichen Bergland – dem Kernland des eritreischen Widerstands – blockierten aus dem Hinterhalt zerstörte, liegen gebliebene äthiopische Panzer die Wege.

Ich versuchte, nach Orota zu kommen, wo in den achtziger Jahren das eritreische Hauptquartier in den Bergen lag. Alle Sympathisanten, Helfer und Journalisten, die die EPLF damals besucht hatten, waren nach Orota gebracht worden und hatten Szenen von außergewöhnlichem Fleiß und Zusammenhalt beschrieben. Schulen und Lagerhäuser waren, sicher vor Luftangriffen, in Schluchten versteckt. Fabriken hatten Medikamente – Chloroquin und Penizillin – produziert, aber auch Spaghetti, Damenbinden (für die dreißigtausend Frauen in der Guerillabewegung) und die schwar-

zen Plastiksandalen, die unter der Bezeichnung »Congos« liefen
und praktisch das Erkennungszeichen der Kämpfer waren. In Orota gab es auch ein Krankenhaus, das berühmt war für seine hoch
entwickelte Trauma-Chirurgie, die mit improvisierter Ausrüstung
arbeitete, und ich hoffte, die unterirdischen Operationssäle zu sehen zu bekommen, in denen Chirurgen die Verletzten, vor äthiopischen Bombern geschützt, behandelt hatten. Unterwegs war unter
den Schlägen der mit Felsbrocken übersäten Bergstraßen jedoch
der Wassertank meines allradgetriebenen LKWs kaputtgegangen,
und ich hatte in der Nähe eines Dorfes gehalten, um den Schaden
zu begutachten. Auf dem Hügel war ein Mann erschienen und hatte seine Hilfe angeboten.

Leutnant Berhanes Uniform war ganz weich vom vielen Tragen,
und die aus dem Oberleder äthiopischer Armeestiefel gefertigten
Patronentaschen um seine Hüften wiesen ihn als erfahrenen
Kämpfer aus. Während ein Ersatzwasserbehälter aufgetrieben und
gefüllt wurde, lud er mich in den Befehlsstand ein, einige in dem
felsigen Hang halb versteckte Bunker. Ich wurde seinen Kameraden vorgestellt, Männern, mit denen er fünfzehn Jahre lang als
Kämpfer in der EPLF gedient hatte. Während sich Schatten über
das Tal schoben und wir aus einer irdenen Kanne, die auf dem
Kohlenbecken kochte, eine winzige Tasse Kaffee nach der anderen
tranken, sprachen die Männer über die Freiheit, für die sie gekämpft, und den Krieg, den sie gewonnen hatten.

»Als Italien uns regierte, von 1885 bis 1941, hat es Eritrea zum
industrialisiertesten Land in Nordafrika gemacht«, erklärte der
Hauptmann. (Das stimmte beinahe; die Region war, gestützt durch
subventionierte Investitionen und Entwicklungshilfe, Mussolinis
Paradekolonie gewesen.) »Wir waren immer fortschrittlich, auch
als Kämpfer. Wir haben den Woyani [ein verächtlicher Begriff für
die Bewohner der Provinz Tigrinja] gezeigt, wie man Derg besiegt.
Jetzt, wo wir unabhängig sind, werden wir uns wieder einen Namen machen in der Welt.«

In der Tat existierte Eritrea erst, seit Italien die Kolonie an der
Küste des Roten Meeres als Stützpunkt für die Invasion des äthiopischen Hinterlands gegründet hatte. Ihr erster Versuch im Jahre
1896 war katastrophal fehlgeschlagen, aber ein paar Jahre vor dem

Zweiten Weltkrieg gelang es Mussolini, die Ehre Italiens mithilfe von Panzern, Giftgas und der beträchtlichen Gewalt eritreischer Truppen wiederherzustellen. Die italienische Eroberung war nur von kurzer Dauer. 1941 hatten britische Truppen sie aus Äthiopien vertrieben, Kaiser Haile Selassie wieder auf den Thron gesetzt und Eritrea eingenommen. Nach dem Krieg stellte eine UN-Kommission die ehemalige Kolonie unter äthiopische Kontrolle, und 1962 gliederte Haile Selassie Eritrea als vierzehnte Provinz in sein Reich ein. Der Widerstand in Eritrea wuchs, und die Amerikaner unterstützten Haile Selassie mit Billionen für militärische Hilfe, von denen das meiste dafür ausgegeben wurde, in der widerspenstigen Provinz Garnisonen einzurichten. 1975 wurde der Kaiser durch einen Armeeputsch entmachtet. Die neue Militärregierung Äthiopiens, Derg, bat die Sowjetunion um Unterstützung gegen die eritreischen Rebellen. Als zwei Jahre später die EPLF einen entscheidenden Angriff auf den Hafen von Massaua begann, beschoss eine russische Seeflotte die angreifenden Guerillas, und neu beschaffte MIGs griffen sie im Tiefflug an, sodass es keine sechs Monate dauerte, bis die Eritreer wieder zurück in ihre Stützpunkte im zerklüfteten Bergland gezwungen worden waren.

Berhanes Einheit lag unterhalb einer Kette roter Berge, die in den nächsten zehn bitteren Jahren des Befreiungskrieges die EPLF-Front war; Schützengräben waren in den Fels gehauen, aus denen die Kämpfer durch Schießscharten die Feinde unterhalb von ihnen in Schach hielten. Erst 1988 war die EPLF stark genug gewesen, um eine neue Offensive zu starten, strategisch wichtige Städte zu erobern und schließlich nach Asmara vorzustoßen, um dort den Krieg zu beenden. Das Gedenken an den vergangenen Krieg und das Gefasstsein auf einen neuen miteinander verbindend, patrouillierten Berhane und seine Soldaten immer noch täglich über die Berge, die vom Blut eritreischer Märtyrer befleckt waren. Auf einer Böschung vor dem Befehlsstand hatten sie eine patriotische Karte ihres Landes gezeichnet, indem sie die Umrisslinie mit schweren Maschinengewehrpatronenhülsen in die Erde gehämmert hatten; eine angemessen kriegslustige kartographische Darstellungsweise, denn die fünf Jahre seit der Unabhängigkeit waren alles andere als ruhig gewesen.

Eritrea hatte seine neuen Grenzen behauptet und dem Sudan im Westen, Djibuti im Süden und sogar dem Jemen auf der anderen Seite des Roten Meeres um den Besitz einiger Inseln in der Bab-el-Mandeb-Straße die Stirn geboten: Keiner seiner Nachbarn wollte mit diesem kleinen Land und seiner im Kampf gehärteten Armee Krieg führen. Mit wachsender Zuversicht begann die EPLF-Regierung, die Projekte der Hilfsorganisationen, die mit dem Angebot, Infrastruktur, Wirtschaft und Gesundheitssystem wieder aufzubauen, ins Land geschwärmt waren, zu hinterfragen und dann auszuschlagen. Eritrea wehrte sich gegen die damit verbundenen Bedingungen – zweckgebundene Hilfe, interessengebundene Kredite, die Verpflichtung ausländischer Berater, um große Projekte durchzuführen, wo einheimische Projekte besser funktionieren würden – und machte sich Anfang 1998 daran, die ausländischen Organisationen zu schassen. Ihre Projekte wurden dichtgemacht, ihre Ausrüstung eingezogen und eritreischen Behörden übergeben. Die guten Lastwagen und der Vorrat von dreißigtausend Zelten des UN-Hochkommissariats für Flüchtlingsfragen gingen in den Besitz der Eritrean Relief and Refugee Commission (ERREC) über.

Aber das größte Problem des jungen Landes blieb seine Beziehung zu Äthiopien. Innerhalb von zwei Jahren nach der Unabhängigkeit hatte Eritrea 150 000 Äthiopier und deren Familienangehörige vertrieben und ihr Hab und Gut beschlagnahmt. Die Einführung einer eigenen eritreischen Währung, des *Nakfa*, statt des äthiopischen *Birr* trennte die Wirtschaft der beiden Länder. Der freie Zugang zum Meer durch den südlichen Hafen Assab – der dem Binnenstaat Äthiopien 1993 als Teil des Unabhängigkeitsvertrages zugesichert worden war – wurde eingeschränkt. Die grenzüberschreitenden Beziehungen verschlechterten sich. 1998 veröffentlichte Äthiopien eine Karte, die den Anspruch erhob, dass drei Grenzgebiete – Badme im Westen und die zentralen Städte Tsorena und Alitiena – innerhalb des äthiopischen Gebietes lagen. Zusammenstöße waren unvermeidlich. Zwei Tage, nachdem ich Eritrea verließ, am 6. Mai 1998, fing ein neuer Krieg an – eigentlich nur eine Fortsetzung all der alten Kriege. Dieser neue Krieg arbeitete sich mit der unversöhnlichen Bit-

terkeit eines Streits zwischen Brüdern – die EPLF in Asmara und
die TPLF in Addis sprachen dieselbe Sprache und hatten Schulter
an Schulter gekämpft, um Derg zu zerstören – erbarmungslos vor-
an. Er war jetzt zwei Jahre alt, eine Pattsituation, die zwischen
sechshundert Meter langen Schützengräben ausgefochten wurde,
die sich durch verdorrte Ebenen und über Berge zogen, wo die beiden Armeen sich auf beiden Seiten eines Niemandslands gegenüberstanden, durchpflügt von Artilleriefeuer und sinnlos gedüngt
mit Tausenden von Leichen.

Während dieser zwei Jahre hatten Berhane und ich uns Briefe
geschrieben; seine waren in einem Bunker an der Badme-Front
geschrieben worden, meine hatten ihn über eine Adresse in der im
Hochland gelegenen Stadt Keren erreicht, von wo sie ihm mit den
Versorgungslastern gebracht wurden, die Lebensmittel und Muni-
tion an die Front brachten. Meine Briefe enthielten aufrichtige
Wünsche um seine Sicherheit. Berhanes Antworten griffen auf die
Gespräche zurück, die wir in den paar Tagen geführt hatten, die ich
mit ihm und seinen Kameraden verbracht hatte, als ich ihnen von
meinen Erfahrungen als Arzt in Kurdistan und Mosambik erzählt
hatte.

»Ich glaube, dass du sehr genau weißt, wie der Krieg ausgehen
wird«, schrieb er. »Krieg ist schlecht. Aber wir haben die Wahl,
unser Land vor dem Feind zu schützen. Wir zögern nicht.« Sein
letzter Brief kam jedoch aus Keren: »Ich bin vor einer Stunde von
der Front nach Hause gekommen. Ich habe zwanzig Tage frei, und
ich möchte diese Zeit nutzen, um zu heiraten. Meine Freundin
Ariam und ich kennen uns seit fünf Jahren, und jetzt werden wir
heiraten, am 14. Mai 2000, weil ich vielleicht keine andere Gelegenheit mehr dazu bekommen werde. Ich erwarte voller Hoffnung, dass wir uns in Asmara treffen und dass du an meinem Hoch-
zeitstag dort bist.«

Ich hatte schon lange nach Eritrea zurückkehren wollen, und
Berhanes Einladung bot mir einen letzten guten Grund. Ich wollte
zur Hochzeit meines Freundes, aber ich war auch beruflich neu-
gierig, wie die EPLF-Guerilla ihren medizinischen Dienst reor-
ganisiert hatte, um mit den Verwundeten in diesem äußerst alt-
modischen Krieg zurechtzukommen. Dieser Konflikt zwischen

Äthiopien und Eritrea war im ausgehenden 20. Jahrhundert einzigartig: Abgesehen von einem Anklang an den Ersten Weltkrieg –
nicht zuletzt wegen seiner gewaltigen Gefallenenliste –, war er der
einzige Krieg, der zwischen souveränen Staaten geführt wurde;
alle anderen Konflikte rund um den Globus waren Bürger- oder
Rebellenkriege. Er war mit dreihunderttausend Männern unter
Waffen in Eritrea und mehr als doppelt so vielen in Äthiopien
auch der größte. Ich rief meinen Freund Guy an – er war Fotograf,
und wir waren schon oft zusammen gereist – und bat ihn, mich zu
begleiten, und innerhalb von ein paar Stunden hatten wir verabredet, uns in Kairo zu treffen, um gemeinsam in die eritreische
Hauptstadt zu fliegen.

Asmara war noch heruntergekommener als in meiner Erinnerung.
Die Wiederaufnahme der Kämpfe hatte die Entwicklung unterbrochen und eine geplante Restaurierung der historischen Gebäude der Stadt verhindert, obwohl die italienische Architektur – Art
déco, futuristisch, faschistisch, monumental – immer noch gewagt
und eindrucksvoll wirkte. Es gab keine Hochhäuser: Die Silhouette wurde bestimmt von Minaretten, den Kirchtürmen der katholischen und der koptischen Kathedralen und den quadratischen
Zwillingstürmen der äthiopischen orthodoxen Kirche. In den Cafés unter den Palmen an der Independence Avenue waren die Preise gestiegen, aber der Wert des *Nakfa* war gefallen, sodass es jetzt –
anders als früher – einen überhöhten Schwarzmarktwechselkurs
für den Dollar gab. Eine andere neue Entwicklung waren die Horden von Kindern in den Straßen, die Kaugummi und Erfrischungs-
tücher verkauften oder einfach bettelten.

Ich traf Berhane in einem Café in Asmara und nahm die Grüße
der Kämpfer entgegen: ein fester Griff am Arm und fünf kräftige,
herzliche Umarmungen. Er war groß, hatte noch das offene Gesicht, an das ich mich erinnerte, und strahlte vor Freude über die
Bekräftigung unserer Freundschaft. Nur die Tatsache, dass sich
seine Haare an den Schläfen ein wenig lichteten, deutete auf zwei
anstrengende Jahre Dienst im Schützengraben hin.»Mein Freund,

mein guter Freund«, sagte er, »du bist gekommen. Ich kann's nicht glauben.« Wir gingen zusammen zum Haus seiner Verlobten. Ariam war groß und anmutig, sie war Chemikerin und arbeitete in der Forschung, und Berhane hatte sie kennen gelernt, als sie während ihres Wehrdienstes in seine Einheit gekommen war. Sein Stolz und seine Liebe waren offensichtlich. Sie stellte mich ihrer Familie vor: ihrem würdevollen Vater, ihrer gelassenen schönen Mutter, die ein traditionelles weißes Kleid und ein Kopftuch trug, ein indigoblaues Kreuz auf die Stirn tätowiert hatte und einen Goldzahn besaß, der beim Lächeln aufblitzte, und ihrer lebhaften Schwester Paula, die gerade mitten in den Prüfungen an der landwirtschaftlichen Fakultät der Universität von Asmara steckte. Alle waren aufgeregt mit der Planung des Festes beschäftigt, das dem Hochzeitsgottesdienst am Sonntag in einer Woche folgen würde.

Am nächsten Tag fing ich mit meiner Runde durch die Ministerien an. Ich hatte einen Brief dabei, der mein berufliches Interesse an der Versorgung von Verletzten erklärte und darum bat, mir Zugang zu gewähren und mich assistieren zu lassen. Mein erster Besuch galt dem Protokollchef. Er war Kämpfer gewesen – unmöglich, dass jemand einen Posten in der Verwaltung bekleidete, der dies nicht von sich behaupten konnte –, hatte jedoch die letzten Jahre des Befreiungskrieges als EPLF-Repräsentant in Europa verbracht. Er las den Brief und drückte einen Klingelknopf. Eine Sekretärin nahm ihn mit für die Ablage.

»Natürlich verstehe ich, warum Sie hierher kommen, um zu lernen, wie man Verletzte behandelt«, sagte er, »aber dazu brauchen Sie meine Hilfe nicht. Sie können in Eritrea überall hingehen und sich alles ansehen, was Sie möchten.«

»Ich wäre sehr daran interessiert, zu sehen, wie die Armee ihre Verletzten behandelt.«

Der Protokollchef strahlte. »Natürlich, natürlich.« Er telefonierte, kritzelte etwas auf ein Blatt Papier und reichte es mir. »Morgen besuchen Sie den Gesundheitsminister. Zeigen Sie ihm das. Jetzt müssen Sie mit dem Medienbeauftragten sprechen. Alle werden entzückt sein, Ihnen zu helfen.«

Der Medienbeauftragte hörte sich meine Einleitung an. »Haben Sie einen Brief?«, fragte er. Ich erklärte ihm, dieser befinde sich im Besitz der Sekretärin des Protokollchefs. Verärgert verließ er den Raum und kehrte mit einer Fotokopie des Dokuments zurück, das er sorgfältig durchlas. Dann drückte er auf die Wechselsprechanlage, und seine Sekretärin entfernte das Papier.

»Unser medizinischer Dienst ist erstklassig«, sagte der Mann. »An der Tsorena-Front gibt es von trainierten Kämpferinnen geleitete unterirdische Krankenhäuser, in denen die Verwundeten sofort behandelt werden.«

»Das ist genau das, was ich mir anschauen möchte.«

»Unglücklicherweise ist es an der Front zurzeit vollkommen ruhig«, sagte er achselzuckend. »Es gibt nichts zu sehen. Aber Sie müssen mit dem Informationsministerium sprechen.« Er machte eine Notiz für mich. »Sie werden Ihnen ein Referenzschreiben ausstellen.«

Das Informationsministerium lag in der alten italienischen Festung, deren von Kakteen gestützte Mauern einen Hügel im Westen der Stadt bekleideten. Der Mann an der Information fragte mich, ob ich ihm einen Brief mitgebracht habe. Ich gab ihm die Notiz des Medienbeauftragten, und eine Sekretärin brachte sie weg in die Ablage.

»Ich habe es so verstanden, dass Sie mir ein Dokument geben können, mit dem ich im Land herumreisen kann«, sagte ich.

»Natürlich. Sie brauchen Empfehlungsschreiben, damit die Leute wissen, wer Sie sind.«

»Komme ich damit in das Militärkrankenhaus?«

Er dachte darüber nach. »Es gibt das große Militärkrankenhaus in Dekemhare und noch eines in Barentu. Aber es hat keinen Sinn, sie zu besuchen. Wichtiger ist ein Informationsprogramm über unseren medizinischen Dienst während des Befreiungskrieges. Ich werde in die Wege leiten, dass Sie jemanden kennen lernen, der Ihnen alles darüber erzählen kann.«

Der Gesundheitsminister schien meine größte Hoffnung zu sein. Nachdem er mir die Nachricht vom Protokollchef abgenommen hatte, bot er mir Tee an.

»Ihr berufliches Interesse ist absolut verständlich«, sagte er freundlich. »Die Behandlung unserer Verwundeten ist ausgezeichnet. Unser ganzes Militär ist ausgezeichnet. Die Eritreische Verteidigungsarmee (EDF) gewinnt den Krieg. Die Front ist ruhig; die Woyani verlieren, sie haben Angst, uns anzugreifen. Wenn Sie die Front besuchten, würden Sie dort nichts zu sehen bekommen.«

Ich fragte ihn, ob er, auch wenn es keine Verwundeten gab, die Erlaubnis des Militärs einholen könnte, damit ich ihre medizinischen Einheiten besuchen könnte.

»Auf alle Fälle.« Der Minister winkte überschwänglich. »Reden Sie einfach mit meinem Beauftragten für das Krankenhauswesen. Er wird alles arrangieren.«

Der Beauftragte war der erste Arzt in der Hierarchie, auf den ich traf, aber jegliche Erwartungen auf einen fachlichen Bericht wurden sofort zunichte gemacht. Hinter seiner Brille hatte er das hagere Gesicht eines Fanatikers. »Sie bekommen alle Informationen, die Sie brauchen, in Asmara«, sagte er klanglos. Er schrieb etwas auf ein Blatt Papier. »Dies ist eine Liste von Menschen, die im Befreiungskrieg als Ärzte gearbeitet haben, in Orota und an anderen Orten. Sie müssen sich mit ihnen verabreden. Sie erzählen Ihnen, wie es war. Es ist nicht notwendig, die Stadt zu verlassen.«

Ich erzählte ihm von meiner Arbeit in anderen Kriegsgebieten und erklärte ihm, dass ich gehofft hatte, Ärzte mit Erfahrung in der Trauma-Behandlung zu treffen, um zu lernen, wie sie im laufenden Krieg ihre Verletzten behandelten. Vielleicht, so meinte ich, könnte der Beauftragte für mich Kontakt mit dem Sanitätsdienst der Armee aufnehmen. In der Zwischenzeit würde ich gerne die Flüchtlingslager an der südlichen Grenze des Landes für diejenigen, die zu Beginn der Feindseligkeiten vor zwei Jahren vertrieben worden waren, besuchen, um auch etwas über ihre Gesundheitsfürsorge zu erfahren.

»Wenn Sie die Zeit haben, können Sie alle Lager besuchen«, sagte er abschätzend, »aber die meisten sind sehr schwer zu erreichen.«

Hinzukommen sei kein Problem, erklärte ich ihm. Mein Kolle-

ge Guy war von MIASM – dem Medical International Assistance
Service Movement, einer der ausländischen Hilfsorganisationen,
denen man vor kurzem erlaubt hatte, ins Land zurückzukehren –
beauftragt worden, Fotos von den Bedingungen in den Lagern zu
machen, wo sie arbeiteten. Sie würden uns in ihren Fahrzeugen
mitnehmen. Das lockte den Direktor plötzlich aus der Reserve.
»MIASM ist doch eben erst ins Land gekommen«, stieß er hervor. »Sie wissen überhaupt nichts, sie erlauben überhaupt nichts.
Alles, was sie Ihnen sagen, ist ohne Befugnis, ihre Meinung ist
wertlos. Der einzige Weg zu erfahren, was in den Lagern ge-
schieht, ist durch das Gesundheitsministerium.«

Wütend drückte er einen Knopf auf seinem Schreibtisch, und
als seine Sekretärin erschien, rasselte er mit doppelter Diktierge-
schwindigkeit einen Brief herunter.

»Hier ist Ihr Empfehlungsschreiben«, schäumte er, als er das
Dokument stempelte und unterzeichnete. »Es gibt Ihnen Zugang
zu allen zivilen medizinischen Diensten in sämtlichen Lagern. Das
Militär ist etwas anderes. Dort gibt es nichts zu sehen.«

Die Leute von MIASM wohnten in einem Bungalow in einem
freundlichen Viertel der Stadt, das rasch von weiteren Hilfsorganisationen übernommen wurde. Die eritreische Regierung hatte an
ihrem Entschluss festgehalten, keine ausländischen Organisationen ins Land zu lassen, aber die letzte Dürre und Hungersnot – die
in Äthiopien, Somalia, Eritrea und dem Sudan rund zwölf Millionen Menschen betraf – zwang sie, das Verbot aufzuheben, um
internationale Nahrungsmittelhilfe zu erhalten. In den vorangegangenen Monaten war ein ganzes Heer von Hilfsgruppen – einschließlich Oxfam, Save the Children, der US Agency for International Development (USAID), der Weltgesundheitsorganisation,
der Food and Agriculture Organization (FAO), Médecins sans
Frontières, der Schweizer Katastrophenhilfe, der Lutheran World
Federation, der italienischen Co-operation und Africare – ins
Land gekommen. Die UN waren kürzlich gekommen und hatten
ein Gebäude eine Straße weiter von ihrem alten Gelände bezogen.
Ihr altes Gelände war jetzt von der Eritrean Relief and Refugee
Commission besetzt, davor parkten als ständiger Hohn die großen
weißen Lastwagen, die die UN für Nahrungsmittellieferungen be-

nutzt hatte und die immer noch an der Seite die UNHCR-Be-
schriftung trugen.

Der Vertreter von MIASM besaß die Art von geduldiger
Höflichkeit, die wohl im Umgang mit halsstarrigen Eritreern le-
benswichtig war. Wir trafen den Rest seiner Gruppe: ein paar
freundliche Krankenschwestern, einen Logistiker und einen Wasserbauingenieur. Und wir kamen dahinter, warum MIASM beim
Gesundheitsministerium wahrscheinlich so einen schlechten
Stand hatte: eine stämmige, leidenschaftliche Frau, die weder
Krankenschwester noch Ärztin noch Logistikerin war, sondern
sich medizinische Koordinatorin oder so ähnlich nannte. Sie kam
aus Kansas und sprach in einem hohen, singenden Tonfall, als
wollte sie klingen wie ein kleines Mädchen. Ich wurde von ihr aufgefordert, einen Bericht über meinen Aufenthalt in Eritrea zu geben. Ich erwähnte mein Interesse an Traumachirurgie. Sri Lanka
war der einzige Ort, an dem man wirklich Traumata zu sehen bekam, entgegnete sie, sie hatte dort mit einem Chirurgen zusammengearbeitet, der der größte Traumaspezialist der Welt sei, und
bevor ich ihn nicht kennen gelernt hätte, könne ich nicht behaupten, auch nur die geringste Ahnung von dem Thema zu haben. Ich
nahm an, mit dieser unerträglichen Herablassung würde sie nur
Menschen behandeln, die sie nicht mochte, aber dann fand ich
heraus, dass es eine ihrer beiden Standardverhaltensweisen war.
Die andere war noch schlimmer.

MIASM würde Flüchtlingslager an der äthiopischen Grenze
besuchen, wo sie ein Impfprogramm durchführen wollten. Auf der
Grundlage von Guys fotografischem Auftrag für die europäische
Zentrale der Organisation bot die Leitung von MIASM uns die
Mitfahrt in den Fahrzeugen der Organisation und Zugang zu ihrer
Arbeit an. Wir reisten am nächsten Tag, dicht aneinander gedrängt
hinten in ihrem Land Cruiser, ab. Die medizinische Koordinatorin
trug purpurroten Lippenstift und eine dieser ärmellosen Jacken
mit unzähligen Taschen und Reißverschlüssen, die Unerschro-
ckenheit symbolisieren. In der südlichen Stadt Mendefera besuchten wir die Büros der Eritrean Relief Commission und den Beauftragten für das Gesundheitswesen. In einem Bezirkskrankenhaus
weiter südlich trafen wir den Assistenten im Gesundheitsdienst,

und an unserem ersten Ziel, einem Flüchtlingslager etwa zwölf Kilometer vor der Grenze, wurden wir dem eritreischen Personal vorgestellt, das es leitete. Jedes Mal schraubte die medizinische Koordinatorin ihre mädchenhafte Stimme noch ein wenig höher und sprach mit den Eritreern in einer Art hypergeduldiger Babysprache, als hielte sie sie für völlig zurückgeblieben. Es war förmlich zu greifen, wie sehr ihr Tonfall den Vertretern der unabhängig gesinnten Regierung auf den Wecker ging.

Die Flüchtlinge hausten in zerschossenen ehemaligen UNHCR-Zelten, die zwischen Dornenbäumen und Felsblöcken verstreut waren. Einige Lager befanden sich in Reichweite des äthiopischen Feuers, obwohl sie als Schutz vor direkten Angriffen auf der abgewandten Seite der Hügel lagen; unweit der Zelte fand ich die verbogene Hülle einer Katjuscha-Rakete und ein schartiges Stück eines Schrapnells, das an einem dornigen Ast hing, diente als Schulglocke. Das Klassenzimmer war ein schattiger Fleck unter einem Baum, gegen dessen Stamm der Lehrer die Tafel lehnte. Die Kinder waren alle eher mager, sahen aber gesund aus, und die Gemeinschaften wirkten stabil und gut verwaltet. Einige Bewohner kehrten immer noch zu ihren Feldern zurück, um zu pflanzen und zu ernten, für die Übrigen gab es Lebensmittellieferungen. Und natürlich wurden sie von ausländischen Nichtregierungsorganisationen besucht, von sehr vielen.

Es war leicht zu sehen, warum die Hilfsorganisationen alle in Eritrea arbeiten wollten. Die Regierung war nicht korrupt, die Menschen waren hoch motiviert, und es gab eine funktionierende lokale Infrastruktur. Aber es waren einfach nicht genug Flüchtlinge für alle da. Jede Nichtregierungsorganisation musste beweisen, dass sie aktiv war, um das ihr zugeteilte Budget und die laufenden Kosten zu rechtfertigen und ihrer Pressestelle etwas zu liefern, was diese verbreiten konnte, um weitere Spendengelder zu bekommen. Es schien zwischen den verschiedenen Organisationen ein regelrechtes Gerangel darum zu geben, wer den Vertriebenen helfen durfte. In einem Lager, wo MIASM ein Impfprogramm durchführen wollte, waren viele Kinder vor kurzem von Save the Children gegen genau die gleichen Krankheiten geimpft worden, andere von den Schweizern und etliche von beiden. Mütter zogen die bunten Karten hervor, um den Stand der Impfungen ihrer Kinder zu bekunden, vergeblich. Die medizinische Koordinatorin von MIASM würde sie alle noch einmal impfen lassen.

Wir hatten von der Eritrean Relief Commission die Erlaubnis, mehrere Tage in dem Lager zu bleiben: Guy, um die Fotos zu machen, die man in der Zentrale von MIASM brauchte, und ich, um zu sehen, welche Einrichtungen es gab, um Malaria, Atemwegserkrankungen, Amöbendysenterie und die Masern zu behandeln, die unter den Vertriebenen weit verbreitet waren. Der Land Cruiser von MIASM setzte uns zwischen den Zelten ab, und wir sahen erleichtert zu, wie das Fahrzeug davonfuhr. Das Lager Agraa breitete sich zwischen den Dornenbäumen am Fuße einer steilen Böschung aus. Auf der Höhe darüber waren in der Ferne ein Dorf und eine winzige Kirche auszumachen, deren Dächer im Nachmittagslicht über einer Allee mit alten Zedern glitzerten. Tsehai – ihr Name bedeutete »Sonnenschein« – war die Assistentin im Gesundheitsdienst des Lagers. Sie erklärte die geographischen Gegebenheiten: Das Dorf hieß Adi Keshi, dahinter lag, zwei Stunden harte Kletterei entfernt, Adi Quala, die nächste Stadt; und sechzehn Kilometer weiter südlich lag der zentrale Frontabschnitt. Dann lud sie uns in ihr Zelt auf einen Kaffee ein.

Aus dem Kohlenbecken stieg der Qualm röstender Kaffeebohnen auf. Ein paar Kinder waren auf dem Weg zum Fluss, die Sonne schimmerte durch ihre Wasserkanister. Tsehai sah aus wie Mitte zwanzig, aber sie sagte, sie sei eine Kämpferin gewesen – eine Behauptung, die man nicht einfach so aufstellte; jeder schien zu wissen, wer während des Befreiungskrieges wirklich bei der EPLF war – und habe eine Ausbildung als Sanitäterin gemacht. Sie war jetzt verantwortlich für die Gesundheit von sechstausend Menschen in der Siedlung. Sie bestand darauf, dass wir ihr Zelt nahmen – sie hatte eine sehr bequeme Untersuchungsliege in ihrer Apotheke, sagte sie –, und obwohl wir Essen mitgebracht hatten, zauberte sie aus dem Nichts ein leckeres Mahl: saures, poröses Brot, injera genannt, gefüllt mit würzigem Linseneintopf. Die Zeltwände flatterten in dem trockenen Nachtwind, der durch das Tal wehte. Irgendwo im Lager schrie ein beleidigter Esel, und aus der Hütte einer Familie, deren Sohn gerade von der fast friedlichen Front auf Urlaub gekommen war, drang freudiges Heulen.

Am nächsten Morgen war Guy vor Tagesanbruch auf, um zu fotografieren. Später gesellte er sich in Tsehais Apotheke zu mir, und wir sahen zu, wie sie ein paar Kinder mit Halsentzündungen und Husten behandelte. In dem Moment kam ein Fahrzeug die Fahrspur zwischen den Zelten heraufgerumpelt. Der Fahrer von MIASM hatte schlimme Nachrichten: Am Morgen hatte Äthiopien an der Badme-Front gut dreißig Kilometer weiter westlich eine große Offensive gestartet, wir sollten sofort nach Asmara zurückkehren. Tsehai war der Meinung, das ganze Lager würde bald packen und fliehen, aber der Verwalter war – ebenso wie die alten Männer der Lagerwache, deren Gewehre so abgegriffen waren, dass sie schimmerten – zuversichtlich, dass die Front halten würde. Unterhalb von Adi Quala, wo die Straße sich als Teerband den Steilhang hinaufwand, richtete die eritreische Armee einen Verteidigungsposten ein. Drei ehrwürdige T-56-Panzer wurden mit Stroh getarnt und in Abzugskanäle neben der Straße gesetzt, um den Vormarsch von Süden zu decken.

Sobald wir in der Hauptstadt waren, rief ich Berhane an. Sein Urlaub war gekürzt worden: Er würde in zwei Tagen heiraten, aber die Flitterwochen waren gestrichen. Am Abend gesellten Guy und ich uns zu den wenigen auswärtigen Journalisten – einem Reporter von Reuters, seinem Kameramann, einem freiberuflichen Fotografen und Alex, dem Korrespondenten des BBC World Service in Asmara – an einem Tisch vor der amerikanischen Bar unter den Palmen der Independence Avenue. Sie diskutierten angeregt über die neueste Entwicklung, während vorbeikommende Eritreer, die Kontakte zur Regierung hatten, Alex zur Seite nahmen und flüsternd auf den neuesten Stand brachten.

Es gab keine guten Nachrichten. Der äthiopische Angriff war auf einen Abschnitt der westlichen Front getroffen, den man für uneinnehmbar gehalten hatte: Entlang dem Bergkamm oberhalb des Mereb hatten die zuversichtlichen Eritreer nur eine einzige Schützengrabenlinie ohne Positionen im Rückraum, denn jeder wusste, dass ein eritreischer Soldat zehn Woyani wert war. Irgendwie hatte der verachtete Feind es geschafft, unbemerkt zweihunderttausend Mann an die Front zu bringen. In der Nacht hatten diese Truppen den Mereb überschritten, fast fünfhundert Meter felsigen Berghang erstiegen und die eritreischen Positionen überwältigt. Jetzt waren sie, unterstützt von Maultieren, dabei, ihren Brückenkopf zu verstärken.

Der nächste Tag war ein Samstag, und das Internationale Komitee des Roten Kreuzes gab in seiner Villa in Asmara eine Gartenparty. Sie war lange im Voraus geplant worden, um an die Rückkehr eines hoch geachteten Missionschefs zurück nach Genf zu erinnern, aber die Umstände verliehen ihr eine zusätzliche Pikanterie. Ich traf Arbeiter aller Hilfsgruppen, einschließlich einiger neuer, von denen ich noch nie etwas gehört hatte – der deutschen Welthungerhilfe e. V., der niederländischen InterChurch Aid, der Cooperazione Italiana, der Organization for Co-ordination of Humanitarian Assistance –, und einiger Unterorganisationen der UN. Wir standen im Halbschatten einer Weinlaube, und uniformierte Kellner servierten Gin Tonic und Kanapees.

Ein paar Schüsse knallten vom Armeegelände auf dem Hügel herunter, aber die versammelten Gäste waren zu kultiviert, um sie wahrzunehmen. Stattdessen prahlte der UN-Vertreter im Land von einem Boot herunter, das er in Massaua gemietet hatte, um am folgenden Wochenende in den Korallenriffen des Dahlak-Archipels zu tauchen. Alle wollten dazu eingeladen werden; dies war ein soziales Ereignis, das man auf keinen Fall verpassen durfte, denn die einzige andere Möglichkeit, dorthin zu kommen, war, an einer der völlig überteuerten »Touren« teilzunehmen, die ein gerissener Unternehmer aus Massaua namens Mike unternahm. Er hatte sich das Monopol auf Freizeitunternehmungen um diese Inseln im Roten Meer gesichert. Es gab viel Jovialität, Rückenklopfen und Einschmeicheln bei dem UN-Repräsentanten, und es wurde sehr viel getrunken. Niemand schien das Gefühl zu haben, dass der Krieg das Vergnügen besonders störte.

Berhanes Hochzeitsfeier am folgenden Tag hatte etwas fast unerträglich Schmerzliches. Die Stimmen des Chors erhoben sich traurig in die hohen Sparren der Kirche. Das Brautpaar gab sich das Ehegelübde mit leiser, ernster Stimme. Ich bemerkte, dass Berhane ganz abgelenkt war, als die Leute in den Bänken sich flüsternd die neuesten, von Passanten auf der Straße zusammengetragenen Nachrichtenfetzen weitererzählten. Fünfzig Meilen südlich von Asmara an der zentralen Front waren heftige Kämpfe im Gange, und im Westen bei Badme waren die Äthiopier durchgebrochen. Berhanes Einheit war dort, und ich wusste, dass er an seine Kameraden dachte, die jetzt mitten im Sturm kämpften. Ich erinnerte mich an seinen grauhaarigen Oberleutnant und den Hauptmann, der so zuversichtlich über eine eritreische Renaissance gesprochen hatte. Ob sie wohl noch lebten?

Mai war der Glücksmonat zum Heiraten, aber als der Autokorso sich durch die Straßen Asmaras wand, wurde er nur mit verhaltenem Winken und Nicken gegrüßt und nicht wie sonst mit frech gebrüllten guten Wünschen. Im Garten eines Hotels außerhalb der Stadt posierten Berhane und Ariam für Fotos. Zehn andere Hochzeitsgesellschaften waren dort, die Kleider der Brautjungfern leuchteten im Schatten unter den Bäumen. Da ich wusste, dass es auf dem Weg zurück nach Asmara nicht mehr so viel Platz in den Autos geben würde, ging ich die Auffahrt zum Hotel hinunter, um mir eine Rückfahrt zu organisieren. Es war fast kein ziviler Verkehr mehr unterwegs. Konvois von Lastwagen bewegten sich Richtung Süden zur Front, hoch beladen mit Kisten voller Mörsergranaten und den langen grünen Kisten mit Katjuscha-Raketen.

Nach ein paar Minuten kam ein einzelnes Auto, ein kleiner roter Fiat, aus Richtung der fernen Kämpfe. Der Fahrer sah mich winken und hielt mit quietschenden Reifen, sein Schwung trug ihn noch ein gutes Stück an mir vorbei. »Schnell«, rief er, und ich lief zum Auto und stieg hinten ein. Auf dem Beifahrersitz lag ein Verwundeter. Blut war auf seinem sandfarbenen T-Shirt getrocknet, und sein Gesicht hatte den gedankenverlorenen Blick schweigend ertragener Schmerzen. Eine Decke bedeckte seinen Körper, unter der ein Katheter dunkelroten Urin in einen Beutel zu seinen Füßen leitete. Der Fahrer konzentrierte sich schweigend darauf, sich zwischen Pferdekarren und Fahrrädern am Stadtrand seinen Weg zu bahnen. Er setzte mich an einer Bushaltestelle ab und brauste hupend davon, bevor ich ihm danken konnte.

Den restlichen Tag wurden die Hochzeitsfeierlichkeiten mit einer Art grimmiger Fröhlichkeit fortgesetzt. Die beiden Familien übertrafen sich gegenseitig in Lobreden über das Essen, das Bier und das reizende Paar, um mit Banknoten, die man ihnen auf die schwitzende Stirn pappte, belohnt zu werden. Ich trat aus der Hitze des Teppichzelts, um in einer Kneipe die Straße hinunter etwas Kaltes zu trinken. Die Männer in der Bar lauschten einem äthiopischen Radiosender, der die Eroberung einiger Dörfer meldete und die Unterbrechung der Querverbindung, über die die eritreische Armee bis dato Verstärkung an alle bedrohten Frontabschnitte hatte bringen können. Das Fest endete um Mitternacht, und Guy und ich verabschiedeten uns in dem kleinen, frisch getünchten Zimmer, das man im Haus von Berhanes Eltern für sie eingerichtet hatte, von dem Hochzeitspaar. Sie saßen auf dem Bett unter Palmwedeln und Zweigen purpurroter Bougainvillea, umgeben von den Geschenken – einem Kocher, einem Fächer, einem Radio und Geschirr –, mit denen sie ihr neues Leben einrichten würden. Berhane musste am nächsten Morgen zurück zur Front.

Zwei Tage später waren wir in Keren, der Stadt im Gebirge, die Berhane als seine Heimat betrachtet hatte. Der Hof des Hotels Sicilia war in gelbes Abendlicht getaucht, und in den Weinreben über unseren Köpfen sangen Vögel. Während der italienischen Herrschaft war Keren das landwirtschaftliche Hauptanbaugebiet der Kolonie gewesen, berühmt für seinen Kamelmarkt, der immer noch jeden Morgen im Flussbett unterhalb der Stadt stattfand. Das Sicilia hatte die Atmosphäre einer Karawanserei bewahrt, unser Auto – ein allradgetriebener Lada Niva, dessen Tank leckte und der hüpfte wie ein Eselhase – parkte neben den Wagen anderer Reisender auf einem eingefriedeten Grundstück. Man besprach die neuesten Nachrichten. Der äthiopische Radiosender hatte verkündet, dass äthiopische Streitkräfte jetzt von der Straße, die sie eingenommen hatten, in beide Richtungen vorrückten; im Osten bedrohten sie die Stadt Mendefera, und im Westen rückten sie auf die Provinzhauptstadt Barentu zu. Das eritreische Informationsministerium setzte dagegen, die äthiopische Vorhut sei zerschlagen worden, fünfundzwanzigtausend tote Feinde und neun brennende Panzer seien auf dem Schlachtfeld zurückgeblieben; jetzt sei ein eritreischer Gegenschlag zugange.

Als wir noch in Asmara gewesen waren, hatte das Ministerium für auswärtige Angelegenheiten plötzlich allen ausländischen Journalisten im Land verboten, die Hauptstadt zu verlassen, bis sich die Situation »stabilisiert« hatte. Guy und ich waren von einem Freund abgesetzt worden und gerade noch rechtzeitig entkommen. Mithilfe eines Dolmetschers – einem Eritreer mittleren Alters, der behauptete, während des Befreiungskrieges für die EPLF als Kameramann auf dem Schlachtfeld gearbeitet zu haben – und meines Empfehlungsschreibens vom Gesundheitsministerium hatten wir die Kontrollpunkte passiert und die Straße nach Keren genommen, die wir mit langen Reihen von Tiefladern geteilt hatten, von denen jeder einen schweren T-56-Panzer geladen hatte. Keren lag an der einzigen offenen Versorgungsroute an die westliche Front, und Männer und Material strömten unablässig nach Barentu, um das äthiopische Vorrücken aufzuhalten. Berhane war mit seinen Kameraden von der 23. Division bereits dort.

Bei unserer Ankunft in Keren hatte ich das zivile Krankenhaus besucht, wo man mir auf ordentlichen Stationen ein paar vereinzelte Verwundete gezeigt hatte – Frauen mit Schrapnellverletzungen, alte Männer mit verbundenen Beinen, einen Achtjährigen mit weit aufgerissenen Augen und einer klaffenden Wunde im Gesicht, der am Fußende einer Trage kauerte, auf der seine Mutter, die am Kopf getroffen worden war, stöhnend die Hand ausstreckte –, Opfer eines äthiopischen Bombardements, die aus Barentu evakuiert worden waren. Ich fragte den Dienst habenden eritreischen Chirurgen, ob ich irgendwo helfen könne. Er lehnte das Angebot höflich ab und machte deutlich, dass er die Situation unter Kontrolle hatte. Es wäre sicher interessanter für mich, am nächsten Tag ins Krankenhaus nach Barentu zu fahren, wo ich mir die Behandlung von verwundeten Soldaten anschauen könnte.

Es war kurz vor Mitternacht, als Guy und ich im Sicilia von einem Hämmern an der Tür aus dem Schlaf gerissen wurden. Draußen stand unser Dolmetscher. Den ganzen Weg von Asmara hatte er uns mit seiner Prahlerei darüber, dass der eritreische Gegenangriff die Woyani in die Knie zwingen würde, gelangweilt, aber die Nachricht, die er gerade erhalten hatte, hatte ihn offensichtlich sehr getroffen.

»Barentu ist gefallen«, sagte er mit zitternder Stimme. »Die Armee ist auf dem Rückzug. Wir müssen sofort weg, solange die Straße nach Asmara noch offen ist.« Im Hof standen Menschen um einen Fernseher herum und sahen ungläubig zu, wie das Abendprogramm von einem Regierungssprecher unterbrochen wurde. Zuerst auf Tigrinja und dann auf Englisch machte er die gleiche ernste Ansage: »Unsere Streitkräfte haben angesichts schwerer äthiopischer Angriffe einen strategischen Rückzug aus der Stadt Barentu unternommen. Annähernd eine halbe Million Menschen, Bewohner des Flüchtlingslagers und die Bevölkerungen der Städte Barentu und Akurdet, werden nach Keren evakuiert. Massive Verstärkung rückt gegen den äthiopischen Vormarsch vor. Unsere Heimaterde wird zum Friedhof der Angreifer.«

»Da haben Sie's, strategischer Rückzug«, beruhigte ich den Mann. »Ihre ganze westliche Armee ist zwischen uns und Barentu. Wir sind vollkommen sicher. Morgen früh können wir bis Akurdet fahren und rausfinden, was los ist. Vielleicht gibt es im Krankenhaus dort viel zu tun.«

Bei Tagesanbruch fuhren wir über den Bergpass, der aus Keren hinaus nach Akurdet und weiter führte. Die eritreischen Stellungen neben der Straße waren nicht besetzt, und beim Anblick der leeren Geschützstellungen gingen dem Mann endgültig die Nerven durch. »Wir müssen zurück«, sagte er. »Die Äthiopier sind da vorne! Wir werden sterben!« Er schlug, außer sich vor Angst, mit den Fäusten gegen die Rücklehne des Sitzes. Nichts würde ihn davon überzeugen, dass der Feind mindestens sechzig Kilometer oder noch weiter weg war, und ich wusste, dass wir umkehren mussten. So hysterisch, wie er war, würden wir niemals durch die vor uns liegenden Kontrollpunkte kommen, und ohne die Hilfe des Dolmetschers waren meine Empfehlungsschreiben des Gesundheitsministeriums wertlos. In Keren schlugen verzweifelte

Zivilisten an die Türen des Fahrzeugs und flehten darum, nach
Asmara in Sicherheit gebracht zu werden. »Ja, ja«, rief unser Dolmetscher. »Auf geht's!« Wir suchten für ihn einen Platz in einem
anderen Auto, das in die Hauptstadt fuhr, und setzten uns auf die
Terrasse eines Cafés am zentralen Platz, um einen Kaffee zu trinken und in uns aufzunehmen, was gerade geschah.

Über die Stadt schien eine Stimmung der Unsicherheit gekommen zu sein. Läden und Restaurants hatten die Rollläden geschlossen – ihre Besitzer waren geflohen –, und von der Tankstelle am
Fuß des Hügels, wo wütende Autofahrer sich um Benzin stritten,
drang kakophonisches Gehupe zu uns herauf. Lastwagen voller
Soldaten donnerten durch die Hauptstraße, wirbelten Staub auf
und verscheuchten Menschen, die sich in der vergeblichen Hoffnung zu entkommen an der Bushaltestelle sammelten. Alle Fahrzeuge waren von der Armee beschlagnahmt worden. Es war kaum
noch möglich, von Keren aus irgendwo anzurufen. Das Fern-
sprechamt hatte alle öffentlichen Telefone abgeklemmt, damit
»Spione« keine Informationen an den Feind weitergeben konnten.
Während wir in dem Café saßen, machte ich Notizen in meinem
Tagebuch. Ein misstrauischer Bürger am Nebentisch riss mir das
Buch aus den Händen. Er zeigte mit dem Finger auf eine Skizze,
die ich am Tag zuvor von dem Platz, auf dem wir saßen, und den
felsigen Bergen, die sich darüber erhoben, angefertigt hatte.
»Warum machen Sie dieses Bild?«, wollte er wissen. »Warum
zeichnen Sie den Fernmelde-Palast?«

Ich erklärte ihm, dass ich Arzt sei und ein Freund seines Landes.
Ich zeigte ihm andere Zeichnungen, das Art-déco-Interieur eines
Cafés, die Dächer von Asmara. Dies steigerte seine übereifrige Erregung noch. Ich nahm das Tagebuch und steckte es in meine Umhängetasche. »Ich muss jetzt gehen«, sagte ich, bevor er noch auf
die Idee kam, mich als Zivilperson festzunehmen. »Ich muss ins
Krankenhaus zurück.« Der Mann und zwei seiner Freunde folgten
mir die Straße hinunter und beobachteten mich, bis ich durch das
Tor des Krankenhauses trat.

Keine Spur mehr von friedlicher Ruhe. Die einst ordentlichen
Gärten waren ein einziges Durcheinander von zerrissenen Uniformen und weggeworfenen Plastik-Congos; Blutspuren zeigten an,

wo tropfende Fahrtragen über die Gehwege zu den Behandlungsräumen gerollt worden waren. Im Hof fuhren Lastwagen vor, die weitere Verwundete aus Barentu brachten. Die Zivilisten waren von den Stationen weggebracht worden, diese waren jetzt voller verletzter Soldaten. Andere Verwundete reihten sich auf dem Fußboden der Korridore und warteten auf die Einschätzung durch die zuständigen Ärzte. Viele hatten mehrfache Verletzungen. Sie waren bei den Straßenkämpfen in der Stadt von Kugeln und Granatsplittern getroffen worden und hatten weitere Verletzungen erlitten, als die Verbandsplätze, zu denen man sie gebracht hatte, unter Granatenbeschuss gerieten. Einige waren ein drittes Mal getroffen worden, als die Lastwagen, die sie durch die Ebenen brachten, von äthiopischen Flugzeugen mit Streubomben beschossen wurden, sodass diejenigen, die vor drei Tagen verletzt worden waren, auch noch neue, wenige Stunden alte Verletzungen hatten. Die meisten lagen still und mit starrem Blick da; einige mit Kopfverletzungen stöhnten unruhig unter ihren Verbänden. Der chirurgische Oberarzt des Krankenhauses wirkte erleichtert, mich zu sehen. »Kommen Sie mit mir in den OP«, sagte er. »Es gibt sehr viel zu tun.«

Mein erster Patient wurde auf den Operationstisch gelegt. Seine Uniform stank nach Blut und Schweiß, und die OP-Schwester half mir, ihm sein ranziges Hemd auszuziehen. Er war zwei Mal in die linke Schulter getroffen worden; eine Austrittswunde unter der rechten Brustwarze zeigte an, welchen Weg die Kugel genommen hatte. Der Mann atmete in kurzen, stöhnenden Stößen wie ein verletzter Ochse. Ich klopfte seine Brust ab. Auf der linken Seite unterhalb des Schlüsselbeins klang es wie eine Trommel, aber etwas weiter unten gab es ein stumpfes Geräusch, als klopfte man auf einen Stein. Das Röntgenbild bestätigte eine linksseitige Pneumothorax: eine kompakte weiße Fläche bedeutete, dass Blut den unteren Teil seines Brustraums füllte, darüber war eine schwarze Leere, wo keine Luft mehr in den Lungen war. Es zeigte auch eine Kugel, die am oberen Rand des Herzens lag. Sie musste bleiben, wo sie war, denn wir hatten keine Möglichkeit, eine Thorax-OP durchzuführen. Ich strich die linke Seite seiner Brust unterhalb der Achselhöhle mit Jod ein und tastete nach der Vertiefung zwischen der fünften und sechsten Rippe. Dann nahm ich eine Spritze mit einem Lokalanästhetikum, spritzte ein wenig davon unter die Haut und schob die Nadel dann tiefer zwischen die Rippen, um den Rest dort zu injizieren.

Der Soldat stöhnte, als die Nadelspitze durch die Pleura – die extrem empfindliche Membran, die die Brusthöhle auskleidet – drang, und die Spritze füllte sich gurgelnd mit Blut. Mit einem Skalpell stach ich durch die Haut und den Muskel und spürte den Widerstand des Rippenfells unter der Spitze der Klinge. Zwei Pinzetten, vorsichtig geöffnet, verbreiterten die Spur des Messers – aus der Wunde blubberte Luft –, und ich schob einen fünfzehn Zentimeter langen Interkostaldrain durch das Loch und nähte ihn an der Haut fest, damit er nicht verrutschte. Sofort kam Blut aus dem Drain gelaufen – ein Liter, zwei Liter –, der Mann keuchte und hustete, und durch die Schmerzen der pleuralen Reizung perlte kalter Schweiß auf seinem Gesicht. Es blutete weiter, die Schüssel, die die Krankenschwester hielt, lief über, und Blut tropfte auf meine Stiefel. Einen Augenblick überkam mich Übelkeit – es war schon eine Weile her, seit ich so viel Blut gesehen hatte –, und ich dachte, ich würde in der überhitzten Luft des Operationssaals in Ohnmacht fallen. Aber es ging vorbei, und der Mann atmete mit jedem Zug leichter, weil der Druck in seiner Brust nachließ.

Eine Schwester verband den Interkostaldrain mit einem Schlauch, der in eine Flasche auf dem Boden führte. Sie war halb mit Wasser gefüllt, ein einfaches Einwegventil: Mit jedem Ausatmen blubberten Luft und Blut aus dem unter Wasser befindlichen Ende des Schlauchs, und die Lunge konnte sich ganz allmählich wieder ausbreiten. Ich zog die Handschuhe aus und legte sie in ein Becken, damit sie gewaschen werden konnten. Dann machte ich meine OP-Notizen, verschrieb dem Patienten Schmerzmittel und Antibiotika und ordnete an, dass in ein paar Tagen ein neues Röntgenbild angefertigt wurde. Falls dieses zeigte, dass die Lunge sich wieder gänzlich mit Luft gefüllt hatte, konnte der Drain entfernt werden. Jemand wischte die Sauerei auf dem Fußboden auf, und die Anästhesieschwester legte ihre Sachen für den nächsten Fall zurecht. Pfleger hoben den Patienten auf eine Fahrtrage, um ihn auf die Station zu bringen. Er schüttelte mir die Hand. Schon wurde ein anderer Mann durch die Schwingtüren gerollt, und ich half, ihn auf den OP-Tisch zu hieven. Er wirkte sehr leicht, sein Körper war heiß und trocken. Das rote Blinken des Monitors, das die Pulsfrequenz anzeigte, flatterte wie bei einem Vogel.

Dieser Kämpfer war an der Seite verletzt worden, und seine verhärteten Bauchmuskeln deuteten auf eine mögliche Peritonitis hin. Aus einer Nadel, seitlich in die Brust gestochen, kam Blut – auch er hatte eine Haematothorax –, und ich legte dem Mann einen Thoraxdrain, um seine Lunge während der Operation mit Luft zu füllen. Der eritreische Chirurg säuberte die Haut und deckte das Abdomen ab. Mit Handschuhen und OP-Kittel trat ich zu ihm, als er die Bauchhöhle öffnete. Ein erweiterter Darm und trübe Peritonealflüssigkeit kamen zum Vorschein. Als wir die Darmschlingen auseinander schoben, drang plötzlich der Geruch nach Fäzes hervor, und das Summen der Fliegen, die über einem durchbohrten Stück Dickdarm schwärmten, stieg an. Der Darm war von einem schartigen Stück Stahl durchlöchert worden, das in der Rückwand des Abdomens stecken geblieben war, direkt neben der pochenden Hüftarterie. Der Chirurg zog es mit einer Pinzette heraus und ließ es klimpernd in eine Nierenschale fallen. Dann legten wir eine temporäre Kolostomie an, indem wir das verletzte Stück Dickdarm durch einen separaten Schnitt durch die Abdominalwand holten. Sobald der ursprüngliche chirurgische Schnitt geschlossen und verbunden war, öffneten wir den ungeschützten Dickdarm und nähten seine umgestülpten Enden an der Haut fest.

Mein nächster Fall war ein junger Kämpfer. Die drei vertikalen Narben auf seiner Wange zeigten, dass er vom Stamm der Tigre war. Er war vor drei Tagen in Barentu verletzt worden, und eine Blüte aus Netzmembran schaute aus der Wunde an der rechten Seite seines Körpers heraus, als wüchse auf der weichen Haut eine gelbrosa Rosenknospe. Der Mann lag auf dem OP-Tisch wie gekreuzigt, an seinem ausgestreckten rechten Arm hatte er eine Infusion, am ausgestreckten linken eine Blutdruckmanschette. Die Anästhesistin hielt ihm die Maske vors Gesicht, und sobald er schlief, injizierte sie ihm das Medikament, das seine Bauchmuskeln entspannen würde, damit wir leichter operieren konnten. Diese Medikamente lähmen auch die Atmung, und sie schob dem Mann einen Trachealtubus in den Hals und befestigte einen Gummibeutel daran. Da kein mechanisches Beatmungsgerät zur Verfügung stand, musste sie diesen Beutel immer wieder drücken, um während der Operation Luft in die Lungen des Mannes zu pumpen. Ich band das Stück Omentum, das seine Wunde verstopft hatte, ab und schnitt es ab, dann öffnete ich das Abdomen. Die Organe waren von einer Flut hellgrüner Bilis, die aufstieg und auf den Boden regnete, mit einem goldgrünen Schimmer überzogen. Das Leck wurde durch ein dünnes Rinnsal Blut angezeigt, das sich wie Rauch in dem funkelnden See verteilte, wo ein Schrapnellsplitter die Leber erwischt und die Gallenblase durchschnitten hatte, was zu einer groben Cholezystektomie geführt hatte. Ich wusch den Bauchraum aus – saugte zwei Liter dieser Flüssigkeit aus den Falten und Höhlungen zwischen den Darmschlingen – und vernähte den Stumpf der Gallenblase. Ein paar kleine Darmpunktionen waren rasch genäht, dann legte ich einen Schlauch unter die Leber, um weiteres Sickern von Blut, Bilis oder Darminhalt zu drainieren, schloss die Wunde und ging nach dem Nächsten sehen.

Auf der Veranda neben den OP-Räumen war eine Aufnahmestation eingerichtet worden. Schwere chirurgische Fälle wurden direkt aus dem Tragebereich dorthin gebracht, und zwischen den Operationen gingen wir an der langen Reihe Tragen vorbei, sahen uns die Verwundeten an und wiesen ihnen je nach Dringlichkeit einen Platz auf der OP-Liste zu. Um einige mussten wir uns sofort kümmern, andere konnten warten. Gelegentlich ließ einer der Aufnahmeärzte bei der Triage einen Fall direkt in den Vorraum des OP bringen und uns, in der Hoffnung, eine sofortige Intervention könnte Leben retten, vor die Füße werfen. In der Regel konnten wir in diesen Fällen nicht mehr helfen.

Ich hörte irgendwann auf zu zählen, wie viele Abdomen wir öffneten – durchlöchert von Kugeln oder mit den ausgefransten Rissen von Schrapnellwunden – und wie viele Thoraxdrains wir legten, um Blut zu drainieren, damit kollabierte Lungen sich wieder entfalten konnten. Meine Wahrnehmung verengte sich ganz auf die infernalische Hitze der OP-Räume, den Gestank nach Fäkalien und Urin und die vertraute Erschöpfung bei ununterbrochenem Operieren. Das Wellblechdach der beiden OP-Räume strahlte Hitze ab; unter dem grellen Licht der OP-Lampen waren meine OP-Handschuhe schweißnass, und bis ich akklimatisiert war, arbeitete ich leicht benommen durch Dehydratation. Fliegen saßen auf den fauligen Verbänden der Verletzten und brummten im Raum herum, ließen sich auf den Wunden und unseren Handschuhen und schweißnassen Rücken nieder, wo sie von den Schwestern verjagt wurden. Unsere Ausrüstung war sehr elementar. Einweg-OP-Handschuhe wurden gewaschen und wieder sterilisiert; wir hätten schnell keine mehr gehabt, wenn wir sie nach einmaligem Benutzen weggeworfen hätten. Statt abgepackten Nahtmaterials benutzten wir Nadeln, die von einer Rolle schwarzem Seidenfaden vor jedem Stich neu eingefädelt wurden. Die Anästhesiemethoden waren nicht moderner als während des Ersten Weltkrieges; Patienten wurden am Schlafen gehalten, indem man sie durch eine Maske Halothan oder Äther einatmen ließ, und während der zwei- oder dreistündigen Laparotomie beatmete die Anästhesieschwester den Patienten per Hand mit dem roten Gummiballon.

Der erfahrenste von uns drei Operateuren war ein sechzigjähriger Russe mit kantigen Zügen und kurz geschorenem, stahlgrauem Haar. Seine Hände besaßen die ruhige Kompetenz eines Mechanikers, ob er Instrumente hielt oder ein Glas Tee einschenkte, wenn er nach einer Operation seine Notizen machte. Seine OP-Technik war flott und geschickt, ebenso wie sein Ausblick auf den gegenwärtigen Krieg; zwischen den Zügen an den vielen Zigaretten, die er zwischen den Operationen rauchte, erinnerte er sich an seine Erfahrungen als Chirurg auf der anderen Seite. In den achtziger Jahren des 20. Jahrhunderts hatte er fünf Jahre im größten Krankenhaus von Asmara gearbeitet, als die Stadt von Derg gehalten wurde, und äthiopische Kriegsverletzte operiert, die per Hubschrauber direkt von der Front gebracht wurden. Im Gegensatz dazu hatten die meisten Patienten, die wir jetzt vor uns hatten, mehrere Tage Höllenqualen gelitten, bevor sie chirurgisch ordentlich versorgt wurden. Es hatte keine Blitzevakuierung eritreischer Verwundeter gegeben.

Vielleicht war das System unter der Flut von Verletzten zusammengebrochen, vielleicht war seine Leistungsfähigkeit auch ein reiner Mythos gewesen. An den Verbandsplätzen an der Front hatten einige Patienten eine Infusion oder Antibiotika bekommen, aber da seit ihrer Verletzung viel Zeit vergangen war, waren fast alle dehydriert und fieberten aufgrund von Peritonitis oder Sepsis. Selbst diejenigen mit Beinverletzungen waren zum Teil in einem schlimmeren Zustand, als sie hätten sein sollen, weil ihre Wunden von fleißigen Front-Sanitätern ordentlich genäht worden waren. Wenn wir sie zu sehen bekamen, waren die Wunden darunter hart und prall gefüllt mit Eiter. Wenigstens ein Mann hatte Gasbrand entwickelt, und trotz intravenös verabreichter Antibiotika war er ein paar Stunden später tot.

Fast alle Kriegsverletzungen sind mit Erde oder Stofffetzen und mit den gefürchteten Clostridium-Bakterien verunreinigt. Diese Organismen pflanzen sich in totem Fleisch und Muskeln fort, produzieren Gasblasen im Gewebe und starke Gifte, die zu bakteriellem Schock und zum Tod führen. Haben sie sich einmal festgesetzt, kann nur noch eine Amputation ihre unerbittliche Ausbreitung aufhalten. Erst in der zweiten Hälfte des 19. Jahrhunderts, mit dem Beginn der Antisepsis, hatten Militärchirurgen aufgehört mit der Praxis, verletzte Beine automatisch zu amputieren, damit es keine Gangrän gab, die man ansonsten für unvermeidlich hielt. Aber der Versuch, Kriegsverletzungen stattdessen zu nähen – der so genannte primäre Wundverschluss –, hatte meist Suppuration und Gangrän zur Folge. In den überfüllten Sanitätszentren des Ersten Weltkriegs war eine diametral entgegengesetzte Taktik entwickelt worden. Statt sie zu schließen, wurden, sobald die Verwundeten die chirurgische Abteilung an der Front erreichten, als Erstes alle Wunden geöffnet, dann untersuchte man sie chirurgisch, bestimmte das Ausmaß der Verletzungen und befreite sie von aller fremder Debris und devitalisiertem Gewebe. Später wurden die Verletzungen durch regelmäßigen Verbandswechsel behandelt, sodass sie von innen nach außen heilen konnten: ein Prozess, der als »Sekundärheilung« bezeichnet wird.

Die Wundexision funktionierte – obwohl die Militärärzte sie in jedem neuen Krieg von vorne lernen mussten –, und Tote durch

Gasbrand gab es kaum noch. Auch nachdem Antibiotika entwickelt
worden waren, war sie noch von großem Nutzen. Die Medikamente drangen nicht in totes Gewebe ein, also mussten Kriegsverletzungen immer noch ausgeschnitten werden. Wenn gerade kein
neuer Notfall hereinkam, nahm ich Patienten mit in den Operationssaal und öffnete ihre Wunden und schnitt zerstörtes Gewebe
weg, bis die Oberfläche blutete. Wenn ich vor der Operation die
Verletzungen der Männer einschätzte, fragte ich sie immer nach
meinem Freund Berhane, Leutnant im 4. Bataillon. Niemand
kannte ihn, aber sie alle versuchten, über etwas zu reden: über die
Unbegreiflichkeit dessen, was sie gesehen hatten. »Die Bomben
regneten vom Himmel wie Steine«, sagte ein Soldat und bewegte
seinen verbundenen Arm wie ein Trommler. »Überall waren Tote,
unsere und ihre, alle durcheinander.«

Sobald die postoperativen Fälle so stabil waren, dass sie verlegt
werden konnten, wurden sie der Sorge eines Armeekrankenhauses
überlassen, wo es oberste Priorität der Militärärzte war, die Verletzten so wiederherzustellen, dass sie zurück in den Kampf konnten. Obwohl den Soldaten das Überleben ihres Landes am Herzen
lag und sie bereit waren, ihren Beitrag zum Sieg zu leisten, war ich
froh, dass ich nicht dafür verantwortlich war, sie in den Fleischwolf
der Front zurückzuschicken. Die meisten meiner chirurgischen
Patienten mussten zur Rekonvaleszenz lange genug dem aktiven
Dienst fern bleiben, dass ihnen erst einmal nichts passieren konnte.
Aber es war durchaus möglich, dass der Krieg noch lange dauerte.
    Es hieß, dass es am zentralen Frontabschnitt südlich von Asmara
neue äthiopische Angriffe gab. Ausländische Botschaften empfah-
len ihren Landsleuten, Eritrea zu verlassen, und Deutsche, Nieder-
länder und Skandinavier waren bereits abgereist. Alle planmäßigen
Flüge ins Land und aus dem Land heraus waren gestrichen worden. Die BBC wiederholte Warnungen des US-amerikanischen
Außenministeriums vor »Sorge um die Sicherheit der Hauptstadt«
– ein Euphemismus für Bombenangriffe oder einen äthiopischen
Durchbruch – und verkündete, dass spezielle Flugzeuge unterwegs

waren, um amerikanische Staatsbürger zu evakuieren. Die staatlichen Medien in Äthiopien sprachen bereits von einem neuen dreißigjährigen Befreiungskrieg, bei dem sich das eritreische Volk noch einmal in die Festung der nördlichen Berge zurückzog. In diesem Fall würden die Männer, die ich behandelte, wieder ihren Dienst antreten, bevor die nächste Runde in diesem langwierigen Konflikt zu Ende war.

Da die äthiopischen Streitkräfte jetzt den größten Teil der südwestlichen Provinz besetzten und die eritreische Armee sich auf Verteidigungspositionen zurückgezogen hatte, wurde der Strom der Verletzten schwächer. Ich traf mich mit Guy auf einen abendlichen Drink in der Bar auf der Dachterrasse des Hotels in Keren. Die mondbeschienenen Berge um die Stadt hoben sich deutlich vor dem Himmel ab. Unter uns eilten Truppentransporter und Artilleriegeschütze über den Platz in Richtung Asmara. Hier im Westen wurden Material und Personal abgezogen, um der Bedrohung der Hauptstadt am zentralen Frontabschnitt zu begegnen. Zahlreiche Gäste auf der Dachterrasse schauten auf einen Fernseher, der einen eritreischen Sender übertrug. Das normale Programm war durch ermahnende Reden abgelöst worden, durchsetzt mit patriotischen Sequenzen – die immer gleichen Bilder von Stammestänzen, im Schleifschritt gehenden Kamelen, Katjuscha-Raketensalven und finster dreinblickenden Kämpfern, die liefen, feuerten und ein ums andere Mal aus Gräben sprangen – und Stimmen aus dem Volk in Gestalt weißgewandeter Matriarchinnen, die den Reportern das Mikrophon aus der Hand rissen, um die Schlechtigkeit des Angreifers zu verurteilen.

Der Nachrichtensprecher sagte etwas, und die Zuschauer applaudierten. Ein Mann neben mir übersetzte, in Molki an der Straße nach Mendefera seien einhundertzwanzigtausend Mann starke Truppen eingekesselt. »Natürlich müssen wir sie alle töten«, sagte der Mann. »Selbst wenn ein Woyani kapituliert, darf er nicht am Leben bleiben.« Die Sendung zeigte Beispiele selbstaufopfernder Staatsbürgerschaft. Die eritreische Arbeitergewerkschaft hatte ihr

Vermögen dem Nationalen Verteidigungsfonds gespendet, zudem würde jedes Mitglied dreißig Prozent seines Verdienstes beisteuern, hundertvierundsechzig Gramm Gold hatten sie bereits gesammelt. Die Vereinigten Schuhfabrikarbeiter hatten fünfhundert Gramm Gold und sechshundert Doppelzentner Makkaroni gespendet. Die internationalen Nachrichten zeigten rundgesichtige Kinder aus der wohlhabenden eritreischen Diaspora – in Frankreich, der Schweiz, Deutschland und den USA –, die auf ihr wöchentliches Taschengeld verzichteten; in Beiträgen in Heimvideo-Qualität klimperten sie auf Gitarren und deklamierten Übelkeit erregende Moralpredigten an »Mutter Eritrea« und »Die Taube der Wahrheit«.

Bei unserer Rückkehr nach Asmara stellte ich fest, dass die Funktionäre im Gesundheitsministerium ihre eigene Kampagne für die Wahrheit führten. Ich ging hin, um zu fragen, ob es angesichts der heftigen Kämpfe jetzt möglich sei, das große Militärkrankenhaus in Dekemhare zu besuchen, um zu sehen, wie die Verletzten versorgt wurden. Ich sei falsch unterrichtet worden, sagte ein Beamter, ein solches Krankenhaus gebe es nicht. Konnte ich dann zu einem vorgezogenen Verbandsplatz oder einem Truppenverbandsplatz an der Front? Nein, dort gebe es immer noch nichts zu sehen, die eritreische Armee habe kaum Verletzte gehabt. Ich hielt dagegen, dass ich gerade den größten Teil der vergangenen Woche Verletzte operiert hatte und dass die Hunderte von Verwundeten, die ich gesehen hatte, nur die gewesen seien, die das Armeekrankenhaus in Keren nicht mehr behandeln konnte. Der Mann machte ein Gesicht, als hätte ich eben etwas sehr Anstößiges gesagt.

Die alte EPLF-Ideologie war ein doktrinärer Marxismus gewesen, und die gegenwärtige eritreische Regierung behielt einen absolutistischen Anstrich – vielleicht weniger totalitär als das Regime in Addis Abeba, dessen TPLF-Guerillas Anhänger des albanischen Kommunismus gewesen waren –, aber kaum ein eritreischer Bürger schien Einspruch zu erheben gegen das, was zu denken man ihnen vorschrieb. Wenn ihre Führer ihnen sagten, sie sollten fünfzehn Meilen in die Stadt zu einer patriotischen Versammlung laufen, dann taten sie das. In der Independence Avenue verteilte ein Lastwagen des Informationsministeriums Transparente an eine Menschenmenge, die sich zu einer weiteren spontanen Demonstration zur »Verurteilung der nackten Aggression der TPLF« in Reihen aufgestellt hatte. Kamerateams des ministeriumseigenen Fernsehsenders standen dabei, um den Marsch zu filmen und in den nationalen Nachrichten darüber zu berichten. Ein kleines Vorspiel zu dem Hauptereignis des Abends. An den Palmen entlang der Straße standen Leitern, und Arbeitstrupps brachten letzte Dekorationen für den neunten Jahrestag der Befreiung an. Friese aus farbigem Licht – die das Kamel, Eritreas Symbol, und die Nationalflagge darstellten – warteten auf den Einbruch der Nacht, wenn der Boulevard mit Feiernden gefüllt sein würde, die den Abend des Geburtstags der Freiheit begingen.

Die Ausländer saßen unter den Palmen in der amerikanischen Bar und diskutierten über den Krieg. Es war eine merklich kleinere Gruppe als normalerweise; die Konsulate Irlands, Großbritanniens, Deutschlands, Kanadas, der Niederlande und der Vereinigten Staaten waren geschlossen worden, und die UN hatte das Personal, das nicht dringend gebraucht wurde, und alle anderen Fremden, die aus dem Land gewollt hatten, ausgeflogen. Zwischen den Bierflaschen stand ein Kurzwellenradio, eingestellt auf BBC: Korrespondenten des World Service, die mit den vorrückenden äthiopischen Truppen auf dem Schlachtfeld waren, berichteten, dass Zehntausende Soldaten vorrückten, unterstützt von Raketenwerfern, Kampfhubschraubern und Jagdbombern. Addis behauptete, seine Offensive sei nicht in Molki aufgehalten worden, sondern bis weit dahinter vorgedrungen, und bedrohte jetzt die Stadt Mendefera, die auf einer gut geteerten Straße nur vierzig Minuten südlich von Asmara lag. Äthiopien berichtete auch von Siegen am zentralen Frontabschnitt in den Städten Tsorena und Zalambessa – Schlüsselstellungen der eritreischen Verteidigungslinie –, die seine Streitkräfte, wie sie behaupteten, vernichtend geschlagen hatten. Alex und die anderen Journalisten kochten; man hatte ihnen wieder einmal verboten, die Hauptstadt zu verlassen.

Bei Einbruch der Dämmerung schlossen wir uns den Massen an, die zum Stadion am Ende der Independence Avenue strömten, und wurden, gerüstet mit Einladungen des Außenministeriums, durch die Schranken gelassen. Ein Spielmannszug spielte mit Unterstützung einer großen Trommel, während die Menschen die Ränge füllten; ein Stammestänzer wirbelte vor dem dunkler werdenden Himmel eine riesige Flagge herum. Wir warteten am Fuß der Tribüne zwischen den Rollstühlen und motorisierten Dreirädern der beinamputierten Veteranen in der ersten Reihe. Beamte blieben stehen, um Alex zu sagen, dass der Präsident in seiner Rede mit besonders guten Nachrichten aufwarten würde. Ein Land Cruiser mit getönten Scheiben tauchte auf, dem der Mann selbst entstieg, begleitet von Gesang und überwältigendem Jubel.

Er trat auf das Podium und sprach in trällerndem Tigrinja ins Mikrophon.»Heute, an der Front bei Zalambessa«, dolmetschte jemand hinter mir,»hat unsere tapfere Luftwaffe drei MIGs der äthiopischen Angreifer abgeschossen. Im Westen ...« Der Rest ging in Jubelgeschrei unter. Die Polizistinnen auf den Stufen klatschten frenetisch, die Münder weit aufgerissen vor Begeisterung. Die ganze Menschenmenge war auf den Beinen. Das Gebrüll wurde abrupt von den vollkommenen Klängen eines Saxophons zerrissen, das die Nationalhymne spielte. Soldaten setzten die Kolben ihrer Gewehre auf dem Boden ab und nahmen Haltung an, die Ersthelfer hielten ihre weißen Busfahrermützen an die stolz geschwellte Brust, und Pfadfinder führten ihren speziellen Gruß vor. Die Amputierten schauten mit einem Glitzern in den Augen starr geradeaus, bis die letzten ergreifenden Noten verklungen waren.

Das ganze Ereignis war choreographierter Patriotismus. Tänzer und Soldatenchöre marschierten vor den Lichtern auf. Sie wurden von drei Pappmachépanzern und Geschützfeuer vom Band bedroht, bis Kämpfer vorstürmten und die erbärmlichen Woyani in den Panzertürmen kapitulierten. Dankbare Frauen in Stammeskleidern warfen den Truppen Popcorn zu. Es folgte die gymnastische Massenvorführung von Schulmädchen in weißen Strümpfen und kleinen blauen Röcken mit einem gelben Handschuh an der einen und einem weißen an der anderen Hand. Dann kamen noch mehr Tänzer, noch mehr Kinder, noch mehr wirbelnde Gymnastikübungen. Guy, ich, Alex und das Reuters-Team stahlen uns von bitteren Vorahnungen erfüllt davon. Der Abend hatte die schmerzliche Intensität einer allerletzten Unabhängigkeitsfeier, eines verlorenen Krieges. Am nächsten Morgen brachten uns die Behörden an die zentrale Front.

Wir fuhren durch einen breiten Talkessel. Hinter der Bergkette war das Flattern von Rotoren zu hören, und dann tauchte ein sandfarbener Hubschrauber auf, dahinter gleich ein zweiter. Die eritreische Luftwaffe hatte zwei Hubschrauber, die äthiopische sehr viel mehr, also war die Wahrscheinlichkeit, dass diese dem Feind gehörten, statistisch sehr hoch. Sie glitten über uns hinweg, ohne uns zu beachten: Es waren unsere. Es heißt, es gebe drei mögliche Perspektiven, einen Krieg zu betrachten. Man ist entweder dafür, dagegen oder steckt mittendrin. Ich nehme an, diese dritte Perspektive war dafür verantwortlich, dass mir die Sache der Eritreer so unter die Haut ging, ganz egal, wie verrückt ihre Logik und wie arrogant ihre Annahmen waren. Nach den Feierlichkeiten zum Unabhängigkeitstag am vorangegangenen Abend war in einer Bar ein redegewandter, betrunkener Soldat in Tarnuniform zu uns gestoßen. Er hatte verkündet, Eritrea werde diesen Krieg gewinnen, »weil wir die Wahrheit« besitzen. Von Alex hatte er wissen wollen, auf wessen Seite er stand.

»Ich bin Journalist, ich bin unparteiisch«, sagte Alex, obwohl er, wie ich wusste, das Land leidenschaftlich liebte.

»Wenn Sie die Wahrheit kennen, können sie nicht unparteiisch sein«, sagte der Soldat. »Dann sind Sie ein Ignorant.« Hochmütig bediente der Mann sich an Alex' Zigaretten. »Unser Präsident hat Recht, die Fremden, die sie uns schicken, sind keine Intellektuellen. Stattdessen sind sie Trampel, Idioten.«

Trotz seiner Verachtung fiel es nicht schwer, diesen Soldaten, seinen Präsidenten und das ganze halsstarrige eritreische Volk zu bewundern. Das Land hatte eine Bevölkerung von rund dreieinhalb Millionen Menschen, denen sechs Millionen Äthiopier gegenüberstanden. Addis hatte sehr viel in neue Panzer und Kampfflugzeuge investiert sowie in die Dienste von Stabsoffizieren und Piloten, die als Söldner vom russischen Militär kamen. Die Eritre-

er waren dagegen ganz auf sich gestellt, und ihre Ausrüstung war
zum größten Teil eine Generation älter und im Befreiungskrieg er-
beutet: Sie hatten acht T-72-Panzer mit computerunterstützten
Kanonen, ein Zehntel so viel wie der Feind, und nur zwei Hoch-
leistungs-MIG-Jäger gegen die Geschwader des Feindes. Die riesigen äthiopischen Streitkräfte waren zum Großteil Zwangsrekru-
tierte von den Stammesminderheiten Äthiopiens – Oromo, Wollo
und Ogadeni –, während alle eritreischen Jungen und rund ein
Drittel der Mädchen direkt nach dem Schulabschluss einen einjäh-
rigen Wehrdienst ableisteten. Von da an waren sie bis fünfzig Re-
servisten, alle eritreischen Soldaten waren unerschütterlich von
der Richtigkeit ihrer Sache überzeugt. Die Unparteilichkeit, mit
der ich vielleicht hierher gekommen war, hatte sich längst verflüchtigt; jeder Verletzte, den ich behandelt hatte, hatte meine Betroffenheit vergrößert.

Das war einer der Gründe, warum ich in diesem Lastwagen saß
und zwei Hubschrauber davonfliegen sah, deren Schatten unter
ihnen herglitten, um am Horizont über den Bergen mit ihnen zu
verschmelzen. Ich hatte mich der Gruppe angeschlossen, nachdem
Alex und Guy gesagt hatten, sie würden sich freuen, jemanden da-
beizuhaben, der wusste, was zu tun sei, wenn jemand verletzt wurde. Aber ich war nicht nur dabei, um den Arzt zu spielen. Von dem
Augenblick an, als ich bei Berhanes Hochzeitsfeier in der Kirche
saß, während draußen in den Straßen die Nachricht von der äthiopischen Offensive die Runde machte, war ich mir bewusst gewesen, dass die Front die Kraft eines Strudels hatte, der die Energie
des ganzen Landes aufsog: Menschen, Material und Gedanken.
Männer kehrten verändert von dort zurück – durch Wunden und
durch den Schrecken, von dem meine Patienten im Krankenhaus
in Keren mir zu erzählen versucht hatten –, und ich musste versuchen, etwas von dem zu verstehen, was sie erlebt hatten, was Berhane möglicherweise gerade irgendwo am westlichen Abschnitt
durchmachte.

Die Straße wand sich in Serpentinen einen Pass hinauf. Straßen-
arbeiter, Turbane auf den Köpfen gegen die Sonne, klopften Stein-
brocken in Löcher, wo der Straßenrand abgebröckelt war. An den
Hängen unter uns erstreckten sich die Zeltlager der Flüchtlinge,

die vor zwei Jahren in der Sicherheit dieser tiefen Täler eingerichtet worden waren. Die Stadt Senafe lag im Schatten eines großen Granitberges, der dreihundert Meter über den flachen Dächern aufragte. Unser Führer war ein junger Mann aus dem Außenministerium in Jeans, dunklem T-Shirt und mit einer AK-47 über der Schulter. Er schlug vor, etwas zu essen, während das Auto zum Fluss gebracht wurde, um zur Tarnung eine zusätzliche Schicht Schlamm zu erhalten. Truppentransporter rumpelten auf dem Weg zur Front am Restaurant vorbei. Die anderen Gäste gingen auf die Straße, um ihnen zuzujubeln. So lange wir auf unser Essen warteten, ging ich auch nach draußen. Der Blick nach Süden – die Richtung, in die die Truppen fuhren – wurde von einem felsigen Grat versperrt. Von dort kam ein rhythmisches Rumsen, als würde in der Ferne eine riesige Tür zugeschlagen.

Unser Lastwagen kehrte zurück, ein einziger ockerfarbener Schatten, nur in der Windschutzscheibe hatte man einen kleinen Fleck freigelassen, damit der Fahrer sah, wohin er fuhr. Wir stiegen ein und nahmen die steile Straße nach Süden. Direkt jenseits des Kamms verließen wir hinter einem Buckel des Hangs, der von Unterständen und Bunkern durchlöchert war, die Straße. In einem Schlupfwinkel aus Sandsäcken stand ein mit Tarnnetzen zugedeckter Übertragungswagen. Ein Oberst trat, flankiert von ein paar Soldaten, auf uns zu. Die Schläge waren lauter und zahlreicher geworden, und der Wärter vom Außenministerium, der offensichtlich besorgt war, unser schicker Land Cruiser könnte Schaden nehmen, bat den Offizier, einen Armeetransport zu organisieren. Ich hätte ein gepanzertes Fahrzeug ideal gefunden, aber stattdessen mussten wir uns auf der offenen Ladefläche eines khakifarbenen Pick-ups mit Vierradantrieb drängen. Der Mann vom Ministerium und der Oberst setzten sich in einen anderen LKW, und wir durchquerten in flottem Tempo das hohe, baumlose Plateau. In der Nähe der Straße stiegen Rauchsäulen gen Himmel, wo äthiopische Kampfjets einen Luftschlag gegen die eritreischen Positionen gelandet hatten. Ich versuchte, mein Gesicht vor dem heißen Wind zu verbergen. Ich fühlte mich sehr ungeschützt.

Die Fahrzeuge donnerten durch Serha – einst die eritreische Grenzstadt, jetzt vollkommen verlassen – und überquerten einen

Schützengraben aus Steinen und Erde, der an der Böschung entlang in beide Richtungen lief. Die Straße senkte sich zu einem langen Abstieg, und der Fahrer raste mit hoher Geschwindigkeit über das schnurgerade, narbige Teerband. Gut sechs Kilometer weiter wirbelten wir in die äthiopische Stadt Zalambessa. Sie war Anfang des Krieges von Eritrea erobert worden, alle Gebäude waren vollkommen zerstört, ihre rosafarbenen und grünblauen Innenräume öffneten sich zum Himmel. Die Wagen umkurvten eine eingestürzte Mauer, bogen in eine Seitenstraße ab und hielten. »Raus, raus«, rief der Wärter und wedelte mit den Armen. Sobald wir ausgestiegen waren, sausten die Fahrzeuge eine Straße hinauf und waren schon verschwunden. »Verteilen!«, schrie der Wärter. »Auseinander! In Deckung!« Jetzt, wo die Motorengeräusche der Autos weg waren, hörten wir von dem Hügel vor uns das »Bum, bum … bum, bum« des Artilleriefeuers und sahen den Rauch der äthiopischen Kanonen. Geschosse schrien oder jaulten wie Eulen über unseren Köpfen. Sie explodierten mit einem Knall, der einem den Magen umdrehte, zwischen den Ruinen hinter uns, schleuderten Schutt auf, der zwischen die herabgestürzten Ziegel klapperte.

Unser Eindringen nach Zalambessa war bemerkt worden, und die Raketen suchten zwischen den Ruinen nach dem Versteck unserer Fahrzeuge. Zwischen den Gebäuden stiegen grauer Rauch und brauner Staub auf. Ich tauchte in die Trümmer eines abgedeckten Hauses. Weitere Raketen trafen und lösten neue Staub- und Steinlawinen aus. Ich spähte durch die Türöffnung auf die zerborstene, sonnenbeschienene Straße. Es war niemand in Sicht, keine Stimmen zu hören, nur das Echo der Kanonen und das Klirren der Explosionen. Zwischen den Salven konnte ich in einem gespaltenen Obstbaum auf der anderen Straßenseite Vogelgezwitscher ausmachen. Feindliche MIGs patrouillierten über uns und suchten nach Zielen; und obwohl ich wusste, dass die Piloten zu hoch waren, um mich sehen zu können, kauerte ich mich starr vor Angst zwischen den Mauerresten zusammen. Die Straße hinunter explodierte eine Granate, dass es mir in den Ohren klingelte. Steine stürzten von der Mauer. Ein feiner Staubnebel verfinsterte die Sonne.

In meiner medizinischen Ausbildung hatte man mir beigebracht, an eine systematische Annäherung an Information zu glauben – Einschätzung, Meinung, Krankengeschichte eines Patienten, Untersuchungsergebnisse, zur Verfügung stehende Behandlungsmethoden – und von diesen Faktoren die Handlungsweise abzuleiten. Ein ähnliches Vertrauen in logisches Vorgehen leitete mich auch in anderen Situationen, vor die das Leben mich stellte: zu schlussfolgern, zu verstehen, meinen Weg zu wählen. Jetzt aber stellte sich dieses Konzept als völlig untauglich heraus. Es spielte keine Rolle, auf welcher Seite der Mauer ich lag, nicht einmal, ob ich stand oder kauerte. Die Chance, getroffen zu werden, blieb unberechenbar und beängstigend, denn die nächste Granate konnte überall in diesem Durcheinander aus Schutt, das einst eine Stadt war, einschlagen. Ich hatte schon oft zuvor Angst gehabt, aber diese Angst hier war anders, sie war eine Negation all meiner Erfahrungen. Der tödlichen Einsamkeit nachgebend, die jeden befällt, der unter Beschuss steht, machte ich mich kriechend auf die Suche nach meinen Freunden.

Den Mann vom Außenministerium fand ich in einer schuttbedeckten Ecke bei einer Besprechung mit dem Oberst. Ein paar Offiziere der eritreischen Einheit, die Zalambessa hielten, waren im Schatten der Gebäude zu ihnen getreten. Es war wohl an der Zeit, die Stadt zu verlassen – aus welchen Gründen auch immer wir hierher gekommen waren, der Zweck unserer Reise schien erfüllt zu sein –, und sie diskutierten darüber, wohin sie uns als Nächstes bringen sollten. Die Front bei Menekusetyo wurde vorgeschlagen. Das würde bedeuten, nach Senafe zurückzukehren, um dann zwei Stunden von dem Plateau hinunter zu den Schützengräben zu marschieren, was nur bei Dunkelheit gewagt werden konnte. Die Journalisten waren aus ihren Schlupflöchern gekommen und zündeten sich Zigaretten an. Die Raketen knallten auf dem Hügel, und Dinge flogen über unsere Köpfe, und alle duckten sich, als wären sie von dem Geräusch gesteuerte Marionetten. Eine Granatensalve – man hatte mir gesagt, sie käme aus 122-mm-Feldhaubitzen – explodierte in der nächsten Häuserreihe. Vor Guys Füßen schlug etwas in den Boden ein und drehte sich im Staub. Es war ein Stück Stahl, scharfig wie ein zum Teil geschmolzenes Stück Rasierklinge, zu heiß, um es anzufassen. Ich hob es mit meinem Halstuch auf und steckte es in meine Schultertasche, direkt neben das Etui mit meinen Instrumenten.

Unser Pick-up kam mit großer Geschwindigkeit rückwärts aus seinem Versteck in einer Gasse geschossen, und wir sprangen auf und kauerten uns auf der gefährlich offenen Ladefläche zusammen. Er fuhr mit einem Satz los – die Ruinen huschten links und rechts vorbei und verschwanden wieder hinter uns wie in einem Film, der rückwärts läuft –, und dann waren wir draußen in der offenen Landschaft und fuhren die lange, ungeschützte Straße hinauf. Als das Gelände anstieg, wurden wir langsamer. Der Fahrer schaltete verzweifelt zwischen dem zweiten und dem dritten Gang hin und her. Granaten explodierten auf dem Hügel hinter uns, stiegen wie sich entfaltende Blüten aus den felsigen Feldern auf. Ihr Echo erreichte unser Ohr einen Augenblick später – rums, rums –, und ich lachte laut vor Erleichterung, dass wir außer Reichweite waren, bis die Reifen über lose Steine rutschten und wir dicht an einem immer noch rauchenden Granateneinschlag, einer weißen Narbe auf der Straße und dem scharfen Geruch nach zersprungenem Stein, vorbeirutschten. Dann waren wir über den Kamm und rasten durch die Ebene.

In Senafe – die Einschläge von dort, wo wir gewesen waren, klangen jetzt lauter und anhaltender, wie Trommelwirbel-Donner, der die Luft komprimiert – wurden Lastwagen voller frischer Verstärkungstruppen eilig an die Front gebracht. Jubelnde Städter standen am Straßenrand und warfen Zigaretten und Obst in die ausgestreckten Hände der Männer. Schulmädchen, die um einen Trommler herumtanzten, brachten den Soldaten ein Ständchen. Die Kämpfer – in verschiedenen Tarnanzügen, lange Stoffstreifen um die Stirn gewunden, die ihnen den Rücken hinunterhingen und sie wie wilde Freibeuter aussehen ließen – schienen eifrig, ja sogar in Hochstimmung in den Krieg zu ziehen. Die Sonne war untergegangen, als der Mann vom Ministerium erschien, den Oberst dicht auf seinen Fersen. »Wir müssen jetzt zurück nach Asmara«, sagte er. »Der Fahrer wartet im Land Cruiser.«

»Was ist mit dem Besuch bei den Schützengräben?«, fragte Alex ihn. »Sie haben gesagt, wir würden nach Menekusetyo fahren.«

»Sie steigen sofort in Ihr Fahrzeug«, befahl er kategorisch.
»Dies ist eine Anweisung vom Militär. Wir müssen diesen Sektor
umgehend verlassen.« Auf der Straße kamen wir an einem weiteren Bataillon vorbei,
das im Konvoi zur Front rauschte. Bei Adi Keyh sammelten sich
weitere Truppen am Straßenrand, die Soldaten sagten ihren Familien auf Wiedersehen und stiegen in die Transporter. Kinder tanzten durch die Menge und hielten Stücke einer zerstörten MIG in
die Luft, die von der Geschützgruppe auf dem Hügel oberhalb der
Stadt vom Himmel geholt worden war. Unser Wärter vom Außenministerium wollte uns immer noch möglichst schnell wegbrin-
gen, und Alex teilte seine Meinung. Wenn wir rechtzeitig nach
Asmara zurückkamen, konnte er seinen Bericht noch vor Redak-
tionsschluss an die BBC schicken, der World Service könnte dann
zumindest einen ausgewogenen Bericht von der eritreischen Seite
des Krieges senden. Es wurde dunkel, und auf der Straße nach
Norden kamen wir durch Städte und Dörfer, wo die Lichter der
Läden auf Fähnchen schienen, die über die Straße gespannt waren.
Die Menschen, die noch in der Stimmung des Befreiungstags waren, bejubelten uns als Helden; unser schlammverschmiertes Fahrzeug zeigte, dass wir von der Front kamen. Ich zog den Kopf ein.

Alex bekam seine Geschichte noch rechtzeitig weg – Zalambessa war in eritreischer Hand; die äthiopische Behauptung, sie hätten
es erobert, entbehrte jeglicher Grundlage –, und die Nachricht
floss auch in die Berichte anderer Journalisten ein. Viele kombi-
nierten diese harten Fakten mit Material aus einer Presseverlaut-
barung des Informationsministeriums, in der erklärt wurde, die
feindlichen Angriffe seien an der Front zusammengebrochen. Weiter hieß es, »… Äthiopien erlitt die größten Verluste an einem Tag,
seit es seinen Aggressionskrieg vor zwei Wochen angefangen hat«.
Später, in der amerikanischen Bar, kamen eritreische Freunde aus
verschiedenen Ministerien vorbei, um Alex zu dem zu gratulieren,
was für sie ein klarer Propagandasieg für ihr Land im internationalen Informationskrieg war. Er dankte ihnen mit einem schiefen
Lächeln.

Die Frühsendung des BBC am nächsten Morgen brachte einen
fast spiegelbildlichen Bericht von dem Front-Korrespondenten bei

der feindlichen Armee: Zalambessa war jetzt in äthiopischer Hand, es war bei einem Überfall in der vergangenen Nacht, nur wenige Stunden, nachdem wir dort waren, gefallen. Die eritreischen Nachrichten behaupteten, ihre Kräfte hätten sich aus »strategischen« Gründen auf »vorbereitete Stellungen« zurückgezogen – was, wie wir vermuteten, die Schützengrabenlinie war, die wir bei Serha am Rand des Plateaus überquert hatten –, aber bald hörten wir, dass die Lage sehr viel ernster war: Senafe war überrannt worden, und seine patriotischen Bewohner flohen jetzt zusammen mit denjenigen, die in den angrenzenden Flüchtlingslagern gelebt hatten, nach Norden. Die neue Front verlief irgendwo in dem breiten Tal, wo wir am Morgen zuvor den eritreischen Hubschrauber gesehen hatten. Adi Keyh war in Reichweite äthiopischer Granaten. Es schien, als würde die Sache, derer ich mich erst vor kurzem angenommen hatte, auf eine Niederlage zusteuern.

Alle zogen in den Krieg. Vor den Sportvereinen und Colleges standen Mütter und Schwestern zwischen den gepackten Schultertaschen ihrer siebzehnjährigen Jungen und sagten auf Wiedersehen. Die Zeitungen erklommen neue rhetorische Höhen: »Im Mai 1998 erfuhren wir, dass das pochende, unersättliche Herz des äthiopischen Reiches, des Biests, von dem wir schworen, wir hätten es gezähmt, sich nur getarnt hatte und stumm war, aber immer noch drohend und lautstark«, verkündete die englischsprachige Eritrea Profile. »In einem beispiellosen Akt der Undankbarkeit hat die TPLF Eritrea einen Dolch in den Rücken gestoßen. Bedauerlicherweise für die Angreifer ist die Spitze des Dolches abgebrochen, bevor sie die Wirbelsäule durchdringen konnte. Die Wirbelsäule ist der Wille des eritreischen Volkes. Gehärtet durch die Not und gestählt von einer eisernen Zielstrebigkeit, kann niemand, am wenigsten ein Woyani, diese verachtenswerteste [sic] von allen Kreaturen Gottes, Eritreas Willen, Eritreas Wirbelsäule, auf die leichte Schulter nehmen.«

Asmara war ein unruhiges Netz von Gerüchten, zwanghaft und ermüdend. Ich vermisste die klare Einfachheit der chirurgischen

Arbeit. Wir beschlossen, nach Mendefera zu fahren, die Stadt, auf die sich der nächste äthiopische Angriff richten würde. Im Westen bedrohten sie es von der Straße, die sie zu Beginn ihrer Offensive erobert hatten; im Süden war die äthiopische Infanterie bis unterhalb der Stadt Adi Quala am Steilhang vorgerückt; und am zentralen Frontabschnitt stießen ihre vorrückenden Panzer auf eine Straße, die von Osten her auf Mendefera zulief. Meine Empfehlungsschreiben vom Gesundheitsministerium würden mir Zugang zum dortigen Krankenhaus verschaffen, aber durch die Kontrollpunkte an der Straße zu kommen war ein Problem. Guy und ich fuhren in unserem zerbeulten Niva von Asmara los und schafften es, durch die erste Schranke neben dem Flughafen zu kommen. Später wurden wir in einem Konvoi mit Munitionslastwagen eingeklemmt, und ich war mir sicher, dass man uns an der nächsten Straßensperre zurückschicken würde. Die Rettung kam in Form eines Krankenwagens mit Blaulicht, der an den Lastwagen vorbeischrammte. Guy scherte aus und setzte sich direkt dahinter. Durch die Sirene gewarnt, hob der Kontrollpunkt die Schranken und winkte die anderen Fahrzeuge von der Straße, sodass wir einfach durchfahren konnten. In den Dörfern stoben die Menschen auseinander. Wir hielten nicht, bis wir den Hof des Krankenhauses in Mendefera erreichten.

Die Ärzte waren darauf gefasst zu evakuieren, falls die Stadt angegriffen wurde. Adi Quala, sechzehn Meilen südlich, war bereits geräumt, die Zivilbevölkerung hatte sich mit den umgesiedelten Bewohnern des Flüchtlingslagers an der Grenze auf einem neuen Sammelplatz an der Straße nach Asmara eingefunden. In Mendefera lag der drohende Sturz wie eine nervöse Spannung in der Luft. Lange Reihen von Lastwagen zogen Soldaten von der Front im Westen ab – wo die Verteidigung zu halten schien – und brachten sie gen Osten, um der neuen Bedrohung zu begegnen. Mit Schlamm getarnte Busse fuhren im Pendelverkehr mit Truppen nach Süden nach Adi Quala und brachten vertriebene Städter mit, die sie am Stadtrand absetzten. Frauen folgten der Hauptstraße, Babys auf dem Rücken; Kinder schleiften Taschen und Körbe mit den Artefakten ihres entwurzelten Lebens mit sich.

In Erwartung der Evakuierung hatte der Krankenhauschirurg –

in Deutschland ausgebildet und erfahren in der Arbeit mit Verletzten – alle postoperativen Fälle nach Asmara bringen lassen, sobald sie transportfähig waren. Auf dem Gelände des Krankenhauses war ein großes Zelt aufgebaut worden, das als Verbandsplatz für die weniger schwer Verletzten diente: Männer mit Schuss- und Splitterverletzungen an den Beinen, die nicht sofort operiert werden mussten. Unter den Assistenten dort entdeckte ich Tsehai. Sie war, nachdem das Flüchtlingslager in Agraa, wo wir sie vor ein paar Wochen kennen gelernt hatten, aufgelöst worden war, in den aktiven Dienst zurückbeordert worden. Ich fragte sie nach dem Schicksal der Menschen, die wir dort kennen gelernt hatten: des geselligen Lehrers, des Verwalters, der alten Männer der Lagermiliz mit ihren abgewetzten Waffen. »Vertrieben, in ein neues Lager, irgendwo, ich weiß nicht.« Tsehai drehte ein Stück Gaze fachmännisch durch ein Loch in der Schulter eines zuckenden Kämpfers. »Das hier ist meine neue Arbeit. Jemand anders wird sich um diese Leute kümmern.«

Die meisten Verwundeten kamen aus Adi Quala. Die Stadt stand am Steilabbruch, hoch über dem Merebtal, das die Grenze markiert hatte. Solange die Stadt durchhielt, bildete sie eine vorgeschobene Stellung im Süden, die die äthiopischen Streitkräfte, die Mendefera einzuschließen versuchten, teilte. Die Feinde feuerten einen Sturm von Granaten auf Adi Quala und die Straße dahinter. Die meisten Verletzten der eritreischen Armee hatte es nicht an der Front gegeben, sie waren vielmehr das Ergebnis dieses Sperrfeuers. Wurden auf dem Weg nach Adi Quala ein oder zwei Lastwagen mit Verstärkungstrupps getroffen, konnte dies bedeuten, dass zwanzig Tote und ebenso viele Verletzte das Krankenhaus in Mendefera überschwemmten. Das äthiopische Bombardement erwies sich als Auftakt zu einem mächtigen Infanterieangriff, bei dem ganze Wellen von Soldaten sich die Hänge des hoch aufragenden Steilabbruchs hinaufwarfen. Die Verletzten, die es daraufhin auf eritreischer Seite gab, hielten mich zwei Tage im Krankenhaus beschäftigt. Dann bekamen Guy und ich auch diese Front zu sehen.

Auf dem Plateau hinter Adi Quala lagen die aufgeblähten Kadaver im Geschützfeuer umgekommener Esel auf den Feldern. Wir wurden nach Adi Keshi gebracht, dem hübschen Dorf, das wir hoch oben auf dem Kamm erblickt hatten, als wir vor Beginn der Offensive im Flüchtlingslager waren. Die alten Bäume, die das schimmernde Dach der Kirche eingerahmt hatten, waren gefällt worden, um den Panzern die Durchfahrt zu erleichtern. Die Dorfmauern aus Basalt waren unter dem Granatbeschuss zusammengebrochen, und die schwarze Felssohle bestand da, wo Granaten eingeschlagen waren, nur noch aus glasartigen Splittern. Vertraute Trümmer – blutige Uniformen, abgewickelte Verbände, einzelne Sandalen – zeigten, dass einige Geschosse ihr Ziel getroffen hatten. Eritreische Soldaten waren in den Wolfsmilchhainen am Rand des Steilhangs versammelt und hielten Wache über die Ebenen, von wo die Angriffe gekommen waren. Der Boden unter ihren Füßen war dicht besät mit Patronenhülsen aus ihren Sturm- und Maschinengewehren. Der Wind, der den Hang hinaufstrich, trug einen unverkennbaren Gestank mit sich, der sich hinten im Hals festsetzte.

Die 23. und die 28. Division der Äthiopier hatten einen Frontalangriff auf den Gebirgskamm versucht. Der Kommandant des Abschnitts zeigte auf einige flache Hügel, die ein paar Kilometer weiter aus der Ebene ragten. Dort hatte der Feind sich jetzt verschanzt. Dann führte er uns einen gewundenen Ziegenpfad hinunter ins Tal, um uns seinen Sieg zu präsentieren. Etwa hundert Meter unter der Kuppe stießen wir auf den ersten Toten. Er lag auf der Seite, die Arme ausgestreckt, als flehe er um eine letzte Umarmung. Ein Kopfschuss hatte schwarzes und braunes Hirngewebe auf den Felsen verteilt. Der nächste lag ein paar Meter weiter, vornüber, als wäre er in die Erde getaucht. Und dann drei zusammen um einen kaputten RPG-Raketenwerfer. Die Toten waren Oromo, Mitglieder einer von Äthiopiens ethnischen Gruppen, die seit langer Zeit schon rebellierten, egal wer in Addis regierte. Ebenso wie die TPLF die Kaffee-Ernte der Oromia-Hochebenen verpfändete, um Flugzeuge und Panzer zu bezahlen, nutzte sie den Krieg auch, um die Zahl ihrer inneren Feinde zu dezimieren.

Vierzig Leichen lagen kreuz und quer auf der felsigen Terrasse. Dem Kommandanten zufolge lagen dreitausend weitere auf den Hängen darunter, wo sie beim Hochsteigen umgebracht worden waren, aber das Gebiet lag unter feindlichem Granatfeuer und konnte nicht betreten werden. Die Männer trugen Tarnuniformen, ganz ähnlich denen der eritreischen Soldaten. Ihre Ausrüstung stammte aus der gleichen langlebigen Ostblock-Produktion, und an den Füßen trugen sie – genau wie die siegreichen Kämpfer in dem Beobachtungsposten auf dem Kamm über uns – Plastiksandalen, Congos. Die Erde war mit Abfall übersät: Papierfetzen, Briefe, Brieftaschen, Zwiebackbrocken, Teile von Patronengürteln. Die meisten Toten schienen einen Kopfschuss bekommen zu haben – einige hatten auch Verbrennungen, oder das Fleisch war ihnen von der Brust gerissen worden –, aber sie sahen immer noch aus wie Menschen, und wir hielten uns den Mund zu, um uns vor dem Geruch zu schützen.

Später sah ich Bilder dieser – und zahlloser anderer – toten Feinde zur Stärkung der Moral unzählige Male über die Fernsehbildschirme flimmern. Als die Kriegsnachrichten schlechter wurden, wuchs die Zahl der Toten in den Füllprogrammen, die immer wieder zwischen den offiziellen Kommuniqués liefen. Zwischen langen Einstellungen auf laufende Menschen, die von Explosionen verwischt wurden, und auf Leuchtspurgeschosse, die ihre Bahn über dunkle Täler zogen, fuhr die Kamera mit lasziver Langsamkeit über Reihen von toten Äthiopiern. Bald waren alle geschnittenen Sequenzen vertraut: die erhobene mumifizierte Hand, der Oberschenkel, auf dem ein Gesicht ruhte, dessen Züge zerfielen. Auf Dorfplätzen überall in Eritrea, in Bars und Restaurants sahen alle zu. Es schien unausweichlich, dass diese Parade von Gemetzeln diejenigen, die sie sahen, verrohte, und ich fragte mich, ob das eritreische Volk vergessen hatte, dass die Toten auf beiden Seiten lagen, denn sie schrien und klatschten, als der Regierungssprecher neue schwere Verluste auf der feindlichen Seite verkündete und jeden Rückzug der eigenen Streitkräfte als strategische Einleitung zum Sieg beschrieb.

Eine Million Zivilisten waren, wie berichtet, jetzt auf der Wanderung, der äthiopische Vormarsch hatte sie von der zentralen Grenze und aus dem Westen vertrieben. Die, die aus dem zentralen Frontabschnitt kamen, landeten in dem Flüchtlingszentrum in Dbarwa. Wir passierten es am Nachmittag auf dem Rückweg nach Asmara, um Vorräte zu holen. Die Vertriebenen kampierten zwischen alten, 1941 von den Briten zerbombten italienischen Militärbaracken – Ruinen eines früheren Krieges. Für den Fall äthiopischer Luftangriffe waren neue Schützengräben ausgehoben worden, und spielende Kinder sprangen unnatürlich hektisch immer wieder darüber. Erwachsene liefen herum, bildeten für kurze Zeit Gruppen, die Lebensmittelsäcke plünderten, und liefen wieder auseinander, um ein anderes Ziel zu verfolgen – Decken oder ein Stück Plastikplane gegen den kommenden Regen –, es herrschte eine ruhelose Verzweiflung, die sich jedem Schub von Neuankömmlingen, die am Rand des steinigen Felds aus Bussen stiegen, sofort mitteilte.

Am Abend trafen wir uns in Asmara mit den Journalisten in der gewohnten Bar, um die neuesten Entwicklungen zu diskutieren, bevor wir am nächsten Morgen nach Mendefera zurückkehrten. Die Organisation für afrikanische Einheit (OAU) hatte Friedensgespräche anberaumt, die bald in Algier beginnen sollten, aber niemand rechnete mit einer Einstellung der Kampfhandlungen. Die Nachrichten von den Fronten quälten alle; selbst die Bettler und die leutseligen Typen, die an unserem Tisch stehen blieben, um Zigaretten zu schnorren, konnten von nichts anderem sprechen. Weißbehelmte Militärpolizisten patrouillierten durch die Straßen auf der Suche nach Drückebergern oder Deserteuren, die durch die Reihen der hinter den Schützengräben stationierten »Heeres-Polizei« geschlüpft waren. Die äthiopische Regierung hatte siegessicher verkündet, sie würde während der Verhandlungen kämpfen und während der Kämpfe verhandeln. Sie wählte den nächsten Morgen, als die Gespräche begannen, um zu beweisen, dass sie dies durchaus ernst gemeint hatte.

Wir waren in die Martyr's Avenue abgebogen, um auf die Straße nach Mendefera zu gelangen, als das Klappern des Niva vom Heulen der Militärjets über uns und dem rollenden Knattern von Explosionen übertönt wurde. Aus Richtung des Flughafens stieg über den Dächern schwarzer Rauch auf. Fahrer bremsten ihre Fahrzeuge und standen fassungslos auf der Straße, andere machten kehrt

und fuhren in alle Richtungen davon, und Radfahrer schlängelten
sich wie verrückt zwischen den schlenkernden Autos durch. Irgendwo hinter uns in dem wachsenden Verkehrsgedränge jaulten
Krankenwagensirenen. Polizisten auf Motorrädern warfen Stra-
ßensperren auf die Straße vor uns und schickten alle Fahrzeuge
zurück. Ich war mir sicher, dass die Straße nach Mendefera bald
geschlossen sein würde – beim ersten Anzeichen eines Rückschlags
reagierten die Behörden damit, dass sie Ausländern verboten, die
Hauptstadt zu verlassen –, also lehnte ich mich, während Guy fuhr,
aus dem Fenster und schwang mein Stethoskop.
   Wir wurden durch die Schranke gewiesen. Ein paar Pick-ups
kamen aus Richtung des Luftwaffenstützpunkts auf uns zugerast.
Ihre Windschutzscheiben waren von Bombenteilen durchschlagen, und die Ladeflächen waren voller Verwundeter, deren Blut
hinten raustropfte. In der Nähe der Einfahrt zum militärischen
Teil des Flughafens – wo die Rauchsäule in den Himmel stieg –
wurden wir gestoppt. Ein Offizier trat auf uns zu.»Wir haben hier
alles unter Kontrolle, Doktor«, sagte er,»vielen Dank, dass Sie uns
Ihre Hilfe anbieten.« Ich dachte, er würde uns befehlen zurückzu-
fahren, aber er winkte den Niva weiter Richtung Mendefera. Hinter ihm stieg eine MIG, deren Nachbrenner bei der Verfolgung der
Angreifer loderten, heulend fast senkrecht zum Himmel. Hoch im
Norden machte ein ankommendes Frachtflugzeug – ein seltener
Hilfsflug, der jetzt durch den Bombenangriff an der Landung gehindert wurde – kehrt, um nach Khartoum zurückzufliegen. Wir
waren vollkommen isoliert.
   Staub hing über der Wüste, als wir uns Mendefera näherten, wo
ein weiterer äthiopischer Luftschlag eben die nahe gelegene Ra-
darstation verfehlt hatte. Der anhaltende feindliche Druck auf drei
Seiten schuf eine klaustrophobische Enge in der Stadt. Fernseher
liefen den ganzen Tag und sendeten Kommuniqués und brand-
markende Reden gegen den äthiopischen Imperialismus. Nachts
kamen aus der Ferne Unterschallschläge, die man mehr spürte als
hörte, von Bombardements an der östlichen Straße. Bei einer
plötzlichen Verdunklung wurden in den Straßen Schüsse abgefeuert; rote Signalkugeln schossen über die Dächer.
   Bei Tagesanbruch wurde ich von einem lauten Klopfen und dem

Bersten von Glas im Nachbarzimmer geweckt. Die Badezimmer-
fenster des Hotels reflektierten die aufsteigende Sonne, was
schwarze Rabenkrähen anlockte, die nach ihrem Spiegelbild hacken wollten. Ein Soldat erzählte mir, dass die Vögel mit ihren
starken Schnäbeln die Schädel der äthiopischen Toten aufknack-
ten, die nicht beerdigt werden konnten.

Das Hotel stand an der Straße nach Süden. Ein Strom erschöpf-
ter, aus der zerstörerischen Energie der Kampfzone entlassener
Frauen und Kinder humpelte vorbei. Wenn sie am Straßenrand
zusammenbrachen, bekamen sie von der schönen Schwester des
Hotelbesitzers Tee und Brot. Dann schulterten sie ihre Bündel und
gingen weiter. Ältere Schüler aus dem Internat in Mendefera wurden in Busse verfrachtet und durch eine winkende Menge hindurch zur Front gebracht. Und die ganze Zeit bekamen wir im
Krankenhaus neue Verletzte von der Front – manchmal nur einzelne, manchmal eine ganze Flut –, Männer, die in dem Schmerz ab-
dominaler Verletzungen still dalagen oder wegen Blutes in den
Lungen um Atem rangen.

Dann, etwa eine Woche später, erklärte die Regierung in Addis,
ihre Ziele – die Rückeroberung ihres souveränen Territoriums und
die Zerstörung der eritreischen Armee als militärische Bedrohung – seien erreicht. Der Krieg war vorbei. Reporter vom BBC
World Service beschrieben den äthiopischen Rückzug aus der südwestlichen Provinz: Die Stadt Barentu war wieder in eritreischer
Hand, sie hatten nicht einmal darum kämpfen müssen. Die Reaktion der Eritreer war zunächst Unglaube und dann eine wütende
Empörung. Sie behaupteten, die Äthiopier – die sich schließlich an
die Forderungen der Friedensgespräche der Organisation für afrikanische Einheit hielten – würden in Wirklichkeit Fersengeld geben und sich angesichts eines eritreischen Gegenschlags aus dem
Staub machen. Die eritreische Regierung ging sogar so weit, den
Sieg zu verkünden und zu behaupten, der äthiopische Rückzug sei
den Niederlagen zu verdanken, die sie am zentralen Frontabschnitt erlitten hatten. Wir beschlossen, in die Hauptstadt zu-

rückzukehren, wo vielleicht objektivere Nachrichten zu erhalten waren.

In Asmara schwirrten wie gewohnt einander widersprechende Gerüchte herum: Die Äthiopier formierten sich neu, um einen schweren Angriff auf Adi Quala zu unternehmen; Eritrea organisierte eine große Gegenoffensive kurz vor dem Regen, der in einer Woche erwartet wurde. Das staatliche Fernsehen setzte seine militärischen Vorführungen fort – Kolonnen marschierender Soldaten vor dem abendlichen Himmel –, aber jetzt besaßen die Bilder die Bitterkeit einer verlorenen Tapferkeit, und die Menschen, mit denen ich sprach, brachten das bisher Undenkbare zum Ausdruck: dass ihre Regierung von überalterten Guerillaführern abdanken sollte. Der menschliche und ökonomische Verschleiß in diesem Krieg – die beiden Kontrahenten gehörten zu den zehn ärmsten Ländern der Welt – war gewaltig gewesen. Rund hunderttausend Menschen waren auf beiden Seiten getötet und verwundet worden, aber die wirkliche Zahl war unmöglich einzuschätzen: Die Äthiopier schienen sich nicht die Mühe zu machen, sie zu zählen, während Eritrea die Politik verfolgte, die Familien der Toten erst zu informieren, nachdem die Kämpfe beendet waren.

Es blieben die Bataillone eritreischer Verwundeter, die der Wiederherstellungschirurgie und langwieriger Rehabilitation bedurften. Bewaffnet mit einem Brief vom Gesundheitsministerium, besuchte ich das größte Krankenhaus von Asmara, das Halibet-Hospital. Der junge Krankenhausdirektor – »er war nicht mal Kämpfer«, hatte jemand im Ministerium missbilligend die Nase gerümpft – zeigte mir sein wohlorganisiertes Reich. Die Betten waren voller Opfer, die für komplizierte Operationen, die an einem Bezirkskrankenhaus wie dem, an dem ich gearbeitet hatte, nicht durchgeführt werden konnten, hierher gebracht worden waren. Ich erkannte ein paar Männer von den Stationen in Keren und Mendefera. Einer hatte eine Halsverletzung. Eine Kugel hatte die Drosselvene und die Halsschlagader durchschlagen und zu einer anomalen Verbindung – einer Fistel – zwischen den Gefäßen geführt. Dieser Hochdruck-Bypass summte hörbar, wenn man nah bei ihm stand; ein pulsierendes Blutgerinnsel in der Wunde, die jeden Moment reißen konnte, mit tödlichen Folgen. Einem ande-

ren Mann hatte ein Schrapnell den Unterkiefer weggehauen, sodass seine Zunge rosa aus einem offenen Loch hing. Da er nicht
schlucken konnte, tropfte ununterbrochen Speichel in einen
Bausch Verbandsmull.

Jetzt waren spezielle Operationstechniken gefragt, aber es war
beruhigend zu sehen, dass unsere chirurgische Erstversorgung in
Keren und Mendefera – unter Bedingungen, die kaum besser waren als an der Front – der Mühe wert gewesen war. Ich saß mit ein
paar Journalisten in der schlampigen Diana-Bar in der Hauptstadt
bei einem Drink, als ein junger Mann, dessen Augenlid immer wieder zuckte, mich grüßte. Er hatte einen Verband um die Stirn.
»Doktor!«, rief er und umarmte mich wie einen Kämpfer. »Erinnern Sie sich an mich, im Krankenhaus in Keren? Brustschuss?«
Nach einem Augenblick fiel es mir wieder ein: Er war mit vielfälti-
gen Verletzungen eingeliefert worden, und ich hatte ihm einen
Thoraxdrain zwischen die Rippen gelegt. Er sagte mir, er würde
bald operiert werden, dann würde ein Granatsplitter aus seinem
Kopf entfernt. Ich freute mich, dass er überlebt hatte.

Die Journalisten waren entzückt, aber aus einem anderen
Grund: Diese Begegnung hatte etwas, was zu ihrer Vorstellung von
einem guten Ausgang passte, den man für eine gute Geschichte
brauchte. Sie bestellten eine weitere Runde angeblichen White-
Horse-Whisky, um auf die Gesundheit des Mannes zu trinken, und
er und seine Kameraden holten sich Stühle und setzten sich zu uns.
Für kurze Zeit gedieh zwischen den zynischen Medienleuten und
den eritreischen Kämpfern eine persönliche Beziehung, während
sie ihre Meinungen über diesen Krieg austauschten. Das Gespräch
hallte um mich herum: Plötzlich war ich wieder in der Hitze des
Operationsraums, die Arme bis zu den Ellenbogen im Bauch eines
verletztes Mannes, und spürte, wie sein Blut über den Rand der
Gummimanschette in meinen OP-Handschuh quoll. Mitten unter
den Verwundeten der Welt hatte ich die Essenz der Menschlichkeit
gefunden, ohne Verstellung, ein Exil. Ich hatte in den leidenden
Körpern ein Zuhause gefunden. Dass dieser Patient überlebt hatte,
schien ein außerordentliches Geschenk zu sein, eine Bestätigung
meines ganzen Daseins. Der junge Soldat mir gegenüber hob sein
Glas, und sein verletztes Augenlid zuckte.

Da die Kämpfe zu Ende waren, war es jetzt möglich, Eritrea zu verlassen. Am nächsten Morgen würde ein Flugzeug nach Jeddah fliegen, von wo wir eine Verbindung nach Kairo und von dort überall in die Welt bekommen würden. Es fühlte sich an, als sei der ursprüngliche Grund für meinen Besuch in diesem Land – Berhanes Hochzeit – schon eine außerordentliche Ewigkeit her. Meine durcheinander gerüttelten Erinnerungen waren im Wirrwarr des Krieges eingereiht. Am Abend hatte ich Ariam angerufen, um sie zu fragen, ob sie Nachricht von ihrem Mann hatte. »Nein«, sagte sie. »Kein einziges Wort, seit er an die Front gefahren ist.« Ihre Stimme war vollkommen ruhig, und ich erinnerte mich daran, dass sie auch Soldatin gewesen war. »Gestern bin ich wieder in das Haus meiner Eltern gezogen«, sagte Ariam. »Wenn Berhane zurückkehrt, werden wir sehen, was die Zukunft bringt.«

Das Flugzeug beschleunigte und raste an zwei MIG-Kampfflugzeugen vorbei, die neben der Rollbahn auftankten. Jenseits eines vor langer Zeit zerstörten russischen Transportflugzeugs hoben wir ab und stiegen in Richtung Osten rasch auf. Hartes Sonnenlicht fiel auf die Bergketten, die zur Küste abfielen. Wir mussten über Nacht in Kairo bleiben, und als ich am nächsten Morgen mit einer Tasse Kaffee am Swimmingpool des Flughafenhotels saß, überkam mich ein vernichtendes Gefühl des Verlusts. Ich vermisste die alles durchdringende Atmosphäre der Betroffenheit, die der Krieg mit sich gebracht hatte. Eine Zeit lang hatte ich sehr intensiv daran teilgehabt; war Mitglied einer Gesellschaft gewesen, die auf jede neue Nachricht, jedes Gerücht von der Front wie ein einziger Organismus reagiert hatte. Ohne die unversöhnliche Dichotomie des Krieges – die Fähigkeit, das Beste im Menschen hervorzubringen und ihn gleichzeitig zu erniedrigen – fühlte ich mich verwaist und merkwürdig verloren.

Fast alle Eritreer, die ich kennen gelernt hatte – Flüchtlinge, Soldaten, Ärzte und Krankenschwestern, die Verletzten, die ich versorgt hatte, und sogar die unbeugsamen Beamten –, waren wie Berhane und Ariam: Menschen, die das taten, was man ihnen sagte,

und die die Strategie ihrer Führer niemals hinterfragten oder darüber nachdachten, ob sie verschlissen wurden oder wirklich gebraucht, auf lohnende Art. Nur wenige Menschen in Eritrea stellten diese Dinge infrage, es gab keinen Zynismus. Es gab Krieg,
und alle mussten gemäß ihren Fähigkeiten dienen. Nur eine sehr
kleine Minderheit versuchte, dem zu entkommen: Ich hatte nur
sehr wenige Eritreer kennen gelernt, die so am Leben hingen, dass
sie sich weigerten, als Kanonenfutter zu dienen, und mich um medizinischen Rat gebeten hatten, wie man dem Wehrdienst entkommen konnte. Und obwohl die nationale Selbstgerechtigkeit – diese
unergründlich rechtschaffene Überzeugung, die keine Diskussion
duldete – mich manchmal schier zur Verzweiflung getrieben hatte,
waren die Eritreer großartige Menschen. Wenn der Krieg weiterging, fürchtete ich, dass sie irgendwann unterdrückt und erniedrigt
werden würden, die Cleveren würden fliehen und die Besten sterben.

Nach meiner Rückkehr brauchte ich Monate, um auch nur annähernd zu begreifen, was ich dort durchgemacht hatte. Fehlende
Teile materialisierten sich nach und nach, wie der verspätete Ein-
schlag einer Granate, nachdem der Knall schon fast verklungen ist.
Ein Teil kam in Form eines dünnen weißen Briefumschlags mit einem Poststempel aus Asmara, in einer mir unbekannten Schrift an
mich adressiert. Hintendrauf stand Ariams Name. Ich erwartete
sofort das Schlimmste – warum sonst hatte Berhane nicht selbst
geschrieben? – und legte ihn zur Seite, weil ich die Last neuer
schlechter Nachrichten nicht ertragen konnte. Ein paar Tage später kam ein Luftpostbrief mit Berhanes charakteristischer Hand-
schrift, und ich öffnete beide und erfuhr, dass er eben von Tesenay
ganz im Westen, wo er und seine Einheit nach dem Rückzug aus
Barentu in der Nähe der sudanesischen Grenze im Einsatz gewesen waren, nach Asmara zurückgekehrt war. »Mir geht es sehr
gut«, schrieb er, »außer, dass ich mich nach dir sehne und dich ver-
misse. Lieber Freund, ich weiß, dass du dich um mich gesorgt hast.
Du hast schlechte Nachrichten bekommen. Aber so ist es nicht.«

# Epilog

Im Augenblick arbeite ich im Untergrund. Nicht in einem stinkenden Bunker mit Fäkalien auf der Treppe, sondern in der vollkommenen klimatisierten Ruhe einer Praxis im Zentrum von Londons Finanzviertel. Die Flucht von Behandlungsräumen liegt mehrere Stockwerke unter der Straße. Die Etagen über uns und die schweren grünen Teppiche dämpfen alle Geräusche. Manchmal sickert eine menschliche Stimme durch die Abtrennung, die mein Büro von dem angrenzenden trennt: die Stimme eines Kollegen, bei einer Konsultation oder beim Trösten. Es gibt kein Tageslicht, nur einheitliches weißes Neonlicht.

Es gab Zeiten, in denen wäre ein Schutz wie dieser ein idealer Ort zur Behandlung von Patienten gewesen, während oben Artilleriefeuer dröhnte. Stattdessen herrscht hier die Ruhe einer Isolierstation.

Ich sammle klinische Erfahrungen für eine Qualifikation auf dem Spezialgebiet der Arbeitsmedizin – ein Interesse, das anfing, als ich mit den ersten Fällen industrieller Quecksilbervergiftung konfrontiert war –, und während ich auf den nächsten Patienten warte, liegt mein Lehrbuch offen auf dem Tisch. Von diesem unterirdischen Raum kann ich die Schläge der Bauarbeiten spüren, in der Nähe werden die Fundamente für ein weiteres Bankenhauptquartier versenkt. Wenn die Lüftungsanlage sich einschaltet, ändert sich ab und zu plötzlich der Luftdruck, wie die Druckwellen eines fernen Sperrfeuers.

Ich bin inzwischen an den Umgang mit Opfern von Kriegen und Krisen gewohnt; fortgerissen von Kräften, denen sie nicht entkommen können, oder erdrückt von der Erkenntnis der eigenen Hilflosigkeit. Aber meine Patienten in diesem neuen Konflikt –

vielleicht dem seltsamsten, den ich je gesehen habe – werden von
etwas sehr viel Heimtückischerem angegriffen: von den Elementen
des Lebens, das sie sich aufgebaut haben. Diese Börsenmakler,
Bankiers und Händler sind hart arbeitende, produktive Individuen,
die versuchen, in einer unbarmherzigen Umwelt zu überleben. Sie
werden unerbittlich vom Erfolgsdruck angetrieben und von den
Krankheiten des Erfolgs zur Strecke gebracht: von Herzanfällen,
Magengeschwüren, Angstanfällen, Sucht. Wenn das Geschick sich
gegen sie wendet, leiden sie unter dem Schrecken des Versagens:
Schlafstörungen, Depressionen, Impotenz und Alkoholismus. Im
Erfolg wie im Versagen liegen endlose Bedrohungen. Einige zer-
brechen am Ende unter diesem Druck.

Ich wurde gebeten, mir einen Mann anzusehen, dessen strahlende Performance bei Termingeschäften in den vergangenen Monaten mit großzügigen Prämien und wachsender Verantwortung belohnt worden war. Sein exzentrisches Verhalten betrachteten alle
als deutlichen Beweis seines Genies. Manchmal hatte er nach der
Arbeit in der Bar, wo sich die Börsenmakler trafen, verrückte Dinge getan, aber das hatte nur zu seiner Aura von Omnipotenz beigetragen. Kürzlich jedoch hat sich bei der Geschäftsleitung Unsicherheit breit gemacht, nachdem Mandanten sich über die immer
verrückteren geschäftlichen Entscheidungen des so Erfolgreichen
beschwerten. Damit konfrontiert, versuchte der Mann, die kom-
plexe persönliche Formel zu beschreiben, mithilfe derer er Markt-
bewegungen vorwegnahm. Als er verriet, dass er unterbewusste
Signale von den Mindesthaltbarkeitsdaten auf Softdrinkdosen bekam, wurde er zu mir geschickt.

»Es ist alles codiert, Herr Doktor«, erklärte er und ging, den
Mantel halb ausgezogen, im Zimmer auf und ab. »Man muss nur
auf die Anhaltspunkte achten. Vor einem Monat war ich in Paris,
da wurde mir plötzlich klar, dass die Menschen gar kein richtiges
Französisch sprachen. Sie sprachen einen Code, eine erfundene
Sprache, die ich nicht verstehen sollte. Ich versuchte, so zu tun, als
hätte ich nichts gemerkt, aber schließlich ging einer zu weit. Als er
auf der Straße an mir vorbeiging, sagte er etwas über meine Ver-
kaufszahlen. Das ist eine vertrauliche Information. Ich wollte wissen, woher er sie hat. Es gab viel Geschrei, und die Polizei kam und

wollte mich verhaften. Auf diese Weise halten sie einen ruhig, wenn man dahinter kommt, was los ist.«

Es war nicht schwer, eine Diagnose zu stellen – der Mann litt an akuter Schizophrenie –, aber ich wunderte mich, in welcher Umwelt er arbeitete, dass offensichtlich niemand seine paranoiden Wahnvorstellungen merkwürdig fand. Ich sorgte dafür, dass er psychiatrische Hilfe bekam. Dann versuchte ich, seiner Abteilungsleiterin die Situation zu erklären.

»Was meinen Sie damit, einen Psychiater?«, wollte sie wissen. »Dieser Kerl ist nicht verrückt. Er ist einer unserer besten Händler.«

»Im Augenblick ist er krank«, erklärte ich ihr. »Er muss behandelt werden. Aber aller Wahrscheinlichkeit nach wird er vollkommen genesen. Er scheint sehr ausgeglichen gewesen zu sein, bis er einem Maß an Stress ausgesetzt wurde, mit dem er nicht zurechtkam. Das passiert auch Soldaten im Einsatz: Einige entwickeln eine Psychose, erholen sich aber schnell, wenn sie von der Front wegkommen.«

»Was meinen Sie damit, ›Front‹?«, entgegnete sie. »Er macht nur Termingeschäfte. Egal, wie gut er seinen Job gemacht hat, wir können ihn nicht gebrauchen, wenn er nicht unter Stress arbeiten kann.«

In den dreißiger Jahren des 20. Jahrhunderts lag die Speerspitze der medizinischen Forschung in der Jagd nach neuen Hormonen. Für die Entdeckung des Insulins gab es einen Nobelpreis, ebenso wie für den Wissenschaftler, der entdeckte, wie Typhus zu bannen war. Überall in der Welt unterwarfen Wissenschaftler Laborratten unangenehmen Stimuli, die dazu dienten, die Sekretion anzuregen, um neue Hormone zu »erbeuten«. Professor Hans Selye, der in Kanada arbeitete, entdeckte bei seinen Experimenten mit Nagetieren eine Übereinstimmung: Egal, welches Unbehagen man den Tieren bereitete – Lärm, Schmerz, Kälte oder Ruhigstellung –, es führte jedes Mal zum gleichen pathologischen Befund. Das Lymphsystem, das gebraucht wird, um Infektionen zu bekämpfen, schrumpfte. Die Nebennieren vergrößerten sich, pumpten Adrenalin in den Kreislauf, und der Magen stieß seine schützende Mukosa ab und wurde zu einer Masse roher Erosion. Der Organismus konnte eine Weile überleben, während er sich an die neuen Anforderungen anzupassen versuchte, aber wenn der Stress anhielt, brach er schließlich zusammen.

»Stresskrankheiten« wurden während des Zweiten Weltkriegs zu einem Thema von strategischer Bedeutung. Im Winter 1942 berichteten Ärzte der deutschen Wehrmacht, die in Stalingrad eingeschlossen waren, dass Soldaten plötzlich starben, ohne dass sie verwundet waren oder an irgendeiner diagnostizierbaren Krankheit litten. Ein Militärpathologe namens Girgensohn wurde extra in die belagerte Enklave geflogen, um das Phänomen zu untersuchen. Mit beachtlicher Effizienz gelang es ihm, unter beständigem Granatfeuer die Leichen von fünfzig Soldaten zu obduzieren, die offenkundig ohne Grund gestorben waren. Kostbarer Treibstoff wurde gebraucht, um die Leichen aufzutauen, damit sie obduziert werden konnten. Bei der Hälfte fand er Anzeichen für Verhungern. Die übrigen Tode schrieb er metabolischer Erschöpfung zu, verursacht durch unerbittlichen körperlichen und seelischen Druck. In den sieben Jahren, die er anschließend in einem russischen Gefangenenlager verbrachte, entwickelte er seine Theorie noch weiter.

Inzwischen wird die Existenz stressbedingter Krankheiten – selbst unter weniger extremen Umständen – allgemein akzeptiert, wenn auch kaum besser verstanden. Ihre Opfer werden mir von den Personalabteilungen ihrer Firmen geschickt, mit indirekt formulierten Briefen, die andeuten, dass sie nicht mehr funktionieren, wie sie funktionieren sollten. Vielleicht sind diese Menschen zu oft krank. Vielleicht sind sie hyperaktiv, können sich nicht mehr auf ihre Arbeit konzentrieren. Einige haben Magengeschwüre. Manchmal klingt Betrug durch: Hier ist ein Angestellter, deuten sie an, der uns enttäuscht hat. Vielleicht können Sie uns die Mittel an die Hand geben, ihn zu entlassen. In solchen Fällen ist die Verantwortung des Arztes seltsam auf den Kopf gestellt. Er führt die Konsultation im Auftrag der Firma durch, aber sein Mitleid und seine Fürsorge gelten seinem Patienten. Die Dinge sind manchmal weitaus komplizierter, als der Begriff »Human Resources« umfasst.

Ein Mann wurde an mich verwiesen, weil er zu entspannt war. Am Nachmittag, wenn die Märkte kurz vor Schluss noch einmal richtig hektisch wurden, wurde beobachtet, dass er offensichtlich in Träumereien versunken an seinem Schreibtisch saß. Als ich mich mit ihm unterhielt, wirkte er benommen, fast, als stünde er unter Drogen. Er erzählte mir von einer Reihe nebensächlicher Symptome: Rückenschmerzen, Nackensteife, Kopfschmerzen. Er gab zu, dass er müde sei, schob es aber auf die Stunden, die er brauchte, um zur Arbeit und wieder nach Hause zu pendeln. Er konnte nicht akzeptieren, dass die Qualität seiner Arbeit sich verschlechtert hatte und dass die Firma, für die er sich engagierte, dabei war, ihn zu entlassen. Er stritt ab, zu viel zu trinken, und sein Bluff flog erst auf, als er mit den Laborwerten konfrontiert wurde, die einen alkoholbedingten Leberschaden bestätigten.

Wie konnte er in einen solchen elenden Zustand geraten, nachdem er alle Schritte zum Erfolg genommen hatte? Mit finanziellem Weitblick hatte er eine Kollegin geheiratet, ebenfalls eine Überfliegerin, und mit ihrem gemeinsamen Einkommen hatten sie sich ein wunderschönes Zuhause gekauft und eine Musterfamilie gegründet. Doch er hatte keine Erfüllung gefunden. Er sah seine kleinen Kinder kaum, außer, wenn er erschöpft war. Er war zu müde, um Sport zu treiben. Ohne Hunger nahm er an großen, arterienverstopfenden Arbeitsessen teil. Er hatte zugenommen, sein Cholesterinwert stieg ständig an. Ich erinnerte ihn daran, wie fit er bei einem Gesundheits-Check vor drei Jahren noch gewesen war, als er – schlank und ehrgeizig – Fußball gespielt hatte und joggen und schwimmen gegangen war. Er lieferte eine verschrobene Erklärung für seine missliche Lage.

»Erfolg bringt Schuld mit sich«, erklärte er mir. »Ich habe nie gedacht, dass das passieren würde, aber als ich aus dem Haifischbecken in die Führungsebene befördert wurde, verdiente sich das Geld leichter, und es gibt jede Menge davon. Es fließt einfach rein, ohne dass man sich schrecklich Mühe gibt, es zu verdienen. Ich schulde meiner Firma etwas für das, was sie aus mir gemacht hat, und jetzt fürchte ich, dass ich nicht mehr mein Bestes gebe. Also versuche ich, es zu kompensieren. Jemand muss die Mandanten fürstlich bewirten, und ich habe das übernommen. Ich habe versucht, der firmeneigene Spitzenunterhalter zu werden.«

Bei denjenigen, die am Anfang des Prozesses stehen – den frisch Rekrutierten, die begierig sind, sich in den Kampf zu stürzen –, mache ich Gesundheits-Checks: Wenn ich sie untersuche – Sehtest, Urintest, Bluttest, Ermittlung der Leistungsfähigkeit –, komme ich mir vor wie ein Arzt beim medizinischen Dienst des Militärs. Ich weiß, dass diese jungen Körper mit dem Alter und der Zermürbung durch Stress dicker werden. Diejenigen, die es auf die Handelsparkette schaffen, werden in einer unsicheren Umwelt leben. Isoliert hinter ihrem Schreibtisch, umgeben von Computerbildschirmen, werden sie sich den Telefonhörer ans Ohr klemmen und Zahlen hineinsprechen und nur selten Tageslicht zu sehen bekommen. Ihre Nahrung besteht aus hastig hinuntergeschlungenen Sandwiches, ihre Reaktionen sind abgestimmt auf die Nachrichtenschirme über ihren Köpfen, die die Konjunkturschwankungen angeben. Die Händler arbeiten auf Kommissionsbasis: Je besser sie sind, desto mehr Geld, Prestige und Macht gibt es. Aber hinter jedem Erfolgreichen, dicht auf seinen Fersen, galoppiert seine Nemesis: ein anderer Aufsteiger – schneller, hungriger, rücksichtsloser –, der nur darauf wartet, seinen Posten an sich zu reißen. Und über jeder Firmenstruktur lauert die Sense der Fusion, die gesichtslose Verachtung ferner Vorstandmitglieder, die eine Firma auslöschen und ihre Belegschaft mit einem einzigen neuen Vertrag entlassen können.

Einer meiner Patienten unterzog sich einem umfassenden Gesundheitstest – ein Privileg, das Unternehmen ihren produktiven Leuten angedeihen lassen –, zu dem auch ein Herzbelastungstest gehörte. Im Labor trat er, neben ganzen Reihen von Aufzeichnungsgeräten, auf einem speziellen Fahrradergometer wie wild in die Pedale. Unzählige Kabel führten von Elektroden auf seiner Brust zum EKG-Schreiber, und in seinem Mund steckte ein Mundstück, das die Sauerstoff- und Kohlendioxidkonzentration in seiner Atemluft maß. Er blinzelte Schweiß aus den Augen, während er die Linien auf dem Herzmonitor beobachtete, weniger um seine eigene Fitness besorgt, sondern darum, wie er im Vergleich zu seinen Kollegen abschnitt.

»Ich weiß, dass Max Guano auch hier war«, keuchte er, als er fertig war. »Wie lange war er auf dem Fahrrad? Wie schnell hat er die maximale Herzfrequenz erreicht?«

In der Hoffnung – auf freundliche Art –, ein wenig Verständnis zu erbitten, um das Vertrauensverhältnis zwischen Arzt und Patient nicht zu verletzen, sagte ich ihm, dass seine Frage mich an einen Witz über zwei Spaziergänger erinnerte, die plötzlich einem gefräßigen Geparden gegenüberstehen. Einer gibt sich ganz seiner Panik hin. Der andere zieht hastig ein Paar Turnschuhe an. »Bist du verrückt?«, schreit der Erste. »Du kannst nicht schneller laufen als ein Gepard.« »Das muss ich auch gar nicht«, sagt der andere. »Ich muss nur schneller laufen als du.« Mein Patient lachte lauthals, obwohl er immer noch nach Luft schnappte. Ich sah, dass er es um meinetwillen tat: für jemanden, der die altmodische Karriere gewählt hatte, Menschen zu helfen, statt Geld zu machen. Gemessen an den Standards, mit denen er sich und seine Kollegen maß – Marktleistung, Wohlstand, Konsum und Stil –, war ich ein vollkommener Versager. Innerhalb ihres Systems war der Druck zu gewinnen extrem hoch. Ich erinnerte mich an die Antwort eines Mannes, als ich ihm nach einem ähnlichen Belastungstest sagte, ich würde ihn an einen Herzspezialisten überweisen: Sein EKG wies darauf hin, dass bei ihm ein erhöhtes Herzinfarktrisiko vorlag.

»Sie müssen das doch nicht meiner Firma sagen, Herr Doktor?«, war seine erste Sorge. »Sie nehmen mich vom Handelsparkett, wenn sie das erfahren.«

Damals habe ich nicht einmal geschmunzelt: Wie kann man über jemanden lachen, der mehr Angst vor dem Versagen hat als vor dem Tod?

Aber selbst für diejenigen, die es bis ganz nach oben schaffen – die mit Erfolg belohnt werden –, gibt es keinen Schutz. Zu meinen Patienten gehören auch Firmendirektoren, diejenigen, die die Entscheidungen fällen und andere schwitzen lassen. Ihre Entscheidungen betreffen Tausende Menschen, Millionen Pfund. Ihr Arm reicht um die ganze Welt: »global«, wie sie es gerne nennen. Einige sind so mächtig, dass sie die Politik beeinflussen können. Einige von ihnen verdienen Gehälter, die einschließlich Anteilsoptionen und Boni das gesamte Jahresbudget für Gesundheitsausgaben einiger der ausgelaugten Länder übersteigen, in denen ich gearbeitet habe. Geld hat diese Männer sichtbar gemacht, ihnen

Form gegeben. Ihre Firmenimperien basieren auf dem Handel mit Aktienkapital, dessen Wert keine Beziehung mehr zu den konkreten Vermögenswerten – Anlagen, Produkten und Auftragsbüchern – der Firmen hat, die die Aktien ausgeben. Aber wenn sie mit abstraktem Wohlstand handeln, wie definieren diese Männer sich dann? Wenn Geld Macht hervorbringt, was produziert dann Phantomgeld? Der verschwenderische Lebensstil, der auf so wunderbare Weise erreicht wird, kann zur Quelle des Zweifels werden. Das Landhaus, die Privatschule für die Kinder, die Ponys und das Auto mit Vierradantrieb und allen Schikanen, all das wird immer unwirklicher. Die Bühne ist bereitet für eine Katastrophe, eine große Depression.

Mir gegenüber sitzt ein mächtiger Mann. Er ist Direktor einer internationalen Investmentbankengruppe, und alles – von seinen festen, gründlich rasierten Wangen bis zu seinem unauffällig eleganten Anzug – signalisiert Erfolg. Er trifft millionenschwere Entscheidungen, er verdient sein Gehalt und seine Limousine, zweifellos. Aber seine Zuversicht ist plötzlich zusammengebrochen.

»Ein Geist?«

Er nickt, völlig verwirrt.

»Ich schlief in der Wohnung meiner Freundin. Etwas weckte mich. Ich schlug die Augen auf und konnte es deutlich sehen, obwohl es dunkel war. Am Fußende des Bettes stand eine Gestalt und sah mich an.« Er schüttelt heftig den Kopf, als versuchte er, das Bild zu vertreiben. »Ich habe versucht, meine Freundin zu wecken, aber ein Gewicht drückte mich aufs Bett, so schwer, dass ich mich nicht rühren konnte. Das Federbett fühlte sich an wie aus Blei.«

Er fährt sich mit den Händen über seine in Nadelstreifen gekleideten Knie. »Ich weiß, dass es in diesem Zimmer stockdunkel ist, wenn das Licht aus ist. Ich hätte nichts sehen dürfen, aber ich konnte seine Augen sehen. Ich konnte mich nicht bewegen, und ich wusste, dass ich sterben würde. Es war mein Tod, der mich anschaute.«

»Das muss sehr Furcht erregend gewesen sein«, sage ich, »aber es gibt eine logische Erklärung. Was Sie mir eben erzählt haben, ist

eine klassische Beschreibung eines Phänomens, das man Schlaf-
drucklähmung nennt, bis hin zu der Angst und der Unfähigkeit,
sich zu bewegen.«
Er tut meine Worte ab. »Ein Psychiater hat schon versucht, mir
das zu erklären, aber er weiß nicht, was ich gesehen habe. Sie auch
nicht. Es war mein Tod.«
Er erzählt mir, dass er die Beziehung zu seiner Geliebten beendet hat und dass seine Ehe gescheitert ist. Er war bei Anwälten,
Medien, Kristallheilern, sogar bei einem katholischen Priester.
Und er hat das Gefühl, dass sie alle versucht haben, seine Erfahrungen ihrer jeweils eigenen Wirklichkeit anzupassen.

Äußerlich ähnelt er immer noch dem Erfolgsmenschen, er ist
immer noch einer von denen, die regelmäßig mit ihrem persönlichen Trainer schwitzen, um einen flachen Bauch zu behalten, um
den Cholesterinspiegel einigermaßen im Griff zu haben. Aber diese Erfahrung hat dem Glauben, der ihn geprägt hat, einen gewaltigen Sprung versetzt. Jetzt, wo er gesehen hat, dass der Tod ihm
sicher ist, besitzt nichts anderes mehr eine Wahrheit. Die großen
Wünsche – Besitztümer, Auszeichnungen, Macht –, die ihn einst
motiviert haben, sind dahingewelkt. Er kann nichts anderes tun als
das, was er getan hat: auf dem globalen Markt mitspielen. Er tut es
trotz allem mit einer gewissen Faszination, sieht sich zu, wie er
millionenschwere Entscheidungen fällt, ohne darin noch einen
Sinn zu sehen. Ich empfinde großes Mitleid mit dem Mann. Ich
frage mich, wie lange er noch so weitermachen kann.

Ich rede über das Leben, über Motivation und Hoffnung, aber
vergeblich. Die Einsamkeit des Mannes ist so umfassend wie die
eines Wehrpflichtigen, der auf eine Landmine getreten ist und
jetzt ununterbrochen auf seinen Stumpf starrt. Mir wird klar, dass
ich hier, versteckt in einer Seitenstraße in der Nähe der Bank of
England, den gleichen pathologischen Befund vor mir habe, den
gleichen Schock der Erschütterung, dem ich auch auf anderen
Schlachtfeldern schon begegnet bin. Alle Zahlen, die ich für ihn
habe – die Blutwerte, das EKG, die Fäden seines Lebens –, bedeuten ihm nichts. Er sitzt neben meinem Tisch, verwirrt, wie ein
Mann, der noch eine andere Verabredung hat.
»Es hat keine Eile«, sage ich ihm. »Einige versuchen, ihrem Tod

auszuweichen, andere gehen ihn suchen. Alle finden ihn zur gleichen Zeit.«

»Was wissen Sie darüber?«, fragt er und hat vielleicht für einen Augenblick vergessen, welchen Beruf ich ausübe. »Was wissen Sie über den Tod?«